“十二五”职业教育国家规划教材

经全国职业教育教材审定委员会审定

YIXUE HUAXUE

医学化学

（第2版）

李炳诗 主编

高等教育出版社·北京

内容提要

本书为“十二五”职业教育国家规划教材。全书分为化学基础、有机化合物知识两个模块和附录，共设十六个情境，包括认识医学化学，化学计量，分散系统，化学反应速率与化学平衡，溶液中的酸碱平衡，物质结构基础，氧化还原反应与电极电势，配位化合物，有机化合物概述，烃，醇、酚、醚，醛、酮、醌，有机酸，脂类和甾族化合物，糖类化合物，含氮有机化合物等内容。

本书内容以基本概念、基本原理和基本方法为重点，以实际应用为知识点的连接手段，力求重点突出、语言简练，强化化学在医学上的应用及其联系。采用“情境式”的编排方式，基本具有模块式教学功能，可满足不同教学课时数的要求。

本书可作为全日制高职高专院校临床医学、预防医学、护理、助产、药学、医学技术、卫生管理等专业的医学(用)化学教材，亦可作为成人教育相关专业的教学用书。

图书在版编目（C I P）数据

医学化学 / 李炳诗主编 .—2 版 . —北京 ：
高等教育出版社，2015.3
ISBN 978-7-04-041708-1

Ⅰ.①医…　Ⅱ.①李…　Ⅲ.①医用化学－高等职业教育－教材　Ⅳ.①R313

中国版本图书馆 CIP 数据核字（2014）第 296483 号

策划编辑　夏　宇　　责任编辑　夏　宇　　封面设计　李小璐　　版式设计　于　婕
插图绘制　杜晓丹　　责任校对　殷　然　　责任印制　刘思涵

出版发行　高等教育出版社
社　　址　北京市西城区德外大街4号
邮政编码　100120
印　　刷　北京人卫印刷厂
开　　本　787mm×1092mm　1/16
印　　张　19
插　　页　1
字　　数　450千字
购书热线　010-58581118
咨询电话　400-810-0598
网　　址　http://www.hep.edu.cn
　　　　　http://www.hep.com.cn
网上订购　http://www.landraco.com
　　　　　http://www.landraco.com.cn
版　　次　2010年8月第1版
　　　　　2015年3月第2版
印　　次　2015年3月第1次印刷
定　　价　34.00 元

物 料 号　41708-00

《医学化学》第2版编写人员

主　编　李炳诗

副主编　李　峰　贺东霞　张少云

编　者　(以姓氏汉语拼音为序)

贺东霞　南阳医学高等专科学校

李　峰　信阳职业技术学院

李　莉　信阳职业技术学院

李炳诗　信阳职业技术学院

娄淑芳　商丘医学高等专科学校

陶满庆　山东医学高等专科学校(临沂校区)

田建坤　信阳职业技术学院

于春霞　信阳职业技术学院

张少云　廊坊卫生职业学院

出版说明

教材是教学过程的重要载体，加强教材建设是深化职业教育教学改革的有效途径，推进人才培养模式改革的重要条件，也是推动中高职协调发展的基础性工程，对促进现代职业教育体系建设，切实提高职业教育人才培养质量具有十分重要的作用。

为了认真贯彻《教育部关于“十二五”职业教育教材建设的若干意见》（教职成〔2012〕9号），2012年12月，教育部职业教育与成人教育司启动了“十二五”职业教育国家规划教材（高等职业教育部分）的选题立项工作。作为全国最大的职业教育教材出版基地，我社按照“统筹规划，优化结构，锤炼精品，鼓励创新”的原则，完成了立项选题的论证遴选与申报工作。在教育部职业教育与成人教育司随后组织的选题评审中，由我社申报的1 338种选题被确定为“十二五”职业教育国家规划教材立项选题。现在，这批选题相继完成了编写工作，并由全国职业教育教材审定委员会审定通过后，陆续出版。

这批规划教材中，部分为修订版，其前身多为普通高等教育“十一五”国家级规划教材（高职高专）或普通高等教育“十五”国家级规划教材（高职高专），在高等职业教育教学改革进程中不断吐故纳新，在长期的教学实践中接受检验并修改完善，是“锤炼精品”的基础与传承创新的硕果；部分为新编教材，反映了近年来高职院校教学内容与课程体系改革的成果，并对接新的职业标准和新的产业需求，反映新知识、新技术、新工艺和新方法，具有鲜明的时代特色和职教特色。无论是修订版，还是新编版，我社都将发挥自身在数字化教学资源建设方面的优势，为规划教材开发配备数字化教学资源，实现教材的一体化服务。

这批规划教材立项之时，也是国家职业教育专业教学资源库建设项目及国家精品资源共享课建设项目深入开展之际，而专业、课程、教材之间的紧密联系，无疑为融通教改项目、整合优质资源、打造精品力作奠定了基础。我社作为国家专业教学资源库平台建设和资源运营机构及国家精品开放课程项目组织实施单位，将建设成果以系列教材的形式成功申报立项，并在审定通过后陆续推出。这两个系列的规划教材，具有作者队伍强大、教改基础深厚、示范效应显著、配套资源丰富、纸质教材与在线资源一体化设计的鲜明特点，将是职业教育信息化条件下，扩展教学手段和范围，推动教学方式方法变革的重要媒介与典型代表。

教学改革无止境，精品教材永追求。我社将在今后一到两年内，集中优势力量，全力以赴，出版好、推广好这批规划教材，力促优质教材进校园、精品资源进课堂，从而更好地服务于高等职业教育教学改革，更好地服务于现代职教体系建设，更好地服务于青年成才。

高等教育出版社

2014年7月

前 言

化学作为一门具有创造性、实用性、综合性的中心学科，不仅与国民经济关系密切，更是与医药科学、疾病的诊断与防治、促进人体健康息息相关，化学是能够确定物质的存在、改变物质的状态、结构与性质，创造新物质的科学。编写好教学过程重要载体的化学教材更是提高医学教育人才培养质量的重要保证。

本版教材是按照“十二五”职业教育国家规划教材的要求，以《医学化学》第1版为基础修订而成。在修订过程中以提高质量为中心，以高等职业教育培养技能型人才的总体目标为依据，以“必需、够用”和“贴近学生、贴近社会、贴近岗位”为原则。同时根据职业教育的新要求，借鉴国内外先进教材的经验，对内容做少量适当调整，增加了氨基酸、蛋白质、医用高分子、手性药物以及化学药物的临床应用等内容，以更贴近医学和学习者未来工作岗位需要。模块、情境的前后次序与第1版类似。

在修订中更加注重文字的质量，继续保持第1版教材的以下几个特色：

(1) 改善教学体系，对医学类相关专业学生必须掌握的化学基础理论、基本知识、基本技能进行精选和整合，尽可能以医学、药学中的化学现象为实例，体现化学在医药学科领域中的重要性以及二者的密切联系，以满足专业需要。

(2) 尽量简化繁琐的计算推导，删减过深的化学理论阐述，使教学内容更符合实际需求，能有效提高教学效率。

(3) 教材内容以基础概念、基本原理和基本方法为重点，以实际应用为知识点的连接手段，力求重点突出、概念准确、语言简练，采用“情境式”的编排方式，初步具有模块式教学功能，可满足不同专业教学课时数的要求。

(4) 教材编写结构上包括情境描述、情境小结、目标检测和学习方法概要等，便于学生掌握所学内容的重点和难点、复习、巩固，教材中穿插的“知识链接”“知识扩充”等有助于学生对相关专业知识的了解，激发学习兴趣。

本书由化学基础、有机化合物知识两个模块和附录组成。其中模块一包括认识医学化学，化学计量，分散系统，化学反应速率与化学平衡，溶液中的酸碱平衡，物质结构基础，氧化还原反应和电极电势，配位化合物；模块二包括有机化合物概述，烃，醇、酚、醚，醛、酮、醌，有机酸，脂类和甾体化合物，糖类，含氮化合物。

本书由李炳诗担任主编，李峰、贺东霞、张少云担任副主编。参加化学基础模块编写的有：李炳诗(情境1、3、4)，田建坤(情境2、5、8)，贺东霞(情境6、7)，陶满庆(情境6)，张少云(情境2、4)；参加有机化合物知识模块编写的有：李峰(情境1、2)，娄淑芳(情境3)，于春霞(情境5、7)，李莉(情境8)；附录由于春霞完成，全书由李炳诗统稿。

本书在编写过程中得到了编者所在院校领导以及高等教育出版社领导和编辑的大力支持与帮助，在此表示衷心的感谢。教材内容汲取了其他优秀教材的精华，对本书所引用文献资料的原作者深表谢意。

鉴于编者的学识及能力所限，书中难免有缺点和错误，诚恳希望各位专家、同行和读者批评指正。

李炳诗

2015年1月

目 录

模块一 化学基础

模块二　有机化合物知识

附　录

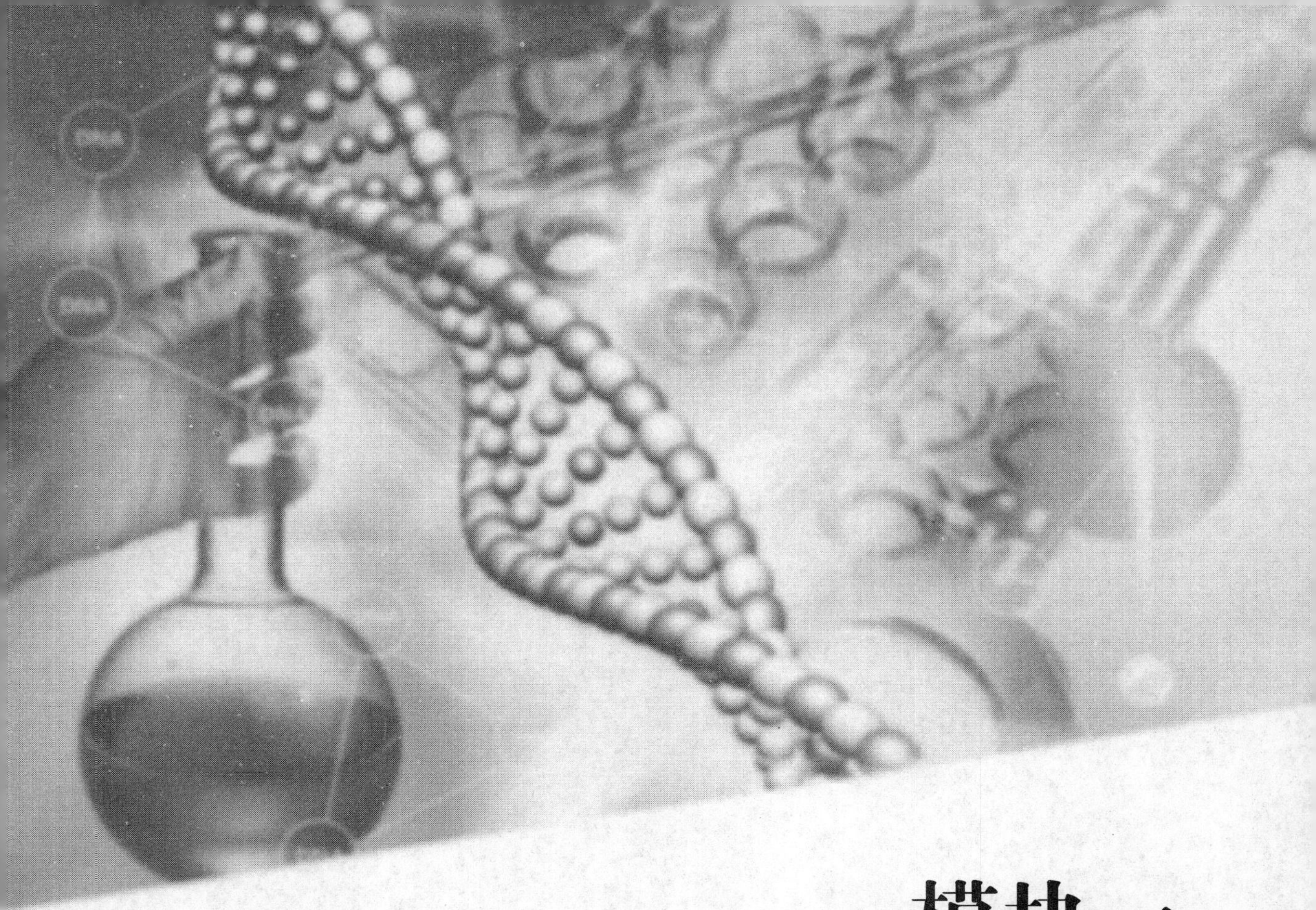

模块一

化学基础

情境 1　认识医学化学

情境描述：

以教材、课件及网上相关资料为载体，通过课堂教学和教材、网上相关知识学习，了解医学化学课程的地位和作用；明确本课程的学习方法，建立已有知识、现在课程与专业岗位的联系，明确化学对生命、医药学的意义，熟悉常量元素、微量元素及其生理功能。

1.1　医学化学的内容与作用

1.1.1　化学研究的对象

自然界是由物质组成的，物质世界是人类生存的基础。自然界的物质种类繁多，不但存在形式各异，而且处在不断的运动和变化中。物质的运动或变化分为物理的、化学的、生命的等多种形式，化学研究的主要对象是物质的化学运动或变化，是在原子、分子层次上研究物质的组成、结构、性质、变化规律及其应用的自然科学。

化学是人类用以认识、改造和利用物质世界的重要方法和手段，是一门历史悠久而又充满活力的科学。化学的发展历史大致可以分为三个时期：① 17 世纪中叶以前的古代和中古时期。人类在炼金术、炼丹术、医药学的实践中获得了初步的化学知识。② 17 世纪后半叶到 19 世纪末的近代化学时期。科学元素说和原子—分子论被相继提出，化学家发现元素周期律，建立碳的四面体结构和苯的六元环结构，确立原子量和物质成分的分析方法，相继建立了包括研究无机物的组成、结构、性质及应用的**无机化学**；研究碳氢化合物及其衍生物的**有机化学**；研究物质成分的测定方法和原理的**分析化学**；运用物理学原理和实验方法研究物质化学变化的基本规律的**物理化学**。化学实现了从经验到理论的重大飞跃，真正被确立为一门独立的科学。③ 从 20 世纪开始，是现代化学时期。这一时期，无论在化学的理论、研究方法、实验技术以及应用方面都发生了深刻的变化，化学的发展不仅突破原有的四大基础学科，衍生出如结构化学、高分子化学、核化学、放射化学等新的分支，而且在发展过程中还与其他学科交叉渗透，相互融合，不断形成许多新的边缘学科和应用学科，如环境化学、医学化学、药物化学、生物化学、食品化学、农业化学等。今天的化学已成为了一个庞大的学科群，并交叉和渗透到各个学科领域。化学在其他学科中的应用，促进了医学、药学、电子学、生物学、环境科学、计算机科学、地质学、食品科学以及其他许多领域的发展。化学已被公认为是“21 世纪的一门中心科学”。

1.1.2　医学化学的内容

医学化学以培养高素质、高技能、应用型医学及相关专业人才的目标为依据，体现思想性、科学性、先进性、启发性和适用性的原则，对临床医学、护理、助产、影像技术、卫生管理等专业的学习中，必须掌握的无机化学、分析化学、有机化学的基础理论、基本知识、基本技能进行精选和整合，突出了化学与医药学的有机联系，强化化学在专业中的实际应用。医学化学内容包括水溶液（稀溶液、电解质溶液、缓冲溶液、胶体溶液等）的性质（组成、依数性、酸碱性、氧化还原性等），化学反应速率和化学平衡，物质（原子、分子、离子、配位化合物、有机化合物等）的结构、性质和应用，生命元素及其生理功能等知识。

1.1.3 医学化学课程的任务

美国化学家 R. 布里斯罗（R. Breslow）指出："考虑到化学在了解生命中的重要性和药物化学对健康的重要性，在医务人员的正规教育中包括不少化学课程一事就不足为奇了……今天的医生需要为化学在人类健康中起着更大作用的明天做好准备。"因此在高等医学教育中，不论我国或外国，历来都将化学作为重要的基础课。医学化学课程的任务是给大学一年级学生提供与专业相关的化学基本概念、基本原理及其应用的基础知识，同时通过实验课的训练，掌握基本实验技能，提高动手能力。该课程的具体任务，首先是提高医学类学生的科学文化素质。学生在学习化学这一门重要的基础学科时所获得的科学文化知识，能够开发学生的智能，使学习者的观察思维能力和文化素质得到新的提高。其次是为后续课程奠定基础。医学化学属于前期课程，可为专业课的学习打下基础，提供学习后续课程所需的化学知识和技能。第三是为毕业后的专业技术工作服务。医务工作者在工作中经常会遇到相关的化学问题，如医用材料的应用、药物使用与储存、药物浓度与量的计算、药物溶液的配制、环境污染及处理等，医学专业学生若具有运用化学知识和技能的能力，就能正确处理这些化学问题，提高分析和解决问题的能力，为将来从事医务工作提供更多的思路和方法。

1.2 医学化学的学习方法

医学化学提炼和融会了化学原理，物质结构基础知识，有机化合物结构、性质、应用等化学知识。其中模块一的重点是基本概念、基本理论和原理，有关化学的基本计算等；模块二包括有机化合物的概念、结构、官能团、分类、命名、性质、鉴别、应用等。对于大学一年级学生常会感到医学化学的知识、内容复杂，理解困难；加之在应用型人才培养的教育理念指导下的教育教学改革，使医学化学的教学时数又大为减少，更增加了学习的难度。医学类的新生要学好医学化学，必须尽快适应大学课程的教学要求，重在理解、融会贯通、学会应用，建立物质结构（组成）—理化性质—应用间的有机联系，在掌握课程基础知识和基本技能的同时，能获得高效的学习方法，提高发现问题、分析问题和解决问题的能力。

（1）以我为主，掌握主动。做到课前预习，要在每一情境或项目课堂教学之前，通篇浏览，以求对内容及重点、难点有一定了解，安排好学习计划，提高学习效率。

（2）专心听讲，积极思考。教师授课前对教学内容经过了精心组织，以突出重点、化解难点。教学方法和手段也常常是精心设计的，对理解很有帮助。听课时要紧跟教师的思路，注意教师提出问题、分析问题和解决问题的思路和方法，从中得到启发。听课时还应适当做些笔记，重点地记下讲课内容，以备复习和深入思考。

(3) 对比归纳，学会总结。弄清基本概念，弄懂基本原理，处理好理解和记忆的关系，要在理解的基础上，记忆一些基本概念、基本原理和重要公式。学以致用，要在思考的基础上应用一些原理去说明或解决一些问题，在应用中加深对基本理论的理解和掌握。

(4) 课后复习，多做习题。课后复习是消化和掌握所学知识的重要过程。医学化学课程的特点是理论性强，知识点多，有的概念比较抽象，不要企图一听就懂、一看就会。做练习有利于深入理解、掌握和运用课程内容，要重视教材中例题和解题过程中的分析方法和技巧，以培养独立思考和分析问题、解决问题的能力。

实验课是医学化学课程的重要组成部分，是理解和掌握课程内容，学习科学实验方法，培养动手能力的重要环节，必须引起足够的重视。

1.3 化学与生命

化学对人类社会发展做出的贡献是多方面的和全方位的，从人类的衣、食、住、行到高科技发展的各个领域，到处留下了化学研究的足迹，享受着化学发展的成果。20 世纪以来化学与社会的关系日益密切，从化学的角度能更加真实深刻地反映出物质世界的多样性、复杂性和统一性。人们运用化学的观点和知识来分析和解决诸如能源危机、粮食问题、环境污染、防病治病等社会问题，可以得到更多的启示。哈佛大学教授考瑞（Corry，诺贝尔奖获得者）曾预言："21 世纪，化学将涵盖医学与化学之间的任一事情。"

1.3.1 生理现象与化学反应

化学家认为，人体是一个化学系统，是一个每时每刻都在发生着化学反应的反应器。人体的各种组织是由蛋白质、核酸、脂肪、糖类、维生素、无机盐和水等物质组成，这些物质由 80 多种化学元素构成，种类多达上万种。整个生命过程包含着极其复杂的物质变化，从出生、成长、繁衍到衰老，包括疾病和死亡等所有生命活动，都是化学变化的表现。生命活动如呼吸、消化、循环、排泄以及各种器官的生理活动，都是以体内的化学反应为基础的。人体的基本营养物质如糖、蛋白质、脂肪、维生素、无机盐等在体内的代谢也同样遵循着化学的基本原理和规律。生物化学就是在化学和生理学的基础上发展起来的，它运用化学的原理和方法，研究人体的物质组成、物质结构与功能以及物质代谢和能量变化等生命活动。化学反应和生化反应协同作用，构成生物的生长、繁殖、新陈代谢等生命活动的物质基础。

1.3.2 化学与医药学

医药学的主要任务是研究人体中生理、心理和病理现象的规律，进而寻求诊断、治疗和预防疾病的有效方法、手段及物质，以保障人类健康。化学与医药学的联系十分密切，主要表现在以下几个方面：

1. 医药学的发展离不开化学

化学在其萌芽时期就同医药学建立了特殊的联系，这种联系伴随着科技的进步和学科的发展越来越紧密。近代的一些医药学家本身就是化学家，他们把合成药物、治疗疾病作为自己的主要工作职责。历史名医李时珍所著的《本草纲目》，共记载 1 829 种药物，它不仅是一本药学巨著，而且也是化学药物的宝库。可以毫不夸张地说,所有具有治疗、缓解、预防和诊断疾病以及调节机体功能的药物都是化学物质,一切药物的制备、生产过程都是化学反应过程或与化学过程密切相关。

16 世纪,欧洲人将炼金技术和化学知识结合起来,开始在实验室合成化合物。17 世纪欧洲人已经建立了化学合成工业,化学家开始寻求合成药物的方法,尝试化学品在医学上的应用。1800 年,化学家戴维(H. Davy)发现了一氧化二氮(笑气)的麻醉作用,并被一个美国医生成功地用于牙科手术;后来更有效的麻醉剂乙醚、普鲁卡因等被发现,使无痛外科手术成为可能。1803—1831 年,化学家先后从植物中提取了药用成分,如咖啡因、奎宁、阿托品等,并人工合成了有机药物氯醛、氯仿等。1932 年德国化学家杜马克(G. Domagk)找到一种偶氮磺胺染料(百浪多息),使一位患细菌性败血症的孩子得到有效治疗。在此启发下,化学家们又先后合成了许多新型的磺胺类药物。19 世纪后期,化学家们又先后合成、半合成出抗生素、抗寄生虫药物、抗疟药物、抗病毒药物和抗肿瘤药物等,使一些长期危及人类健康和生命的疾病得到有效控制,挽救了无数的生命,显示出化学在医药学发展和人类文明中的重要作用。

20 世纪以来,化学家们开始研究生物大分子,并在糖类、维生素、血红素、核酸、蛋白质结构和功能研究方面取得重大突破,化学家和分子生物学家对基因的研究为人类根治疾病、延长寿命提供了光明的前景。化学和医药学的发展表明,现代医药学的发展和进步离不开现代化学。

2. 药物的化学结构、性质决定着药物的作用与疗效

医学研究的目的是预防和治疗疾病,药物是预防和治疗疾病的主要武器。药物的主要作用是调整因疾病而引起的机体的种种异常变化:药物可以抑制或杀死病原微生物,帮助机体战胜感染;药物可以提高或降低人体生理生化功能,改善患病机体紊乱的功能;药物可以弥补体内必需物质的不足,使缺乏必需物质的机体得到康复,等等。药物的药理作用和疗效是与其化学结构及性质相关的。例如,碳酸氢钠、乳酸钠等药物,在水溶液中呈现碱性,是临床上常用的抗酸药,主要用于治疗糖尿病及肾炎等引起的代谢性酸中毒;氯化钾可用于治疗低血钾症;钙是人体的必需元素,钙缺乏会造成骨骼畸形、手足抽搐、骨质疏松等许多疾病,老人与儿童常需要服用葡萄糖酸钙、乳酸钙等药物以防止钙的缺乏;青霉素 G 能够杀死革兰氏阳性球菌,可用于治疗扁桃体炎等;顺式二氯二氨合铂(Ⅱ)是第一代抗癌药物,能破坏癌细胞 DNA 的复制能力,抑制癌细胞的生长,从而达到治疗的目的……由于药物在防病和治病方面的重要作用,越来越多的科学家、医学家为开发利用新的药物而进行不懈的探索和试验。据统计,第一次世界大战前,医生能够使用的重要药物只有乙醚、鸦片以及它们的衍生物等 10 来种,而第二次世界大战之后,一系列崭新的药物如磺胺药、阿司匹林、抗生素、麻醉药、维生素等不断问世,如今新的药物更是层出不穷。而药物的研制、生产、鉴定、保存及新药的合成等,都有赖于丰富的化学知识。

3. 运用化学的原理和方法可有效诊断疾病

医学活动一般首先始于疾病的诊断,临床上经常运用化学原理和化学方法对人体组织和血液、尿液及其他体液进行分析检验,以便了解人体物质代谢状况,为诊断疾病提供科学的依据。临床上的很多分析检测手段,都是通过化学反应来实现的。例如,要确诊糖尿病,需要用化学方法检测血液、尿液中葡萄糖、丙酮等的含量;测血和尿中尿素氮的含量,可了解、判断肾排泄功能;测定血液中转氨酶活性的变化,就能判断肝和心肌的功能,等等。

另外,在卫生监督、疾病预防等方面,如环境卫生、营养卫生、劳动卫生等工作,常需要进行饮水分析、食品检验、环境监测等,这些也都离不开化学。

随着科学技术的进步，现代医学已经逐渐发展到分子层次，在生命科学中，化学与生物学共同研究生命体系的物质组成、存在形式及生命过程中的化学变化。例如，研究人体遗传物质的作用、人类基因、酶结构与催化功能、脑科学、模拟生命过程以及生命体系的合成等。分子生物学、分子生理学、化学治疗学不断取得新进展，人造器官、代血浆在临床推广使用，放射性核素疗法在临床广泛应用，使化学与医药学的联系更加密切。化学亦当之无愧地成为医学的基础及其发展的动力，因此21世纪的高级医学人才，必须掌握现代化学知识，才能做出创造性的工作。

1.3.3 生命体中必需的化学元素

元素组成了大自然，在生命体内也发挥着重要作用。迄今已经发现和命名的114种元素中，92种存在于自然界。目前在生命体内已检测出81种，约占自然界存在元素种类的88.04%，这81种元素被称为生命元素或生物元素。研究表明，生命元素构成人的机体并在生命活动中起到关键的调控作用。因此，了解它们有助于了解生命活动规律，有效开展疾病防治，促进健康。

按元素对人体正常生命的作用及含量，可将生命元素分为必需元素和非必需元素、常量元素和微量元素等。

一、人体必需化学元素及其含量

世界卫生组织确认的人体必需的化学元素包括11种常量元素和18种微量元素。

1. 常量元素

常量元素是指在体内质量分数大于0.01%的元素。11种常量元素按其在人体中含量多少的排列顺序是：氧(O)、碳(C)、氢(H)、氮(N)、钙(Ca)、磷(P)、钾(K)、硫(S)、钠(Na)、氯(Cl)、镁(Mg)。常量元素是构成人体组织的最主要的成分，约占人体总质量的99.9%，其中氢、氧、碳、氮约占95%，其余7种约占4%。人体若缺乏某种常量元素，会引起人体机能失调，但这种情况很少发生，因为一般的饮食含有绰绰有余的常量元素。常量元素在人体内的含量及分布，见表1－1－1。

表1－1－1 常量元素在人体内的含量及分布

元素	含量/($g \cdot 70\ kg^{-1}$)	占体重比例/%	在人体组织中的分布状况
O	45 000	64.3	水、有机化合物的组成成分
C	12 600	18.0	有机化合物的组成成分
H	7 000	10.0	水、有机化合物的组成成分
N	2 100	3.00	有机化合物的组成成分
Ca	1 420	2.00	同上；骨骼、牙齿、肌肉、体液
P	700	1.00	同上；骨骼、牙齿、磷脂、磷蛋白
K	245	0.35	细胞内液
S	175	0.25	含硫氨基酸、头发、指甲、皮肤
Na	105	0.15	细胞外液、骨骼
Cl	105	0.15	脑脊液、胃肠道、细胞外液、骨骼
Mg	35	0.05	骨骼、牙齿、细胞内液、软组织

2. 微量元素

微量元素是指在体内质量分数小于0.01%的生命元素。人体必需的18种微量元素是：锌(Zn)、铜(Cu)、铁(Fe)、碘(I)、硒(Se)、铬(Cr)、钴(Co)、锰(Mn)、钼(Mo)、钒(V)、氟(F)、镍(Ni)、锶(Sr)、锡(Sn)、溴(Br)、砷(As)、硅(Si)、硼(B)。各种微量元素在人体内的含量不同，对人体正常生命的作用也不同。必需的微量元素也是保证人体健康所必不可少的，它们在人体内的含量及分布，见表1-1-2。

表1-1-2 人体必需的微量元素在人体内的含量及分布

元素	含量/($mg \cdot 70\ kg^{-1}$)	血浆浓度/($\mu mol \cdot L^{-1}$)	分布部位
Fe	2 800~3 500	10.75~30.45	红细胞、肝、骨髓
F	3 000	0.63~0.79	骨骼、牙齿
Zn	2 700	12.24~21.42	肌肉、骨骼、皮肤
Cu	90	11.02~23.6	肌肉、结缔组织
V	25	0.20	脂肪组织
Sn	20	0.28	脂肪、皮肤
Se	15	1.39~1.9	肌肉(心肌)
Mn	12~20	0.15~0.55	骨骼、肌肉
I	12~24	0.32~0.63	甲状腺
Ni	6~10	0.07	肾、皮肤
Mo	11	0.04~0.31	肝
Cr	2~7	0.17~1.06	肺、肾、胰
Co	1.3~1.8	0.003	骨髓
Br	<12		血液、垂体前叶
As	<117		头发、皮肤
Si	18 000	15.31	淋巴结、指甲
B	<12	3.60~33.76	脑、肝、肾
Sr	320	0.44	骨骼、牙齿

人体中的其他微量元素，有些元素如锂(Li)、铍(Be)、锗(Ge)、铷(Rb)、钛(Ti)等对机体可能是有益或辅助营养元素；有些则是人体非必需的甚至是有害的元素，例如汞(Hg)、铝(Al)、银(Ag)、铅(Pb)等；还有些元素对机体的影响至今尚不十分清楚，但随着科学技术的发展，将会更多地了解这些元素的生理作用及对机体的影响。

应当注意，“常量”和“微量”、“必需”和“非必需”的界限是相对的。首先，随着检测手段和诊断方法的进步和完善，今天认为是非必需的元素，明天可能会被发现是必需的。如砷，过去一直认为是有害元素，直到1975年才认识到它的必需性。其次有一个量的问题，即使是必需元素，在体内也有一个最佳营养浓度，过量或不足都不利于健康，过量甚至有害。

知识链接

环境污染中对人体有害的主要物质

在对人体健康产生危害的有毒或有害元素中,铅、镉、汞、铊等金属对环境的污染问题日益引起人们的重视。其毒性机制是抑制生物高分子活性必需基团的功能、取代生物高分子中的必需金属离子,或者改变生物高分子的活性构象,从而破坏人体免疫系统、产生神经毒性或者致癌。

(1) 铅　早在1994年第一次国际儿童铅中毒预防大会就警告:"工业区铅超标儿童占85%!"我国有关部门也指出:"我国城市儿童铅中毒流行率达51.6%。"铅金属和铅化合物均有剧毒。它们主要危害造血系统、神经系统,伤害肾,对儿童智能产生不可逆的影响。铅中毒是危害儿童健康的头号环境因素,其主要来源于使用含四乙基铅防爆剂汽油的汽车尾气。多吃含铁丰富的食品,使血中铁含量升高,增强铁和血红素的亲和作用,同时能促使血红素与铅的解离,具有一定的排铅效果。

(2) 汞　我国明代(1637年)宋应星就记录了对汞中毒的预防。汞及其大部分化合物都有毒。有机汞的毒性大于无机汞的毒性。震惊世界的日本熊本县水俣镇1956年发生的水俣病,就是甲基汞中毒。污染源是一家氮肥工厂,工厂废水中的有机汞造成鱼中毒,通过食物链造成人中毒。1971年,甲基汞造成伊拉克6 530人中毒,其中459人死亡。

(3) 镉　第二次世界大战后,日本富山县神通川流域发生的骨痛病是镉造成的。患者258人,死亡128例,发病年龄30~70岁,几乎全是女性,以47~54岁绝经前后的女性发病最多。本病潜伏期一般为2~8年,长者可达10~30年。初期,腰、背、膝、关节疼痛,随后遍及全身,骨骼痛不可忍。死者骨中镉含量比正常人高出159倍。污染源是上游一家锌冶炼厂,它的含镉废水污染了稻田,居民吃了"镉米"引起慢性中毒。治疗手段除排镉外,还可服用维生素D和钙剂。

(4) 铊　铊处于元素周期表中第6周期ⅢA族。铊及其化合物全部有毒。铊中毒的原因有医源性、食物性、职业性和环境性。头发、阴毛脱落是铊中毒的典型表现。体内铊的有效排毒剂为普鲁士蓝。

(5) 有机磷　农业杀虫剂多为磷酸酯类和硫代磷酸酯类。中毒性高的有内吸磷、对硫磷、甲拌磷、甲胺磷,毒性中等的有敌敌畏、乐果、敌百虫等。中毒机制是有机磷与胆碱酯酶结合,引起胆碱能神经传导功能障碍。急性中毒治疗应及早使用阿托品类药和胆碱酯酶复能剂。

二、人体必需元素的生理功能简介

1. 必需元素的生理功能

研究表明必需元素涉及生命活动的各个方面。

(1) 构成人体组织的最主要的成分。例如,氧、碳、氢、氮、磷、硫是生物高分子蛋白质、核酸、糖、脂肪的主要构成元素,是生命的基础;镁、钙、磷是骨骼、牙齿的重要成分。

(2) 参与组成某些具有特殊功能的物质。例如,铁是血红蛋白的组分,钴是维生素B_{12}的中心原子。

(3) 维持体液的渗透压,保持机体的酸碱平衡、电解质平衡。例如,钠参与水的代谢,保证体内水的平衡,还可以维持体内酸碱的平衡。

(4) 维持神经系统的兴奋性,使机体具有接受环境刺激和作出反应的能力,通过生物酶的强化或抑制,影响代谢过程等。例如,镁能激活体内各种酶,对神经系统有镇静作用。

2. 几种常量元素在体内的作用

(1) 钠　钠主要分布于细胞外液和骨骼中,是细胞外液中带正电荷的主要离子。钠参与水的代谢,保证体内水的平衡,还可以维持体内酸碱的平衡。

人体缺钠会导致生长缓慢、食欲减退、昏睡、低血糖、心悸等症状。人体摄入过多的钠则会引起水肿、高血压等病症。身体健康者会透过肾将多余的钠排出体外。

(2) 钾　钾主要分布在肌肉组织内以及皮肤、皮下组织、脑、肝、红细胞及细胞外液中。钾是细胞内的主要阳离子,维持细胞内液的渗透压,它和细胞外的钠合作,激活钠－钾－ATP 酶,产生能量,维持细胞内外钾、钠离子的浓度梯度,形成膜电位,并对神经传递信号等起着支配作用。钾营养肌肉组织,尤其是心肌。它协同钙和镁维持心的正常功能。钾参与细胞的新陈代谢和酶促反应,维持酸碱平衡。缺钾时,肌肉无力,心律失常,消化功能紊乱,食欲不振,恶心、呕吐等,还可能使神经系统出现烦躁不安、倦怠、头晕、淡漠。人体摄入过多的钾会引起全身软弱无力,躯干和四肢感觉异常,心律失常等。

(3) 钙　钙是人体内含量最多的矿物质的组成元素,99% 的钙集中在骨骼和牙齿中。细胞膜中的钙控制着各种营养素穿透细胞过程,血液的凝固、神经的兴奋、肌肉的收缩都离不开钙离子。

缺钙会造成佝偻病、软骨病、骨质疏松等症和易发高血压、糖尿病。钙过量,又可能引起心肺和呼吸衰竭等。

(4) 镁　镁主要存在于骨骼和软组织中。镁几乎参与所有的新陈代谢过程,可以影响钾、钠、钙在细胞内外移动的"通道",并有影响生物膜电位的作用。镁还具有许多特殊的功能:能激活体内各种酶;对神经系统有镇静作用和加强老年人神经抑制功能;维持核酸结构的稳定,参与蛋白质的合成;调节体温等。

缺镁导致肌肉代谢障碍,周身酸痛乏力,胃肠蠕动减弱,食欲减退,促使大脑皮层神经冲动的产生和传递异常,心律失常,易诱发心血管疾病等。镁过量造成心动过速,血压降低,肌肉瘫软等病症。

3. 部分微量元素的特殊生理功能

人体内的微量元素含量虽然很少,但对于维持人体的生长发育、保护人体健康和防病治病意义重大。必需微量元素的主要生理功能包括:协助常量元素的输送,如铁有输送氧的功能;作体内各种酶的组成部分和激活剂,现已知人体有 1 000 多种酶,每种酶大都含有一种或多种微量元素;参与激素作用,调节生理功能,如甲状腺激素中碘抑制了甲状腺亢进;影响核酸代谢,核酸含有多种微量元素,如 Cr、Co、Cu 等,它们对核酸的结构、功能均有重大作用。

(1) 碘　碘是甲状腺激素合成的必需元素,它通过甲状腺激素促进蛋白质的合成,活化 100 多种酶,调节能量代谢。甲状腺激素能加速各种物质的氧化过程,增加人体耗氧量和产生热量,并从多方面影响糖的代谢,一般小剂量激素增加糖原合成,大剂量激素则促进糖原分解。

甲状腺激素对大脑的发育和功能活动有密切关系，如在胚胎早期缺乏甲状腺激素，则脑部发育成熟受影响，造成不可逆转的功能损害。人体缺碘会引起甲状腺肿和克汀两大类疾病。

(2) 铁　铁是地壳含量居第四位的元素，是人体中含量最多的一种微量元素，占体重的0.004%~0.005%，3～4 g。铁作为酶的组成成分，能促进体内化学反应的进行。铁不仅是血红蛋白的组成成分，而且是细胞色素酶的组成成分，所以缺铁不仅会引起贫血，而且会引起细胞色素酶系活性减弱，导致氧化还原、电子传递及能量代谢紊乱，影响免疫力。铁还是造血的必要元素，是红细胞里血红蛋白的重要组成成分，担负着从肺泡毛细血管里将氧气运送到全身各组织细胞的重要任务。血液里如果缺乏铁，血液便无法将氧气运送到人体的各个组织中去，人的生命便不能存在。

(3) 锌　锌被国际医学家誉为“生命之花”。是维系人体健康的重要微量元素之一，是每个细胞都需要的重要矿物质，分布于人体所有组织、器官、体液及分泌物中。它参与体内200多种金属酶和蛋白质、核酸的合成。锌能提高酶的活性，维持血浆中维生素A的水平，影响维生素C的排泄量，并与脂肪酸和维生素E有协同作用。锌还参与多种代谢过程，包括糖类、脂类、蛋白质与核酸的合成和降解。人体缺锌会导致一系列代谢紊乱及病理变化，引起营养性侏儒症和肠原性肢体皮炎等多种疾病。

(4) 硒　硒是人类生长、发育过程中重要的必需微量元素之一。它广泛存在于人体组织和器官之中，人的各重要器官包括大脑、心脏、肾、肝、胰等，都需要一定量的硒以维持正常功能。硒具有抗氧化、抗衰老，保护修复细胞，提高红细胞的携氧能力和人体免疫力，解毒排毒等生理作用。硒还被称为“抗癌之王”。缺硒会导致头晕目眩、胸闷气短、心慌，患克山病、大骨节病、心血管病、糖尿病、肝病、前列腺病、心脏病、癌症等多种疾病。但摄入量过高，会使人头痛、精神错乱、肌肉萎缩，甚至中毒致命。

(5) 氟　氟是生物的钙化作用所必需的物质。人体对饮食中氟的含量最为敏感，需要找到一个平衡点。适量氟有利于钙和磷在骨骼中沉积，增加骨骼的硬度，并降低硫化物的溶解度，对骨骼被吸收起抑制作用；但过量的氟与钙结合形成氟化钙，沉积于骨组织中会使之硬化，引起血钙降低，进而使甲状腺激素分泌增加而最终使骨基质溶解，引起骨质疏松和软化。氟也是牙齿的组成部分，氟能被牙釉质中的羟基磷灰石吸附，形成坚硬的氟磷灰石保护层，它能抵抗酸性腐蚀，并能抑制嗜酸细菌的活性，对抗某些酶对牙齿的损害，防治龋齿的发生。但过量的氟又能使牙釉质受到损害，出现牙根发黑，牙面发黄，粗糙失去光泽，牙齿发脆而容易折碎。长期摄入高剂量的氟化物，还可能导致癌症、神经疾病以及内分泌系统功能紊乱。

(6) 铜　铜广泛分布在人体脏器的组织中，参与人体内的许多重要的代谢和生理作用。它是生物系统中一种独特而极为有效的催化剂，也是30多种酶的活性成分，对人体的新陈代谢起着重要的调节作用。铜元素在机体组织发生癌变过程中能起抑制作用，还有预防心血管病，消炎抗风湿等作用。

缺铜会造成贫血、头发卷曲或褪色等症状，缺铜也是引起白癜风的重要原因。人体含铜量过高，肝内含铜量会倍增，出现慢性、活动性肝炎症状。铜若沉积于脑部引起神经组织病变时，则出现小脑运动失调和帕金森综合征。铜还能使血红蛋白变性，发生溶血性贫血。

(7) 钴　钴主要分布在肌肉和骨骼中。钴对很多酶有激活作用。钴以维生素B_{12}的形式参与体内的造血过程，参与核酸、胆碱、蛋氨酸的合成及脂肪与糖的代谢，对肝和神经系统的功能也有一定的作用。

缺钴会造成贫血，肝脂变质，肝与血液中的维生素 B_{12} 急剧下降，皮肤变粗糙，消瘦等症。钴过量摄入，会妨碍铁的吸收，导致缺铁性贫血，还可能造成心力衰竭、红细胞增多、甲状腺增大等。

(8) 锰　锰主要分布于肌肉、肝及消化道，既能构成体内若干酶的活性基团或辅助因子，又是某些酶的激活剂，在葡萄糖、脂肪氧化、磷酸化及其他的基础生化中起重要作用。

缺锰会造成软骨、骨畸形，智力呆滞，动脉硬化等症。锰过量会造成神经衰弱，自主神经功能紊乱，记忆力降低，情绪反常等症。

(9) 钼　钼主要储存于骨骼、肝、肾、肌肉中，是多种酶的重要成分。钼对体内氧化代谢及尿酸的形成具有十分重要的作用，同时还参与体内铁的代谢过程。近年来发现钼是大脑必需的七种微量元素之一。

缺钼导致神经异常，智力发育迟缓，影响骨骼生长，癌症发病率增高。摄入过量的钼，影响钙磷代谢，导致佝偻病和软骨症，还可能产生腹泻、脱毛、贫血等。

(10) 钒　钒主要分布在骨骼、肾、脾、肺和脂肪中，钒与骨骼和牙齿正常发育及钙化有关，能增强牙齿对龋齿的抵抗力。钒可以促进糖代谢，增强氨基酸转化，促进红细胞生长等。缺钒时会出现营养不良性水肿，甲状腺代谢异常等症。钒的很多化合物有毒，进入人体有多种毒性作用，可引起呼吸系统、神经系统、造血系统、肠胃系统的损伤和新陈代谢的改变。

人类社会的发展过程中，随着经济的繁荣、科技的进步、生活的改善，人们控制疾病的手段不断提高，寿命也不断延长，人类对健康的要求也就不断提高。当今研究微量元素与生物体的关系，已构成现代生命科学中一个极富活力的领域，并已广泛应用于医学。从地方性疾病、心血管病、免疫功能失调、某些肿瘤的预防和治疗至新医药和营养素的研制，从减轻病状至增进健康和防止衰老，无处不显示生命元素的活力。有朝一日，人们期待着能通过合理的食物组成来维持生命的有机平衡和健康，含有生命元素的食品开发，将会给社会带来巨大的效益。目前，这个领域的研究展示着当代生命科学活跃的前沿和趋向。

知识扩充

生命是化学反应的产物

自古以来，关于生命的起源学说就有很多，但得到了现代科学实验强有力的支持的就只是“化学进化学说”。因为生命体是由有机物组成的，所以化学进化学说认为，生命是化学反应的产物，也就是说，简单的无机物发生化学反应生成了简单的有机物，简单的有机物进一步发生化学反应生成了高分子化合物，高分子化合物进一步发生化学反应生成了简单的生命体，这些简单的生命体就是最初的生命，它具备了最简单的代谢和繁殖功能，这些就是生命属性的基本特征。虽然这种最低级的生命形式比今天最简单的微生物还要简单得多，但它们都是靠自然选择进化，成为各种各样的生命体。

为了证明化学进化学说，历代科学家做了辛勤的工作，取得了可喜的成就。美国科学家米勒(Miller)在1950年做了一个著名的实验。他把组成生命体的基本的碳氢化合物的分子[如甲烷(CH_4)、氨(NH_3)等]与水(H_2O)混合在一起，灌入一个特殊的玻璃装置里(见米勒实验装置图1-1-1)，然后加热，使瓶子里的混合物不断沸腾，产生的气体进入连续产生电火花的容器(火花就像大自然中的闪电和火山爆发),这种气体经过冷却又变成液体流回原来的装置里。经过一个星期的反复实验,然后对装置里的液体进行化学分析,结果米勒惊奇地发现装置里产生了几种氨基酸,因为这些氨基酸正是组成现代生命体的蛋白质结构中的重要成分!米勒的实验结果引起了许多科学家们的强烈关注,他们在米勒实验的基础上不断地改进实验,结果天然蛋白质中所含的20种氨基酸全部被人工合成了。这些实验结果有力地支持了生命起源的化学进化学说。所以很多科学家认为,大约在地球形成以后的10亿年到20亿年的过程中,地球上发生了一系列的化学反应,而生命就是这些化学反应的产物。各类生命体虽然在外形上有很大的差别,但组成它们的基本物质元素和化学成分是十分相似的;虽然组成生命体的化学成分很复杂,但基本与非生命的化学反应和合成有类似的法则。于是科学家们产生了可以人工合成生命的预言。

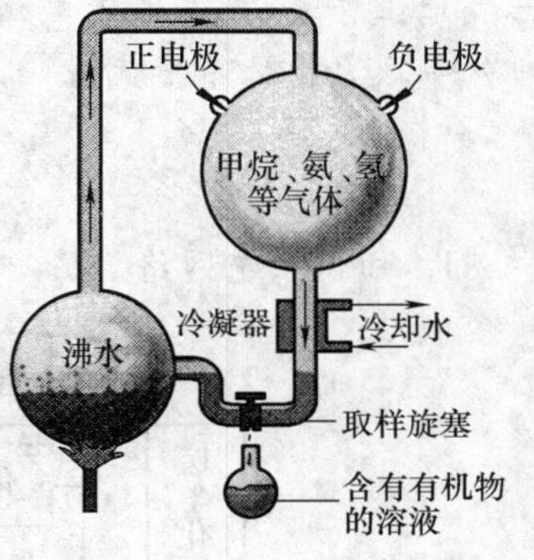

图1－1－1　米勒实验装置图

1965年9月17日,我国科学家用没有生命的简单的有机物合成了具有生命活性的胰岛素!这一成果为人类做出了划时代的贡献,因为这一成果向世人庄严地宣告:生命并不是什么“万能的神”创造的,而是化学反应的产物!具有生命活性的胰岛素的人工合成开始了人类合成生命的新纪元。

遗传工程的诞生,使人类“随意”创造新物种的梦想变成了美好的现实。现代生物技术的发展揭开了生物遗传和变异的秘密,原来,遗传和变异是由遗传物质决定的。这种遗传物质就是脱氧核糖核酸,英文缩写为DNA。由很多的核苷酸组成的长链——DNA分子,就是基因。科学家们发现,遗传基因指挥着单个细胞完成分裂、分化,最终长成完整生命的复杂过程。遗传基因不仅决定了我们的长相,甚至决定着我们的健康和寿命。不仅我们人类是这样的,而且动物、植物、微生物,它们的遗传特性和性状表现也都是由遗传基因决定的。科学家们还发现,地球上所有的生物在细胞中都具有脱氧核糖核酸链。科学家们想,既然各种生物之间的遗传物质的化学成分是相同的,都具有DNA链,那么能不能把两种生物的两个DNA片断对接到一起,就像制作电影时连接胶片一样,创造出一种自然界中原来没有的新生物。

1973年美国斯坦福大学的研究人员将科学家们的设想变成了现实。他们把大肠杆菌体内的两种不同质粒的DNA拼接起来,重新组合成一种杂合的质粒DNA,当把它送入大肠杆菌体后,结果它能够复制自己并表达双亲质粒的信息。这一成果标志着遗传工程的正式诞生!

遗传工程也称为基因工程,就是对生物基因进行重新“施工”。简单地说,就是将甲种生物的遗传基因移植到乙种生物中去,使甲种生物的遗传基因在乙种生物体内安家落户,这样一来,乙种生物就能表现出甲种生物的遗传特性,并能遗传下去。通过这样的基因“施工”,我们就可以“随意”地获取所需的遗传信息或者创造新的生物物种。1982年,美国首次用遗传工程菌生产胰岛素,从而开创了用遗传工程生产药物的新纪元,许多高效遗传工程药物相继被生产出来。现在遗传工程已经得到了广泛的应用。例如,把人的血红蛋白的基因移植到猪的体内,可以生产出人的血红蛋白,日本已经培养出了具有人体O型血的猪!实践证明,沿着正确的方向前进的遗传工程的前景是十分美好的,科学家们正在为深入挖掘遗传工程的巨大潜力而忘我地工作着，探索遗传奥秘，改造生命，让遗传工程这一驾驭生命的“绝招”成为我们人类向自然争取自由的重要武器。

情境小结

1. 知识系统网络

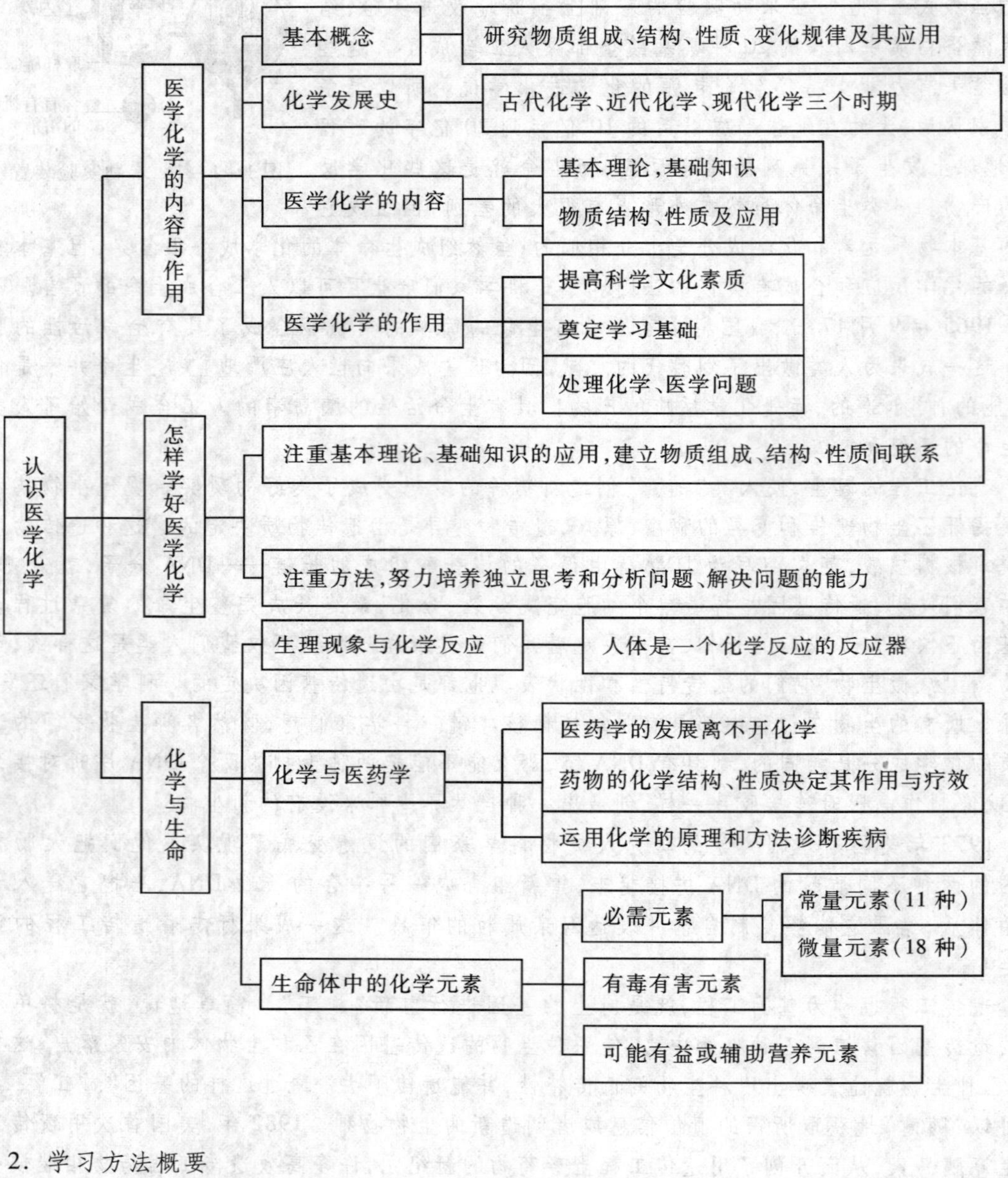

2. 学习方法概要

认识医学化学是本门课程的开篇，学习时应力求建立起已有知识、现在课程及未来课程、专业岗位的联系，建立化学与生命、化学与医药学的联系。对于人体中的化学元素及生理功能等知识要在理解的基础上加强记忆。

目标检测

一、判断题

1. 20世纪开始进入现代化学时期。 ( )

2. 医学化学是化学的四大基础学科之一。 ( )

3. O和Fe都是人体中的常量元素。 ( )

4. 药物的化学结构、性质决定着药物的作用与疗效。 ( )

5. 化学是21世纪的一门中心科学。 ( )

二、填空题

1. 迄今已经发现和命名的118种元素中，________种存在于自然界。目前在生命体内已检测出________种，它们被称为__________元素。

2. 常量元素是指在体内质量分数大于______的元素。它们约占人体总质量的99.9%，其中氢、氧、碳、氮约占______。

3. 按元素对人体正常生命的作用及含量将生命元素分为__________和__________，常量元素和______________。

三、选择题

1. 人体中含量最多的一种微量元素是 ( )

A. Ca　　B. C　　C. Fe　　D. Se

2. 引起甲状腺肿和克汀两大类疾病，一般人体缺少 ( )

A. I　　B. Na　　C. Fe　　D. Na

3. 被国际医学家誉为“生命之花”的人体必需微量元素是 ( )

A. Zn　　B. I_2　　C. Se　　D. Fe

4. 根据世界卫生组织确认的人体必需的元素包括11种常量元素和18种微量元素，其中人体必需的微量元素包括 ( )

A. O　　B. H　　C. Pb　　D. Zn

5. 既是人体中含量最多的一种微量元素，又是造血的必要元素是 ( )

A. Ca　　B. Cu　　C. F　　D. Fe

四、简答题

1. 医学化学课程的主要内容及特点是什么？

2. 化学与医药学的联系，主要表现在哪些方面？

3. 如何从化学的角度认识生理问题？

4. 必需元素在生命活动中起哪些作用？

情境2　化学计量

情境描述：

以教材、课件及网络教学资源为载体，完成化学计量中的常用单位、物质的量、摩尔质量及气体摩尔体积的学习。要求了解我国的法定计量单位，能说出物质的量、摩尔质量和气体摩尔体积的定义、单位、符号；能较准确地对物质的量、物质的质量、摩尔质量、气体体积进行计算。

宏观物质是由分子、原子或离子等微观粒子组成的，又有固态、液态和气态三种不同的存在状态，如何选择计量方法和单位对物质进行准确的计量是化学研究和应用中的基本问题，也是学习化学和其他相关课程的基础。

2.1　法定计量单位

计量制度的产生和发展是社会文明程度和科学发展水平的体现，法定计量单位是国家以法令的形式和规定使用的计量单位。在选定基本单位以后，再以一定的关系构成一系列导出单位构成的完整体系，称为**单位制**。

2.1.1　国际单位制简介

国际单位制是全世界几千年生产和科学技术发展的综合结果，于1960年第11届国际计量大会（CGPM）正式通过，1971年第14届CGPM补充后的一种通用单位制。它以米、千克、秒、安培、开尔文等七个基本单位为基础，以平面角的弧度、立体角的球面度为辅助单位，以及按一贯制原则导出的单位制，用符号“SI”表示。国际单位制的基本构成：

- 国际单位制（SI）
  - SI单位
    - SI基本单位
    - SI辅助单位
    - SI导出单位
  - SI词头（十进倍数和分数）

SI基本单位、SI导出单位和SI词头列入书后附录Ⅰ的表1、表2、表3中。在实际应用中，基本单位、导出单位以及它们的倍数是单独或交叉或混合或组合使用的，构成了可以覆盖整个科学技术领域的计量单位体系。国际单位制具有统一性、简明性、实用性、合理性、精确性及继承性等特点。

2.1.2　我国的法定计量单位

国际单位制可以说是全世界通用的“法定计量单位制”。我国从1984年起全面推行以国际单位制为基础的法定计量单位。规定一切属于国际单位制的单位都是我国的法定计量单位，并根据中国的实际情况，规定了可与国际单位制并用的非国际单位制单位。因此我国法定计量单位是在 SI 的基础上建立起来的较好地符合我国国情的单位制。它包括：

(1) 7 个国际单位制(SI)基本单位；

(2) 2 个 SI 辅助单位(弧度、球面度)；

(3) 19 个 SI 具有专门名称的导出单位；

(4) 16 个我国选定的非国际单位(附录 I 的表 4)；

(5) 由以上单位组成的组合形式单位(例如，$mol \cdot L^{-1}$、$kJ \cdot mol^{-1}$等)；

(6) 由以上单位构成的十进倍数和分数单位(例如，mmol、mL、cm 等)。

法定计量单位是适用于当今我国文化教育、经济建设以及科学技术各个领域的简单、科学、实用、先进的计量单位体系。本书所有用量和单位均遵照这套标准。

2.2 物质的量及其单位

宏观物质的多少大多数用质量计量，分子、原子、离子、电子等微观粒子则按个数计算。例如，化学反应中，参加反应的分子、原子或离子是按个数进行，但在实验室、生活和生产实践中，无论单质还是化合物的量，都是按质量计算。为了把分子、原子或离子这些微观粒子的数目与宏观物质的质量联系起来，方便生产实践和科学研究，科学上引入一个新的物理量——物质的量。

2.2.1 物质的量

物质的量与我们熟悉的长度、质量和时间等物理量一样，是国际单位制(SI)中的 7 个基本物理量之一。**物质的量是表示以一特定数目的基本粒子为集体的、与基本单元的粒子数成正比的物理量**。它用符号“n”表示。书写物质的量时，通常在 n 的右下角或用括号的形式标明粒子的基本单元。例如，

氢原子的物质的量，记为 n_H 或 $n(H)$；

氧分子的物质的量，记为 n_{O_2} 或 $n(O_2)$；

氢氧化钠的物质的量，记为 n_{NaOH} 或 $n(NaOH)$；

泛指时，某粒子 B 的物质的量，记为 n_B 或 $n(B)$。

需要注意的是，物质的量是联系微观粒子和宏观物质的桥梁，是表示含有一定数目粒子的集体，这个集体的组成者是微观粒子。因此，**物质的量是表示物质所含粒子多少的物理量**。对于“物质的量”这个整体的专门名词，不能分开理解和使用，同时，用物质的量来表示宏观物体也是没有意义的。

2.2.2 物质的量单位——摩尔

每个物理量都有各自的单位，如长度的单位为米，质量的单位为千克，时间的单位为秒等。

物质的量也有单位，在第 14 届 CGPM 上确定了物质的量的单位是摩尔，简称摩，用符号 mol 表示。并规定：**摩尔是一系统物质的量，该系统中所包含的基本粒子数与0.012 kg ^{12}C的原子数目相等。**

摩尔的这个定义包含三点：

(1) 指明了摩尔是物质的量的基本单位符号是 mol，摩尔是国际单位制（SI）中的七个基本单位之一；

(2) 定义了摩尔这个单位的大小，只要基本单元 B 的数目与 0.012 kg ^{12}C 的原子数目相等，B 的物质的量就是 1 mol；

(3) 使用摩尔时，必须指明基本单元，基本单元可以是分子、原子、离子、电子及其他粒子，或是这些粒子的特定组合。

实验测定，0.012 kg ^{12}C 中约含 6.02×10^{23} 个碳原子。6.02×10^{23} 个这个量值常称为阿伏伽德罗常数，用符号"N_A"表示，单位为 mol^{-1}，即 $N_A=6.02\times10^{23}\ mol^{-1}$。

综上所述，**物质的量是以阿伏伽德罗常数这一特定数目为标准来计量微观粒子的。1 mol 的任何物质都含有 6.02×10^{23} 个基本单元。**基本单元可以是实际存在的，也可以是根据需要指定的。例如，

1 mol ^{12}C 约含有 6.02×10^{23} 个 ^{12}C 原子；

1 mol H_2O 约含有 6.02×10^{23} 个 H_2O 分子；

1 mol Na^+ 约含有 6.02×10^{23} 个 Na^+ 离子；

1 mol CO_3^{2-} 约含有 6.02×10^{23} 个 CO_3^{2-} 离子；

1 mol$\left(\frac{1}{2}H_2SO_4\right)$约含有 6.02×10^{23} 个$\left(\frac{1}{2}H_2SO_4\right)$基本单元，或 3.01×10^{23} 个 H_2SO_4 分子。

由此可以推知，物质的量（n）相等的任何物质，所含的基本单元数也相等。n 越大，所含的粒子数越多；n 越小，则所含的粒子数越少。因此，物质的量（n）、基本单元数（N）与阿伏伽德罗常数（N_A）之间存在如下关系：

$$n=\frac{N}{N_A} \tag{1-2-1}$$

或

$$N=n\cdot N_A \tag{1-2-2}$$

实际应用中，在物质很少时，摩尔这个单位就显得太大，常采用毫摩尔表示，符号为 mmol。

$$1\ mol=10^3\ mmol$$

例如，1 L 血浆中含 Na^+ 为 142 mmol，含 HPO_4^{2-} 为 1 mmol。

2.3 摩尔质量及其计算

2.3.1 摩尔质量

每一种粒子都有一定的质量，一定物质的量的物质也具有一定的质量。一般把单位物质

的量的物质所具有的质量，称为物质的**摩尔质量**，用符号 M_B 或 $M(B)$ 表示。其定义方程式为

$$M_B = \frac{m_B}{n_B} \qquad (1-2-3)$$

式中 m_B——物质 B 的质量，单位是 kg；

n_B——物质 B 的物质的量，单位是 mol；

M_B——物质 B 的摩尔质量，单位是 $kg \cdot mol^{-1}$，化学及医学上常用 $g \cdot mol^{-1}$ 来表示。

元素的相对原子质量，是与 ^{12}C 的质量相比较而得到的，例如，一个 H 原子的质量只有一个 ^{12}C 的质量的 $\frac{1}{12}$，所以 H 元素的相对原子质量为 1。由摩尔的定义知：1 mol 的 ^{12}C 的质量是 0.012 kg或 12 g，所以 ^{12}C 的摩尔质量是 $12\ g \cdot mol^{-1}$，即 $M_C = 12\ g \cdot mol^{-1}$，H 的摩尔质量，记为 $M_H = 1\ g \cdot mol^{-1}$。由此可见，任何原子、分子或离子的摩尔质量，当单位为 $g \cdot mol^{-1}$ 时，在数值上等于其相对原子质量、相对分子质量或相对离子质量。例如，

1 mol 氧气的质量约为 32 g，O_2 的摩尔质量记为 $M_{O_2} = 32\ g \cdot mol^{-1}$；

1 mol Na^+ 的质量约为 23 g，Na^+ 的摩尔质量记为 $M_{Na^+} = 23\ g \cdot mol^{-1}$；

1 mol NaCl 的质量约为 58.5 g，NaCl 的摩尔质量记为 $M_{NaCl} = 58.5\ g \cdot mol^{-1}$；

1 mol$\left(\frac{1}{2}H_2SO_4\right)$的质量约为 49 g，$\left(\frac{1}{2}H_2SO_4\right)$的摩尔质量记为 $M_{\frac{1}{2}H_2SO_4} = 49\ g \cdot mol^{-1}$。

2.3.2 物质的量在化学计量中的应用

由摩尔质量的定义方程式(1-2-3)可得

$$n_B = \frac{m_B}{M_B} \qquad (1-2-4)$$

或

$$m_B = n_B \cdot M_B \qquad (1-2-5)$$

由式(1-2-2)和式(1-2-4)，可得

$$N = \frac{m_B}{M_B} \cdot N_A \qquad (1-2-6)$$

以上几式通过物质的量(n_B)或阿伏伽德罗常数(N_A)科学、系统、简要地建立了微观粒子数目(N)与宏观物质的质量(m)，以及物质的摩尔质量(M_B)之间的联系，不仅使人们能深刻地理解物质在化学反应中量的变化规律，而且更方便地应用于化学计算。常见的相关化学计算主要有以下两类。

1. 物质的量和摩尔质量之间的计算

例 1-2-1 36 g H_2O 的物质的量是多少？含有多少个水分子？多少个氢原子？

解： (1) 已知 $M_{H_2O} = 18\ g \cdot mol^{-1}$，$m_{H_2O} = 36\ g$

根据

$$n_B = \frac{m_B}{M_B}$$

得

$$n_{H_2O} = \frac{m_{H_2O}}{M_{H_2O}} = \frac{36\ g}{18\ g \cdot mol^{-1}} = 2\ mol$$

(2) 1 mol H_2O 含有 6.02×10^{23} 个水分子，则 36 g H_2O 的分子个数

$$N_{H_2O} = n_{H_2O} \cdot N_A = 2\ mol \times 6.02 \times 10^{23} mol^{-1} = 1.20 \times 10^{24}$$

(3) 1 mol H_2O 分子含有氢原子的物质的量为 2 mol,则 36 g H_2O 中的氢原子个数

$$N_H = 2 \times 2\ mol \times 6.02 \times 10^{23}\ mol^{-1} = 2.41 \times 10^{24}$$

答:36 g H_2O 的物质的量是 2 mol,含有 1.20×10^{24}个水分子,2.41×10^{24}个氢原子。

例 1-2-2 2.5 mol NaCl 的质量是多少?

解: 已知 $M_{NaCl} = 58.5\ g \cdot mol^{-1}$,则 2.5 mol NaCl 的质量为

$$m_{NaCl} = n_{NaCl} \cdot M_{NaCl} = 2.5\ mol \times 58.5\ g \cdot mol^{-1} = 146.25\ g$$

答: 2.5 mol NaCl 的质量是 146.25 g。

2. 有关化学方程式的计算

计算的基本原则是:化学方程式中计量系数之比就是各物质反应时的物质的量之比。

例 1-2-3 完全中和 120 g NaOH 需要 H_2CO_3多少摩尔?多少克?

解: 已知 $M_{NaOH} = 40\ g \cdot mol^{-1}$,$M_{H_2CO_3} = 62\ g \cdot mol^{-1}$

则 $$n_{NaOH} = \frac{m_{NaOH}}{M_{NaOH}} = \frac{120\ g}{40\ g \cdot mol^{-1}} = 3\ mol$$

反应方程式 $$2NaOH + H_2CO_3 = Na_2CO_3 + 2H_2O$$

从中可以看出,H_2CO_3的物质的量与 NaOH 的物质的量之比为 1:2,

即 $$n_{H_2CO_3} : n_{NaOH} = 1:2$$

则 $$n_{H_2CO_3} = 0.5 n_{NaOH} = 0.5 \times 3\ mol = 1.5\ mol$$

$$m_{H_2CO_3} = n_{H_2CO_3} \cdot M_{H_2CO_3} = 1.5\ mol \times 62\ g \cdot mol^{-1} = 93\ g$$

答:完全中和 120 g NaOH 需要 H_2CO_3 1.5 mol,即 93 g。

2.4 气体摩尔体积

物质在不同的外界条件下,能以气态、液态和固态等不同的状态存在,三种状态具有不同的特性。表 1-2-1 列举了物质三种状态的基本性质。

表 1-2-1 气态、液态和固态物质的基本性质

状态		气态	液态	固态
基本性质	形态	不定,充满整个容器	不定,随容器而定	一定
	体积	不定,等于容器容积	基本固定	固定
	密度	较小	中等	较大
	压缩性	可压缩	几乎不可压缩	几乎不可压缩
	膨胀性	较大	很小	极小

从表 1-2-1 可以看出,气体与液体和固体比较,具有一定的特殊性。气体最基本的特征是高扩散性和可压缩性。若将气体(即使是少量的气体)引入任何容器中,它的分子立即

向各方扩散，并充满整个容器。如在房内一角放置少量酒精，很快就会在该房的另一角闻到酒精的气味。气体具有很小的密度，分子之间的空隙很大，是气体具有较大的可压缩性的主要原因。

2.4.1 气体的计量

质量是计量物质的基本物理量，可以用来计量固体、液体和气体。由于称量气体质量的不便，因此对气体物质的多少常用体积来计量。

气体的体积受温度、压力等影响较大。大量的实验证明，当用体积来计量气体时，有两条基本规律可循：

(1) 在温度不太低，压力不太高时，任何气体的物质的量、压力、温度、体积等宏观性质之间满足以下状态方程：

$$pV = nRT \tag{1-2-7}$$

或

$$pV = \frac{m}{M}RT \tag{1-2-8}$$

式中 p——气体的压力（压强），Pa；

V——气体的体积，m^3；

T——气体的热力学温度，K；

R——摩尔气体常数（$8.314\ J \cdot K^{-1} \cdot mol^{-1}$）；

n——气体的物质的量，mol；

m——气体的质量，g；

M——气体的摩尔质量，$g \cdot mol^{-1}$。

即一定量气体的体积与压力成反比，与温度成正比。气体状态方程为气体的计算提供了很大的方便。

(2) 在相同的温度和压力下，相同体积的任何气体都含有相同数目的分子。这个定律被称为**阿伏伽德罗定律**。

2.4.2 气体摩尔体积及应用

1. 摩尔体积

1 mol 物质在一定的条件下所具有的体积，称为物质的**摩尔体积**，也就是物质的体积（V）除以物质的量（n），摩尔体积的符号为 V_m，即

$$V_m = \frac{V}{n} \tag{1-2-9}$$

摩尔体积的 SI 单位是 $m^3 \cdot mol^{-1}$。在化学上常用 $cm^3 \cdot mol^{-1}$ 表示固态物质或液态物质的摩尔体积，用 $L \cdot mol^{-1}$（或 $dm^3 \cdot mol^{-1}$）表示气态物质的摩尔体积。

构成物质的原子、分子或离子的大小及彼此间的距离不同，在相同的温度下，1 mol 各种固态或液态物质的体积是不相同的。表 1-2-2 列出了几种固态和液态物质在常温下的摩尔体积。

由表 1-2-2 可见，不同固态或液态物质的摩尔体积相差较大，这主要是由于固态或液态物质，其构成粒子（原子、分子或离子等）间的距离较小，且受温度和压力的影响小，其体积主要取决

于构成物质的粒子本身的体积，粒子大小不同将导致 1 mol 固态或液态物质的体积差异。

表 1-2-2 几种固态和液态物质在常温下的摩尔体积

物质(B)名称	$M_B/(g\cdot mol^{-1})$	密度(ρ)/($g\cdot cm^{-3}$)	$V_m/(cm^3\cdot mol^{-1})$
Pb(s)	207.00	11.3	18.32
Al(s)	26.98	2.702	9.99
NaCl(s)	58.50	2.18	26.81
H_2O(l)	18.00	1.00	18.0
Br_2(l)	159.80	3.12	51.2

气态物质分子间的距离很大，分子本身的体积与其占有的体积(V)相比，常可以忽略不计，所以气态物质具有较强的扩散性和可压缩性。由气体状态方程知，一定量的气体的体积(V)，常与气体的本性无关，主要受气体的温度和压力的影响。

2. 气体摩尔体积

实验证实，**在标准状况(0 ℃或 273.15 K，压力为 101 kPa)下，1 mol 任何气体所占的体积都约为 22.4 L，这个体积称为气体摩尔体积**，用符号 $V_{m,0}$表示，单位 $L\cdot mol^{-1}$。记为

$$V_{m,0}=22.4\ L\cdot mol^{-1}。$$

在标准状况下，气态物质所占有的体积 V、气体物质的量 n 与摩尔体积 $V_{m,0}$之间的关系为

$$n=\frac{V}{V_{m,0}}=\frac{V}{22.4\ L\cdot mol^{-1}} \qquad (1-2-10)$$

由式(1-2-10)及式(1-2-7)可知，如果比较几种气体的物质的量 n 或分子数 N 的大小，只要比较在相同状况下的体积即可。利用式(1-2-10)、式(1-2-7)、式(1-2-8)还可以进行气体的有关计算。

例 1-2-4 在标准状况下，11.2 L O_2中含有多少摩尔氧气分子？含有多少个氧气分子？它的质量是多少克？

解： 已知 $V_{O_2}=11.2\ L$，$M_{O_2}=32\ g\cdot mol^{-1}$

则
$$n=\frac{V}{V_{m,0}}=\frac{11.2\ L}{22.4\ L\cdot mol^{-1}}=0.5\ mol$$
$$N_{O_2}=0.5\ mol\times 6.02\times 10^{23}\ mol^{-1}=3.01\times 10^{23}$$
$$m_{O_2}=n_{O_2}\cdot M_{O_2}=0.5\ mol\times 32\ g\cdot mol^{-1}=16\ g$$

答：在标准状况下，11.2 L O_2中含有 0.5 mol 氧气分子，含有 3.01×10^{23}个氧气分子，它的质量是 16 g。

例 1-2-5 实验室里用稀盐酸与锌反应制取氢气，在标准状况下制取 4.48 L 氢气，需要锌和盐酸的物质的量是多少摩尔？需要锌多少克？

解： 已知 $V_{H_2}=4.48\ L$，$M_{Zn}=65\ g\cdot mol^{-1}$

设需要锌的物质的量为 $x$mol，盐酸的物质的量为 $y$mol。

反应方程式　　$Zn+2HCl = ZnCl_2+H_2\uparrow$

则　　1 mol　2 mol　　　22.4 L

$$x\text{mol} \quad y\text{mol} \qquad\qquad 4.48\ \text{L}$$

$$x = \frac{1 \times 4.48\ \text{L}}{22.4\ \text{L}} = 0.2$$

$$y = \frac{2 \times 4.48\ \text{L}}{22.4\ \text{L}} = 0.4$$

$$m_{Zn} = n_{Zn} \cdot M_{Zn} = 0.2\ \text{mol} \times 65\ \text{g} \cdot \text{mol}^{-1} = 13\ \text{g}$$

答：在标准状况下制取 4.48 L 氢气，需要 0.2 mol 锌和 0.4 mol 盐酸，需要锌 13 g。

例 1-2-6 一便携式医用小氧气瓶的有效体积为 4 L，25 ℃，当压力表显示氧气压力为 15 MPa 时，问瓶内的氧气有多少克？

解： 已知 $V = 4\ \text{L} = 4 \times 10^{-3}\ \text{m}^3$，$p = 15\ \text{MPa} = 15 \times 10^6\ \text{Pa}$，$T = 298.15\ \text{K}$，$M_{O_2} = 32\ \text{g} \cdot \text{mol}^{-1}$

代入气体状态方程

$$pV = nRT$$

得

$$n_{O_2} = \frac{pV}{RT} = \frac{15 \times 10^6\ \text{Pa} \times 4 \times 10^{-3}\ \text{m}^3}{8.314\ \text{J} \cdot \text{K}^{-1} \cdot \text{mol}^{-1} \times 298.15\ \text{K}} = 24.2\ \text{mol}$$

$$m_{O_2} = n_{O_2} \times M_{O_2} = 24.2\ \text{mol} \times 32\ \text{g} \cdot \text{mol}^{-1} = 774.4\ \text{g}$$

答：氧气瓶内的氧气约有 774.4 g。

知识链接

阿伏伽德罗

阿伏伽德罗（Avogadro）（1776—1856）出生于意大利一个世袭的律师家庭，小时候就聪明过人，中学毕业后，他专攻法律，16 岁时就获得法学学士学位，20 岁时又获得宗教法学博士学位。此后当了 3 年律师，喋喋不休的争吵和尔虞我诈的斗争使他对律师生活感到厌倦。1800 年他开始研究数学、物理学、化学和哲学。

1803 年，阿伏伽德罗写了一篇关于电的文章，受到了全世界科学界的普遍赞扬，1804 年他本人被选为都灵科学院通讯院士，1809 年被聘为维切利皇家学院数学物理教授，并一度担任过院长。在这里他度过了卓有成绩的十年，分子假说就是在这里研究和提出的。1819 年，阿伏伽德罗成为都灵科学院的正式院士，不久担任了都灵大学数学物理讲座的第一任教授。

阿伏伽德罗在 1811 年提出了著名的分子论："在同温同压下，相同体积的不同气体具有相同数目的分子"，并指出可以根据气体分子质量之比等于它们在同温同压下的密度之比来测定气态物质的相对分子质量，也可以由化合反应中各种单质气体的体积之比来确定分子式。但这一观点曾被埋没了将近半个世纪。直到 1860 年，由于康尼查罗（Cannizzaro）等科学家的工作，分子论才被科学界所确认。

阿伏伽德罗一生致力于科学研究，对名誉和地位从不计较。他生前没有到过国外，也没有获得过显赫的荣誉，但"为人类科学发展做出突出贡献的阿伏加德罗永远为人们所崇敬"。后来人们根据新的研究，知道了在标准状况下，1 mol 任何气体所占的体积都约是 22.4 L，并据此换算出，1 mol 任何物质中都约含有 6.02×10^{23} 个组成该物质的粒子。为了纪念阿伏伽德罗的贡献，人们把 1 mol 任何粒子的粒子数称为阿伏伽德罗常数（N_A）。

情境小结

1. 知识系统网络

- 物质的计量
  - 法定计量单位
    - 国际单位制(SI)
      - SI 基本单位(7 个)
      - SI 辅助单位(2 个)
      - SI 导出单位(19 个)
    - 国家法定计量单位
      - 所有 SI 单位
      - 并用的非 SI 单位(16 个)
  - 物质的量(n_B)
    - 定义 —— 专门计量微观粒子数目多少的物理量
    - 常用单位 —— 摩尔及毫摩尔　符号:mol 及 mmol
    - 基本关系式 —— $n=N/N_A$ 或 $N=n\cdot N_A$　$N_A=6.02\times10^{23}\ mol^{-1}$
  - 摩尔质量(M_B)
    - 概念 —— 1 mol 物质 B(N_A 个粒子)的质量
    - 常用单位 —— $kg\cdot mol^{-1}$ 及 $g\cdot mol^{-1}$
    - 基本关系式 —— $n_B=\dfrac{m_B}{M_B}$ 及 $N=\dfrac{m_B}{M_B}\cdot N_A$
  - 气体的计量
    - 气体基本特征 —— 高扩散性和可压缩性
    - 气体摩尔体积 —— $V_{m,0}=22.4\ L\cdot mol^{-1}$
    - 基本关系式 —— $pV=nRT$ 或 $n=V/V_{m,0}=V/(22.4\ L\cdot mol^{-1})$

2. 学习方法概要

单位制、物质的量、摩尔质量、气体摩尔体积等是化学物质计量和计算的基础,有关计算在化学学习及实践中均有重要意义。学习时,首先要准确理解它们的概念、意义,明确其应用范围;其次,记住 n_B、M_B、m_B、N、N_A 及 V、$V_{m,0}$ 等相互之间的关系式及基本单位;第三,学会灵活运用基本关系式,进行有关的化学基本计算。

目标检测

一、填空题

1. $6.02\times10^{23}\ mol^{-1}$称为＿＿＿＿＿＿，符号为＿＿＿＿。

2. 物质的量实际上表示含有一定数目粒子的集体，符号是＿＿＿＿，描述对象可以是：分子、＿＿＿＿、＿＿＿＿、原子团等＿＿＿＿＿＿粒子。

3. 单位物质的量的物质所具有的质量称为＿＿＿＿，符号为＿＿＿＿，单位为＿＿＿＿。

4. 1 mol H_2的质量为＿＿ g，2.5 mol NaOH 的质量为＿＿ g，0.5 mol Ca^{2+}的质量为＿＿ g，0.5 mol H_2SO_4的质量为＿＿ g。

5. 标准状况下，5.6 L CO_2的质量为＿＿ g，其物质的量是＿＿ mol，它含有＿＿个 CO_2分子。

6. 我国法定计量单位由＿＿＿＿＿＿和＿＿＿＿＿＿两大部分组成。

二、选择题

1. 下列叙述不正确的是 （　　）

A. 摩尔是物质的量的单位

B. 分子的摩尔质量如果用 g 作单位，在数值上就等于它的相对分子质量

C. 物质的摩尔质量若用 $g\cdot mol^{-1}$作单位，在数值上就等于该物质的化学式量

D. 氧气的摩尔质量是 32 $g\cdot mol^{-1}$

2. 下列叙述正确的是 （　　）

A. 1 mol 任何物质都含有阿伏伽德罗常数个基本单元

B. 相同状况下，1 mol 任何物质都占有体积约 22.4 L

C. 相同状况下，相同体积的任何气体都含有相同的分子数目

D. 标准状况下，1 mol 任何物质都占有体积约 22.4 L

3. 在标准状况下，相同质量的下列气体体积最小的是 （　　）

A. 氢气　　B. 氧气　　C. 二氧化碳　　D. 氮气

4. 同温同压下，同质量的下列气体含分子数目最多的是 （　　）

A. CO　　B. CO_2　　C. O_2　　D. H_2

5. 原子个数相等的 CO 和 CO_2在标准状况下的体积比为 （　　）

A. 1∶1　　B. 1∶2　　C. 3∶2　　D. 2∶3

6. 2 mol CO_2的质量是 （　　）

A. 88 g　　B. 44 $g\cdot mol^{-1}$　　C. 88　　D. 44 g

7. 标准状况下，下列各物质的分子数目相同的是 （　　）

A. 10 g H_2和 10 g O_2　　B. 11.2 L H_2的和 11 g CO_2

C. 9 g H_2O 和 0.5 mol NO_2　　D. 2.24 mL H_2和 0.1 mol CO

8. 下列各单位属于 SI 的是 （　　）

A. min　　B. t　　C. $r\cdot min^{-1}$　　D. Pa

三、判断题

1. 化学上常用的单位——升(L)是 SI 中的单位。 （　　）

2. 标准状况下，1 mol H_2O 占有体积约为 22.4 L。 （　　）

3. 1 mol SO_4^{2-}的质量是 96 g。 （　　）

4. 1 mol O_2在标准状况下占有体积约为 22.4 L。 （　　）

5. 1 mol O_2在 202.6 kPa 时所占的体积比 22.4 L 小。 ( )

6. 1 mol H_2SO_4中含有 4 mol 的 O。 ( )

7. 1 L CO 和 1 L CO_2在同温同压下,所含分子数目相同。 ( )

8. 标准状况下,1 g CO 和 1 g CO_2的物质的量相等。 ( )

四、计算题

1. 54 g 水的物质的量是多少？其所含有氢原子的个数是多少？

2. 4.0 g 氢气完全燃烧,需要多少摩尔的氧原子参加反应？这些氧的质量是多少？

3. 3 mol 葡萄糖($C_6H_{12}O_6$)中含有的基本单元数及其组成中的各原子数是多少？

情境3 分散系统

情境描述：

以教材、课件及网络教学资源为载体，通过教学与自学，完成溶液、胶体及粗分散系的学习。要求了解分散系的特征；掌握溶液浓度的表示方法及基本计算；知道稀溶液的依数性、胶体分散系、乳状液及表面活性剂的基础知识、基本原理及其应用；具备用化学观点认识和解决相关的医药学问题的能力。

3.1 分散系统的分类

3.1.1 分散系统概述

将一部分物质从其他部分中划分出来，作为研究的对象，这一部分物质就称为**系统**或**体系**。通常把一种或几种物质分散到另一种物质中所形成的系统称为**分散系统**，简称**分散系**。其中被分散的物质称为**分散质**（或分散相），另一种物质被称为**分散剂**（或分散介质）。例如，碘分散在酒精中形成碘酒，脂肪等以细小微粒分散在水中形成牛奶，NaCl 分散在水中形成的盐水等都是分散系。其中碘、脂肪、NaCl 为分散质，酒精、水为分散剂。

3.1.2 分散系的分类与特性

根据分散质粒子的大小，可将分散系分为溶液、胶体和粗分散系三种类型。由于分散质粒子大小不同，其性质也不同。

1. 溶液

分散相是以分子或离子状态存在，微粒的直径 <1 nm（$1\ \text{nm}=10^{-9}$ m）的分散系称为分子或离子分散系，又称为**真溶液**，简称**溶液**。如酒精、生理盐水、葡萄糖水溶液等。这类分散系具有澄清、透明、均匀、稳定等特点，久置分散相和分散剂不易产生分离。

溶液中的分散质也称为溶质，分散介质称为溶剂。水是最常用的溶剂，一般不指明溶剂的溶液都是水溶液。

2. 胶体

分散质粒子直径为 1～100 nm 的分散系，称为胶体分散系，简称**胶体**。根据分散相粒子的聚集状态及性质不同又可分为溶胶和高分子溶液两类。其中溶胶的分散质是由许多分子、原子或离子构成的不溶于分散剂的聚集体（固相），分散质与分散剂之间存在着明显的界面，久置易发生分散质与分散剂的分离而聚沉，表现为高度分散、非均相和聚结不稳定等性质，如 $Fe(OH)_3$、As_2S_3 等溶胶。高分子溶液的分散质是由单个大分子（高分子化合物）构成。分散质与分散剂间无界面，久置也不发生分离，表现为均相、稳定、透明等性质，如蛋白质溶液等。

3．粗分散系

粗分散系中分散质粒子直径大于100 nm。由于分散质粒子较大，分散质与分散剂间有着明显的相界面，分散系呈浑浊状态，易分层或聚沉。若分散质粒子为固体微粒，称为悬浮液，如泥浆、药用炉甘石洗剂等；分散相粒子为液体的粗分散体系，称为乳状液（或乳浊液），如牛奶、豆浆等。

医药上用的悬浮液常称为混悬剂，乳状液常称为乳剂。如用于治疗疥疮、痤疮的硫黄洗剂，鱼肝油乳剂等。由于这类分散系的分散质颗粒较大，久置后分散质与分散剂会产生沉淀分离。所以，混悬剂和乳剂的标签上应注明“用前摇匀”字样。

分散系可以是液体、气体或固体，性质各不相同。三种液态分散系的基本性质特征，列于表1－3－1中。

表1－3－1　液态分散系的基本性质特征

分散系类型		分散质粒子	粒子大小	主要特征	实例
分子分散系	真溶液	单个小分子或离子	<1 nm	均相，稳定体系；分散质粒子扩散快，能透过半透膜和滤纸	NaCl溶液；葡萄糖溶液
胶体分散系	溶胶	胶粒（多个小分子或离子的聚集体）	1～100 nm	非均相，较稳定体系；分散质粒子扩散慢，能透过滤纸，不能透过半透膜	$Fe(OH)_3$溶胶；As_2S_3溶胶
	高分子化合物溶液	单个高分子	1～100 nm	均相，稳定体系；分散质粒子扩散慢，能透过滤纸、不能透过半透膜	蛋白质溶液；糖原溶液
粗分散系	悬浮液	多个小分子或离子的聚集体	>100 nm	非均相，不稳定体系；分散质粒子扩散慢，不能透过滤纸和半透膜	泥浆；炉甘石洗剂
	乳状液	多个液体分子的聚集体	>100 nm	非均相，不稳定体系；分散质粒子扩散慢，不能透过滤纸和半透膜	鱼肝油乳剂；原油

3.2　溶液

溶液不仅在日常生活、化工生产、科学实验中具有重要的应用，而且在生命过程中起着很重要的作用。人体质量的60%左右是体液，如血液、淋巴液以及各种腺体的分泌液等都属于溶液。许多食物必须经过消化形成溶液后才能被人体吸收，给病人输液或用药时，必须规定药液的组成浓度与用量。因为药液过稀，可能不会产生明显的疗效，但药物过浓反而对人体有害，甚至危及病人的生命安全。

3.2.1 溶液浓度的表示方法及其计算

溶液的浓度又称溶液的组成量度，是指一定量溶液或溶剂中所含溶质量的多少。这里的量可以是质量、体积或物质的量，因此，表示溶液浓度的方法很多，医学上常用的有以下几种：

1. 物质的量浓度

物质的量浓度指溶质 B 的物质的量（n_B）与溶液体积（V）之比，即单位体积溶液中所含溶质 B 的物质的量。用符号 c_B 或 $c(B)$ 表示。

$$c_B = \frac{n_B}{V} \qquad (1-3-1)$$

式中 c_B——溶液的物质的量浓度，$mol \cdot m^{-3}$，实际常用 $mol \cdot L^{-1}$ 或 $mmol \cdot L^{-1}$ 表示；

n_B——溶质的物质的量，mol；

V——溶液的体积，m^3，实际中常用 L 或 mL 表示；

B——溶质的名称，用化学式表示。

世界卫生组织提议，凡是相对分子质量已知的物质在人体内的含量，都用物质的量浓度来表示。例如，正常人体血糖的浓度为 $c_{C_6H_{12}O_6} = 3.9 \sim 6.1\ mmol \cdot L^{-1}$，生理盐水的浓度为 $c_{NaCl} = 154\ mmol \cdot L^{-1}$。

物质的量浓度的表示方法是实验室最常用的，计算比较方便，实验室及实际工作中，常有以下几种类型的计算：

（1）已知溶液的浓度，计算一定体积的溶液中所含溶质的量。

例 1-3-1 某病人输入 $0.278\ mol \cdot L^{-1}$ 的葡萄糖溶液 900 mL，计算给病人体内引入了多少克葡萄糖？（已知葡萄糖摩尔质量为 $180\ g \cdot mol^{-1}$）

解： 已知 $c_{C_6H_{12}O_6} = 0.278\ mol \cdot L^{-1}$，$M_{C_6H_{12}O_6} = 180\ g \cdot mol^{-1}$，$V = 900\ mL = 0.9\ L$

由式（1-3-1） 得

$$n_{C_6H_{12}O_6} = c_{C_6H_{12}O_6} V = 0.278\ mol \cdot L^{-1} \times 0.9\ L = 0.250\ mol$$

则

$$m_{C_6H_{12}O_6} = n_{C_6H_{12}O_6} M_{C_6H_{12}O_6} = 0.250\ mol \times 180\ g \cdot mol^{-1} = 45.0\ g$$

即给病人体内引入了葡萄糖 45.0 g。

（2）已知溶质的质量和溶液的体积，求溶液的浓度。

例 1-3-2 生理盐水注射液中每 100 mL 中含 0.90 g NaCl，试计算该溶液的物质的量浓度。（已知 NaCl 的摩尔质量为 $58.44\ g \cdot mol^{-1}$）

解： 已知 $m_{NaCl} = 0.90\ g$，$M_{NaCl} = 58.44\ g \cdot mol^{-1}$，$V = 100\ mL = 0.1\ L$

根据公式

$$c_B = \frac{n_B}{V} \quad n_B = \frac{m_B}{M_B}$$

得

$$n_B = \frac{0.90\ g}{58.44\ g \cdot mol^{-1}} = 0.015\ 4\ mol$$

$$c_B=\frac{0.0154\ \text{mol}}{0.1\ \text{L}}=0.154\ \text{mol}\cdot\text{L}^{-1}$$

即生理盐水的物质的量浓度为 $0.154\ \text{mol}\cdot\text{L}^{-1}$。

(3) 已知溶液的浓度和溶质的质量,求溶液的体积。

例 1-3-3 现有 7.56 g $NaHCO_3$,问能配制 $0.15\ \text{mol}\cdot\text{L}^{-1}$ $NaHCO_3$溶液多少毫升?

解: 已知 $m_{NaHCO_3}=7.56\ \text{g}, M_{NaHCO_3}=84\ \text{g}\cdot\text{mol}^{-1}, c_{NaHCO_3}=0.15\ \text{mol}\cdot\text{L}^{-1}$

则
$$n_{NaHCO_3}=\frac{m_{NaHCO_3}}{M_{NaHCO_3}}=\frac{7.56\ \text{g}}{84\ \text{g}\cdot\text{mol}^{-1}}=0.090\ \text{mol}$$

$$V=\frac{n_{NaHCO_3}}{c_{NaHCO_3}}=\frac{0.090\ \text{mol}}{0.15\ \text{mol}\cdot\text{L}^{-1}}=0.600\ \text{L}=600\ \text{mL}$$

答:7.56 g $NaHCO_3$可配制 $0.15\ \text{mol}\cdot\text{L}^{-1}$的 $NaHCO_3$溶液 600 mL。

2. 质量浓度

溶质的**质量浓度是指溶质 B 的质量(m_B)与溶液体积(V)之比**,用符号 ρ_B表示。即

$$\rho_B=\frac{m_B}{V} \tag{1-3-2}$$

质量浓度在国际单位制中的单位是 $\text{kg}\cdot\text{m}^{-3}$,但在化学及医学上质量浓度常用的单位是 $\text{g}\cdot\text{L}^{-1}$或 $\text{mg}\cdot\text{L}^{-1}$等。

使用质量浓度时要注意以下几点:

(1) 质量浓度也是医学上常用的表示溶液浓度的方法,世界卫生组织提议,当被测物质为未知确切化学式(或式量)的化合物或混合物时,一般用质量浓度表示(如蛋白质、激素等生物大分子活性物质的含量),在绝大多数情况下,注射液的标签上应同时标明溶液的物质的量浓度和质量浓度。如静脉注射的生理盐水的标签上注明 $c_{NaCl}=0.154\ \text{mol}\cdot\text{L}^{-1}$,$\rho_{NaCl}=9\ \text{g}\cdot\text{L}^{-1}$。

(2) 在书写质量浓度时,溶质 B 应以下角标的形式加以说明,以免与溶液的密度混淆。

例 1-3-4 我国药典规定,注射用生理盐水的规格是每 500 mL 中含 NaCl 4.5 g,问(1) 生理盐水的质量浓度是多少?(2) 若某患者需补 Na^+ 3.5 g,应注射生理盐水多少毫升?

解: (1) 已知 $m_{NaCl}=4.5\ \text{g}, V=500\ \text{mL}=0.5\ \text{L}$

由式(1-3-2) 得
$$\rho_{NaCl}=\frac{m_{NaCl}}{V}=\frac{4.5\ \text{g}}{0.5\ \text{L}}=9\ \text{g}\cdot\text{L}^{-1}$$

(2) 已知 $m_{Na^+}=3.5\ \text{g}, M_{Na^+}=23.0\ \text{g}\cdot\text{mol}^{-1}, M_{NaCl}=58.44\ \text{g}\cdot\text{mol}^{-1}, \rho_{NaCl}=9\ \text{g}\cdot\text{L}^{-1}$

$$n_{Na^+}=\frac{m_{Na^+}}{M_{Na^+}}=\frac{3.5\ \text{g}}{23.0\ \text{g}\cdot\text{mol}^{-1}}=0.152\ \text{mol}$$

因为
$$n_{NaCl}=n_{Na^+}=0.152\ \text{mol}$$

所以
$$m_{NaCl}=n_{NaCl}M_{NaCl}=0.152\ \text{mol}\times 58.44\ \text{g}\cdot\text{mol}^{-1}=8.88\ \text{g}$$

则
$$V=m_{NaCl}/\rho_{NaCl}=\frac{8.88\ \text{g}}{9\ \text{g}\cdot\text{L}^{-1}}=0.987\ \text{L}=987\ \text{mL}$$

答:生理盐水的质量浓度是 $9\ \text{g}\cdot\text{L}^{-1}$;若患者需补 Na^+ 3.5 g,应注射生理盐水 987 mL。

3. 质量摩尔浓度

溶液的质量摩尔浓度是指**单位质量溶剂中的含溶质B的物质的量，称为溶质B的质量摩尔浓度**，用符号 b_B 表示。即

$$b_B = \frac{n_B}{m_A} \qquad (1-3-3)$$

式中：n_B——溶质的物质的量，mol；

m_A——溶剂的质量，kg；

b_B——质量摩尔浓度，$mol \cdot kg^{-1}$。

质量摩尔浓度的优点是不受温度的影响。对于极稀的水溶液（密度积为1）来说，其物质的量浓度与质量摩尔浓度的数值几乎相等。

4. 质量分数

溶质B的**质量分数是指溶质的质量（m_B）与溶液的质量（m）之比**，用符号 w_B 表示。即

$$w_B = \frac{m_B}{m} \qquad (1-3-4)$$

质量分数量纲为1，可以用小数（或百分数）表示。例如，市售浓硫酸的质量分数为 $w_B = 0.98$ 或 $w_B = 98\%$。再如，按国家食品添加剂使用卫生标准（GB 50—77）规定，防腐剂苯甲酸钠的最大使用量为 $0.1 \sim 0.2\ g \cdot kg^{-1}$，即 $w_B = 0.000\ 1 \sim 0.000\ 2$。

例1-3-5 某调料厂往100 kg酱油中加入苯甲酸钠（$C_7H_5O_2Na$）30 g，计算酱油中防腐剂是否超标。

解： 已知 $m_A = 100\ kg$，$m_B = 30\ g = 0.030\ kg$

由式（1-3-4）得

$$w_B = \frac{m_B}{m_A + m_B} = \frac{0.030\ kg}{100\ kg + 0.030\ kg} = 0.000\ 3$$

该酱油中苯甲酸钠的质量分数为0.000 3，其中的防腐剂——苯甲酸钠是超标的。

5. 体积分数

物质B的体积分数指在相同的温度与压力下，**溶质B的体积（V_B）与溶液总体积（V）之比**，用符号 φ_B 表示，即

$$\varphi_B = \frac{V_B}{V} \qquad (1-3-5)$$

体积分数量纲为1，可用小数或百分数表示，如医药上消毒用酒精的体积分数为0.75或75%，记为 $\varphi_{C_2H_5OH} = 0.75$。

一般当溶质是液体，溶液也是液体时，溶液的浓度常用体积分数来表示。例如，白酒的“度”是指酒中的酒精含量，如50°白酒，表示在100 mL酒中，含有乙醇50 mL（20 ℃）。

例1-3-6 我国药典规定，药用酒精的体积分数 $\varphi_B = 0.95$，请问600 mL药用酒精中含有纯酒精多少毫升？

解： 已知 $\varphi_B = 0.95$，$V = 600\ mL = 0.6\ L$

由式(1－3－5)得

$$V_B = \varphi_B V = 0.95 \times 0.6\ L = 0.570\ L = 570\ mL$$

答:600 mL 药用酒精中含有纯酒精 570 mL。

6. 摩尔分数

溶质 B 的**摩尔分数是溶质的物质的量(n_B)除以混合物中各物质的量之和($\sum n_B$)**,用符号 x_B 表示,即

$$x_B = \frac{n_B}{\sum n_B} \tag{1-3-6}$$

摩尔分数量纲为 1,也可以用小数或百分数表示。当溶液中只有 A、B 两种物质时,则

$$x_A + x_B = 1$$

3.2.2 溶液的配制

溶液的配制属于基本操作,是医学各专业学生应该掌握的一项基本技能。配制一定浓度的溶液,包括一定体积和一定质量溶液的配制两类,既可以用纯固体物质直接配制,也可以通过溶液的稀释或混合的方法配制。

溶液配制的一般按以下步骤进行:

根据条件计算—称量(或移取)—溶解(或稀释)—定量转移—定容。

例 1－3－7 如何配制 0.10 mol·L^{-1}的氢氧化钠溶液 250 mL?

解: 已知 $M_{NaOH} = 40\ g \cdot mol^{-1}$,$V = 250\ ml = 0.25\ L$

由 $c_B = \frac{n_B}{V}$及 $n_B = \frac{m_B}{M_B}$得

NaOH 的质量为 $m_{NaOH} = c_{NaOH} V M_{NaOH} = 0.10\ mol \cdot L^{-1} \times 0.25\ L \times 40\ g \cdot mol^{-1} = 1.0\ g$

配制方法:精确称量 1.0 g 固体氢氧化钠,放入小烧杯内,加少量蒸馏水溶解后,转移至 250 mL 容量瓶内;再用少量蒸馏水冲洗烧杯 2～3 次,冲洗后的液体一并转移至容量瓶内;最后加水至容量瓶刻度线,摇匀并贴好标签。

例 1－3－8 临床上 0.002 的硫酸铜溶液可用于有机磷中毒的催吐剂,若某医院需配制 3 000 g 这样的溶液,如何使用五水合硫酸铜($CuSO_4 \cdot 5H_2O$)进行配制?

解:由式 $w_B = \frac{m_B}{m}$

得 3 000 g 0.002 的硫酸铜溶液中含溶质($CuSO_4$)的质量为

$$m_{CuSO_4} = w_B \cdot m = 0.002 \times 3\ 000\ g = 6.0\ g$$

因为

$$n_{CuSO_4} = n_{CuSO_4 \cdot 5H_2O}$$

所以

$$m_{CuSO_4 \cdot 5H_2O} = \frac{m_{CuSO_4}}{M_{CuSO_4}} \times M_{CuSO_4 \cdot 5H_2O} = \left(\frac{6.0}{160} \times 250\right) g = 9.38\ g$$

配制该溶液所用溶剂水的质量为

$$m_{H_2O} = 3\ 000\ g - 9.38\ g = 2\ 990.62\ g$$

配制方法:将准确称量的 9.38 g $CuSO_4 \cdot 5H_2O$ 溶于 2 990.62 g 纯净水中,混合均匀即可。

注意：一般情况下，在配制溶液时，用托盘天平称量物质的质量，用量筒量取溶液的体积；如果需要精确配制溶液的浓度时，则需用分析天平和容量瓶等量具。

3.2.3 溶液的稀释

直接配制少量稀溶液，称量的药品量比较少，给操作带来一些不便，而且还容易产生较大的误差。还有少数溶液在浓度较低时很不稳定，不能较长时间地保存。为此在实际工作中，需要较低浓度的溶液时，常常先配成较高浓度的溶液备用，使用时，再根据具体要求，稀释成所需浓度的溶液。

在一定体积或一定质量的浓溶液中，加入纯溶剂，使溶液的体积或质量增大，浓度降低的过程，称为**溶液的稀释**。在稀释过程中，都应遵守"稀释前后溶质的量不变"的原则。即

稀释前溶质的量 = 稀释后溶质的量

$$c_{B_1}V_1 = c_{B_2}V_2 \quad \text{(溶质的物质的量不变)}$$

$$\rho_{B_1}V_1 = \rho_{B_2}V_2 \quad \text{(溶质的质量不变)}$$

$$\varphi_{B_1}V_1 = \varphi_{B_2}V_2 \quad \text{(溶质的体积不变)}$$

$$w_{B_1}m_1 = w_{B_2}m_2 \quad \text{(溶质的质量不变)}$$

例 1-3-9 用 95% 的酒精 500 mL，能配制 75% 的消毒酒精多少毫升？如何配制？

解： 设能配制 75% 的消毒酒精体积为 V_2

根据稀释公式 $\varphi_{B_1}V_1 = \varphi_{B_2}V_2$

得 $0.95 \times 500\ \text{mL} = 0.75 \times V_2$

解得 $V_2 = 633\ \text{mL}$

配制方法：量取 95% 的酒精 500 mL，倒入较大的试剂瓶中，再加入 133 mL，混合均匀，即得 75% 的消毒酒精 633 mL。

3.3 稀溶液的依数性

溶液组成或溶质不同，性质（颜色、酸碱性等）各异，但溶液特别是稀溶液却有一些性质是具有共性的，如蒸气压下降、凝固点降低、沸点升高、渗透压等。因为这些性质只与溶液中溶质的粒子数量有关，而与溶质的本性无关，所以常称为**稀溶液的依数性**。实践表明，非电解质稀溶液的依数性有明显的规律性，在生命科学中也极为重要。

3.3.1 蒸气压下降

1．纯溶剂的蒸气压（p^*）

在一定温度下，将某种纯溶剂放在密闭容器中，由于分子的无规则热运动，液面上一些能量高的分子就会逸出液面，扩散到容器空间形成气态分子，此过程称为**液体的蒸发**。同时，气相的蒸气分子接触到液面或相互碰撞，又成为液体，此过程称为**气体的凝结**。最初蒸发速度较快，随着蒸气浓度的增加，凝结的速度不断加快，当蒸发速度与凝结速度相等时，气相与液相达到平衡，此时液面上蒸气的压力，称为液体在该温度下的饱和蒸气压，简称**蒸气压**，用 p^* 表示，

单位为 Pa 或 kPa。

液体蒸气压的大小与物质的本性和温度有关，而与容器的大小、物质的质量等无关。不同液体在相同温度下常具有不同的蒸气压，如在 293 K 时，水的蒸气压为 2.34 kPa，苯的蒸气压为9.96 kPa。同一液体的蒸气压，会随温度的升高而增大。固体物质也有蒸气压，且也随温度的升高而增大。

通常情况下，把常温下蒸气压较低的物质（固体或液体）称为难挥发物质，如硫酸、蔗糖等；把蒸气压较高的物质称为易挥发物质，如乙醇、苯、萘等。

2. 溶液的蒸气压下降

在一定温度下，纯溶剂的蒸气压为定值。如果在溶剂中加入少量难挥发的溶质时，溶入的溶质分子要占据溶液中的部分液面，致使蒸发时单位时间内逸出液面的溶剂分子数减少，溶液中将与其较低压力下的蒸气建立平衡，若这时溶液的蒸气压为 p，则 $p < p^*$，见图 1－3－1 及图 1－3－2。

通常把溶液的蒸气压小于纯溶剂蒸气压的现象，称为溶液的蒸气压下降。显然溶液的浓度越大，其蒸气压下降就越多。

1887 年法国化学家拉乌尔根据实验得出下列结论：在一定温度下，难挥发的非电解质稀溶液的蒸气压下降与溶质的浓度成正比，而与溶质的种类或本性无关。

即
$$\Delta p = p^* x_B \text{ 或 } \Delta p = Kb_B \qquad (1-3-7)$$

式中 Δp——溶液的蒸气压下降（$\Delta p = p^* - p$）；

p^*——纯溶剂的蒸气压；

p——溶液的蒸气压；

K——常数（$K = p^* \cdot M_A$）；

b_B——溶液的质量摩尔浓度；

x_B——溶质的摩尔分数。

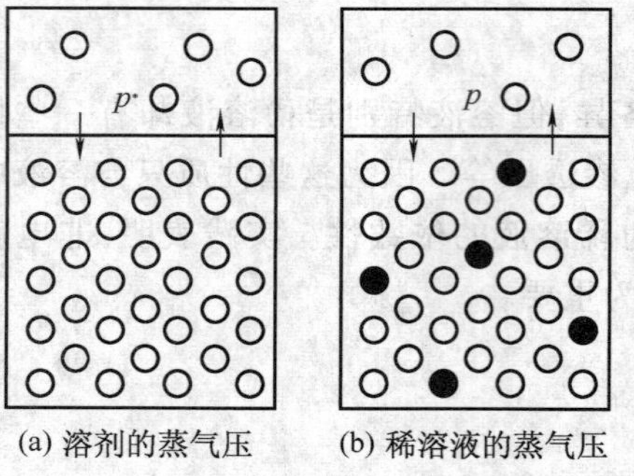

图 1－3－1 溶液的蒸气压下降示意图

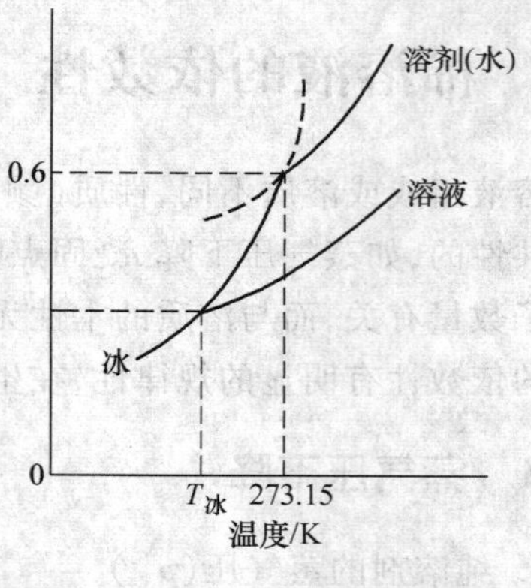

图 1－3－2 溶液的凝固点降低

3.3.2 凝固点降低

1. 液体的凝固点

在一定外压下，物质的液相蒸气压与其固相蒸气压相等，固相与液相平衡共存的温度，称为该液体的**凝固点(冰点)**。如在 101.3 kPa 时,水的凝固点(冰点)是 273.15 K(0 ℃),乙醇的凝固点 155.85 K(-117.3 ℃)。纯液体的凝固点也为常数。

2. 溶液的凝固点降低

由于纯固体的蒸气压在一定温度下为定值,而溶液的蒸气压总是低于同温度下纯溶剂的蒸气压,溶液只有在较低的温度下,才能建立固-液两相平衡,因此溶液的凝固点总是低于纯溶剂的凝固点。如图 1-3-2 所示:溶液的凝固点($T_{冰}$)低于纯溶剂(水)的凝固点(273.15 K)。

这种溶液的凝固点低于纯溶剂凝固点的现象,称为溶液凝固点降低。溶液的凝固点降低的原因在于其蒸气压下降,因此溶液的凝固点降低程度也只取决于溶液的浓度、溶质数量,而与溶质的本性无关。

溶液凝固点降低的性质已被广泛应用。例如,冬天往汽车水箱中加入乙二醇或甘油可以防止水结冰;在冰面上撒融雪剂(盐)可以使路面冰雪融化;冰盐浴的冷冻温度远比冰浴的冷冻温度低;凝固点降低法还可用于检测化合物的纯度,以及在医学及生物学实验室中测定溶质的相对分子质量等。

3.3.3 沸点升高

1. 液体的沸点

温度升高液体的蒸气压会逐渐增大,当液体的蒸气压等于外压时,就产生沸腾现象,这时的温度称为液体的沸点。因此,**沸点是指一种液体的蒸气压等于外压时的温度**。纯液体达到沸点时,若继续加热,液体的温度不再上升,此时提供的热用于克服分子间作用力而使液体不断蒸发,直至液体全部蒸发为止。因此,纯溶剂的沸点也是恒定的。

液体的沸点与外压有关,外压越大,液体的沸点就越高。当外压为 101.3 kPa 时液体的沸点称为正常沸点,如水的正常沸点为 373.15 K,见图 1-3-3 中的 T_0。

2. 溶液的沸点升高

如果在水中加入一种难挥发的溶质时,溶液的蒸气压将下降。当温度达到 373.15 K 时,溶液的蒸气压为 p_1,低于 101.3 kPa,常压下溶液就不会沸腾。为使溶液沸腾,即蒸气压达到 101.3 kPa,就需要升高溶液的温度到 T_1,见图 1-3-3,显示 $T_1 > T_0$。

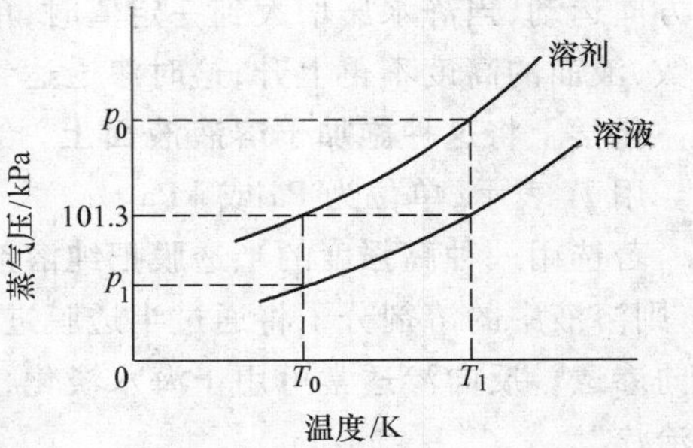

图 1-3-3 溶液的沸点升高

这种溶液的沸点高于纯溶剂的沸点现象称为**溶液的沸点升高**。与溶液凝固点降低相似,难挥发溶质的稀溶液的沸点升高,也是由其蒸气压下降引起的。溶液的浓度越大,蒸气压越低,沸点就会越高。

3.3.4 渗透压

1. 渗透现象和渗透压

将一滴红墨水滴进一杯清水中,过一会儿整个杯子的水都变成红色;在一杯清水中加入少量浓糖水，过一会儿整个杯子的水都会有甜味，最后得到浓度均匀的糖水溶液。这种物质由高浓度区域向低浓度区域定向迁移的过程称为**扩散**。当两种浓度不同的溶液相互接触时，都会发生扩散现象，最后形成浓度均匀的溶液。

如果用一种只允许溶剂分子通过，而溶质分子不能通过的半透膜，把水和蔗糖溶液隔开，开始时两液面相平，见图 1－3－4，放置不久便会出现蔗糖溶液的液面缓缓上升一段高度的现象。若把水换成比蔗糖溶液浓度小的溶液，也会发生蔗糖溶液液面上升的现象。这**种溶剂的分子通过半透膜由纯溶剂进入溶液或从稀溶液进入浓溶液的现象，称为渗透现象**，简称**渗透**。

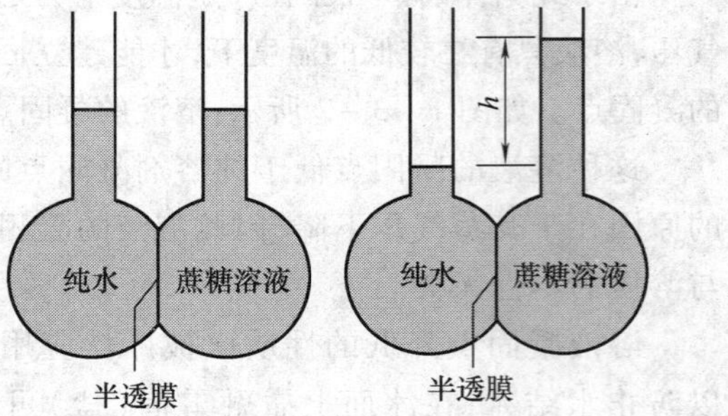

图 1－3－4　渗透现象示意图

渗透现象的产生必须具备两个条件：一是要有半透膜存在；二是半透膜两侧溶液存在浓度差。渗透的方向总是由较稀溶液到较浓溶液。

在日常生活中存在的许多现象，如发蔫的蔬菜在清水中浸泡一段时间后看起来会显得比较新鲜；人在淡水中游泳时间较长时会感到眼球发胀等现象均与渗透现象有关。

半透膜是一种只允许某些物质透过，而不允许另一些物质透过的薄膜。上面实验中的半透膜只允许水分子透过，而蔗糖分子却不能透过。在日常生活中，常见的半透膜有鸡蛋膜、鸡的嗉囊、鱼鳔、蚕豆种皮、玻璃纸、动物膀胱、肠衣、蛋白质胶膜、火棉胶膜，以及其他一些可从生物体上剥离的薄膜类物质。机体内的细胞膜、毛细血管壁等都是生物半透膜，但其半透性不完全，往往可以使低分子溶质或多或少地透过。

在上述渗透现象的实验装置中，随着渗透的不断发生，蔗糖溶液的液面逐渐升高，水柱的静水压增大，静水压的增大会阻碍进入蔗糖溶液水分子的速率，促进蔗糖溶液中的水分子向纯水方向运动，当静水压增大到一定值时，单位时间内进入蔗糖溶液的水分子数等于出去的水分子数，液面的高度不再上升，这时渗透达到了平衡。

化学上将这种**施加于溶液液面上，恰能阻止渗透现象产生的额外压力，称为溶液的渗透压**。用 Π 表示，单位为 Pa 或 kPa。

若选用一种高强度的半透膜把纯溶剂和溶液隔开，并在溶液上施加的外压大于其渗透压力，则溶液中的溶剂分子将通过半透膜进入纯溶剂一侧，这种使渗透作用逆向进行的过程称为**反向渗透**。反向渗透常可用于海水淡化，废水处理中除去有毒有害物质等，在医学上用于"透析治疗"。

2. 渗透压与浓度的关系

渗透压是溶液的依数性之一，其大小与溶液浓度密切相关，溶液浓度越大，单位体积内溶质分子数就越多，溶液的渗透压就越大。温度越高，分子扩散速度越快，渗透压也越大。

1866 年，荷兰化学家范特霍夫(van't Hoff)提出了计算稀溶液的渗透压方程式：

$$\Pi V = n_B RT \qquad (1-3-8)$$

$$\Pi = c_B RT \qquad (1-3-9)$$

式中　Π——溶液的渗透压，kPa；

V——溶液的体积，L；

n_B——溶液中溶质的物质的量，mol；

c_B——溶液的物质的量浓度，$mol \cdot L^{-1}$；

T——热力学温度（$T/K = 273.15 + t/℃$），K；

R——摩尔气体常数，$8.314\ J \cdot K^{-1} \cdot mol^{-1}$。

公式表明在一定温度下，稀溶液的渗透压大小与单位体积内溶液中所含溶质的粒子（分子或离子）数成正比，而与粒子的性质和大小无关。在相同的温度下，如果要比较两种溶液的渗透压大小，只需要比较它们的渗透浓度就可以了。例如，$0.1\ mol \cdot L^{-1}$ 葡萄糖溶液与 $0.1\ mol \cdot L^{-1}$ 蔗糖溶液的渗透压是相等的。

由于电解质在溶液中会发生解离，所以单位体积溶液中所含溶质质点数要比相同浓度的非电解质溶液所含溶质质点数多，因此渗透压也较大。对强电解质溶液，利用范特霍夫渗透压方程式时，需引入一个校正因子 i。即

$$\Pi = icRT$$

i 是溶质的一个分子在溶液中解离后的质点数。如 KCl，$i=2$；$AlCl_3$，$i=4$；等等。

因此，$0.1\ mol \cdot L^{-1}$ NaCl 溶液的渗透压将大于 $0.1\ mol \cdot L^{-1}$ 葡萄糖溶液的渗透压。同理，$0.1\ mol \cdot L^{-1}$ $CaCl_2$溶液的渗透压大于 $0.1\ mol \cdot L^{-1}$ NaCl 溶液的渗透压。

例 1-3-10 分别计算生理盐水（$9\ g \cdot L^{-1}$ NaCl）和 $50\ g \cdot L^{-1}$ 的葡萄糖（$C_6H_{12}O_6$）溶液，在 37 ℃（310.15 K）时的渗透压。

解： 已知 $M_{NaCl} = 58.44\ g \cdot mol^{-1}$，$M_{C_6H_{12}O_6} = 180\ g \cdot mol^{-1}$。

则 $c_{NaCl} = \dfrac{9\ g \cdot L^{-1}}{58.44\ g \cdot mol^{-1}} = 0.154\ mol \cdot L^{-1}$，$c_{C_6H_{12}O_6} = \dfrac{50\ g \cdot L^{-1}}{180\ g \cdot mol^{-1}} = 0.278\ mol \cdot L^{-1}$

根据公式 $\Pi = icRT$ 得

生理盐水的渗透压

$$\begin{aligned}\Pi &= 2 \times 0.154\ mol \cdot L^{-1} \times 8.314\ J \cdot K^{-1} \cdot mol^{-1} \times (273.15 + 37)\ K \\ &= 794.2\ kPa\end{aligned}$$

葡萄糖溶液的渗透压

$$\begin{aligned}\Pi &= 0.278\ mol \cdot L^{-1} \times 8.314\ J \cdot K^{-1} \cdot mol \times 310.15\ K \\ &= 716.8\ kPa\end{aligned}$$

3. 渗透压在医学上的意义

（1）医学中的渗透浓度 生物体液（如血浆、细胞内液等）的渗透压是由溶于其中的电解质、非电解质以及大分子等组分的粒子决定的，这些具有渗透效应的溶质粒子（分子、离子）统称为渗透活性物质。根据范特霍夫定律，在一定温度下，任一稀溶液，其渗透压的大小只与单位体积溶液中的溶质粒子数成正比，又由于生物体内各部位温度变化幅度不大，故医学上常直接用渗透浓度来表示溶液渗透压的大小。所谓**渗透浓度**，是指渗透活性物质的物质的量浓度，符号为 c_{os}，单位为 $mol \cdot L^{-1}$ 或 $mmol \cdot L^{-1}$。渗透浓度越大，溶液的渗透压就越大。

（2）等渗、低渗、高渗溶液 一定温度下，渗透压相等的两种溶液称为等渗溶液。渗透压

不等的两种溶液，渗透压相对较低的溶液称为低渗溶液，渗透压相对较高的溶液称为高渗溶液。

医学上等渗、低渗、高渗溶液是以正常人体血浆总渗透压为标准的。渗透压低于正常人体血浆总渗透压的溶液称为**低渗溶液**；渗透压高于正常人体血浆总渗透压的溶液称为**高渗溶液**；与人体血浆总渗透压相等的溶液称为**等渗溶液**。在 37 ℃时，正常人血浆总渗透压为 720 ~ 800 kPa，相当于血浆中能产生渗透效应的各种溶质质点的总浓度（渗透浓度）为 280 ~ 320 $mmol \cdot L^{-1}$所产生的渗透压。因此，医学上规定渗透浓度在 280 ~ 320 $mmol \cdot L^{-1}$范围内的溶液均为等渗溶液；低于 280 $mmol \cdot L^{-1}$的溶液称为低渗溶液；高于 320 $mmol \cdot L^{-1}$的溶液称为高渗溶液。

临床上常用的等渗溶液有 0.278 $mol \cdot L^{-1}$（50 $g \cdot L^{-1}$）葡萄糖溶液；0.154 $mol \cdot L^{-1}$（9 $g \cdot L^{-1}$）NaCl 溶液（生理盐水）；0.150 $mol \cdot L^{-1}$（12.5 $g \cdot L^{-1}$）$NaHCO_3$溶液；1/6 $mol \cdot L^{-1}$（18.7 $g \cdot L^{-1}$）乳酸钠（$NaC_3H_5O_3$）溶液等。

渗透现象在动、植物体内具有非常重要的作用。因为它是将水分布到活的有机体所有细胞中去的过程。细胞膜是半透膜，活细胞的膜对不同溶质呈现不同程度的渗透性或选择性，并且这种性质在某种程度上取决于溶质粒子的大小和它们的浓度。

输液是临床治疗中经常采用的一种手段。临床上大量输液时应使用等渗溶液，以维持正常的血浆渗透压。在等渗条件下，红细胞能维持其正常的形态［图 1 – 3 – 5(a)］和生理活性。反之，若输入大量的低渗溶液，会使细胞内液（血浆）的渗透压高于细胞外液的渗透压，细胞外液的水分子将向细胞内渗透，导致红细胞胀大［图 1 – 3 – 5(b)］乃至破裂，医学上将这一过程称为细胞**溶血**（现象）。而当输入大量的高渗溶液时，又会使细胞内液（血浆）的水分子向外渗透，使红细胞逐渐皱缩［图 1 – 3 – 5(c)］而出现**胞浆分离**的现象，皱缩的红细胞易黏在一起聚结成“团块”，形成血栓堵塞血管。

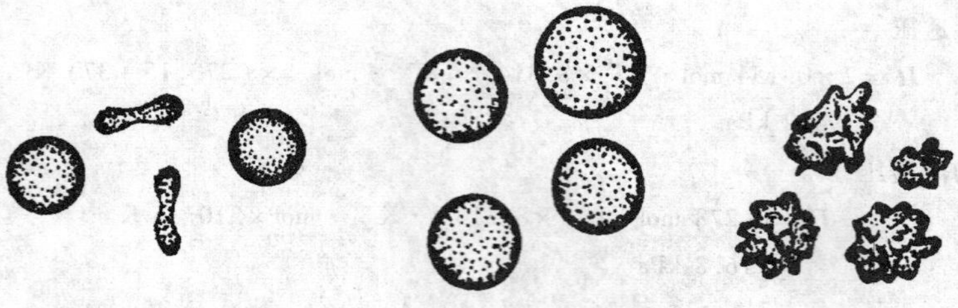

(a) 等渗溶液　　(b) 低渗溶液　　(c) 高渗溶液

图 1 – 3 – 5　红细胞在不同浓度溶液中的形态

另外，给病人清洗伤口或是换药时，通常用与组织细胞液等渗的生理盐水，否则会引起疼痛。配制眼药水时，必须使眼药水的渗透压与眼黏膜细胞的渗透压相同，否则也会刺激眼睛而引起疼痛。

（3）晶体渗透压与胶体渗透压　在医学上，一般将血浆中氯化钠、碳酸氢钠、葡萄糖等低分子晶体物质所产生的渗透压称为**晶体渗透压**，而将蛋白质、核酸等高分子胶体物质所产生的渗透压称为**胶体渗透压**。血浆总渗透压是这两种渗透压的总和。在人的血浆中，虽然低分子溶质总含量仅有 7.5 $g \cdot L^{-1}$，高分子溶质含量高达 70 $g \cdot L^{-1}$，但由于低分子溶质的相对质量较小,而且又可以解离成离子,溶质的质点数较多,使得低分子溶质所产生的晶体渗透压,远远大于高分子溶质所产生的胶体渗透压。正常人血浆的渗透压为 720 ~ 800 kPa,其中胶体渗透压只有 2.93 ~ 4.0 kPa。

晶体渗透压和胶体渗透压在维持体内水盐平衡的功能上也是不一样的,细胞膜将细胞内液与外液隔开,它只允许水分子自由透过,而 K^+、Na^+ 等离子不易透过,因此晶体渗透压对维持细胞内、外的水盐平衡起主要作用。如果由于某种原因使人体缺水,细胞外液中盐的浓度就相对升高,细胞内液中的水分子就要透过细胞膜而进入细胞外液;大量饮水或滴入大量葡萄糖溶液,细胞外液的浓度就要降低,这时细胞外液中的水分子就要透过半透膜进入细胞内液。正常人在摄入过多的水时,可以由肾脏排除而不致发生严重后果。但在肾功能不全时,不能正常地排出多余水分,或抗利尿激素(ADH)分泌过多(如手术后、外伤、某些中枢神经疾病或某些肿瘤时),当摄入水分过多,可能发生水在体内的潴留而引起水中毒。

毛细血管壁也是体内的一种半透膜,隔开血浆与组织间液,它能让低分子的水分子、葡萄糖、尿素、氨基酸和各种离子自由透过,而不允许高分子的蛋白质通过。因此,胶体渗透压对维持血浆与组织间液的水盐平衡起主要作用。如血浆中蛋白质减少时,血浆的胶体渗透压就会降低,血浆中的水分子就会透过毛细血管壁进入组织间液,致使血容量降低,组织间液增多。当血浆蛋白总量低于 $50\ g \cdot L^{-1}$,就可能发生水肿。临床上对大面积烧伤或失血等原因造成血容量下降的患者进行补液时,由于这类患者血浆蛋白损失较多,除了补充电解质溶液外,还要输入血浆或右旋糖苷等代血浆,以恢复血浆的胶体渗透压和增加血容量。

知识链接

血液透析

血液透析是血液净化的一种方式,是目前尿毒症治疗中一种相对安全、简便易行、应用广泛的方法。透析的目的在于替代肾衰竭所缺失的部分功能,如清除代谢产物,调节水、电解质和酸碱平衡等。

血液净化方法是利用净化装置,把患者的血液引出体外,建立血管循环通路,在血液与透析液间有一透析膜(半透膜厚度为 10 ~ 20 μm,膜上的孔径平均为 3 nm,所以只允许相对分子质量为 1.5 万以下的小分子和部分中分子物质通过,而相对分子质量大于 3.5 万的大分子物质不能通过),利用弥散、对流、超滤、吸附等方式清除体内某些致病物质及过量水分与溶质或向体内补充溶质, 分离净化血液、达到治疗疾病的目的。

透析时将血液与含有一定量化学成分透析液同时引入透析器内, 其中的水、电解质和中小分子物质可通过分隔该两种液体的半透膜进行弥散和渗透。根据膜平衡原理,半透膜两侧液体中溶质浓度的梯度差及其所形成的不同渗透浓度,可使某溶质从渗透浓度高的一侧向渗透浓度低的一侧移动(称弥散作用),而水分子则从渗透浓度低的一侧向渗透浓度高的一侧移动(称渗透作用),最终改变膜两侧溶液(血液与透析液)中物质的原始浓度。因此,当血液进入透析器(人工肾)时,其中的代谢产物如尿素、肌酐、胍类、中分子物质和过多的电解质,如钾等便可通过透析膜弥散到透析液中,而透析液中的物质如碳酸氢根或醋酸盐等也可弥散到血液中,血液中重要的胶体蛋白质和血细胞不能通过透析膜,以达到清除体内代谢废物和纠正水、电解质和酸碱平衡的治疗目的。

此外，在透析器内流动的血液具有一定的压力，其血流压力较透析液一侧的压力高，血液内能渗透的物质（小分子及部分中分子）与水分乃向透析液侧作单向性渗透（滤过作用），但这一对流作用相对缓慢。若在透析液一侧增加负压，扩大跨膜的压力差，则可显著增加体内水分的排出（超滤作用），成为清除体内过多水分的主要途径。血液透析对蛋白结合复合物等大分子的清除，需运用炭吸附进行血液灌注。因此透析的基本原理是通过弥散、对流、超滤及吸附等作用，使血液中各种可透过物质进行交换或排出，使机体内的环境接近正常人体内的环境，从而达到治疗急性肾衰竭、慢性肾衰竭和急性药物或毒物中毒等疾病的目的。

3.4 胶体

胶体是分散相粒子的直径在 1 ~ 100 nm 范围内的一类分散系，又可以分为溶胶和高分子化合物溶液两类。通常意义上的胶体泛指溶胶。

3.4.1 胶体的基本特征

1. 胶体分散系是物质的一种特殊状态

胶体不是一类特殊物质，而是几乎任何物质都可能存在的一种特殊状态。韦曼经过对 200 多种物质的实验，结果表明很多典型的晶体物质都可以用降低其溶解度或选用适当的分散介质的方法形成胶体，或在另一条件下成为真溶液或晶体状态。典型例子如氯化钠在水中形成真溶液，而在苯中则形成氯化钠溶胶；硫黄在乙醇中可以形成真溶液，而在水中却能形成硫黄溶胶。在胶体和非胶体之间并没有清晰的界限。通常所指的胶体，是分散相粒子大小在 1 ~ 100 nm 之间的分散系，是物质存在的一种特殊状态。

2. 胶体是多相系统

胶体因分散相的粒子小，又不溶于溶剂（常称憎液），而存在巨大的相界面，所以该体系具有三大特征，即高度分散性、多相性和聚结不稳定性。高分子化合物溶液中的分散相粒子大小已达到胶体粒子的范围，因此具有与溶胶相似的许多性质和相同的研究方法。但高分子溶液的分散相能很好地溶于分相剂（常称亲液），一般不具有多相性和聚结不稳定性等性质。

3.4.2 溶胶的基本性质

溶胶的光学性质、动力性质和电学性质等基本性质，是由其三大特征引起的，研究这些性质对认识胶粒结构、大小及形状，认识溶胶的稳定性与聚沉都有重要意义。

一、溶胶的光学性质

溶胶同小分子真溶液、高分子化合物溶液以及粗分散体系，都属于高度分散体系，但在光学性质上却有明显的差别。光不能完全通过悬浮液和乳状液而表现为浑浊，真溶液往往透明，高度分散的溶胶能够通过光线，也是透明的。因此，很难从表观上来区别溶胶与真溶液。如果在暗室中，让一束汇聚的光线透过溶胶，则在侧面可看到一个发光的圆锥体，这一现象于 1869 年被丁铎尔(Tyndall)所发现,故称为丁铎尔现象(见图 1-3-6)。后来的研究发现真溶液和高分子溶液也能产生丁铎尔现象,但是强度十分微弱。

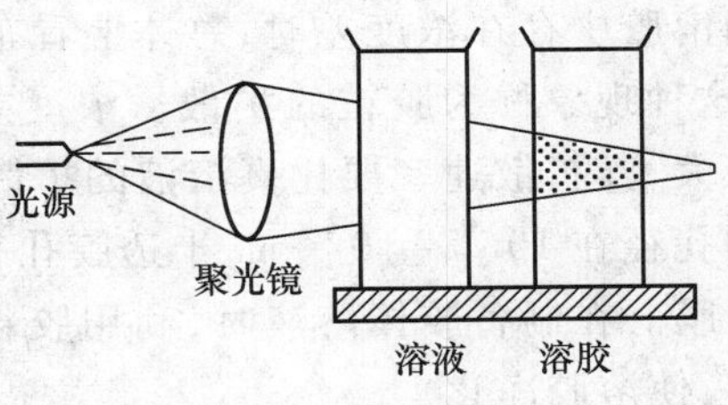

图 1-3-6 丁铎尔现象

可见光射入分散系中常可以有三种不同的作用:第一种为光的吸收,如硫酸铜溶液呈现蓝色与铜离子吸收橙黄色的光有关;第二种为光的反射,当分散粒子的直径大于光的波长时则发生反射,如悬浮液和乳状液在可见光中呈浑浊状态;第三种是发生**散射现象**,即分散粒子直径小于光的波长时,光可以绕过粒子向各个方向传播。一般溶胶的胶粒直径小于可见光和紫外线的波长,因此溶胶对可见光可以产生散射现象,有色溶胶(如氢氧化铁溶胶)对可见光除散射作用外,还有对可见光的选择性吸收作用。

用丁铎尔现象可方便地鉴别真溶液、高分子化合物溶液和溶胶。真溶液的丁铎尔现象不明显,高分子化合物溶液的丁铎尔现象微弱,而溶胶的丁铎尔现象最为强烈。

二、溶胶的动力性质

动力性质主要指溶胶中粒子的不规则运动以及由此而产生的渗透、扩散平衡等性质。

1. 布朗运动

1827 年植物学家布朗(Brown)用显微镜观察到悬浮在水面上的花粉不断地作无规则的运动,后来人们称这种运动为**布朗运动**,见图 1-3-7(a)。1903 年由于发明了超显微镜,用超显微镜也可观察到溶胶中的粒子作不规则"之"字形的布朗运动。

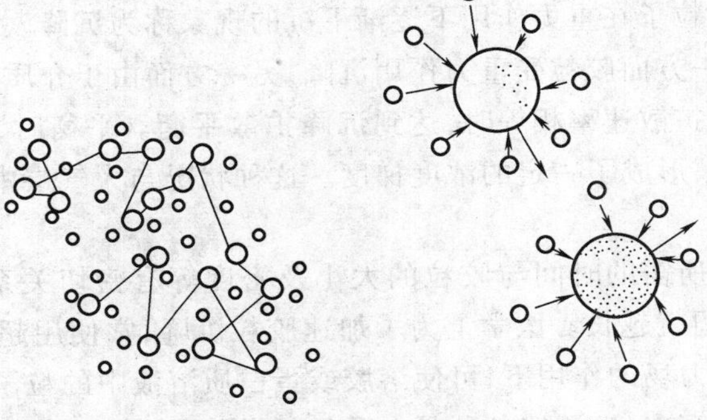

图 1-3-7 胶粒的布朗运动示意图

布朗运动是溶胶的重要动力性质之一,胶粒的不规则运动是由于分散介质的分子热运动碰撞溶胶粒子的合力不为零而引起的[见图 1-3-7(b)]。胶粒越小,温度越高,分散介质的黏度越小,布朗运动越激烈。

2. 扩散

布朗运动是无规律的,对胶粒来说,在某一瞬间向各个方向运动的概率几乎是相等的。

但当溶胶中存在浓度差时，总体上看布朗运动将使胶粒从浓度大的区域向浓度小的区域运动，这种现象称为胶粒的**扩散**。浓度差越大，温度越高，扩散越快。需要指出的是，胶粒颗粒较大，其扩散速率要比真溶液的扩散速率小得多。胶粒直径在 $10^{-7}\sim10^{-9}$ m 范围内，滤纸的孔径在 $10^{-6}\sim10^{-5}$ m，半透膜孔径一般小于 10^{-9} m，故胶粒能透过滤纸，但不能透过半透膜。在制备胶体溶液时，利用胶粒不能透过半透膜这一性质，可除去溶胶中的小分子杂质，使溶胶净化。

如图 1－3－8 所示，用半透膜制成一个袋子，在里面装入 10 mL 淀粉胶体和 5 mL 氯化钠的混合液体，然后用线把半透膜袋的上口扎紧，系在玻璃棒上，并把它悬挂在盛有蒸馏水的烧杯里。几分钟后，用两个试管各取烧杯里的液体 5 mL，往其中的一支试管里注入少量的硝酸银溶液，往另一支试管里注入少量碘水。结果发现，在加入硝酸银溶液的试管里出现了白色沉淀（AgCl），加入碘水溶液的试管里不发生颜色变化，这就证明了氯离子可以透过半透膜，而淀粉胶体的粒子不能透过半透膜。利用这一性质可以把电解质从胶体溶液中分离出来，使胶体溶液净化，这种方法称为**透析**或**渗析**。

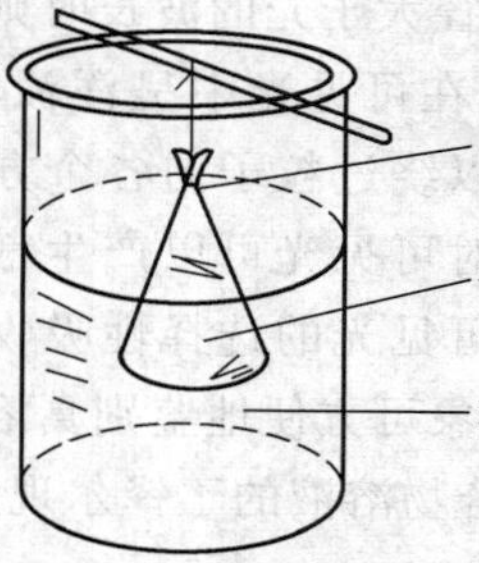

图 1－3－8　渗析示意图

在医学上因肾衰竭等疾病引起血液中毒，最常用的治疗方法是使血液净化——血液透析。透析原理同胶体的渗析相似。透析时，病人的血液通过浸在透析液中的透析膜进行循环和透析，血液中，有毒物质则可以透过透析膜，扩散到透析液中而被除去，而血液内重要的胶体蛋白质和血细胞则不能透过透析膜而保留。

3．沉降与沉降平衡

分散系中的分散相粒子在重力作用下逐渐下沉的现象称为**沉降**。溶胶中的粒子沉降和扩散两种作用同时存在，一方面胶粒受重力作用沉降；另一方面由于介质的黏度和布朗运动使胶粒向上扩散。当沉降和扩散速率相等时，达到**沉降扩散平衡**。平衡时，底层浓度较大，随着高度的增加浓度逐渐减小，形成了一定的浓度梯度。这种状况与大气层中气体的分布相似，即高度越高，空气密度越小。

达到沉降扩散平衡所需的时间与胶粒的大小及密度等有密切关系，粒子越小（或密度越小）建立平衡所需的时间就越长。医学上为了加速胶粒沉降，常使用超速离心机，在比地球重力场大数十万倍的离心力场的作用下，可使溶胶或蛋白质溶液中的粒子迅速沉降，目前超速离心机被广泛用于医学研究中，以测定各种蛋白质的相对分子质量或进行病毒的分离提纯。

三、溶胶的电学性质

1．电泳

在一个 U 形管里盛有红棕色的 $Fe(OH)_3$ 胶体，从 U 形管的两个管口各插入一个电极，接通直流电后，发现阴极附近的颜色逐渐变深，阳极附近的颜色逐渐变浅，如图 1－3－9 所示。这表明 $Fe(OH)_3$ 胶体中有带正电荷的粒子，在电场的影响下，向阴极移动。像这种在外加电场的作用下，分散质的粒子在分散介质中向阴极（或阳极）做定向移动的现象称为**电泳**。

2. 胶粒带电的原因

溶胶中的粒子带电的原因主要有两种：

(1) 选择性吸附　溶胶是多相、高度分散体系，粒子具有很大的表面能，胶粒中的胶核（分子、原子或离子的聚集体）极易吸附溶液中的离子，使其表面能降低。实验表明，**胶核总是选择性地吸附与其组成相类似的离子**（称法金斯规则）。

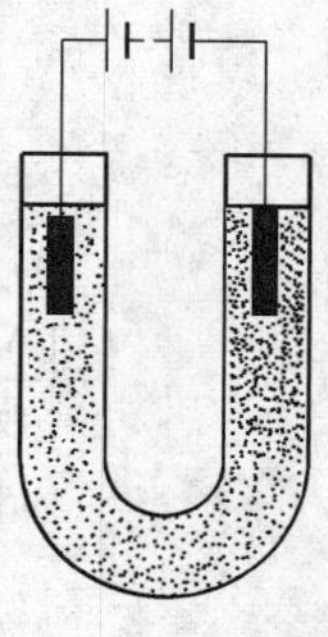

图 1-3-9　电泳示意图

例如，将 $FeCl_3$ 溶液缓缓滴加到沸水中，可以制备 $Fe(OH)_3$ 溶胶。反应为

$$FeCl_3 + 3H_2O \longrightarrow Fe(OH)_3(\text{溶胶}) + 3HCl$$

溶液中部分 $Fe(OH)_3$ 与 HCl 作用：

$$Fe(OH)_3 + HCl \longrightarrow FeOCl + 2H_2O$$

$$FeOCl \longrightarrow FeO^+ + Cl^-$$

$Fe(OH)_3$ 胶核就选择性吸附与其组成相似的 FeO^+ 而带正电，而电性相反的 Cl^-（称为反离子）则留在介质中。

再如用 $AgNO_3$ 和 KI 制备 AgI 溶胶时，AgI 粒子优先吸附 Ag^+ 或 I^-，而对 NO_3^- 或 K^+ 的吸附很弱。因而在制备 AgI 溶胶时，若 KI 过量，则形成的 AgI 粒子将吸附过量的 I^- 而带负电；若 $AgNO_3$ 过量时，则吸附过量的 Ag^+ 而带正电。

(2) 表面分子解离　有些溶胶粒子本身含有可解离基团，例如，蛋白质分子中含有羧基和氨基，在水中可以解离出 COO^- 或 NH_3^+，而使整个基团带电，且视介质 pH 的不同，蛋白质范围可以带正电或负电。又如硅胶的胶粒是由多个 $x SiO_2 \cdot y H_2O$ 聚集而成。其表面的 H_2SiO_3 分子是一个弱电解质，可以解离成 H^+ 和 SiO_3^-，H^+ 扩散到介质中，SiO_3^- 则留在胶粒表面，致使其带负电。

3.4.3　胶团的结构及溶胶的稳定性

1. 胶团的结构

利用 X 射线、电子显微镜对胶体进行微观结构研究，发现胶粒的内部结构相当复杂。胶体粒子的中心称为**胶核**，它是由许多的原子或分子聚集而成的；胶核周围是由吸附在核表面上的定位离子、部分反离子和溶剂分子组成的吸附层，胶核和吸附层合称为**胶粒**，胶粒是带电的；吸附层以外由反离子组成扩散层。胶核、吸附层和扩散层合称为**胶团**，由于吸附层和扩散层中的正、负电荷数相等，整个胶团是电中性的。如用 KI 和 $AgNO_3$ 制备 AgI 溶胶时，$(AgI)_m$ 为胶核。如果 KI 过量，胶核吸附 n 个 I^-（定位离子）使胶核表面带负电，静电作用又吸引 $n-x$ 个 K^+（反离子）也进入吸附层，另外还有 x 个 K^+ 构成扩散层，KI 胶团结构见图 1-3-10。

由胶团结构可知，通常所说溶胶带正电或带负电是指胶粒而言，其电性取决于胶核吸附的定位离子，而带电的多少则由定位离子与吸附层中的反离子所带电荷之差决定。

常见的两种典型溶胶的胶核、胶粒及胶团的组成结构可以表示如下：

$$[(Fe(OH)_3)_m \cdot nFeO^+ (n-x)Cl^-]^{x+} \cdot xCl^- \quad Fe(OH)_3\ \text{正溶胶}$$

$$[(SiO_2)_m \cdot nSiO_3^{2-} \cdot 2(n-x)H^+]^{2x-} \cdot 2xH^+ \quad \text{硅胶负溶胶}$$

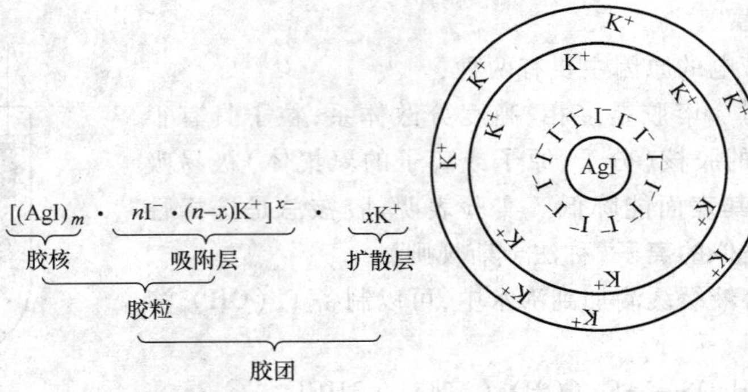

(a) 胶团结构表示式　　(b) 胶团结构示意图

图 1－3－10　KI 胶团结构

2．溶胶的稳定性

溶胶本质上是不稳定体系，但很多溶胶却能在较长时间内保持稳定。溶胶稳定的原因包括动力稳定性和聚结稳定性两个方面。

（1）动力稳定性　溶胶粒子的布朗运动，可使胶粒不因重力作用而沉降，这种稳定性称为动力稳定性。影响动力稳定性的主要原因是分散度，胶体体系的分散度越大，胶粒的布朗运动越剧烈，扩散能力越强，动力稳定性就越大。

另外，介质的黏度对溶胶的稳定性也有一定的影响，介质黏度越大，胶粒就越难聚沉，溶胶的动力稳定性也越大。

（2）胶粒带电的稳定作用　同一溶胶的胶粒都带有相同性质的电荷，由胶团结构可知，在胶粒周围存在着反离子的扩散层，即由吸附层和扩散层构成“双电层”。当胶粒相互靠近，扩散层相互重叠时，同性电荷之间就会产生静电排斥力，一般情况下粒子的动能小于排斥能，结果是两个相互靠近的粒子碰撞后又重新分开，保持着溶胶的相对稳定性。

（3）溶剂化的稳定作用　溶质和溶剂间所起的化合作用，称为溶剂化作用。如果溶剂为水，则称为水化作用。胶团中的离子都是溶剂化的，所以胶核的周围有一水化层，当胶粒相互靠近时，水化层被挤压变形，而水化层具有弹性，造成胶粒接近时的机械阻力，从而防止了溶胶的聚沉。

在上述各种因素中，胶粒带电是溶胶稳定存在的主要原因。

3．溶胶的聚沉

溶胶中分散相粒子相互聚结，颗粒变大，分散度降低，最后从介质中沉淀析出的现象称为**聚沉**。

引起溶胶聚沉的因素很多，如温度的升高，pH 的改变，加入电解质或带相反电荷的溶胶，机械作用等都可使溶胶发生聚沉。其中对溶胶聚沉影响最大、作用最敏感的是电解质。

（1）电解质的作用　溶胶对电解质是十分敏感的，适量的电解质有利于形成稳定的“双电层”，可保证其稳定性。但过量的电解质常可促使溶胶聚沉。这是由于电解质中反离子的加入过量，将使胶粒周围的扩散层被“压缩”，胶粒带电荷数减少，扩散层厚度与水化层厚度也迅速变薄，使胶粒易于凝聚和聚沉。当扩散层中反离子全部被压入吸附层时，胶粒呈电中性，此时溶胶最不稳定，聚沉速率最大。

不同的电解质对溶胶的聚沉能力是不同的。电解质对溶胶的聚沉能力常用聚沉值来衡量。**聚沉值是使一定量溶胶在一定时间内完全聚沉所需电解质溶液的最小浓度**，量纲为$mol \cdot L^{-1}$。显然，聚沉值越大，电解质的聚沉能力越小。

舒茨－哈迪（Schulze－Hardy）研究了电解质的价数和浓度对溶胶聚沉的影响，得出一条规则：使溶胶聚沉的电解质有效部分是与胶粒带相反电荷的离子，离子价数越高，其聚沉能力越强。对一价、二价、三价反离子而言，其聚沉值大约与反离子价数的六次方成反比，即

$$Me^{+}:Me^{2+}:Me^{3+} \approx 1:\left(\frac{1}{2}\right)^6:\left(\frac{1}{3}\right)^6$$

例如，NaCl、$CaCl_2$、$AlCl_3$三种电解质对As_2S_3负溶胶的聚沉能力的比为

$$Na^{+}:Ca^{2+}:Al^{3+} \approx 1:80:500$$

（2）异电溶胶的相互聚沉　若将两种带相反电荷的溶胶相互混合，带异性电荷的胶粒会相互吸引、中和而聚沉。相互聚沉的程度与两者的相对含量有关，当两种溶胶粒子所带电荷全部中和时，聚沉最完全。

明矾净水就是溶胶相互聚沉的典型例子。天然水中的悬浮物一般是负电性溶胶（硅胶），加入明矾后，其中的铝离子水解生成的$Al(OH)_3$溶胶是正电性的，正负溶胶会相互聚沉，再加上$Al(OH)_3$絮状物的吸附作用，使悬浮污物清除，水得到净化。

（3）高分子化合物的作用　高分子化合物对溶胶的影响具有保护作用和敏化作用双重性能，见图1－3－11。

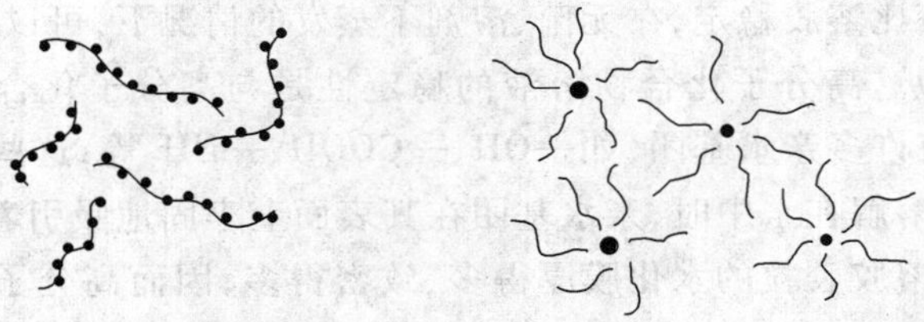

(a) 敏化作用　　(b) 保护作用

图1－3－11　高分子化合物对溶胶的作用

溶胶中加入少量的高分子化合物，有时会降低溶胶的稳定性，甚至发生聚沉，这种现象称为**敏化作用**。敏化作用是由于大分子链起到了“桥联”作用，把邻近的多个胶粒吸附在同一个高分子的链节上，使溶胶的稳定性降低或聚沉。

若在溶胶中加入足够量的高分子化合物，多个高分子化合物可被吸附在一个胶粒的表面，包围住胶粒，由于高分子化合物的溶剂化作用，使胶粒与分散介质的亲和力增加，从而增强了溶胶的稳定性，这种现象称为**保护作用**。

3.5　高分子化合物溶液

高分子化合物及其溶液，在医药上的应用非常广泛，如人体中的重要物质——蛋白质、核

酸、糖原等都是高分子化合物,在生命活动中起着重要作用;药物制剂中常用的增溶剂、乳化剂、胶囊剂等助剂,也都是高分子化合物。许多高分子溶液如血浆代用液,脏器制剂疫苗、胶浆等制剂,胃蛋白酶、胰蛋白酶等都可直接作为防治用药物。

3.5.1 高分子化合物

常把相对分子质量在10^4以上的物质,称为高分子化合物。高分子化合物包括天然高分子化合物和合成高分子化合物两大类。如淀粉、蛋白质、纤维素、天然橡胶和各种生物大分子等属于天然高分子化合物,聚乙烯、合成纤维、合成橡胶等属于合成高分子化合物。高分子化合物的相对分子质量在10^4~10^6范围内分布,由一种或几种简单化合物通过共价键重复联结的巨型分子,又称为大分子化合物。高分子化合物的许多性质,如难溶解、溶胀现象、溶液黏度大等,都与相对分子质量大这一特点有关。

3.5.2 高分子化合物溶液的特性

高分子化合物能自动地分散到适宜的分散介质中形成均匀的溶液,如蛋白质在水中、橡胶在苯中都能溶解成为高分子化合物溶液。在这类高分子化合物溶液中,分散相粒子是单个的高分子,因而和低分子化合物溶液一样属于单相、稳定体系。但由于单个高分子化合物体积大,其分散相粒子的大小已达到胶体范围(1~100 nm),故又具有溶胶的某些性质,如扩散速度慢、不能透过半透膜等。此外,高分子化合物溶液还有自身的一些特性。

1. 稳定性较大

高分子化合物溶液比溶胶稳定,在无菌、溶剂不蒸发的情况下,可以长期放置不沉淀,在稳定性方面与真溶液相似。高分子化合物溶液的稳定性是与高分子化合物本身的结构分不开的。高分子化合物具有许多亲水基团,如—OH、—COOH、—NH_2等,这些基团与水有很强的亲和力,当高分子化合物溶解在水中时,亲水基团在其表面上牢固地吸引着大量水分子形成一层水化膜,这层水化膜比溶胶胶粒的水化膜厚得多、致密得多,因而高分子化合物溶液比溶胶稳定得多。如果要使高分子化合物从溶液中析出,除了中和电荷外,更重要的是除去水化膜。例如,要使蛋白质从溶液中析出,必须加入大量的电解质才能完成,这种向高分子溶液中加入大量电解质,而使高分子化合物从溶液中析出的过程称为**盐析**,盐析作用在制备生化制品时经常应用。

2. 黏度较大

高分子化合物溶液的黏度比真溶液或溶胶的黏大得多。这主要是由于高分子化合物具有线状或分支状结构,加上高分子化合物高度溶剂化(若溶剂为水,则为水化),在溶液中能牵引大量介质分子而运动困难,使自由流动的溶剂减少,故黏度较大。例如,1%的橡胶溶于苯中,溶液的黏度为纯苯的黏度的十几倍。当浓度增大或温度降低时,高分子化合物溶液的黏度会进一步增大。

为了便于比较,现将高分子化合物溶液、溶胶和小分子真溶液的主要性质的异同点归纳于表1-3-2中。

由表1-3-2可见,高分子化合物溶液是高度分散的、均相的、稳定的系统,属于亲液胶体。

表 1-3-2 高分子化合物溶液、溶胶和小分子真溶液主要性质的异同点

性质	溶胶(憎液)	高分子真溶液(亲液)	小分子真溶液
分散质的尺寸	1~100 nm	1~100 nm	<1 nm
分散质形态	多分子聚集态	单分子	单分子
均相还是多相	多相	均相	均相
能否透过半透膜	不能	不能	能
稳定性	不稳定	稳定	稳定
扩散速度	慢	慢	快
丁铎尔现象	强烈	微弱	微弱
黏度	小,与分散介质相似	大	小,与溶剂相似
对外加电解质的敏感性	敏感	不太敏感	不敏感
聚沉后是否可逆复原	不可逆	可逆	可逆

3.5.3 凝胶

1. 凝胶的形成

高分子溶质或溶胶粒子在温度降低及浓度增大时,相互联结,形成空间网状结构(溶剂小分子则充满网架空隙中失去流动性),成为半固体状的体系称为**凝胶**或**冻胶**。形成凝胶的过程称为胶凝。如将豆浆加工成豆腐,豆浆失去流动性,成为半固体状的豆腐,制作豆腐的过程即为胶凝。在药物制剂中用明胶做鱼肝油、亚油酸等滴丸的外皮也是应用这一性质。

人体中的肌肉、脏器、细胞膜、皮肤及毛发、指甲、软骨等都可看作是凝胶,约占人体质量 2/3 的水,也是基本上保存在凝胶里面。由于凝胶处于溶液和固体高分子的中间状态,一方面具有一定强度维持形态,另一方面可以让许多物质在其中进行物质交换,凝胶对于生命现象及其作用是十分重要的。

一般认为,凝胶是胶体存在的一种特殊形式。凝胶有一定的几何外形,因而具有固体的某些性质,如有一定的机械强度和弹性。同时凝胶又具有液体的某些性质,如离子在水凝胶中的扩散速度接近于在水溶液中的扩散速度。但是凝胶又具有一些既不同于固体也不同于液体的特殊性质。

2. 凝胶的性质

(1) 膨胀作用　干燥的弹性凝胶放入适当的溶剂中,会自动吸收液体而膨胀,体积和质量增大的现象称为**膨胀作用**。有的弹性凝胶膨胀到一定程度,体积增大就停止了,称为有限膨胀。有的弹性凝胶能无限地吸收溶剂,最后形成溶液,称为无限膨胀。膨胀的第一阶段为溶剂化过程,溶剂分子迅速进入凝胶中,并与凝胶大分子形成溶剂化层;膨胀的第二阶段为渗透作用,在第一阶段进入凝胶结构内溶液与留在凝胶结构外部的溶液或溶剂之间,由于溶剂活度差而形成渗透压,促使大量溶剂通过渗透继续进入凝胶结构中。膨胀现象对于药用植物的浸取是很重要的,一般只有在植物组织膨胀后才能将有效成分提取出来,因此浸取药物都要浸泡一定的时间。

(2) 触变现象　凝胶受振摇或搅拌等外力作用,网状结构拆散而成溶胶,去掉外力静置一定时间后又恢复成半固体凝胶结构,这种凝胶与溶胶相互转化的过程,称为**触变现象**。凝胶触变现象说明凝胶结构的拆散与恢复是可逆的,主要原因是凝胶的空间网络中充满了溶剂分子,而由范德华力构成的网络很不牢固,因此振动或搅拌使网络破坏而变成溶液,静置后在范德华

力的作用下又形成网络，包住液体而成凝胶。

（3）离浆作用　凝胶在放置过程中发生特殊的分层现象，液体缓慢地自动从凝胶中分离出来，凝胶出现脱水收缩的现象称为**离浆作用**。离浆与物质在干燥时的失水不同，离浆出来的并非单纯溶剂，而是稀溶胶或高分子溶液，离浆亦可在潮湿低温环境中发生。离浆的原因是凝胶网状结构继续交联，网架上粒子会进一步定向靠近促使网孔收缩，把一部分液体从网孔中挤出。离浆现象十分普遍，如糨糊、干酪素、果浆等脱液收缩，馒头变硬，细胞老化失水，老年人皮肤变皱等都属于离浆现象。

3.6　表面活性剂和乳状液

3.6.1　表面活性剂

1. 表面活性剂结构

表面活性剂又称为表面活性物质，这类物质均具有不对称的结构，由亲水性的极性基团和亲油性的非极性基团构成，常称为“双亲”结构。亲水基团是指电负性（或极性）较大的一些原子或原子团，与水有较强的亲和力或容易与水键合，如—OH、$—NH_2$、—SH、—COOH、—COONa、$—SO_3Na$ 等；亲油基团多为有机碳氢链，对非极性物质有较强的亲和力，如脂肪酸钠（RCOONa），其中 R 是碳氢链，为亲油基团。表面活性剂（脂肪酸钠）的结构如图 1－3－12 所示。

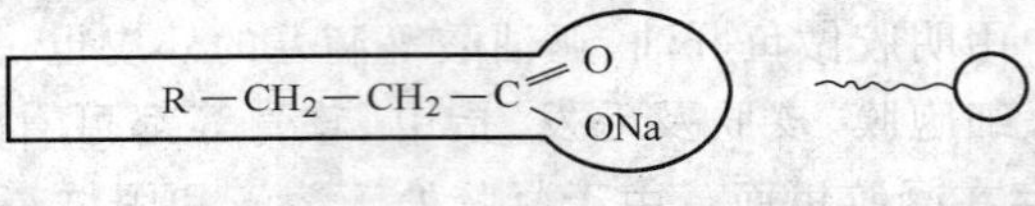

图 1－3－12　表面活性剂（脂肪酸钠）的结构

2. 表面活性剂在溶剂中的状态

以肥皂（脂肪酸盐）为例，当它溶入水中时，亲水的羧基受极性水分子的吸引进入水中，而亲油基团（疏水基）的烃基端受水分子的排斥则力图离开水相。当水中的表面活性剂量较少时，它主要“半躺”在水的表面上；当表面活性剂达到一定量时，会在水表面逐渐定向排列起来，构成单分子吸附层（表面膜）；若继续增加表面活性剂的量，则部分表面活性剂分子则聚于溶液内部，互相把非极性基团（疏水基）靠在一起，形成极性基团朝向水相，非极性基团在内，直径在胶体分散相大小范围的缔合体。这种存在于**溶液内部的表面活性分子聚合体称为胶束**。由于胶束的形成减少了疏水基与水的接触面积，从而使系统保持稳定。图 1－3－13 为表面活性剂在溶剂中的不同分布状态。

开始形成胶束时表面活性剂的最低浓度称为**临界胶束浓度**（critical micelle concentration，CMC）。临界胶束浓度约为饱和吸附浓度（形成单分子层）的$\frac{4}{3}$。当表面活性剂的浓度达到或超过 CMC 时，溶液中单个表面活性剂的浓度不再增加，而只增加胶束的浓度，由于胶束的形成使表面活性剂失去了表面活性，因此对溶液理化性质的影响表现出胶束与单个表面活性剂的不同差异。

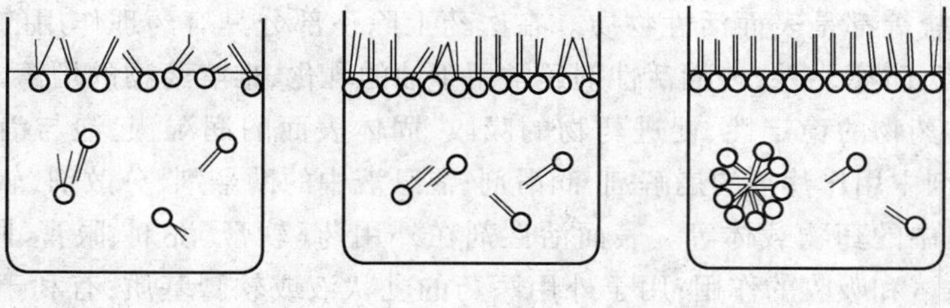

(a) 低浓度　　(b) 较高浓度　　(c) 高浓度形成胶束

图 1－3－13　表面活性剂在溶剂中的不同分布状态

3．表面活性剂的种类

根据表面活性剂的离子性、相对分子质量以及元素的不同，表面活性剂可分为以下几类：

- 表面活性剂
  - 非离子型表面活性剂
  - 离子型表面活性剂
    - 阴离子型表面活性剂
    - 阳离子型表面活性剂
    - 两性离子表面活性剂
  - 特殊表面活性剂
    - 有机氟表面活性剂
    - 有机硅表面活性剂
    - 有机磷表面活性剂
  - 高分子表面活性剂
    - 阴离子型表面活性剂
    - 非离子型表面活性剂
    - 两性离子表面活性剂
    - 阳离子型表面活性剂

其中在医药学中已得到普遍应用的是以下四类：

（1）阳离子型表面活性剂　起表面活性作用的部分是阳离子，又称阳性皂。常用品种有苯扎溴铵（新洁尔灭）、苯扎氯铵（洁尔灭）、度米芬等。其特点是水溶性大，毒性较大，具有良好的表面活性作用和很强的杀菌能力，药剂中常用作杀菌剂。

（2）阴离子型表面活性剂　起表面活性作用的是带负电荷的阴离子部分，包括高级脂肪酸盐，如一价碱金属皂、二价碱土金属皂和有机胺皂等；硫酸化物，如硫酸化蓖麻油（俗称土耳其红油）、十二烷基硫酸钠（又称月桂硫酸钠）等；磺酸化物，如十二烷基苯磺酸钠等。另外，甘胆酸钠、牛磺胆酸钠等胆酸盐也属此类，它们可用作增溶剂、乳化剂等。

（3）两性离子表面活性剂　分子结构中同时含有正电性和负电性的亲水基团，如豆磷脂和卵磷脂，是制备静脉注射脂肪乳剂的乳化剂，也是制备脂质微粒制剂的主要辅料。

（4）非离子型表面活性剂　此类表面活性剂在水中不解离。如单脂肪酸甘油酯、蔗糖酯、司盘、泊洛沙姆等。这类活性剂化学性质稳定，不受电解质的影响，毒性、刺激性小，广泛用于外用、内服制剂和注射剂，个别品种用于静脉注射剂，如泊洛沙姆 F68。

另外，还有一些水溶性高分子表面活性剂，如海藻酸钠、甲基纤维素、聚乙烯醇、聚乙二醇等高分子表面活性剂，亲水性强、黏度大、乳化力较强，在药剂生产中应用也十分广泛。

4．表面活性剂在医药上的应用

表面活性物质在生命科学中有重要意义。如构成细胞膜的脂类（磷脂、糖脂等）以及由胆囊分泌的胆汁酸盐等都是表面活性物质。在医药上除一部分具有药理作用的表面活性剂可直接用于消毒、杀菌、防腐之外,表面活性剂还常用于油的乳化、难溶药物的增溶、混悬液的分散与助悬等,具有增加药物的稳定性、促进药物的吸收、固体表面的润湿、起泡与消泡、去垢等作用。它们可在药物制剂中用作片剂的崩解剂、润滑剂;混悬液中的助悬剂、分散剂,软膏剂中的透皮促进剂;固体分散体中的药物载体等。表面活性剂在外用药(软膏、洗剂、眼膏、眼药水等)中的应用,有促使药物增溶和吸收的作用;用于外用医药的乳状液或软膏基质,有利于药物在水相或油相的溶解,制成外观美、显效快、易洗涤、毒性低、性质稳定的优良乳状软膏。因此表面活性剂几乎涉及药剂生产中的各个方面,使用得当有利于提高药物制剂的产品质量和使用效果。

3.6.2. 乳状液

1. 乳状液的概念

液体以极小的液滴形式分散在另一种与其不相混溶的液体中,形成具有一定稳定性的分散体系,称为**乳状液**(或乳浊液)。通常被分散成液滴的相称为内相(亦称分散相或分散质),而作为分散介质的连续相称为外相。

乳状液中液滴的直径一般在 100 nm 以上,属于粗分散系。这种分散系具有很大的界面,体系处于不稳定状态,为使乳状液稳定必须加入第三种物质——乳化剂,乳化剂使乳状液稳定的作用称为**乳化作用**。乳化剂是一类具有特性的表面活性物质。

2. 乳状液的分类

在乳状液中,一切不溶于水的有机液体(如苯、四氯化碳、原油等)统称为油,水和油是乳状液的主体。水与油可以形成两种不同类型的乳状液,一种是以极性小的有机物(油)分散到极性大的水中形成的分散系,称为水包油型,用 O/W 表示;另一种是以极性大的水分散到极性小的油中形成的分散系称为油包水型,用 W/O 表示,见图 1-3-14。如牛奶是 O/W 型乳状液,原油是 W/O 型乳状液。

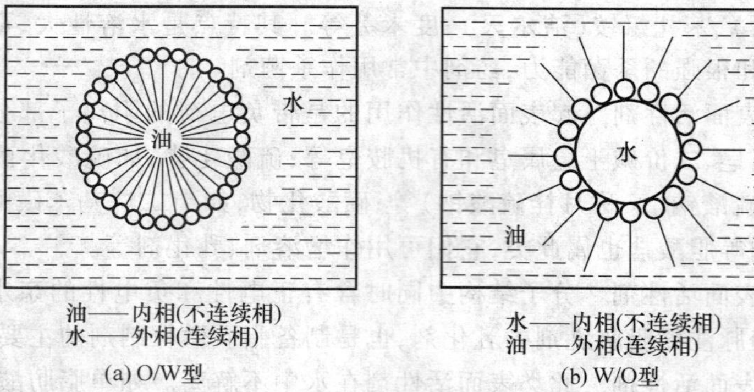

图 1-3-14 两种不同类型的乳状液

不同的油与水可以形成不同的乳状液,其类型主要取决于乳化剂的性质。一般亲水性强的乳化剂易形成 W/O 型乳状液,而亲油性强的乳化剂易形成 O/W 型乳状液。乳状液中的表面活性剂的亲水基团总是朝向水相,亲油基团则朝向油相,即在细小的液滴周围形成一层保护膜,使乳状液得以稳定。

乳状液的类型从外观难以区分,常用染色法或稀释法来鉴别。染色法是将少量的油溶性染料加入乳状液中，轻轻振摇后，置于显微镜下观察，如整个乳状液呈染料颜色，则为W/O型乳状液；如果只见分散相液滴呈染料颜色，则为O/W型乳状液。稀释法是将少量乳状液置于洁净的玻璃片上，然后滴加水，能与水混溶的为O/W型乳状液，反之则为W/O型乳状液。

3. 乳状液和乳化作用在医学上的意义

在医药卫生实践和日常生活中常遇到乳状液，如雪花膏、洗面奶、食用乳汁以及药用的鱼肝油乳剂、临床上用的脂肪乳剂输液等都是各种形式的乳状液。食用的油脂在体内的消化吸收过程中，也常依赖于胆汁中胆汁酸盐的乳化作用，使之成为极小的乳滴，以增加其与消化液中酶的接触面，这不仅可加速消化油脂的水解反应，而且使水解的产物易被小肠吸收。油类药物常需乳化后才能作为内服药，如鱼肝油乳剂。乳化的目的是便于吸收和尽量避免扰乱胃肠功能，口服时无腥味，且剂量准确，服用方便。此外，为了加大用药剂量，注射用药剂通常制成W/O型乳状液，药物在乳状液降解时缓慢地为机体吸收，可提高药效；消毒和杀菌用的药剂也常制成乳状液，如煤酚皂溶液（来苏儿），以增加药物和细菌的接触面积，提高药效。

知识扩充

微乳

两种互不相溶的液体在表面活性剂的作用下，可形成各向同性、透明且为均相的分散体系，称为微乳状液（微乳）。形成微乳时，除了油相、水相、乳化剂外，还需加入助表面活性剂（助表面活性剂是一些中等链长的极性有机物）。微乳分散相液滴的大小一般在10～80 nm范围，比一般的乳状液分散相液滴小，比胶束（球形胶束粒子直径在3 nm左右）大，因而兼有乳状液和胶束的性质。

微乳一般也有O/W型和W/O型两种类型。由于微乳具有液滴均匀、细小、稳定性很高的特点，同时微乳具有很大的比表面积，液滴易变形且渗透能力强，对油和水均有很大的增溶能力等特性，近年来在医药学领域越来越受到人们的重视。

（1）微乳易于润湿皮肤与角质层作用，增加药物透皮扩散速度，可以促使药物加快吸收进入体循环。如以胰岛素为模型的药物制成微乳，经皮吸收量可达剂量的50%～80%。

（2）利用微乳粒径小的特性，将药物包裹在微乳小颗粒中制成液体状的药物，通过注射或者内服，使药物进入人体。微乳的高稳定性可以使包裹的药物保质期延长，并且易于扩散和吸收，能提高药效、减少副作用。例如，微乳液膜包裹的口服胃蛋白酶，由于其粒径小，大大降低了患者的不良反应。

（3）微乳能增大难溶性药物的溶解性，提高易水解药物的稳定性，也可用作缓释给药系统或是靶向给药系统。例如，环孢素A是一种免疫制剂，既不溶于水也不溶于油，口服难以吸收。将其制成O/W型微乳软胶囊，生物利用度提高了170%～233%。

（4）微乳具有分散性好、分散相粒子小等特点，使其在超声造影剂（UCA）技术方面，能够大大增强超声检测信号。例如，气液相变型超声造影剂（微乳）的分散相粒子可以达到10～100 nm，并具有能被长期保存等特点，若将一类沸点低于人体正常体温的物质制成微乳，当这类微乳注入人体后，由于人体温度高于其沸点，就会从非致声的小液滴转变为强致声的微泡，因而具有稳定、强致声，并能通过外周静脉实现心肌灌注及脉管多普勒（Doppler）增强效应。

情境小结

1. 知识系统网络

- 分散系统
  - 分类
    - 真溶液
    - 胶体
      - 高分子化合物溶液
      - 溶胶
    - 粗分散系
      - 悬浮液
      - 乳状液、微乳、 束
  - 溶液浓度及应用
    - 表示方法 —— c_B、ρ_B、ω_B、φ_B 等
    - 有关计算 —— 浓度换算、溶液配制、稀释等
  - 稀溶液依数性
    - 溶液的蒸气压下降　$\Delta p = p^* x_B$
    - 溶液的沸点升高　$T_1 > T_0$
    - 溶液的凝固点降低　$T_{冰} < 273.15\ K$
    - 溶液的渗透压　$\Pi V = n_B RT$ 或 $\Pi = c_B RT$
  - 胶体分散系
    - 基本性质
      - 动力性质
      - 光学性质
      - 电学性质
    - 胶团结构：$[(AgI)_m \cdot nI^- \cdot (n-x)K^+]^{x-} \cdot xK^+$
    - 稳定因素
      - 胶粒带电
      - 溶剂化作用
    - 聚沉方法
      - 加入电解质
      - 异电溶胶互沉
  - 表面活性剂和乳状液
    - 表面活性剂
      - 两亲结构及在溶液中状态
      - 种类
      - 在医药上应用
    - 乳状液
      - 概念，基本类型：O/W 型、W/O 型
      - 性质及医药学上应用

2. 学习方法概要

分散系的基本知识在化学及专业课程的学习和实践中都具有重要意义。学习时明确分散系的概念及分类，在此基础上理解不同分散系在性质上差异的原因。学习溶液浓度时，要明确不同表示方法的意义，学会相互间的换算，并能将所学理论知识应用于溶液的配制、稀释等实践操作中。学习稀溶液的依数性时，要理解相关依数性与溶质质点数之间的关系，特别是渗透在医学上的意义。学习溶胶、表面活性剂与乳状液时，要真正建立起组成、结构—基本特征—基本性质—稳定与聚沉—应用之间的联系。

目标检测

一、选择题

1. 分散相粒子大小为 1 ~ 100 nm 的分散系为 （　　）

A. 氯化钠水溶液　B. 豆浆　C. 阿莫西林混悬液　D. 碘化银溶胶

2. 配制 500 mL　0.10 $mol \cdot L^{-1}$ NaOH 溶液，需要称取固体 NaOH 的质量是 （　　）

A. 2 g　B. 20 mg　C. 4 g　D. 40 mg

3. 下列与人体血浆不是等渗溶液的是 （　　）

A. 1 L 溶液中含有 NaCl 9 g　B. 1 L 溶液中含有 $NaHCO_3$ 12.5 g

C. 1 L 溶液中含有乳酸钠 18.7 g　D. 1 L 溶液中含有葡萄糖 100 g

4. 溶胶有三个基本特性，下列不属于其中的是 （　　）

A. 多相性　B. 分散性　C. 聚结不稳定性　D. 动力稳定性

5. 室温下 0.1 $mol \cdot L^{-1}$的葡萄糖溶液的渗透压接近于 （　　）

A. 25 kPa　B. 101.3 kPa　C. 8 314 Pa　D. 250 kPa

二、判断题

1. 配制溶液时，必须用分析天平和容量瓶。 （　　）

2. 稀溶液的凝固点一定下降，沸点一定上升。 （　　）

3. 医学上所指的溶液，就是指渗透压相等的溶液。 （　　）

4. 乳状液必须有乳化剂才能稳定存在。 （　　）

5. 溶胶是亲液胶体，高分子化合物溶液是憎液胶体。 （　　）

三、填空题

1. 从下列选项中选择适当的字母填空。

(A) 渗析　(B) 聚沉　(C) 凝胶　(D) 布朗运动　(E) 电泳　(F) 丁铎尔现象

(1) $Fe(OH)_3$胶体呈红褐色，插入两个电极，通直流电一段时间，阴极附近的颜色逐渐变深，这种现象叫________；

(2) 强光通过 $Fe(OH)_3$胶体，在侧面可看到光带，这种现象叫________；

(3) 淀粉和食盐的混合液放在半透膜中，并把它悬挂在盛有蒸馏水的烧杯里，从而使淀粉与 NaCl 分离，这种方法叫________；

(4) $Fe(OH)_3$胶体加入硅酸胶体，胶体变得浑浊，这是发生了________。

2. 促使溶胶稳定存在的三种原因是____________、____________和____________。

3. 乳状液是指______________，其基本类型可分为________型和________型，其符号分别为____________与____________。

4. 表面活性剂是指__________________，在医药学中应用较多的有____________、____________、

______________、______________等四类。

四、计算题

1. 某患者需要补 0.2 mol 葡萄糖，应补多少毫升 50 $g \cdot L^{-1}$的葡萄糖溶液？

2. 试计算 5 $g \cdot L^{-1}$葡萄糖溶液和 10 $g \cdot L^{-1}$氯化钠溶液在 37 ℃时的渗透压，并进行简要分析。

五、简答题

1. 临床上给病人大量输液时，为什么要用等渗溶液？

2. 蛙肌细胞内液的渗透浓度为 240 $mmol \cdot L^{-1}$，若将蛙肌细胞分别置于 5.0 $g \cdot L^{-1}$、7.0 $g \cdot L^{-1}$、12.0 $g \cdot L^{-1}$的氯化钠溶液中，将各呈什么形态？

情境 4　化学反应速率与化学平衡

情境描述：

以教材、多媒体及网络教学资源为载体，系统学习化学反应速率和化学平衡的基本概念、表示方法及影响因素。通过学习，熟悉元反应、活化能、活化分子等概念；认识化学平衡的特征及平衡常数和转化率的含义；掌握浓度、温度和催化剂等因素对化学反应速率和化学平衡影响的规律。培养分析、解决问题的能力，在应用化学理论解决实践问题的同时，体会化学理论的重要性。

化学研究的主要对象是化学物质和化学反应。而对于一个化学反应常常要考虑反应的方向、速率和平衡等基本问题，以便控制反应，为生产、生活及医学服务。

4.1　化学反应速率

4.1.1　化学反应速率及表示方法

1. 化学反应速率

化学反应速率是衡量化学反应进行快慢程度的物理量，即反应体系中各物质的数量随时间的变化率。对恒容反应，化学反应速率常用单位时间内（如每秒、每分或每小时等）反应物或生成物浓度的变化来表示。

2. 化学反应速率的表示方法

（1）平均速率　化学反应速率常用符号 v 表示。若反应从 t_1 时刻进行至 t_2 时刻，某反应物浓度或生成物的浓度从 c_1 变为 c_2，则化学反应的平均速率为

$$\bar{v}_B = \pm\frac{c_2 - c_1}{t_2 - t_1} = \pm\frac{\Delta c_B}{\Delta t} \qquad (1-4-1)$$

式中：浓度的单位一般为 $mol \cdot L^{-1}$，时间的单位可用秒（s）、分（min）、小时（h）等表示，反应速率的单位是 $mol \cdot L^{-1} \cdot s^{-1}$、$mol \cdot L^{-1} \cdot min^{-1}$ 或 $mol \cdot L^{-1} \cdot h^{-1}$ 等。

应注意的是由于反应物的浓度是不断减少的，为使反应速率为正值，当用反应物浓度变化表示反应速率时，表示式前要加上“－”号。

例如，在给定条件下，测得合成氨反应的有关数据如下：

	N_2	+	$3H_2 \longrightarrow$	$2NH_3$
$t_1 = 0$ 时，物质浓度/$(mol \cdot L^{-1})$	2.0		3.0	0
$t_2 = 2.0$ min 时，物质浓度/$(mol \cdot L^{-1})$	1.8		2.4	0.4

则此反应在 2 min 内的平均速率,分别用 N_2、H_2 或 NH_3 的浓度变化表示为

$$\bar{v}(N_2) = -\frac{c_2 - c_1}{t_2 - t_1} = \left(-\frac{1.8 - 2.0}{2 - 0}\right) \text{mol} \cdot \text{L}^{-1} \cdot \text{min}^{-1} = 0.1 \text{ mol} \cdot \text{L}^{-1} \cdot \text{min}^{-1}$$

$$\bar{v}(H_2) = -\frac{c_2 - c_1}{t_2 - t_1} = \left(-\frac{2.4 - 3.0}{2 - 0}\right) \text{mol} \cdot \text{L}^{-1} \cdot \text{min}^{-1} = 0.3 \text{ mol} \cdot \text{L}^{-1} \cdot \text{min}^{-1}$$

$$\bar{v}(NH_3) = \frac{c_2 - c_1}{t_2 - t_1} = \left(\frac{0.4 - 0}{2 - 0}\right) \text{mol} \cdot \text{L}^{-1} \cdot \text{min}^{-1} = 0.2 \text{ mol} \cdot \text{L}^{-1} \cdot \text{min}^{-1}$$

对于同一化学反应,用不同的物质表示的化学反应速率有可能不同,但实质是一样的。在这里用 N_2、H_2、NH_3 三种物质表示的速率之比是 1∶3∶2,即速率之比等于反应方程式中相应物质的计量系数比。例如

$$\bar{v}(N_2) : \bar{v}(H_2) : \bar{v}(NH_3) = 1:3:2$$

或

$$\bar{v}(N_2) = \frac{1}{3}\bar{v}(H_2) = \frac{1}{2}\bar{v}(NH_3)$$

(2) 瞬时速率　平均速率实际上是某一时间段的反应速率,由于反应速率随时间变化而变化,要确切地表示化学反应在某一时刻的反应速率,应该采用瞬时速率。瞬时速率相当于时间间隔(Δt)趋近于 0 时的平均反应速率,这时 Δc、Δt 都是无限小,可用 $\mathrm{d}c$ 和 $\mathrm{d}t$ 表示。瞬时速率,一般称为反应速率,用 v 表示。即

$$v_B = \pm \frac{\mathrm{d}c_B}{\mathrm{d}t} \qquad (1-4-2)$$

对于一般的化学反应:

$$a\text{A} + b\text{B} = d\text{D} + e\text{E}$$

可以选择任一物质来表示反应速率,但所表示速率数值有可能不同,它们之间的关系由方程式中的计量系数确定。即

$$\frac{1}{a}v_A = \frac{1}{b}v_B = \frac{1}{d}v_D = \frac{1}{e}v_E$$

因此,表示某一化学反应的速率,常需指明是以哪一种物质表示的反应速率。

4.1.2　有效碰撞理论简介

1. 碰撞理论的基本内容

有效碰撞理论是比较成熟的反应速率理论之一,是瑞典化学家阿伦尼乌斯(Arrhenius)在气体动理学理论的基础上提出的。其基本内容是:

(1) 反应物分子间的碰撞是反应进行的先决条件。反应物分子碰撞的频率越高,反应速率越大。

(2) 反应物分子之间并非每次碰撞都会导致反应的发生,多数分子间的碰撞并不发生反应,属于弹性碰撞只有少数的碰撞会导致反应,能发生反应的碰撞称为**有效碰撞**。

(3) 能发生有效碰撞的分子的能量高于一般分子的能量,这些能量高的、能发生有效碰撞的分子,称为**活化分子**。

(4) 发生有效碰撞的分子一定是活化分子,但活化分子只有在合适取向时发生的碰撞才是有效碰撞。

反应速率取决于单位时间内分子的有效碰撞次数，只要从理论上计算出有效碰撞次数，就能知道反应速率。

2. 活化能

气体动理学理论认为，在一定温度下，分子的能量是不同的，其运动的速度也是不同的。图 1-4-1是某一温度下气体分子的能量分布曲线。从图中可以看出：在一定温度下，具有能量极低或极高的分子都比较少，接近平均能量 E_e 的分子则很多，能量高于 E_c 的分子很少。有效碰撞理论认为，只有那些能量很高的分子才能发生有效碰撞，E_c 是活化分子具有的最低能量，通常把活化分子具有的最低能量与反应物分子的平均能量之差，称为**活化能**，用 E_a 表示。单位为 $kJ \cdot mol^{-1}$。即

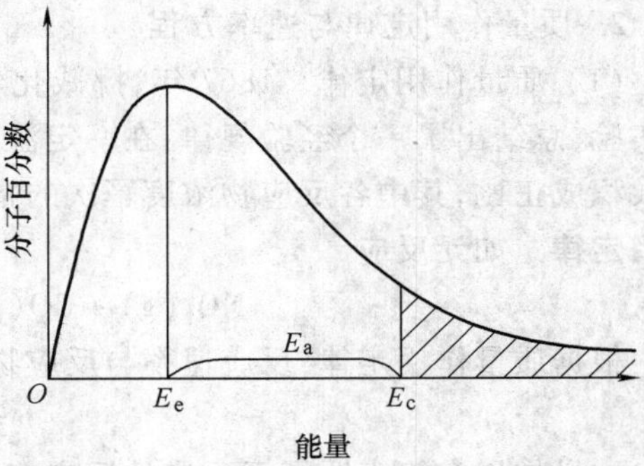

图 1-4-1　气体分子的能量分布图

$$E_a = E_c - E_e \qquad (1-4-3)$$

活化能也可理解为使 1 mol 具有平均能量的分子变为活化分子所吸收的最低能量。

活化能是决定化学反应速率的一个重要因素。在一定温度下，活化能越小，反应速率越快，活化能越大，反应速率越慢。因此，降低反应的活化能是提高化学反应速率最有效的途径。大多数化学反应的活化能为 60 ~ 250 $kJ \cdot mol^{-1}$。活化能小于 40 $kJ \cdot mol^{-1}$的化学反应，其反应速率极快，用一般方法难以测定；活化能大于 400 $kJ \cdot mol^{-1}$的反应，其反应速率极慢，通常情况下难以观察其变化。

4.1.3　元反应与质量作用定律

1. 元反应

元反应是指反应物粒子（原子、离子、分子、自由基等）通过一次碰撞能直接转变为产物的反应，即一步完成的反应，也称为简单反应。

例如，氯化氢的气相合成反应的计量方程式

$$H_2 + Cl_2 \longrightarrow 2HCl \qquad (1)$$

这是一个非元反应或称复合反应，反应经历了下列步骤：

$$Cl_2 + M \longrightarrow 2Cl\cdot + M \qquad (2)$$

$$Cl\cdot + H_2 \longrightarrow HCl + H\cdot \qquad (3)$$

$$H\cdot + Cl_2 \longrightarrow HCl + Cl\cdot \qquad (4)$$

……

$$2Cl\cdot + M \longrightarrow Cl_2 + M \qquad (5)$$

反应(2) ~ (5)均为一步完成，属于元反应。反应(2) ~ (5)表示反应(1)发生的过程，称为反应的历程或反应机理。在一个元反应中反应物粒子数之和，称为**反应分子数**。例如，上述反应(2)、(3)及(4)的反应分子数均为 2。常见的元反应有单分子反应、双分子反应和三分子反应。

2. 质量作用定律与速率方程

(1) 质量作用定律　1867 年,挪威化学家古尔德贝格(Guldberg)和瓦格(Wange)通过大量实验,总结出了一个经验规律:在一定温度下,元反应的化学反应速率与各反应物浓度幂次的乘积成正比,其中各反应物浓度幂次的指数为反应方程式中相应的系数,这一规律称为**质量作用定律**。如元反应

$$NO_2(g) + CO(g) = NO(g) + CO_2(g)$$

根据质量作用定律,反应速率与反应物浓度的关系为

$$v = k \cdot c_{NO_2} c_{CO}$$

质量作用定律表明了元反应的反应速率与反应物浓度之间的关系。通常反应速率随反应物浓度的增加而增加。

(2) 速率方程和反应级数　表示反应物浓度与反应速率之间定量关系的数学式,称为反应**速率方程**。质量作用定律的数学式就是一种速率方程。一般的,对于符合质量作用定律的反应

$$aA + bB \longrightarrow \text{产物}$$

反应速率方程为

$$v = k \cdot c_A^a \cdot c_B^b \qquad (1-4-4)$$

速率方程中,指数 a、b 称为**反应级数**,$n = a + b$ 称为反应(总)级数。a、b 的数值,对于元反应,等于反应方程式中相应物质的计量系数;对于非元反应,其值要由实验确定。系数 k 称为速率常数,对于指定的化学反应而言,k 值是与反应物本质、温度和催化剂等因素有关,而与反应物浓度无关的常数。在相同的条件下,k 值越大,表示反应速率越大。

在书写或应用速率方程时应注意:

① 质量作用定律适用于元反应,对于某一给定的反应,若不清楚反应是否为元反应,则只能根据实验来确定反应速率方程或反应级数。

② 在多相反应中,纯固态或纯液态反应物的浓度可作为常数,不写入速率方程。

③ 在稀溶液中进行的反应,若溶剂参与反应,其浓度也可视为不变的常数,故也不写入速率方程。如蔗糖在酸性条件下的水解反应

$$\underset{\text{蔗糖}}{C_{12}H_{22}O_{11}} + H_2O \xrightarrow{H^+} \underset{\text{葡萄糖}}{C_6H_{12}O_6} + \underset{\text{果糖}}{C_6H_{12}O_6}$$

速率方程可表示为

$$v = kc_{C_{12}H_{22}O_{11}}$$

4.1.4　影响化学反应速率的因素

化学反应具有不同的反应速率,影响化学反应速率的主要因素是内因,即反应物本身的性质和反应的类型。但外界条件如浓度、压强、温度、催化剂等对化学反应速率也有一定的影响。

一、浓度对反应速率的影响

由反应的有效碰撞理论和速率方程可知,在其他条件不变时,增加反应物的浓度,可以增大反应的速率。这是因为当增加反应物的浓度时,单位体积内的分子及活化分子总数均增加,

从而增加了单位时间内反应物分子间的有效碰撞次数,导致反应速率加快。

固体和纯液体的浓度是一个常数,增加这些物质的量,一般不会影响反应的速率,但固体物质的反应速率与其表面积有关,固体物质的分散度越大或颗粒越小,反应越快。

二、温度对反应速率的影响

温度对反应速率的影响特别显著,也比较复杂,但对大多数化学反应来说,温度升高,反应速率增大。例如,$2H_2(g)+O_2(g)=\!=\!=2H_2O(g)$,在常温下反应速率极小,几乎察觉不到有$H_2O$生成,但当温度升高到 873 K 时,反应速率急剧增大,甚至发生爆炸。

温度对化学反应速率的影响可用碰撞理论解释:① 温度升高,反应物分子运动速率加快,单位时间内反应物分子的碰撞总次数增加,有效碰撞次数也增加,因此反应速率增大。② 温度升高,分子能量增大,导致活化分子百分数增加,有效碰撞次数显著增大,从而加快了反应速率。在上面两个原因中,第二个是主要的。

1884 年,范特霍夫根据大量实验事实归纳出一条经验规则:反应温度每升高 10 K,反应速率或反应速率常数一般增大 2 ~4 倍。即

$$\frac{k_{(T+10\text{ K})}}{k_T}\approx(2\sim4) \qquad (1-4-5)$$

1889 年,瑞典化学家阿伦尼乌斯根据实验结果,提出在一定的温度变化范围内反应速率常数(k)与温度(T)之间的定量关系——阿伦尼乌斯方程,表示为

$$k=Ae^{-E_a/(RT)} \qquad (1-4-6)$$

将式(1-4-6)两边取对数得

$$\ln k=-\frac{E_a}{RT}+\ln A \qquad (1-4-7)$$

式中:A 称为频率因子或指前因子,是与单位时间内反应物的碰撞总次数(碰撞频率)有关;R 为摩尔气体常数($8.314\ \text{J}\cdot\text{mol}^{-1}\cdot\text{K}^{-1}$);$E_a$为反应的活化能。对给定的反应,在温度变化不大的范围内,A 和 E_a 都可视为不随温度变化的常数。

阿伦尼乌斯方程不仅可以定性说明温度、活化能对反应速率的影响,即温度越高、活化能越小,反应越快(k 值越大),而且还能通过实验定量计算反应速率常数和活化能,在化学计算中具有重要意义。

例 1-4-1 某药物在水溶液中分解。测得在 323 K 和 343 K 时测得该反应的速率常数分别为 $7.08\times10^{-4}\ \text{h}^{-1}$和$3.55\times10^{-3}\ \text{h}^{-1}$,求反应的活化能。

解: 用阿伦尼乌斯方程进行有关计算时,常要消去未知常数 A。方法是,设反应在温度 T_1 时反应速率常数为 k_1,而在温度 T_2 时反应速率常数为 k_2,又知 E_a 和 A 不随温度而变,则

$$\ln k_2=-\frac{E_a}{RT_2}+\ln A$$

$$\ln k_1=-\frac{E_a}{RT_1}+\ln A$$

两式相减得

$$\ln\frac{k_2}{k_1}=\frac{E_a}{R}\left(\frac{T_2-T_1}{T_1T_2}\right) \qquad (1-4-8)$$

已知 $T_1=323\ K$，$T_2=343\ K$，$k_1=7.08\times10^{-4}\ h^{-1}$，$k_2=3.55\times10^{-3}\ h^{-1}$
代入式（1－4－8）得

$$E_a=\frac{RT_1T_2}{T_2-T_1}\ln\frac{k_2}{k_1}$$
$$=\frac{8.314\ J\cdot mol^{-1}\cdot K^{-1}\times323\ K\times343\ K}{343\ K-323\ K}\ln\frac{3.55\times10^{-3}\ h^{-1}}{7.08\times10^{-4}\ h^{-1}}$$
$$=74.25\ kJ\cdot mol^{-1}$$

即该反应的活化能为 $74.25\ kJ\cdot mol^{-1}$。

三、催化剂对反应速率的影响

催化反应是十分重要且普遍存在的，80%～90%的化工及制药过程应用了催化剂，酶催化反应更是动、植物所不可缺少的。

1. 催化剂和催化作用

在化学反应中，少量存在就能显著改变一个化学反应速率而本身在反应前后组成、数量和化学性质保持不变的物质称为**催化剂**。催化剂的这种作用称为**催化作用**。凡能加快反应速率的物质称为正催化剂，能减慢反应速率的物质称为负催化剂或阻化剂。有时，反应产物也对反应本身起催化作用，这称为自催化作用。

2. 催化作用的共同特征

（1）催化剂不能改变反应的平衡规律　催化剂不能改变化学反应的平衡位置或平衡常数 K，也不能使化学平衡发生移动，只可以缩短反应到达平衡的时间。

（2）催化剂参与了化学反应过程　催化剂加快反应的速率，主要是因为催化剂参加了反应过程，改变了反应的途径，降低了反应的活化能。从而使活化分子百分数增大，有效碰撞次数增加。

如图1－4－2所示，催化反应的新途径中两步的活化能 E_1、E_2 均小于无催化剂时的原途径的活化能 E_a。在催化剂的作用下，绝大多数反应物分子会沿新途径，分两步转变成产物，只有少数能量高的活化分子仍可按原途径进行反应。

（3）催化剂具有选择性　催化剂的选择性有两方面的含义，其一是不同类型的反应需用不同的催化剂，一种催化剂只能催化一种或少数几种反应；即使同一类型的反应，催化剂也往往不同，如 SO_2 的氧化用 V_2O_5 作催化剂，而乙烯氧化却用 Ag 作催化剂。其二，对同样的反应物选择不同的催化剂可得到不同的产物。例如，乙醇分别用 Cu、Al_2O_3 及 Cr_2O_3 等催化氧化，则可以分别得到乙醛、乙烯及乙醚等主要产物。

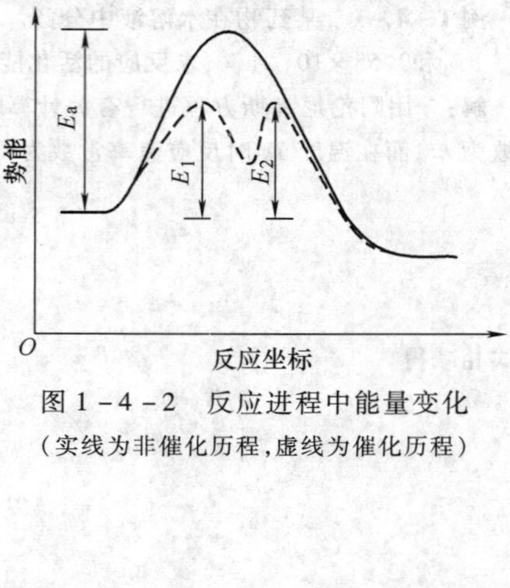

图1－4－2　反应进程中能量变化
（实线为非催化历程，虚线为催化历程）

值得一提的是在生命过程中，生物体内的催化剂——酶，起着重要的作用。据研究，人体内的部分能量是由蔗糖氧化产生的，蔗糖在纯水溶液中几年也不与氧发生反应，但在特殊酶的催化下，只需几小时就能完成反应。人体内有许多种酶，它们不但选择性高，而且能在常温、常压和近于中性的条件下加速某些反应的进行。

应注意在催化反应中，少量杂质往往会使催化剂的催化活性大为降低，这种现象称为催化剂的**中毒**。因此，使用催化剂的反应中，必须保持原料的纯净。

知识链接

影响药物反应速率的因素

药物是一类特殊的化学物质，影响它们的反应速率，除药物本质、药物浓度以外，还有温度、催化剂、水分、光线等因素，并且对它们更为敏感。

(1) 温度　每升高 10 ℃，反应速率增加 2～4 倍，对某些药物来说可能是相当准确的，但不能普遍适用，因为有些反应在 10 ℃范围内变化很迅速。例如，注射液在加热灭菌或在热带地区制备或储藏制剂，或用加热方法促使固体药物溶解等过程中，都必须充分考虑到温度对药物稳定性的影响。对热很敏感的药物如某些生物制剂（如胰岛素、血管紧张素胺、缩宫素等注射剂及血清、疫苗等）和抗生素等，更应避免加热，通常应储藏于冰箱中。也有个别药物，温度降低，分解速度增加。例如，15 ℃以下甲醛的聚合反应速率比室温时的聚合反应速率有所增加。

(2) 水分　水是化学反应的必要媒介，多数反应没有水，反应就不能进行下去。有些化学稳定性差的固体药物，如阿司匹林、青霉素 G 钾（钠）盐、氯乙酰胆碱、硫酸亚铁等，颗粒表面吸附了水分以后，虽然仍是疏散的粉末，但在固体表面形成了肉眼不易察觉的液膜，分解反应就在液膜中进行。因此药物储藏要特别注意防潮。

(3) 特殊酸碱催化　很多药物的分解反应可被 H^+ 或 OH^- 催化，此外某些药物的分解也可被布朗斯特和劳莱酸碱理论的一切酸或碱所催化，如醋酸盐、枸橼酸盐、硼酸盐均属布朗斯特和劳莱理论的酸或碱，可催化某些药物分解。如磷酸、磷酸盐对青霉素 G 盐，醋酸、枸橼酸盐对氯霉素等的催化分解。

(4) 光　光和热一样，可以提供产生化学反应所必需的能量。药物制剂的光化分解通常是由于吸收了太阳光中的紫外线引起。某些药物的氧化－还原、环重排或环改变、联合、水解等反应，在特殊波长的光作用下都可能发生或加速，如亚硝酸戊酯的水解，吗啡、可待因、奎宁的氧化，挥发油的聚合等。因此很多药物及制剂都要求避光保存。

4.2 化学平衡及其规律

化学反应，不仅反应速率不同，而且进行的程度也不同。研究化学平衡的规律，可以从理论上判断反应进行的最大限度，具有重要的现实意义。

4.2.1 可逆反应与不可逆反应

1. 不可逆反应

在众多的化学反应中，仅有少数反应能进行"到底"，即反应物几乎能完全转变为生成物，而在同样条件下，生成物几乎不能再变成反应物。例如，

$$2KClO_3 \xrightarrow[\triangle]{MnO_2} 2KCl + 3O_2 \uparrow$$

$$HCl + NaOH \longrightarrow NaCl + H_2O$$

这种只能向一个方向进行的反应，称为**不可逆反应**。

2. 可逆反应

大多数的化学反应，在一定条件下反应既能按反应方程式从左向右进行（正反应），同时也能从右向左进行（逆反应），这种能同时向正、逆两个方向进行的反应，称为**可逆反应**。例如，

$$2NO(g) + O_2(g) \rightleftharpoons 2NO_2(g)$$

$$N_2(g) + 3H_2(g) \rightleftharpoons 2NH_3(g)$$

4.2.2 平衡常数与转化率

1. 化学平衡

可逆反应中，始终存在着正反应和逆反应这一对反应，在一定条件下两者可以同时进行。例如可逆反应

$$2NO(g) + O_2(g) \rightleftharpoons 2NO_2(g)$$

在一定温度下把 NO 和 O_2 置于一密闭容器中，开始时反应物浓度或分压最大，具有最大的正反应速率 $v_{正}$，此时尚无生成物，故 $v_{逆}=0$；随着反应进行，反应物的浓度或分压不断减小，正反应速率随之减小；另一方面，生成物浓度或分压不断增加，逆反应速率逐渐增大，至某一时刻 $v_{正}=v_{逆}$（不等于0，见图 1－4－3），即单位时间内因正反应使反应物减小的量等于因逆反应使反应物增加的量。此时，宏观上各种物质的浓度或分压不再随时间而改变，这种状态称为**化学平衡**。

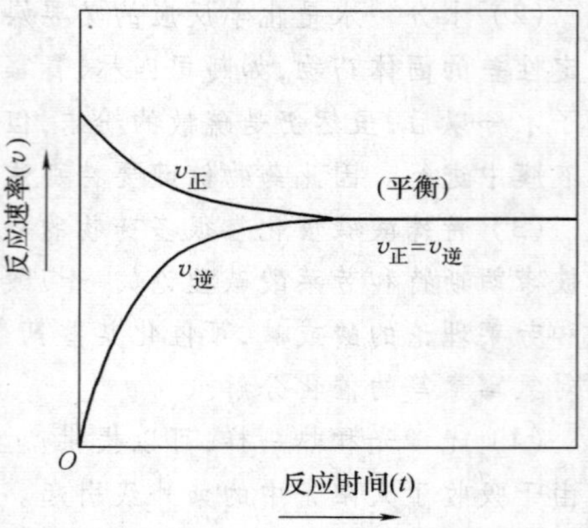

图 1－4－3　可逆反应与化学平衡

化学平衡有以下几个重要特点：

(1) 只有在恒温条件下，封闭体系中进行的可逆反应，才能建立化学平衡，这是建立化学平衡的前提。

(2) 正、逆反应速率相等是平衡建立的条件。

(3) 平衡状态是封闭体系中可逆反应进行的最大限度，各物质浓度都不随时间改变，这是建立平衡的标志。

化学平衡是有条件的、相对的和可以改变的，当外界因素改变时，系统内各物质的浓度或分压就会发生变化，原有的平衡将受到破坏，直到建立新的动态平衡。

2. 平衡常数

为了定量地研究化学平衡，必须知道可逆反应达到平衡状态时，反应系统中各有关物质的量之间的关系，化学平衡常数就是体现这种关系的一种数量标志。这个常数可以由实验直接测定，一般称为**实验平衡常数**；也可通过理论计算得到，称为**标准平衡常数**。这里只介绍实验平衡常数，简称平衡常数。

研究表明，在一定温度下，可逆反应达到平衡后，产物浓度系数幂次的乘积与反应物浓度系数幂次的乘积之比是一个常数，这个关系称为**平衡定律**。这个比值称为实验平衡常数（也

称经验平衡常数)，用 K 表示。对任一可逆反应

$$aA + bB \rightleftharpoons dD + eE$$

达到平衡状态时，反应物和生成物的平衡浓度(用方括号[ ]表示，单位为 $mol \cdot L^{-1}$)之间都存在着如下关系：

$$K_c = \frac{[D]^d\,[E]^e}{[A]^a\,[B]^b} \qquad (1-4-9)$$

例如，溶液中的反应：

$$Sn^{2+}(aq) + 2Fe^{3+}(aq) \rightleftharpoons Sn^{4+}(aq) + 2Fe^{2+}(aq)$$

平衡常数表示为

$$K_c = \frac{[Sn^{4+}][Fe^{2+}]^2}{[Sn^{2+}][Fe^{3+}]^2}$$

对于气相反应，也可以直接用平衡分压表示平衡常数。即

$$K_p = \frac{p_D^d \cdot p_E^e}{p_A^a \cdot p_B^b} \qquad (1-4-10)$$

平衡常数表示化学反应达到平衡时，各物质平衡浓度之间的数量关系，是一定条件下可逆反应进行程度的标度，是个特征常数。对同类反应而言，K 值越大，表明反应朝正方向进行的程度越大，反应进行得越完全。对于给定的反应，平衡常数 K 只与温度有关。

化学平衡及平衡常数是以后将要学习的酸碱平衡、沉淀平衡、氧化还原平衡及配位平衡的基础，在化学计算中有重要意义。

例 1-4-2 在某温度下，反应 $H_2 + Br_2 \rightleftharpoons 2HBr$ 达到平衡时，测得 $[H_2] = 0.5\ mol \cdot L^{-1}$，$[Br_2] = 0.2\ mol \cdot L^{-1}$，$[HBr] = 1.5\ mol \cdot L^{-1}$，求平衡常数 K_c。

解：

	H_2	+	$Br_2 \rightleftharpoons$	2 HBr
平衡浓度/($mol \cdot L^{-1}$)	0.5		0.2	1.5

则

$$K_c = \frac{[HBr]^2}{[H_2][Br_2]} = \frac{(1.5\ mol \cdot L^{-1})^2}{0.5\ mol \cdot L^{-1} \times 0.2\ mol \cdot L^{-1}} = 22.5$$

即反应平衡常数 $K_c = 22.5$。

3. 转化率

可逆反应进行的程度可以用平衡常数来表示，但在实际工作中，人们常用更直观的平衡转化率来表示。平衡转化率有时也简称**转化率**，是指反应达到平衡时，反应物转化为生成物的百分数，以 α 来表示。即

$$\alpha = \frac{反应物已转化的量}{反应物未转化前的总量} \times 100\%$$

若反应前后体积不变，转化率也可表示为

$$\alpha = \frac{反应物起始浓度 - 反应物平衡浓度}{反应物起始浓度} \times 100\%$$

转化率和平衡常数，都能表示可逆反应正向进行的程度，二者可以进行相互计算。同时二者也有差别，平衡常数与反应物的起始浓度无关，只与反应温度有关，而转化率除与温度有关

外，还与反应物的起始浓度有关，并需指明是哪种反应物的转化率，同一反应的反应物不同，转化率的数值往往不同。

例 1-4-3 水煤气的转化反应为

$$CO(g)+H_2O(g) \rightleftharpoons CO_2(g)+H_2(g)$$

在 500 ℃时，平衡常数 K_c 为 9.0。在 5.0 L 密闭容器中加入 10.0 mol CO 和 10.0 mol 的 H_2O，求平衡时各组分的浓度和 CO 转化成 CO_2 的转化率。

解： 设在平衡时 $[CO_2]=[H_2]=x\ mol\cdot L^{-1}$

	CO +	$H_2O \rightleftharpoons$	CO_2 +	H_2
起始浓度/($mol\cdot L^{-1}$)	2.0	2.0	0	0
平衡浓度/($mol\cdot L^{-1}$)	$2.0-x$	$2.0-x$	x	x

将平衡浓度代入平衡常数表达式，则得

$$K_c=\frac{[CO_2][H_2]}{[CO][H_2O]}=\frac{x^2}{(2.0-x)(2.0-x)}=9.0$$

$$x=1.5$$

解得

平衡时各物质的浓度为

$$[CO]=2.0\ mol\cdot L^{-1}-1.5\ mol\cdot L^{-1}=0.5\ mol\cdot L^{-1}$$

$$[H_2O]=2.0\ mol\cdot L^{-1}-1.5\ mol\cdot L^{-1}=0.5\ mol\cdot L^{-1}$$

$$[CO_2]=[H_2]=1.5\ mol\cdot L^{-1}$$

一氧化碳的转化率

$$\alpha=\frac{2.0-0.5}{2.0}\times100\%=75\%$$

即水煤气转化反应达到平衡时，CO 和 H_2O 的浓度为 0.5 $mol\cdot L^{-1}$，CO_2 和 H_2 的浓度为 1.5 $mol\cdot L^{-1}$，一氧化碳的转化率为 75%。

4.2.3 化学平衡移动

化学平衡是一定条件下相对的、暂时的动态平衡，一旦外界条件（如温度、压力、浓度等）发生改变，这种平衡状态就会遭到破坏，物质浓度发生改变，经过一定时间，在新的条件下建立起新的平衡。这种因外界条件改变，使可逆反应从一种平衡状态转变到另一种平衡状态的过程，称为**化学平衡的移动**。影响化学平衡移动的主要因素有物质的浓度、压力（压强）、温度等。

1. 浓度对化学平衡的影响

在一定温度下，可逆反应

$$aA+bB \rightleftharpoons dD+eE$$

达到平衡时（$v_{正}=v_{逆}$），若增加 A 或 B 的浓度，则正反应速率将增加，使 $v_{正}>v_{逆}$（图 1-4-4），反应向正方向进行，即平衡向右移动。随着反应的

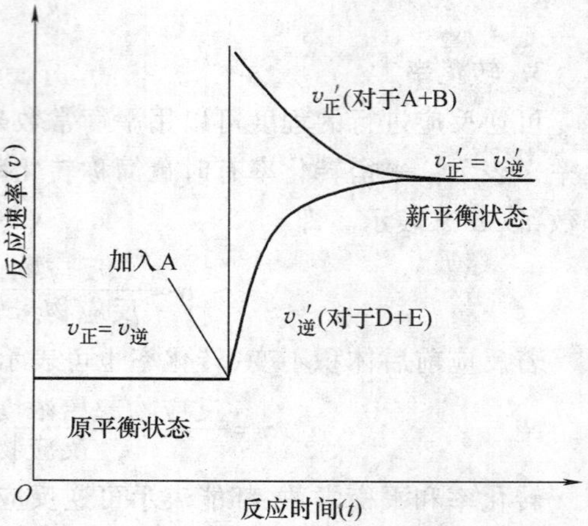

图 1-4-4 增大反应物浓度对平衡的影响

进行，生成物 D 和 E 的浓度不断增加，反应物 A 和 B 的浓度不断减小。因此，正反应速率不断减小，逆反应速率不断增大，一定时间后正、逆反应速率再次相等（$v'_{正}=v'_{逆}$），反应又一次达到新的平衡。显然在新的平衡中，各组分的浓度都会发生改变，但由于温度不变，其比值 $\frac{[D]^d[E]^e}{[A]^a[B]^b}$ 仍为原来的常数。

若增加生成物 D 或 E 的浓度、反应会向增加反应物 A 和 B 的方向移动，即平衡向左移动，但平衡常数 K 也不发生变化。

2. 压力对化学平衡的影响

这里的压力指系统总压力，它的变化对液态或固态反应的平衡影响甚微，但对有气体参加的反应影响较大。

压力的变化使化学平衡移动也是通过改变物质的浓度来实现的，与浓度对平衡的影响不同的是，总压力的改变是使反应物和生成物的浓度同等程度地增加或减少。当可逆反应前后气体分子数不相等时，反应物中气体分子数较多的反应，反应速率受压力的影响较大。压力增大时，其反应速率增加的幅度较大，压力减小时，其反应速率减小的幅度也较大。

例如，合成氨反应：

$$N_2(g)+3H_2(g)\rightleftharpoons 2NH_3(g)$$

若正、逆反应都符合质量作用定律，则

$$v_{正}=k_{正}c_{N_2}c_{H_2}^3 \qquad v_{逆}=k_{逆}c_{NH_3}^2$$

当其他条件不变时，压力增加 1 倍，各物质的浓度将是原来的 2 倍，由速率方程知，正反应的速率将是原速率的 16 倍，而逆反应的速率只是原速率的 4 倍。显然，压力增大后，正反应速率大于逆反应速率（$v'_{正}>v'_{逆}$），平衡向右（分子数减少的方向）移动。反之，减小压力，正反应速率会减小得更多，平衡将向左移动。

压力对化学平衡的影响可概括为：压力变化只对反应前后气体分子数有变化的反应平衡系统有影响，当其他条件不变时，增大压力，平衡向气体分子数减少即气体体积减小的方向移动；减小压力，平衡向气体分子数增加即气体体积增大的方向移动。

3. 温度对化学平衡的影响

温度对化学平衡的影响与前两种情况有着本质的区别。改变浓度或压力是在温度一定的条件下进行的，这时平衡的移动，只改变各物质的浓度，而平衡常数 K 不变。而温度的变化，常使正、逆反应速率及平衡常数 K 均发生改变，从而导致平衡的移动。

温度对化学平衡的影响与反应的热效应有关。对于吸热反应，升高温度时，正反应速率增加的幅度将大于其逆反应速率增加的幅度，使升温后的正反应速率大于逆反应速率（$v'_{正}>v'_{逆}$），平衡常数 K 增大，平衡向右移动；反之，降低温度，正反应速率减小的幅度也将大于其逆反应速率减小的幅度，平衡会向左移动。

总之，温度对化学平衡的影响，是通过改变平衡常数使平衡发生移动的。在其他条件不变时，升高温度，平衡向吸热反应的方向移动；降低温度，平衡向放热反应的方向移动。

4. 催化剂与化学平衡的关系

催化剂降低了反应的活化能，因此可以加快反应速率。对于任一可逆反应来说，催化剂能同等程度地改变正、逆反应的速率常数 $k_{正}$、$k_{逆}$ 的值，因此能同等程度地加快正、逆反应速率，而

使平衡常数 K 保持不变。所以,催化剂不会使化学平衡发生移动。若在尚未达到平衡状态的反应系统中加入催化剂,可以加快反应速率,缩短反应到达平衡状态的时间,亦即缩短了完成反应所需要的时间,这在工业生产上具有重要意义。

5. 平衡移动原理——勒夏特列原理

综上所述,如在平衡系统中增大反应物浓度,平衡就会向着减小反应物浓度的方向移动;在有气体参加反应的平衡系统中,增大系统的压力,平衡就会向着减少气体分子数,即向减小系统压力的方向移动;升高温度,平衡向着吸热反应方向,即向降低系统温度的方向移动。这些结论于 1884 年由法国科学家勒夏特列(Le Chatelier)归纳为一条普遍规律:如以某种形式改变一个平衡系统的条件(如浓度、压力、温度),平衡就会向着减弱这个改变的方向移动。这个规律称为**勒夏特列原理**。

总之,一个化学反应的速率和进行的程度除了由其本质决定外,还受浓度、压力、温度及催化剂等外界条件的影响,这种影响表现出一定的规律(见表 1-4-1)。掌握这些规律,对于认识化学反应以及药剂的制备和使用等均有重要意义。

表 1-4-1 外界条件对化学反应速率和化学平衡的影响

变化因素		对反应速率的影响	对平衡移动的方向
浓度	增大反应物浓度	正反应速率增大	向正反应方向移动
	增大生成物浓度	逆反应速率增大	向逆反应方向移动
	减小反应物浓度	正反应速率减小	向逆反应方向移动
	减小生成物浓度	逆反应速率减小	向正反应方向移动
压力	增大压力	反应速率增大	向气体分子数减少方向移动
	减小压力	反应速率减小	向气体分子数增加方向移动
温度	升高温度	反应速率增大	向吸热反应方向移动
	降低温度	反应速率减小	向放热反应方向移动
催化剂		正、逆反应速率增大程度相同	能缩短到达平衡时间,不能使平衡移动

知识扩充

化学动力学与治疗药物监测

使用药物是治疗疾病的主要手段之一,药物进入生物体内通过调整失调的内源性活性物质或生理生化过程,杀灭抑制病原体达到治疗疾病的目的。显然,治疗药物在作用部位的浓度或质量不足或过多便会起不到治疗作用或产生新的不良作用,甚至引起药源性疾病乃至危及生命。因此 20 世纪 60 年代,治疗药物监测(therapeutic drug monitoring, TDM)作为一门新兴的学科得以诞生和发展。TDM 的主要任务是通过灵敏可靠的检测方法,获得患者血液或其他生物材料中药物的浓度,获取有关药物动力学参数,利用动力学的相关理论,指导临床合理用药方案的制订和调整,并对药物中毒进行诊断和治疗,从而使药物治疗具有有效性和安全性。目前 TDM 在欧美发达国家已成为临床化学实验室的主要常规工作之一。

情境小结

1. 知识系统网络

- 化学反应速率与化学平衡
  - 化学反应速率
    - 化学反应速率
      - 基本概念：指单位时间内反应物或生成物浓度变化
      - 表示方法：$\bar{v}(\mathrm{B})=\pm\dfrac{c_2-c_1}{t_2-t_1}=\pm\dfrac{\Delta c_\mathrm{B}}{\Delta t}$或$v_\mathrm{B}=\pm\dfrac{\mathrm{d}c_\mathrm{B}}{\mathrm{d}t}$
    - 碰撞理论
      - 理论要点：碰撞是反应的先决条件，但不是每次碰撞都有效
      - 活化分子，活化能：活化分子是能发生有效碰撞的分子 $E_\mathrm{a}=E_\mathrm{c}-E_\mathrm{e}$
    - 元反应
      - 定义：碰撞一次完成的反应，分单分子反应、双分子反应、三分子反应
      - 质量作用定律：$v=k\cdot c_\mathrm{A}^a\cdot c_\mathrm{B}^b$ 分一级反应、二级反应等
    - 影响因素
      - 浓度：反应物浓度增加，化学反应速率加快
      - 温度：阿伦尼乌斯公式：$k=A\mathrm{e}^{-E_\mathrm{a}/(RT)}$ 或 $\ln k=-E_\mathrm{a}/(RT)+\ln A$
      - 催化剂：改变反应途径，降低活化能，加速反应
  - 化学平衡及其规律
    - 含义：可逆反应，各物质浓度都不再随时间改变的状态
    - 特征
      - 前提：恒温、封闭体系
      - 条件：正逆反应速率相等（$v_{正}=v_{逆}$）
      - 动态平衡：有条件的暂时平衡
    - 平衡常数
      - 平衡定律：$K_c=[\mathrm{E}]^e[\mathrm{D}]^d/([\mathrm{A}]^a[\mathrm{B}]^b)$
      - 应用：进行平衡常数、平衡浓度、转化率计算
    - 平衡移动
      - 浓度：增加反应物浓度，平衡向生成物方向移动
      - 压力：增大压力，平衡向气体分子数减少方向移动
      - 温度：升高温度，平衡向吸热反应方向移动
      - 催化剂：只能缩短达到平衡时间，不能使平衡移动
      - 勒夏特列原理：改变平衡系统的条件，平衡就会向减弱这个改变的方向移动

2. 学习方法概要

化学反应速率和化学平衡是研究化学问题的两个重要方面，弄清其原理，掌握其方法对医学化学课程的学习及化学问题的研究都有重要意义。在反应速率的学习中，首先，要明确其意义及其表示方法，理解活化分子、活化能、催化剂、元反应、质量作用定律等概念；其次，能用反应速率理论、质量作用定律等，从物质浓度变化、分子能量变化、活化能的改变的角度来认识浓度、温度、催化剂等外界因素对反应速率的影响。第三，对化学平衡及其规律问题一定要明确化学平衡是有条件的、暂时的、动态的；平衡的标志是各物质的浓度或压力不随时间变化，反应的程度可用平衡常数表示，平衡浓度可以测定和计算；平衡是可以移动的，其移动的方向是可以用勒夏特列原理来正确判断。

目标检测

一、选择题

1. 根据碰撞理论，有效碰撞是指 （ ）

A. 反应物分子之间的碰撞　　B. 较高能量分子之间的碰撞

C. 较高能量分子之间能引起反应的碰撞　　D. 高能分子与低能分子之间的碰撞

2. 对于平衡体系 $CO(g)+2H_2(g) \rightleftharpoons CH_3OH(g)+Q$，为了增加甲醇的产量，应采取的措施是 （ ）

A. 高温、高压　　B. 适宜温度、高压、催化剂

C. 低温、低压　　D. 低温、高压、催化剂

3. 对已达化学平衡的 $N_2(g)+3H_2(g) \rightleftharpoons 2NH_3$ 反应，减小压力时，对反应产生的影响是 （ ）

A. 逆反应速率减小，正反应速率增大，平衡向逆反应方向移动

B. 逆反应速率减小，正反应速率增大，平衡向正反应方向移动

C. 正、逆反应速率都减小，平衡向逆反应方向移动

D. 正、逆反应速率都增大，平衡向正反应方向移动

4. 对于反应 $2SO_2+O_2 \rightleftharpoons 2SO_3$，下列判断正确的是 （ ）

A. 2 体积 SO_2 和足量 O_2 反应，必定生成 2 体积 SO_3

B. 其他条件不变，增大压力，平衡必定向右移动

C. 平衡时，SO_2 消耗速率必定等于 O_2 生成速率的两倍

D. 平衡时，SO_2 浓度必定等于 O_2 浓度的两倍

5. 下列事实不能用勒夏特列原理来解释的是 （ ）

A. 往 H_2S 水溶液中加碱有利于 S^{2-} 增多

B. 加入催化剂有利于氨的氧化反应

C. 高压有利于合成 NH_3 的反应

D. 500 ℃左右比室温更有利于合成 NH_3 的反应

二、填空题

1. 化学反应速率通常用________表示，单位是________，影响化学反应速率的因素主要有________、________、________和________。

2. 反应 $2C \rightleftharpoons A+B$ 在一定的条件下达到平衡时：

(1) 若升高温度，平衡向左移动，则正向反应是________反应。

(2) 若 A 为气体，增大压力平衡向右移动，则 C 为________体，B 为________体。

（3）A、B、C 均为气体时，达到平衡后，若增加 A 的浓度，B 的浓度将________，C 的浓度将________。

3. 对于下列反应：$2SO_2 + O_2 \rightleftharpoons 2SO_3$，如果 2 min 内 SO_2 的浓度由 6 mol · L^{-1}下降为 2 mol · L^{-1}，那么，用 SO_2 浓度变化来表示的化学反应速率为________，用 O_2 浓度变化来表示的反应速率为________。如果开始时 SO_2 浓度为 4 mol · L^{-1}，2 min 后反应达平衡，若这段时间内 $v(O_2)$ 为 0.5mol/(L · min)，那么 2 min 时 SO_2 的浓度为________。

三、判断题

1. 根据反应式 $2P + 5Cl_2 \rightleftharpoons 2PCl_5$ 可知，如果 2 mol 的 P 和 5 mol 的 Cl_2 混合，必然生成 2 mol 的 PCl_5。（ ）

2. 任何可逆反应在一定温度下，不论参加反应的物质浓度如何不同，反应达到平衡时，各物质的平衡浓度相同。（ ）

3. 可逆反应达到平衡后，增加反应物浓度会引起 K_c 改变。（ ）

4. 一个反应体系达到平衡时的条件是正、逆反应速率相等。（ ）

5. 活化分子间的碰撞一定能发生化学反应。（ ）

6. 活化分子比普通分子具有较高的能量。（ ）

7. 化学反应实际是活化分子有合适取向时的有效碰撞。（ ）

四、问答题

1. 有效碰撞理论的要点是什么？

2. 化学平衡状态有哪些特征？

五、计算题

1. 下列化学反应：$NO_2(g) + O_3(g) \rightleftharpoons NO_3(g) + O_2(g)$，在 298 K 时，测得数据如下表：

实验序号	$c_{起始}/(mol \cdot L^{-1})$		最初生成 O_2 的速率
	NO_2	O_3	$mol \cdot L^{-1} \cdot s^{-1}$
1	5.0×10^{-5}	1.0×10^{-5}	0.022
2	5.0×10^{-5}	2.0×10^{-5}	0.044
3	2.5×10^{-5}	2.0×10^{-5}	0.022

（1）求反应速率的表示式；

（2）求反应的级数；

（3）求该反应的反应速率常数。

2. 某温度下，$H_2 + I_2 \rightleftharpoons 2HI$ 的平衡常数是 50，在该温度下使一定量的氢气与 1 mol · L^{-1}碘蒸气混合发生反应，当达到平衡时，有 1 mol · L^{-1}碘化氢生成。求反应开始时，氢气的浓度是多少？

3. 已知反应 $CO(g) + H_2O(g) \rightleftharpoons H_2(g) + CO_2(g)$，在 830 K 时的平衡常数 $K_c = 1.0$。若 CO 和 H_2O 的起始浓度分别为 2 mol · L^{-1}、3 mol · L^{-1}，求 CO 的平衡转化率。

情境5 溶液中的酸碱平衡

情境描述：

根据职业教育以能力为目标，以素质为基础，促进学生的持续发展的原则。以课堂教学、教材、课件等为载体，完成对本情境的学习。掌握弱电解质的解离及其有关计算，了解 pH 的意义及近似测定；掌握缓冲溶液的作用原理及有关基本计算；理解各种盐类水解的实质及影响水解平衡的各种因素；具备在实际工作或生活中分析利用电解质溶液的能力。

5.1 电解质

5.1.1 电解质及其解离

1. 电解质和非电解质

根据化合物在水溶液或熔融状态时导电性的差别，可以将化合物分为两大类，即电解质和非电解质。凡是在水溶液中或熔融状态下能导电的化合物称为**电解质**，如 NaOH、NaCl、HNO_3 等；反之，在熔融状态和水溶液中均不能导电的化合物称为**非电解质**，如 CH_3CH_2OH、$C_{12}H_{22}O_{11}$ 等。无机物中的酸、碱、盐等都是电解质，而酒精、蔗糖、乙醚等大部分有机化合物均属非电解质。

2. 强电解质和弱电解质

根据电解质溶液导电能力的强弱，可将电解质分为强电解质和弱电解质。

(1)强电解质　如盐酸、氢氧化钠和氯化钠等，在水溶液中能完全解离成阴、阳离子的电解质称为**强电解质**。实验表明，强酸（如 HNO_3、H_2SO_4、HCl 等）、强碱[如 KOH、NaOH、$Ba(OH)_2$ 等]和大多数盐类都是强电解质。

(2) 弱电解质　如乙酸、氨水等，在水溶液中不能完全解离成阴、阳离子的电解质称为**弱电解质**。实验表明，弱酸（如 HAc、H_2CO_3、HCN、H_2S 等）、弱碱（如 $NH_3 \cdot H_2O$、$Al(OH)_3$、$C_6H_5NH_2$）和少数盐类[如 $Pb(CH_3COO)_2$、$HgCl_2$ 等]都是弱电解质。

应注意，强电解质与弱电解质之间并没有绝对的界限，以上电解质的分类是以水作为溶剂的，若溶剂不同，则分类的情况就可能不同。在不同的条件下，电解质的强弱常会发生变化，如 HAc 在水溶液中是弱酸，但以液氨为溶剂时，则表现为强酸。因此，不能把电解质的分类看成是绝对的、一成不变的。

3. 电解质的解离过程

不同的电解质溶液在导电能力上有较大的差别，主要是由于电解质的本质，即化学键的性质及在溶液中的行为不同引起的。例如，在 NaCl 晶体里含有 Na^+ 和 Cl^-，它们之间存在着较强的吸引作用，使 Na^+ 和 Cl^- 不能自由移动，因而食盐晶体不能导电。当食盐在水中溶解时，由于水分子的作用，减弱了 Na^+ 和 Cl^- 之间的吸引力，使食盐解离成水合的、能自由移动的 Na^+ 和 Cl^-，在电场的作用下可分别向阴、阳两极移动，因而食盐溶液能导电，其溶解示意图如图 1－5－1 所示。电解质在水溶液中形成自由移动离子的过程称为**解离**。

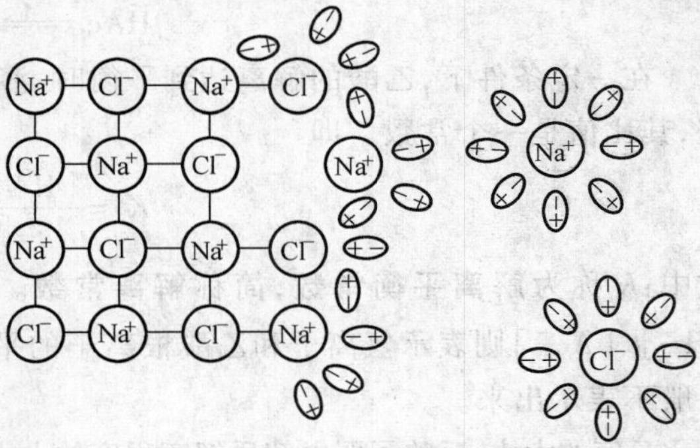

图 1－5－1 NaCl 溶解示意图

食盐晶体受热熔化时，也能产生可以自由移动的 Na^+ 和 Cl^-，因而食盐在熔融状态下也能导电。

氯化氢(HCl)为极性共价化合物，溶于水后，由于与水分子异端相邻而互相吸引使氯化氢分子逐渐变形，最后导致氯化氢分子中的共价键断裂，也形成水合的、可自由移动的氢离子和氯离子进入水中，所以氯化氢的水溶液——盐酸也能导电，氯化氢的溶解示意图如图1－5－2所示。

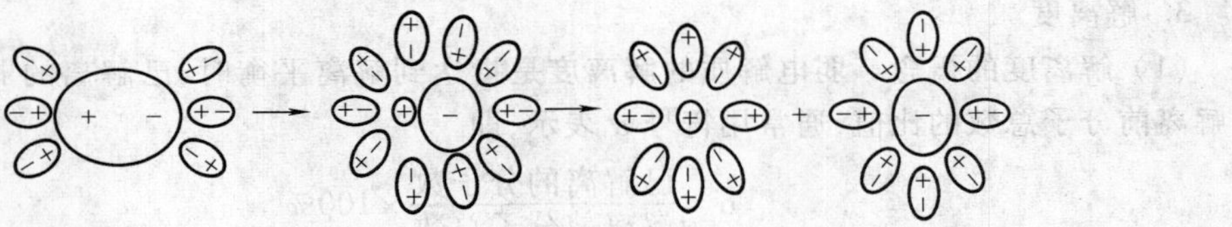

图 1－5－2 HCl 溶解示意图

弱电解质在水中的解离与强电解质相似，只是解离程度较强电解质的解离程度小得多。其解离过程是可逆的，在解离方程式中使用“$\rightleftharpoons$”表示，例如，

$$\text{乙酸}\quad HAc \rightleftharpoons H^+ + Ac^-$$

$$\text{氨水}\quad NH_3 \cdot H_2O \rightleftharpoons NH_4^+ + OH^-$$

多元弱酸的解离分步进行，如碳酸(H_2CO_3)的解离分两步：

$$\text{第一步}\quad H_2CO_3 \rightleftharpoons HCO_3^- + H^+$$

$$\text{第二步}\quad HCO_3^- \rightleftharpoons CO_3^{2-} + H^+$$

5.1.2 弱电解质的解离平衡

1. 解离平衡

弱电解质在水溶液中的解离过程是可逆的，例如，乙酸的解离可表示为

$$HAc \underset{\text{结合}}{\overset{\text{解离}}{\rightleftharpoons}} H^+ + Ac^-$$

开始时，HAc 浓度大，HAc 解离成 H^+ 和 Ac^- 的速率较大，随着 HAc 的解离，H^+ 和 Ac^- 浓度不断增大，解离速率减慢，而 H^+ 和 Ac^- 结合成乙酸分子的速率加快，在一定温度下，当正向反应过程和逆向反应过程的速率相等时，HAc、H^+ 和 Ac^- 的浓度不再随时间而改变，即达到了平衡状态。像这样，在一定的条件下，当弱电解质分子解离成离子的速率和离子重新结合成弱电解质分子的速率相等时的状态，称为弱电解质的**解离平衡状态**，简称**解离平衡**。

2. 解离平衡常数

解离平衡是化学平衡的特例,衡量弱电解质解离程度的一个物理量是解离平衡常数。例如,

$$HAc \rightleftharpoons H^+ + Ac^-$$

在一定条件下,乙酸的解离达到平衡时,溶液中弱电解质分子、离子的浓度不再随时间改变,其比值是一个常数。即

$$K_i = \frac{[H^+] \cdot [Ac^-]}{[HAc]} \qquad (1-5-1)$$

式中:K_i称为**解离平衡常数**,简称**解离常数**。[HAc]表示平衡时未解离的乙酸分子浓度;[H^+]、[Ac^-]则表示氢离子和乙酸根离子的平衡浓度。显然,K_i 具有浓度的量纲 $mol \cdot L^{-1}$,一般不表示出来。

K_i值的大小,反映了弱电解质解离程度的大小。K_i值越大,表示弱电解质解离程度越大;K_i值越小,表示弱电解质解离程度越小。一般用 K_a表示弱酸的解离常数,用 K_b表示弱碱的解离常数。

解离常数的大小与弱电解质的本质和温度有关,而与浓度无关。一些弱酸和弱碱的解离常数列入附录Ⅱ的表1中。

3. 解离度

(1) 解离度的概念 弱电解质的**解离度**是指达到解离平衡时,已解离的弱电解质分子数与解离前分子总数的比值,通常用符号 α 表示,即

$$\alpha = \frac{\text{已解离的分子数}}{\text{解离前分子总数}} \times 100\% \qquad (1-5-2)$$

或

$$\alpha = \frac{\text{已解离的溶质的浓度}}{\text{解离前溶质的浓度}} \times 100\% \qquad (1-5-3)$$

强电解质在溶液中完全解离,从理论上讲,其解离度是100%。但是,实验测得的强电解质在溶液中的解离度往往小于100%。这主要是因为在强电解质溶液中,离子浓度较大,带相反电荷的离子间的静电作用较强,使离子不能完全地自由移动,致使其导电性能降低。根据导电性测定的解离度(小于100%),通常称为**表观解离度**。

解离度也可以定量地表示弱电解质的相对强弱,相同条件下,电解质越弱,其解离度越小。

(2) 影响解离度的因素 影响解离度的因素主要有以下四个方面:

电解质的性质。电解质的分子结构是决定其解离度大小的主要原因,离子化合物和强极性共价化合物在水溶液中受水分子的引力较大,使离子间的引力减弱,故能完全解离;弱极性共价化合物,由于极性小,水分子对它的引力较小,而分子中原子之间结合又较牢固,较难解离,故解离度小。

溶液的浓度。溶液浓度越小,电解质的解离度越大。这是因为溶液的浓度越小,单位体积内离子数越少,离子相互碰撞重新结合成分子的机会就越少,解离度就越大。相反,浓度增大,解离度减小。

温度。因为解离是一个吸热过程,一般温度越高,解离度越大。

溶剂的性质。溶剂的极性越大,电解质的解离度也越大。例如,NaCl 在极性溶剂水中完全解离,是强电解质。但是在弱极性或非极性的有机溶剂中,则很难解离。

因此,讨论电解质的解离度时,必须说明溶液的浓度和温度。若无特别指明,一般情况下

是以水为溶剂的。

4. 解离度和解离常数的计算

解离度和解离常数都可以表示弱电解质的相对强弱,两者既有联系又有区别。

解离平衡常数是化学平衡常数的特例,因而它与浓度无关,而与温度有关;解离度是转化率的一种特例,它随浓度的增加而降低。二者之间有一定的定量关系。当 K_i 比较小或 $c/K_i \geqslant 500$ 时,一元弱电解质的解离度 α 与解离平衡常数 K_i 的关系为

$$K_i = c\alpha^2 \quad 或 \quad \alpha = \sqrt{\frac{K_i}{c}} \qquad (1-5-4)$$

这个公式反映了解离度、解离常数及溶液浓度之间的关系。即同一电解质的解离度与其浓度的平方根成反比,即当溶液稀释时,其解离度是增大的。这种关系也称为**稀释定律**。表1-5-1是几种不同浓度HAc溶液的解离度和解离常数。

表1-5-1 不同浓度HAc溶液的解离度和解离常数

溶液浓度/($mol \cdot L^{-1}$)	解离度 α/%	解离常数 K_i
0.2	0.938	1.75×10^{-5}
0.1	1.33	1.75×10^{-5}
0.02	2.96	1.75×10^{-5}
0.001	13.3	1.75×10^{-5}

从表1-5-1看出,在同一温度下,不论乙酸的浓度如何变化,解离常数都不变,而解离度相差很大。因此,用解离常数比较同类型弱电解质的相对强弱,在实际应用中更为重要。

例1-5-1 计算0.10 $mol \cdot L^{-1}$乙酸(HAc)溶液中的H^+浓度及解离度α(已知 $K_{HAc} = 1.75\times10^{-5}$)。

解: 设解离平衡时,已解离的HAc浓度为 x $mol \cdot L^{-1}$,则$[H^+]=[Ac^-]=x$ $mol \cdot L^{-1}$。

$$HAc \rightleftharpoons H^+ + Ac^-$$

起始浓度/($mol \cdot L^{-1}$)　　0.10　　0　　0

平衡浓度/($mol \cdot L^{-1}$)　　$0.10-x$　　x　　x

因为
$$K_{HAc} = \frac{[H^+][Ac^-]}{[HAc]}$$

所以
$$\frac{x^2}{0.10-x} = 1.75\times10^{-5}$$

当 K_{HAc} 比较小或 $c/K_{HAc} \geqslant 500$ 时,上述计算可作近似处理,即 $0.10-x \approx 0.10$。

$$x^2 = 1.75\times10^{-6}$$
$$x = 1.32\times10^{-3}$$

所以
$$[H^+] = 1.32\times10^{-3}\ mol \cdot L^{-1}$$

则
$$\alpha = \frac{1.32\times10^{-3}}{0.10}\times100\% = 1.32\%$$

即0.10 $mol \cdot L^{-1}$ HAc溶液中的H^+浓度为1.32×10^{-3} $mol \cdot L^{-1}$,解离度$\alpha = 1.32\%$。

例1-5-2 已知25 ℃时,0.20 $mol \cdot L^{-1}$氨水的解离度为0.934%,求溶液中OH^-浓度及氨水的解离常数$K_{NH_3 \cdot H_2O}$。

解: 设平衡时$[OH^-] = x$ $mol \cdot L^{-1}$

$$NH_3 \cdot H_2O \rightleftharpoons NH_4^+ \quad + \quad OH^-$$

起始浓度/($mol \cdot L^{-1}$)　　0.20　　0　　0

平衡浓度/($mol \cdot L^{-1}$)　　$0.20 - x$　　x　　x

因为
$$\alpha = \frac{已解离的溶质的浓度}{解离前溶质的浓度} \times 100\%$$

所以
$$0.934\% = \frac{x}{0.20} \times 100\%$$

$$x = 1.87 \times 10^{-3}$$

即
$$[OH^-] = 1.87 \times 10^{-3}\ mol \cdot L^{-1}$$

$$K_{NH_3 \cdot H_2O} = \frac{[NH_4^+][OH^-]}{[NH_3 \cdot H_2O]} = \frac{(1.87 \times 10^{-3})^2}{0.20 - 1.87 \times 10^{-3}} = 1.75 \times 10^{-5}$$

即 $0.2\ mol \cdot L^{-1}$ 氨水溶液中 OH^- 浓度为 $1.87 \times 10^{-3}\ mol \cdot L^{-1}$，氨水的解离平衡常数 $K_{NH_3 \cdot H_2O} = 1.75 \times 10^{-5}$。

5.1.3 解离平衡移动——同离子效应和盐效应

1. 同离子效应

在弱电解质溶液中，加入与该弱电解质含有相同离子的强电解质时，使弱电解质的解离度降低的现象，称为**同离子效应**。

例如，在 $0.1\ mol \cdot L^{-1}$ 的 HAc 溶液中加入少量的 NaAc 固体或溶液，NaAc 为强电解质，在溶液中全部解离，溶液中的 $[Ac^-]$ 增大，使 HAc 的解离平衡向生成 HAc 分子的方向移动，HAc 的解离度降低，同时 $[H^+]$ 也减小。

即

$$HAc \rightleftharpoons Ac^- + H^+$$

←平衡移动

$$+$$

$$Ac^- + Na^+ \longleftarrow NaAc$$

同样，在 $0.1 mol \cdot L^{-1}$ 氨水溶液中加入少量强电解质 NH_4Cl 时，也会使—$NH_3 \cdot H_2O$ 的解离度降低，溶液中的 $[OH^-]$ 减少。即

$$NH_3 \cdot H_2O \rightleftharpoons NH_4^+ + OH^-$$

←平衡移动

$$+$$

$$NH_4^+ + Cl^- \longleftarrow NH_4Cl$$

例 1－5－3　在 $0.100\ mol \cdot L^{-1}$ HAc 溶液中加入固体 NaAc，使其浓度为 $0.100\ mol \cdot L^{-1}$（设溶液的体积不变），计算溶液的 $[H^+]$ 和解离度。

解： 设已解离的 $[H^+] = x\ mol \cdot L^{-1}$

则
$$HAc \rightleftharpoons H^+ \quad + \quad Ac^-$$

起始浓度/($mol \cdot L^{-1}$)　　0.100　　0　　0.100

平衡浓度/($mol \cdot L^{-1}$)　　$0.100 - x \approx 0.100$　　x　　$x + 0.100 \approx 0.100$

根据
$$K_{HAc} = \frac{[H^+][Ac^-]}{[HAc]}$$

$$[H^+] = K_{HAc}\frac{[HAc]}{[Ac^-]} = (1.75 \times 10^{-5} \times 0.100/0.100)\ mol \cdot L^{-1}$$

$$= 1.75 \times 10^{-5}\ \text{mol} \cdot \text{L}^{-1}$$

$$\alpha = [\text{H}^+]/[\text{HAc}] = 1.75 \times 10^{-5}\ \text{mol} \cdot \text{L}^{-1}/(0.100\ \text{mol} \cdot \text{L}^{-1})$$

$$= 1.75 \times 10^{-4} = 0.0175\%$$

即溶液中$[H^+] = 1.75 \times 10^{-5}\ mol \cdot L^{-1}$，HAc 的解离度 $x = 0.0175\%$。由例 1－5－1 可知：0.100 $mol \cdot L^{-1}$ HAc 溶液 $\alpha = 1.32\%$，$[H^+] = 1.32 \times 10^{-3}\ mol \cdot L^{-1}$，当加入 NaAc 后，由于产生同离子效应，$[H^+]$和 HAc 的解离度降低到约为原来的 1/75。因此，利用同离子效应可控制溶液中某离子浓度和调节溶液的酸碱性。

2. 盐效应

在 HAc 等弱电解质溶液中，加入不含相同离子的强电解质，如 K_2SO_4、NaCl 等，会使溶液中的 H^+和 Ac^-结合成 HAc 分子的机会减少，可以增大 HAc 的解离度。像这样，在弱电解质溶液中加入与弱电解质不含相同离子的强电解质时，使弱电解质的解离度升高的现象称为**盐效应**。

发生同离子效应时，必然伴随着盐效应，但此时的盐效应比同离子效应小得多，所以此时的盐效常可以忽略不计。

5.2 酸碱质子理论

酸和碱是两类重要的物质。人们对酸碱的认识是逐步深化的，通过对酸碱的性质与组成、结构关系的研究，提出了一系列的酸碱理论，其中较重要的有电离理论、质子理论和电子理论。

电离理论是 1887 年由瑞典化学家阿伦尼乌斯（Arrhenius）提出的，该理论认为**在水溶液中解离出的阳离子全部是 H^+的物质是酸，解离出的阴离子全部是 OH^-的物质是碱；酸碱中和反应的实质是 H^+和 OH^-结合生成 H_2O**。酸碱电离理论成功地解释了一部分含有 H^+或 OH^-的物质在水溶液中的酸碱性，但它不能解释非水溶剂中的酸碱反应，也不能解释氨水的碱性和一些盐类溶液的酸碱性等问题。为此，1923 年，布朗斯特和劳莱提出了酸碱质子理论。

5.2.1 酸碱的定义

酸碱质子理论认为**凡能给出质子（H^+）的物质都是酸，凡能接受质子的物质都是碱**。如 HAc、NH_4^+、HCl、$H_2PO_4^-$ 等都能给出质子，它们都是酸；Ac^-、NH_3、Cl^-、HPO_4^{2-} 等都能接受质子，它们都是碱。即酸是质子的给予体，酸给出质子后剩余的部分是碱；碱是质子的接受体，碱接受质子后即成为酸。酸和碱的关系可用下式表示：

$$\text{酸(HB)} \rightleftharpoons H^+ + \text{碱}(B^-)$$

$$HCl \rightleftharpoons H^+ + Cl^-$$

$$HAc \rightleftharpoons H^+ + Ac^-$$

$$H_2CO_3 \rightleftharpoons H^+ + HCO_3^-$$

$$HCO_3^- \rightleftharpoons H^+ + CO_3^{2-}$$

$$NH_4^+ \rightleftharpoons H^+ + NH_3$$

$$H_3PO_4 \rightleftharpoons H^+ + H_2PO_4^-$$

$$H_2O \rightleftharpoons H^+ + OH^-$$

从上述例子可以看出:酸和碱既可以是中性分子,也可以是阴离子或阳离子。例如,盐酸、乙酸是分子酸,而 $NH_4{}^+$ 是离子酸;Cl^-、CO_3^{2-} 是离子碱。有些物质如 H_2O、HCO_3^- 和 $H_2PO_4{}^-$ 等既能给出质子,又能接受质子,这类物质称为两性物质。

根据酸碱质子理论,酸和碱是相互关联的。酸(HB)失去一个质子变成相应的碱(B^-),碱(B^-)得到一个质子变成相应的酸(HB),这种酸碱相互依存、相互转化的关系称为共轭关系。

一般把组成上仅相差一个质子的一对酸碱,称为**共轭酸碱对**。在一对共轭酸碱对中,共轭酸的酸性越强,其共轭碱的碱性越弱;反之亦然。

5.2.2 酸碱反应的实质

根据酸碱质子理论,**酸碱反应的实质就是两个共轭酸碱对之间质子的传递过程**。在反应中,酸给出质子转化为它的共轭碱,碱接受质子转化为它的共轭酸。只是当酸给出的质子必须为另一碱所接受;作为碱,也只能从其他酸获得质子。如下述酸碱反应:

$$\overset{\ \ H^+}{HCl + NH_3} \rightleftharpoons NH_4^+ + Cl^-$$

酸 1　　碱 2　　酸 2　　碱 1

（碱 2 与酸 2：共轭酸碱对；酸 1 与碱 1：共轭酸碱对）

此反应是酸 1(HCl)将质子传递给碱 2(NH_3)后,分别转变成碱 1(Cl^-)和酸 2(NH_4^+)。

酸碱反应总是由较强的酸与较强的碱作用,向着生成较弱碱和较弱酸的方向进行。上述反应,无论在水溶液、苯或气相中,反应实质都是一样的。所以,酸碱质子理论不仅适用于水溶液,也适用于非水溶液和无溶剂体系。

根据酸碱质子理论,酸碱反应不仅包括通常所说的中和反应,而且还包括酸碱解离反应和盐类物质的水解反应。这些反应的实质都是质子的传递过程。例如,

中和反应　$H_3O^+ + OH^- \rightleftharpoons H_2O + H_2O$（$H^+$ 由 H_3O^+ 传递给 OH^-）

解离反应　$HAc + H_2O \rightleftharpoons H_3O^+ + Ac^-$（$H^+$ 由 HAc 传递给 H_2O）

水解反应　$H_2O + Ac^- \rightleftharpoons HAc + OH^-$（$H^+$ 由 H_2O 传递给 Ac^-）

总之,酸碱质子理论扩大了酸碱的含义和酸碱反应的范围,摆脱了电离理论的酸碱性质及酸碱反应必须在水中的局限性,具有重要意义。

5.3 水的解离与溶液的 pH

5.3.1 水的解离和离子积常数

水是最重要的溶剂,因为许多生命现象都与水溶液内的反应有关。实验表明,水本身也能够发生解离,是一种极弱的电解质,其解离方程式可写成

$$H_2O \rightleftharpoons H^+ + OH^-$$

或
$$H_2O + H_2O \rightleftharpoons H_3O^+ + OH^-$$

平衡常数
$$K_i = \frac{[H^+][OH^-]}{[H_2O]}$$

或
$$K_i[H_2O] = [H^+][OH^-]$$

1 L 水的浓度大约为 55.6 $mol \cdot L^{-1}$，一般将它视为常数，它与 K_i 的乘积仍为常数，用 K_w 表示。即 $K_w = K_i[H_2O]$。则

$$K_w = [H^+][OH^-]$$

或
$$K_w = [H_3O^+][OH^-] \qquad (1-5-5)$$

K_w 称为水的**离子积常数**，简称为**水的离子积**，即水中的 $[H^+]$ 与 $[OH^-]$ 的乘积为常数。水的解离是吸热反应，温度越高，K_w 越大。实验测得在 25 ℃ 的纯水中，$[H^+] = [OH^-] = 10^{-7} mol \cdot L^{-1}$，则 $K_w = [H^+][OH^-] = 10^{-14}$。

应当指出，无论是酸溶液、碱溶液还是盐溶液都同时存在着 H^+ 和 OH^-，溶液中水的离子积不因溶解其他物质而改变，所以室温下，用式(1-5-5)可以计算任何水溶液中的 $[H^+]$ 或 $[OH^-]$。

例 1-5-4 计算 25 ℃时，0.010 $mol \cdot L^{-1}$ NaOH 溶液中的 H^+ 浓度。

解： 由于 NaOH 是强电解质，它完全解离，溶液中 $[OH^-] = 1.0 \times 10^{-2} mol \cdot L^{-1}$，而 $[H^+][OH^-] = K_w = 1.00 \times 10^{-14}$，所以

$$[H^+] = \frac{K_w}{[OH^-]} = \left(\frac{1.00 \times 10^{-14}}{1.0 \times 10^{-2}}\right) mol \cdot L^{-1} = 1.0 \times 10^{-12}\ mol \cdot L^{-1}$$

即 0.010 $mol \cdot L^{-1}$ NaOH 溶液中的 $[H^+]$ 为 $1.0 \times 10^{-12} mol \cdot L^{-1}$。

5.3.2 共轭酸碱对 K_a 和 K_b 的关系

酸碱的强弱是以给出或结合质子的能力来度量的，酸越容易给出质子（K_a 越大），其酸性就越强；碱越容易结合质子（K_b 越大），其碱性就越强。对于一对共轭酸碱对 $HB-B^-$ 来说，K_a 和 K_b 之间存在着定量的关系。共轭酸碱对在水溶液中存在的质子传递的平衡方程式：

$$HB + H_2O \rightleftharpoons H_3O^+ + B^-$$
$$H_2O + B^- \rightleftharpoons HB + OH^-$$

达到平衡时，有下列关系：

$$K_a = [H_3O^+][B^-]/[HB]$$
$$K_b = [HB][OH^-]/[B^-]$$

两式相乘得

$$K_aK_b = [H_3O^+][OH^-] = K_w = 10^{-14} \qquad (1-5-6)$$

即 K_aK_b 为水的离子积常数 K_w。K_a 越大，酸性越强，其对应共轭碱的 K_b 越小，碱性越弱。只要知道酸的 K_a，就可以利用式(1-5-6)求出共轭碱的 K_b，反之亦然。

例 1-5-5 已知 25 ℃，HAc 的 K_a 为 1.75×10^{-5}，计算 Ac^- 的 K_b。

解： Ac^-是 HAc 的共轭碱，由式(1-5-6)得

$$K_b = K_w/K_a = 1.0\times10^{-14}/(1.75\times10^{-5}) = 5.71\times10^{-10}$$

即 HAC 的共轭碱 Ac^-的 K_b为 5.71×10^{-10}。

5.3.3 溶液的酸碱性和 pH

1. 溶液的酸碱性

溶液的酸碱性是由其$[H^+]$和$[OH^-]$的相对大小决定的。常温时，溶液的酸碱性与$[H^+]$和$[OH^-]$的关系可以表示为

中性溶液　　$[H^+]=[OH^-]=10^{-7}\ mol\cdot L^{-1}$

酸性溶液　　$[H^+]>[OH^-]$，$[H^+]>10^{-7}\ mol\cdot L^{-1}$或$[OH^-]<10^{-7}\ mol\cdot L^{-1}$

碱性溶液　　$[H^+]<[OH^-]$，$[H^+]<10^{-7}\ mol\cdot L^{-1}$或$[OH^-]>10^{-7}\ mol\cdot L^{-1}$

2. 溶液的 pH

化学上常用 pH 或 pOH 表示稀溶液的酸碱性。所谓 pH 是指氢离子浓度（严格指活度）的负对数，pOH 是指氢氧根离子浓度的负对数，即

$$pH = -\lg[H^+] \qquad pOH = -\lg[OH^-]$$

25 ℃时，$pH + pOH = -\lg([H^+][OH^-]) = -\lg(1.0\times10^{-14}) = 14.00$

溶液的酸碱性和 pH 的关系可表示为

中性溶液　　$pH = 7.00$

酸性溶液　　$pH < 7.00$

碱性溶液　　$pH > 7.00$

pH 的范围一般在 0 ~ 14 之间。pH 越小，溶液的酸性越强，碱性越弱；pH 越大，溶液的酸性越弱，碱性越强。对于 pH < 0 的强酸性溶液或 pH > 14 的强碱性溶液，用 pH 表示其酸碱性就不太方便，一般直接用$[H^+]$或$[OH^-]$来表示溶液的酸碱性。

必须注意，溶液的 pH 相差一个单位，$[H^+]$相差 10 倍。如 pH = 3 和 pH = 5 的两种溶液，氢离子浓度相差 100 倍。

3. 体液的 pH

人体液的酸碱度是一个重要的生理指标，其 pH 可直接影响各部分的机能。体内的各种反应只能在一定的 pH 范围内才能正常进行，各种生物催化剂——酶也只有在特定的 pH 时才有活性，否则将降低或失去活性。表 1-5-2 列出了正常人体液的 pH 范围。

表 1-5-2　人体部分体液的 pH

名称	血液	成人胃液	唾液	尿液	小肠液	大肠液
pH	7.35 ~ 7.45	0.9 ~ 1.5	6.35 ~ 6.85	4.8 ~ 7.5	7.6	8.3 ~ 8.4

5.3.4 酸碱指示剂与 pH 的测定

1. 酸碱指示剂及其作用原理

借助于颜色的变化来指示溶液酸碱性或 pH 的物质称为**酸碱指示剂**。例如，人们熟知的石蕊、酚酞和甲基橙等都是常用的酸碱指示剂。酸碱指示剂一般是有机弱酸或弱碱，它们的共

轭酸式和共轭碱式由于结构的不同而常呈现不同的颜色，当溶液的 pH 在一定范围内变化时，指示剂失去质子转变为碱式，或得到质子转变为酸式，从而引起溶液颜色的变化。

例如，甲基橙是一种有机弱碱，它是双色指示剂，在水溶液中发生如下解离平衡和颜色变化：

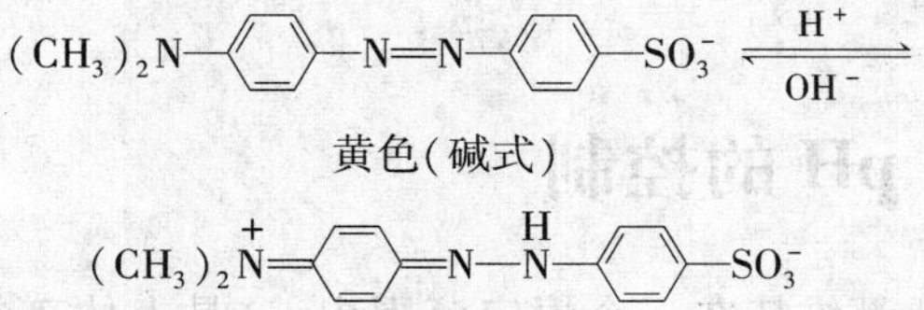

黄色（碱式）

红色（酸式）

由平衡关系可见，当溶液的酸性增大时，甲基橙主要以酸式结构（醌式）存在，溶液显红色；当溶液酸性减小时，甲基橙由酸式结构转变为碱式结构（偶氮式），溶液显黄色。

另一种常用的指示剂酚酞也是一种有机弱酸，在水溶液中存在如下解离平衡和颜色变化：

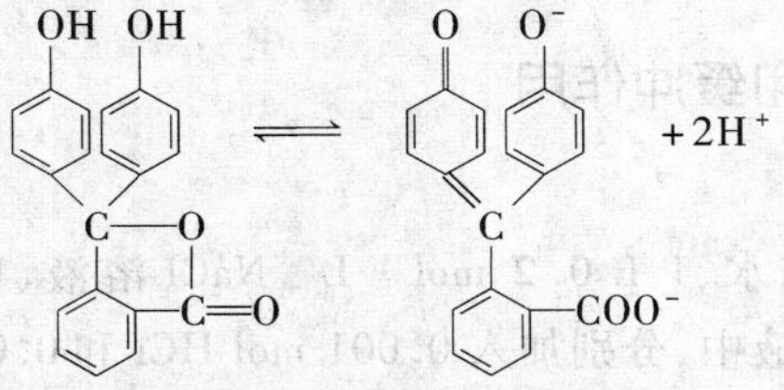

无色（酸式）　　红色（碱式）

由平衡关系可以看出，在酸性溶液中，酚酞以无色形式存在；在碱性溶液中转化为红色醌式结构。所以酚酞在碱性溶液显红色。

由此可见，指示剂的变色是基于溶液 pH 的变化，导致指示剂的结构变化，从而引起溶液颜色的变化。常见酸碱指示剂的名称、变色范围、颜色转变和配制方法见表 1－5－3。

表 1－5－3　常见的酸碱指示剂

名称	酸式	过渡色（变色范围）	碱式	配制方法
酚酞	无色（$pH<8.0$）	粉红色 $pH=8.0$ —— 10.0	红色	0.1% 的 90% 乙醇溶液
石蕊	红色（$pH<5.0$）	紫色 $pH=5.0$ —— 8.0	蓝色（$pH>8.0$）	一般作试纸，不作试液
甲基橙	红色（$pH<3.1$）	橙色 $pH=3.1$ —— 4.4	黄色（$pH>4.4$）	0.05% 的水溶液
甲基红	红色（$pH<4.4$）	橙色 $pH=4.4$ —— 6.2	黄色（$pH>6.2$）	0.1% 的 60% 乙醇溶液

2. pH 的测定

pH 的近似测定常用酸碱指示剂。若在某溶液中加入两滴甲基红，显红色，表明溶液的 $pH<4.4$，显酸性；若往溶液中加入两滴百里酚蓝，显黄色，表明溶液的 $pH>2.5$，两次实验表明，该溶液的 pH 是在 2.5～4.4 之间。显然，采用单一的指示剂，只能粗略地估计溶液的酸碱性强弱，而使用两种指示剂往往能测出溶液 pH 的大致范围。

实际应用中，特别在实验室往往用 pH 试纸测定溶液的 pH。pH 试纸是由甲基红、溴百里酚蓝、百里酚蓝、酚酞等按一定比例混合的乙醇溶液浸透而制成的，当它接触不同 pH 的溶液时，就会呈现不同颜色，把呈现的颜色与标准色板对比就可较准确的得知溶液的 pH。pH 试纸使用方便，又有一定的准确性，使其在生产和科研方面得到广泛应用。

溶液 pH 的精确测定可使用酸度计（或 pH 计），其方法原理见情境 7 中的 7.5——电势法测定溶液的 pH。

5.4 缓冲溶液和 pH 的控制

人体中各种体液的 pH 都维持在一个恒定范围内，这是人体正常生理活动所必需的。人们饮食或人体代谢都会产生酸性或碱性物质，这些物质进入体液后，体液 pH 并没有产生明显的变化。这是因为体液和血液内存在一些特殊物质，构成了所谓的缓冲溶液。缓冲溶液是一类具有特殊组成及性质的系统，学习缓冲溶液的相关知识，不仅有助于缓冲溶液的应用，也有助于在理论上阐明某些生理现象和体内的化学反应，在医学上具有重要意义。

5.4.1 缓冲溶液的组成和缓冲作用

1. 缓冲溶液及缓冲作用

在室温条件下，往 1 L 纯水、1 L 0.2 $mol\cdot L^{-1}$ NaCl 溶液、1 L 含 0.1 $mol\cdot L^{-1}$ HAc 与 0.1 $mol\cdot L^{-1}$ NaAc 的混合溶液中，分别加入 0.001 mol HCl 和 0.001 mol NaOH，测得三种溶液的 pH 变化见表 1－5－4。

表 1－5－4 加酸或碱时溶液的 pH 的变化

溶液	pH	加酸后的 pH	加碱后的 pH
纯水	7.0	3	11
NaCl 溶液	7.0	3	11
HAc 和 NaAc 的混合溶液	4.75	4.74	4.76

由表 1－5－4 可知，加入少量强酸或强碱，纯水和 NaCl 溶液的 pH 都发生了明显变化，而 HAc 与 NaAc 混合溶液的 pH 却几乎不变。这说明纯水和 NaCl 溶液的 pH 很容易受外界少量酸碱的影响，HAc 与 NaAc 混合溶液有抵抗外来少量强酸或强碱而保持本身的 pH 几乎不发生变化的能力。若向混合溶液中加入少量水稀释，其 pH 也不发生变化。像这种能抵抗外来少量强酸、强碱或稀释，而保持溶液 pH 几乎不变的溶液称为**缓冲溶液**，缓冲溶液的这种作用称为**缓冲作用**。

2. 缓冲溶液的组成

缓冲溶液中通常含有两种有效成分，一种是能与酸作用的碱性物质，称为抗酸成分；另一种是能与碱作用的酸性物质，称为抗碱成分，通常将这两种成分合称为缓冲对或缓冲系。一个缓冲对实际上就是一个共轭酸碱对（HB－B），其中共轭酸（HB）为抗碱成分，共轭碱（B^-）为抗酸成分。

根据组成不同，可把缓冲对分为两种类型：

（1）弱酸及其对应的共轭碱（盐），例如

抗碱成分(弱酸)　　抗酸成分(共轭碱)

HAc——$NaAc$

H_2CO_3——$NaHCO_3$

$NaHCO_3$——Na_2CO_3

H_3PO_4——NaH_2PO_4

NaH_2PO_4——Na_2HPO_4

(2) 弱碱及其对应的共轭酸(盐),例如

抗酸成分(弱碱)　　抗碱成分(共轭酸)

$NH_3 \cdot H_2O$——NH_4Cl

$C_6H_5NH_2$(苯胺)——$C_6H_5NH_2 \cdot HCl$(苯胺盐酸盐)

Na_2CO_3——$NaHCO_3$

3. 缓冲作用原理

缓冲溶液通常是一个共轭酸碱体系 $HB - B^-$,在溶液中存在如下的质子转移平衡:

$$HB + H_2O \rightleftharpoons B^- + H_3O^+$$

由于弱酸的解离度很小,又因共轭碱 B^- 引起的同离子效应,使得 HB 在溶液中几乎不发生解离,绝大多数以分子的状态存在,因此,缓冲溶液中有足够数量的弱酸 HB 及共轭碱 B^-,即这种体系的溶液中 B^- 和 HB 的浓度都较大。

若向该体系中加入少量的强酸时,溶液中有足够量的碱 B^- 与加入的强酸提供的 H_3O^+ 发生反应,生成 HB 和 H_2O,即上述平衡向左移动,将加入的 H^+ 或 H_3O^+ 消耗掉,当达到新的平衡时,体系中 H_3O^+ 的含量(溶液的 pH)几乎不变,共轭碱(B^-)在此起了抗酸作用。

若向该体系中加入少量的强碱时,溶液中的 H^+ 或 H_3O^+ 与强碱提供的 OH^- 发生反应,生成 H_2O;反应消耗的 H^+ 或 H_3O^+ 由质子转移平衡向右移动,或 HB 的解离补充,又由于溶液中 HB 的量较大,所以达到新的平衡时,混合体系中 H_3O^+ 的含量(溶液的 pH)几乎不变。弱酸(HB)在此起了抗碱作用。

总之,由于缓冲溶液中含有足够量的弱酸和共轭碱,并存在质子转移平衡,故能抵抗外加的少量强酸、强碱或适当稀释,使溶液的 pH 基本保持不变。

5.4.2 缓冲溶液 pH 的计算

缓冲溶液的 pH 是由缓冲对(共轭酸和共轭碱)的性质及浓度决定的。现以弱酸及其共轭碱(盐)组成的缓冲溶液为例,来推导其 pH 的计算公式。

设缓冲溶液中弱酸(HA)的浓度为 c_a,共轭碱(B^-)的浓度为 c_b,缓冲对的质子转移平衡为

$$HB + H_2O \rightleftharpoons B^- + H_3O^+$$

平衡常数

$$K_a = \frac{[H_3O^+][B^-]}{[HB]}$$

$$[H_3O^+] = K_a \frac{[HB]}{[B^-]}$$

两边取负对数得

$$-\lg[H_3O^+] = -\lg K_a - \lg \frac{[HB]}{[B^-]}$$

即
$$pH = pK_a + \lg \frac{[B^-]}{[HB]} \quad (1-5-7)$$

式中：$\frac{[B^-]}{[HB]}$称为缓冲比。由于 B^- 对 HB 具有同离子效应，缓冲对的[HB]及[B^-]都近似等于其起始浓度，即

$$[HB] = [\text{共轭酸}] = c_a$$
$$[B^-] = [\text{共轭碱}] = c_b$$

则
$$pH = pK_a + \lg \frac{c_b}{c_a}$$

或
$$pH = pK_a + \lg \frac{[\text{共轭碱}]}{[\text{共轭酸}]} \quad (1-5-8)$$

式(1-5-7)及式(1-5-8)是计算弱酸及其共轭碱(弱酸盐)组成的缓冲溶液 pH 的近似公式。由二式可知：

(1) 缓冲溶液的 pH 主要取决于共轭酸碱对中的弱酸的 K_a 值，其次取决于缓冲比 c_b/c_a。

(2) 在一定温度时，适当稀释缓冲溶液，缓冲比不变，其溶液的 pH 也不变。但加入大量水稀释时，会使 pH 略有变化，称为稀释效应。

同理，对于弱碱及其共轭酸(弱碱盐)组成的缓冲溶液，如 $NH_3 \cdot H_2O - NH_4Cl$溶液，pH 计算公式为

$$pH = pK_w - pK_b + \lg \frac{c_b}{c_a}$$

或
$$pH = pK_w - pK_b + \lg \frac{[\text{共轭碱}]}{[\text{共轭酸}]} \quad (1-5-9)$$

由于 K_w、K_b 值随温度变化而变化，所以运用此公式时要注意温度的变化。化学上缓冲溶液一般多用弱酸及其共轭碱(弱酸盐)组成。

例 1-5-6 用 0.1 $mol \cdot L^{-1}$ HAc 溶液与 0.1 $mol \cdot L^{-1}$ 的 NaAc 溶液等体积混合配制成缓冲溶液，求此缓冲溶液的 pH。(已知 HAc 的 $pK_a = 4.75$)

解： 由于 HAc 溶液与 NaAc 溶液是等体积混合，所以在缓冲溶液中 HAc 与 NaAc 的浓度均为原浓度的 1/2，

即
$$c(HAc) = 0.10/2\ mol \cdot L^{-1} = 0.050\ mol \cdot L^{-1}$$
$$c(NaAc) = 0.10/2\ mol \cdot L^{-1} = 0.050\ mol \cdot L^{-1}$$

由式(1-5-8)得
$$pH = pK_a + \lg \frac{c_b}{c_a} = pK_a + \lg(0.050/0.050)$$
$$= 4.75 + \lg 1.0 = 4.75$$

即等浓度的 HAC 和 NaAc 组成的缓冲溶液的 pH 为 4.75。

例1-5-7 将100 mL 0.10 mol·L^{-1}的NaOH溶液与300 mL 0.10 mol·L^{-1}的HAc溶液混合，求此混合液的pH（已知HAc的$pK_a=4.75$）。

解： NaOH溶液与HAc溶液混合会发生如下反应：

$$NaOH + HAc = NaAc + H_2O$$

反应生成的NaAc与反应剩余的HAc组成缓冲对（HAc-NaAc）。由于HAc过量，NaOH完全反应，生成NaAc的量等于参加反应的NaOH的量；剩余HAc的量等于HAc总量减去NaOH的量。即

反应生成的NaAc的量：$n(NaAc) = n(NaOH) = (0.10 \times 0.10)mol = 0.010\ mol$

反应后剩余的HAc的量：$n(HAc) = (0.10 \times 0.30 - 0.10 \times 0.10)mol = 0.020\ mol$

因为，同一溶液中，物质的量浓度之比等于其物质的量的比即$c_b/c_a = n_b/n_a$。

代入式（1-5-8）得$pH = pK_a + \lg(n_{NaAc}/n_{HAc}) = 4.75 + \lg(0.010/0.020) = 4.45$

答：该混合液的pH为4.45。

5.4.3 缓冲容量与缓冲溶液的配制

1. 缓冲容量

（1）缓冲容量的概念　缓冲溶液的缓冲能力是有限的，当加入少量强酸、强碱或适当稀释时，其pH能保持基本不变；若加入过量的强酸、强碱，缓冲溶液因抗酸成分和抗碱成分的过度消耗，其缓冲能力就会逐渐减弱，直至失去缓冲作用。

缓冲溶液的缓冲能力的大小，常用缓冲容量β表示。缓冲容量是指单位体积（1 L或1 mL）缓冲溶液的pH改变一个单位，所需外加一元强酸或一元强碱的物质的量（mol或mmol）。即：

$$\beta = n/(V \cdot |\Delta pH|) \qquad (1-5-10)$$

式中：n为加入强酸或强碱的物质的量；V是缓冲溶液的体积；ΔpH为pH变化值。β的单位为mol·L^{-1}·pH^{-1}或mol·mL^{-1}·pH^{-1}。

使缓冲溶液的pH改变一个单位，所需外加强酸或强碱的量越少，缓冲溶液的缓冲能力越小，缓冲容量也越小；反之亦然。

（2）影响缓冲容量的因素　对于同一缓冲体系，缓冲溶液的缓冲容量主要取决于缓冲溶液中抗酸成分和抗碱成分的总浓度（$c_a + c_b$）及缓冲比（c_b/c_a）。

当缓冲比一定时，缓冲溶液的总浓度越大，抗酸成分和抗碱成分越多，缓冲容量就越大。

当缓冲溶液的总浓度一定时，缓冲容量随缓冲比的变化而变化。

表1-5-5列出了总浓度分别为0.10 mol·L^{-1}和0.20 mol·L^{-1}的HAc-NaAc缓冲溶液在不同缓冲比下的缓冲容量。

表1-5-5　缓冲容量与总浓度及缓冲比的关系

缓冲比	1/9	2/8	3/7	5/5	7/3	8/2	9/1
β_1（$c_总$=0.10mol·L^{-1}）	0.020	0.036	0.048	0.059	0.050	0.037	0.022
β_2（$c_总$=0.20mol·L^{-1}）	0.040	0.071	0.100	0.115	0.100	0.077	0.042

由表1-5-5可知，当缓冲溶液的总浓度一定时，若$[Ac^-]/[HAc]=1$，则缓冲容量最大，

此时溶液的 $pH = pK_a$；若$[Ac^-]$与$[HAc]$不相等，则缓冲容量减小，$[Ac^-]$与$[HAc]$相差越大，缓冲容量越小；当缓冲比一定时，缓冲溶液的总浓度越大，缓冲容量越大。

(3) 缓冲范围　实验证明，当缓冲比在10/1或1/10之间，即缓冲溶液的pH在 pK_a+1 到 pK_a-1 之间时，溶液具有较大的缓冲作用；当缓冲容量小到一定程度，溶液就失去了缓冲能力。化学上将缓冲溶液能有效地发挥其缓冲作用的pH范围，即 $pH = pK_a \pm 1$ 称为缓冲溶液的**缓冲范围**。如 $HAc-Ac^-$ 缓冲体系 $pK_a = 4.75$，其缓冲范围为3.7～5.6，即在3.7～5.6之间时的 $HAc-Ac^-$ 缓冲溶液具有较强的缓冲能力。

总之，缓冲溶液只在特定的pH范围内才具有较好的缓冲能力。表1-5-6列出了几种常用缓冲溶液的 pK_a 及缓冲范围。

表1-5-6　几种常用缓冲溶液的 pK_a 及缓冲范围

缓冲对	pK_a	缓冲范围	缓冲对	pK_a	缓冲范围
$H_2C_8H_4O_4-NaOH$	2.9(pK_{a1})	2.2～4.0	$NaH_2PO_4-Na_2HPO_4$	7.2(pK_{a2})	5.8～8.0
$KHC_8H_4O_4-NaOH$	5.4(pK_{a2})	4.0～5.8	$H_2CO_3-NaHCO_3$	6.1(pK_{a1})	5.2～7.0
HAc－NaAc	4.75	3.7～5.6	$NaHCO_3-Na_2CO_3$	10.3(pK_{a2})	9.2～11.0

2. 缓冲溶液的配制

在生产、科研及临床医学等实际工作中，经常需要配制具有一定pH的缓冲溶液，来控制溶液的酸度。配制缓冲溶液的一般原则和步骤如下：

(1) 选择适当的缓冲体系　使缓冲体系中弱酸的 pK_a 值尽可能接近实际所需溶液的pH，这样可使缓冲比接近1∶1，溶液才具有较大的缓冲容量。

例如，要配制 pH=4.50 的缓冲溶液，可以选择HAc－NaAc缓冲对；若配制 pH=10.0 的缓冲溶液，可以选择 $NaHCO_3-Na_2CO_3$ 缓冲对。

另外，选择药用缓冲溶液时缓冲对不能与主药发生配伍禁忌，缓冲对无毒且在储存期内要保持稳定；选择分析检验用缓冲溶液时，缓冲对不能对检验分析过程有干扰。

(2) 要有适当的总浓度　缓冲溶液的总浓度越大，抗酸成分和抗碱成分就越多，其缓冲容量也越大。但总浓度也不宜过大，一般控制在 $0.05\sim0.2\ mol\cdot L^{-1}$ 为宜。

(3) 计算所需酸、碱的用量　用公式(1-5-8)或(1-5-9)计算弱酸或弱碱及其共轭碱(酸)的浓度。计算中需要注意：如果用等浓度的弱酸(弱碱)及其盐溶液来配制，则缓冲比等于它们的体积比，即 $c_b/c_a = V_b/V_a$。式(1-5-8)及(1-5-9)可写为

$$pH = pK_a + \lg\frac{V_b}{V_a} \qquad (1-5-11)$$

或

$$pH = pK_w - pK_b + \lg\frac{V_b}{V_a} \qquad (1-5-12)$$

式中：V_a、V_b 分别为混合前弱酸、共轭碱(弱盐)溶液的体积。

(4) 配制　根据计算，量取一定浓度的酸或碱及其盐溶液，混合即可得到所需的pH的缓冲溶液。必要时还需用pH计测定该缓冲溶液的pH，以保证与要求的pH相一致。

例1-5-8　如何配制pH为10.0的缓冲溶液300 mL？

解： （1）选择缓冲对　由于弱酸 HCO_3^- 的 $pK_a = 10.3$，故选用 $NaHCO_3 - Na_2CO_3$ 缓冲对。

（2）选择浓度　为使配制的缓冲溶液有一定的缓冲容量，选择浓度均为 0.10 mol · L^{-1}（或 0.20 mol · L^{-1}）的 $NaHCO_3$ 与 Na_2CO_3 溶液配制。

（3）计算所需共轭酸（$NaHCO_3$）和共轭碱（Na_2CO_3）的量

根据(1-5-11)式及题意得

$$\begin{cases} 10.0 = 10.3 + \lg \dfrac{V_b}{V_a} \\ V_a + V_b = 300 \end{cases}$$

解得　　$V_b = 100$ mL　　$V_a = 200$ mL

（4）配制　分别量取 100 mL 0.10 mol · L^{-1} 的 Na_2CO_3 溶液和 200 mL 0.10 mol · L^{-1} 的 $NaHCO_3$ 溶液，混合后便得到所需的缓冲溶液。

例 1-5-9　在 50 mL 0.10 mol · L^{-1} HAc 溶液中需加入 0.10 mol · L^{-1} NaOH 溶液多少毫升，才能配成 pH = 5.00 的缓冲溶液？

解： 由反应 $HAc + NaOH \xlongequal{} NaAc + H_2O$ 知：

若加入 NaOH 溶液 V mL，则加入 NaOH 的物质的量为 $0.10V$ mmol，生成的弱酸盐 NaAc 的物质的量也是 $0.10V$ mmol，中和 NaOH 后剩余的弱酸 HAc 的物质的量为 $(0.10 \times 50 - 0.10V)$ mmol。

已知 $pK_a = 4.75$，pH = 5.00，

因为在同一溶液中 $c_b / c_a = n_b / n_a$。

代入式(1-5-11)，得　$5.00 = 4.75 + \lg[0.10\,V/(0.10 \times 50 - 0.10\,V)]$

$0.25 = \lg[V/(50 - V)]$

$1.78 = V/(50 - V)$

则　　$V = 32$

即，在 50 mL 0.10 mol · L^{-1} HAc 溶液中，加入 32 mL 0.10 mol · L^{-1} NaOH 溶液，可配成 pH = 5.00 的缓冲溶液约为 82 mL。

知识链接

缓冲溶液在控制药物稳定性中的应用

在药物生产中，考虑到药物的药效、稳定性及渗透压等，必须有合适的缓冲溶液来控制 pH。例如，在滴眼剂制备时从药物溶解度、稳定性、刺激性等方面考虑，常用以下三种缓冲溶液来调节 pH，使滴眼剂的 pH 稳定在一定范围内。

滴眼剂常用的三种缓冲溶液

缓冲溶液	pH	适用范围
$NaH_2PO_4 - Na_2HPO_4$	5.9～9.0	适用于阿托品、麻黄碱、毛果芸香碱、东莨菪碱等
H_3BO_3	5 左右	适用于盐酸可卡因、盐酸普鲁卡因、去氧肾上腺素、盐酸乙苯吗啡、肾上腺素、硫酸锌
$H_3BO_3 - Na_2B_4O_7$	6.7～9.1	可使磺胺类药物的钠盐稳定而不析出结晶

5.4.4 缓冲溶液在医学上的意义

缓冲溶液在医学上有广泛的用途,如微生物的培养、酶活性的测定、组织切片和细菌染色等都需要在一定 pH 的缓冲溶液中进行;在药剂生产上,根据人的生理状况及药物稳定性和溶解度等情况,选择适当的缓冲溶液来稳定 pH,才能达到预期效果。

在人体内,从消化道吸收的酸性、碱性物质和代谢过程中产生的酸性、碱性物质进入血液,但血液的 pH 并未因此而发生明显的改变。正常人血液的 pH 能恒定在 7.35 ~ 7.45 之间,是血液中各种缓冲对作用和肺、肾调节作用的结果。临床上把人体血液的 pH <7.35 时称为酸中毒;pH >7.45 时称为碱中毒;若血浆的 pH <6.8 或 >7.8,就会有生命危险。

1. 血液中的缓冲体系

人体血液中的缓冲对主要有以下两组:

血浆中:$H_2CO_3 - HCO_3^-$($CO_2 - HCO_3^-$),$H_2PO_4^- - HPO_4^{2-}$,$H_nP - H_{n-1}P$(H_nP 代表蛋白质)

红细胞中:$H_2CO_3 - HCO_3^-$,$H_2b - KHb$(H_2b 代表血红蛋白),$H_2PO_4^- - HPO_4^{2-}$,$H_2bO_2 - KHbO_2$(H_2bO_2 代表氧合血红蛋白)

2. 缓冲体系的调节作用

研究证明,碳酸 - 碳酸盐缓冲对($H_2CO_3 - HCO_3^-$)在血液中浓度最高,缓冲容量最大,维持血液正常 pH 的作用也最重要。在血液中,H_2CO_3 主要以 CO_2 形式存在,与 HCO_3^- 之间存在以下平衡:

$$CO_2(\text{溶解}) + H_2O \rightleftharpoons H_2CO_3 \rightleftharpoons H^+ + HCO_3^-$$

其中:H_2CO_3 的 $pK_a = 6.10$,正常人血浆内$[HCO_3^-]/[H_2CO_3] = 20/1$,代入式(1 - 5 - 8)得

$$pH = 6.10 + \lg(20/1) = 7.40$$

所以正常人血浆的 pH 为 7.40 左右。

若人体代谢过程中会产生一些酸性物质,使 H_2CO_3 的解离平衡向左移动,形成较多的碳酸,同时消耗部分碳酸氢根。由于碳酸极不稳定,很快分解为二氧化碳和水:

$$H_2CO_3 \longrightarrow CO_2\uparrow + H_2O$$

形成的 CO_2 由肺部呼出,而消耗的 HCO_3^- 则由肾脏调节得到补充,使得$[HCO_3^-]/[H_2CO_3]$值恢复正常。这样就能抑制酸度的变化,而使血液的 pH 保持在正常范围。但在严重腹泻时,由于丧失碳酸氢盐过多或因肾衰竭引起 H^+ 排泄减少,缓冲体系和机体的补偿功能往往不能有效地发挥作用而使溶液的 pH 下降,则易引起酸中毒。

发高烧、摄入过多的碱性物质、严重呕吐等,常会引起血液里的碱性物质增加。此时,由 H_2CO_3 起抗碱作用。即体内的碱性物质(OH^-)与 H_3O^+ 结合生成 H_2O,消耗的 H_3O^+ 由 H_2CO_3 解离补充,H_2CO_3 又可由代谢产生的 CO_2 来提供。由 H_2CO_3 解离产生过量的 HCO_3^- 通过肾脏进行生理调节,使得血液中$[HCO_3^-]/[H_2CO_3]$值仍能恢复正常,从而使 pH 保持在正常范围。在特殊情况下,若通过缓冲体系和补偿机制仍不能阻止血液中的 pH 的升高,则易引起碱中毒。

此外,在红细胞内的缓冲对中,以血红蛋白和氧合血红蛋白最重要。血液对体内代谢产生的大量 CO_2 的转运,主要是靠它们实现的。首先代谢产生的大量 CO_2 与血红蛋白离子的反

应为

$$CO_2 + H_2O + Hb^- \rightleftharpoons H_2b + HCO_3^-$$

反应产生的HCO_3^-由血液运输到肺再与氧合血红蛋白作用,转化成CO_2

$$HCO_3^- + H_2bO_2 \rightleftharpoons HbO_2^- + CO_2 + H_2O$$

生成的CO_2从肺部呼出。因此,大量的CO_2从组织细胞运输到肺部的过程中,血液的pH不会发生明显的变化。

总之,血液的pH之所以能保持相对稳定,是因为血浆和红细胞中均存在着能有效起缓冲作用的缓冲对,以及肺、肾的调节作用,才使得血液的pH维持在7.35~7.45之间。

知识链接

肺和肾在维持酸碱平衡中的作用

通过肺的呼吸运动调节血浆中H_2CO_3的浓度,来维持正常酸碱范围。当新陈代谢产生的CO_2溶入血液,以及代谢中产生的其他非挥发性酸,使血中酸浓度增高,pH随之降低。同时,血液中H_2CO_3分解增强,提高了血中CO_2的浓度。CO_2分压增高和pH降低,均可刺激呼吸中枢,引起呼吸加深加快,使血液将CO_2送至肺部进行交换、CO_2由肺部排出体外。呼出CO_2,使$[HCO_3^-]/[CO_2]_{溶解}$接近20/1,pH恢复正常范围。当碱性物质进入血液时,使血中H_2CO_3浓度降低、HCO_3^-浓度增高,pH升高,H_2CO_3分解减弱,从而降低了血浆中CO_2的浓度。CO_2分压降低和pH升高对呼吸中枢产生抑制,呼吸变浅变慢,减少排出CO_2,以维持血中的H_2CO_3浓度,使$[HCO_3^-]/[H_2CO_3]$接近20/1的正常比值,血液pH也就恢复正常范围。总之,肺部通过控制呼出CO_2的量,精确调节$[HCO_3^-]/[H_2CO_3]$的分母,维持血液pH的相对恒定。肺的调节作用较迅速,正常情况下10~30 min内即可完成。

肾在维持酸碱平衡的作用中是通过保留$NaHCO_3$多少的方式来调节$[HCO_3^-]/[H_2CO_3]$,使之维持正常。肾将体内的酸转化为铵盐和磷酸盐随尿液排出体外,同时还要补充血液中消耗掉的HCO_3^-,所以肾具有排酸和保碱的双重作用。肾的调节作用比较缓慢,通常需要数小时或数天才能够完成。

5.5 盐的水解

5.5.1 水解的概念

如果用pH试纸分别检验氯化铵、乙酸钠、氯化钠溶液的pH时,结果显示:氯化铵溶液的pH<7,显酸性;乙酸钠溶液的pH>7,显碱性;氯化钠溶液的pH=7,显中性。氯化铵和乙酸钠的水溶液分别显示出酸性或碱性,是由于盐的离子和水中的氢离子或氢氧根离子结合生成弱电解质,影响H_2O的解离平衡,使溶液中H^+或OH^-的浓度发生了改变,这种过程称为**盐的水解**。过程为

$$AB + H—OH \underset{中和}{\overset{水解}{\rightleftharpoons}} HB + AOH$$

由上式可以看出,盐的水解反应是酸碱中和反应的逆反应。盐水解的实质是盐(AB)的阳

离子(A^+)或阴离子(B^-)与 OH^- 或 H^+ 作用,生成弱酸或弱碱的过程。

5.5.2 水解过程及溶液的酸碱性

1. 弱酸强碱盐的水解

$NaAc$(或 CH_3COONa)、Na_2CO_3、Na_2S 等均为弱酸强碱盐,在水溶液中都会发生水解,以 NaAc 的水解为例,其过程是 NaAc 在水中全部解离成 Na^+ 和 Ac^-,同时水也解离出极少的 H^+ 和 OH^-。由于 H^+ 和 CH_3COO^- 结合成较难解离的乙酸分子,致使水的解离平衡向右移动。即

$$CH_3COONa = Na^+ + CH_3COO^-$$
$$+$$
$$H_2O \rightleftharpoons OH^- + H^+$$
$$\Updownarrow$$
$$CH_3COOH$$

平衡时溶液中有较多的氢氧根离子,使$[OH^-]>[H^+]$,$pH>7$,溶液显碱性。乙酸钠水解的反应方程式通常写为

$$CH_3COONa + H_2O \rightleftharpoons NaOH + CH_3COOH$$

离子方程式为

$$CH_3COO^- + H_2O \rightleftharpoons CH_3COOH + OH^-$$

多元弱酸形成的盐,其水解是分步进行的。如碳酸钠的水解过程分两步:

第一步水解 $CO_3^{2-} + H_2O \rightleftharpoons HCO_3^- + OH^-$

第二步水解 $HCO_3^- + H_2O \rightleftharpoons H_2CO_3 + OH^-$

第二步水解程度很小,故其水解程度和溶液的 pH 主要取决于第一步解离。在碳酸钠溶液中的 H_2CO_3 浓度很小,不会放出 CO_2。

2. 弱碱强酸盐的水解

NH_4Cl、$FeCl_3$、$CuSO_4$ 等均为弱碱强酸盐,在水溶液中也都可发生水解,以 NH_4Cl 的水解为例,其水解过程是 NH_4Cl 在溶液中全部解离成 NH_4^+ 和 Cl^-,同时水分子也解离出极少量的 H^+ 和 OH^-。NH_4^+ 和 OH^- 结合成难解离的一水合氨分子($NH_3 \cdot H_2O$),致使水的解离平衡向右移动,即

$$NH_4Cl = NH_4^+ + Cl^-$$
$$+$$
$$H_2O \rightleftharpoons OH^- + H^+$$
$$\Updownarrow$$
$$NH_3 \cdot H_2O$$

水解平衡时溶液中有较多的 H^+,使$[H^+]>[OH^-]$,$pH<7$,溶液显酸性。

水解的反应方程式为

$$NH_4Cl + H_2O \rightleftharpoons NH_3 \cdot H_2O + HCl$$

水解的离子方程式为

$$NH_4^+ + H_2O \rightleftharpoons NH_3 \cdot H_2O + H^+$$

3. 弱酸弱碱盐的水解

NH_4Ac(或 CH_3COONH_4)、$(NH_4)_2CO_3$ 等弱酸弱碱盐,在水溶液中会强烈水解。以 NH_4Ac 的水解为例,其过程为

$$\begin{array}{ccccc} CH_3COONH_4 & = & CH_3COO^- & + & NH_4^+ \\ & & + & & + \\ H_2O & \rightleftharpoons & H^+ & + & OH^- \\ & & \Updownarrow & & \Updownarrow \\ & & CH_3COOH & & NH_3 \cdot H_2O \end{array}$$

从上面的反应可以看出,乙酸铵在水中,不仅 NH_4^+ 和水解离出的 OH^- 结合成了 $NH_3 \cdot H_2O$ 分子,而且 CH_3COO^- 同时也和 H^+ 结合成了 CH_3COOH,因此更大程度地破坏了水的解离平衡,使平衡向右移动,即弱酸弱碱生成的盐有更强的水解倾向。

乙酸铵水解的反应方程式为

$$CH_3COONH_4 + H_2O \rightleftharpoons CH_3COOH + NH_3 \cdot H_2O$$

离子方程式为

$$CH_3COO^- + NH_4^+ + H_2O \rightleftharpoons CH_3COOH + NH_3 \cdot H_2O$$

弱酸弱碱溶液的酸碱性,是由其组成中的弱酸和弱碱的相对强弱(K_a 和 K_b 的大小)决定的。由于乙酸和氨水的酸、碱性相当($K_a = K_b$),所以乙酸铵溶液显中性,pH = 7。

强酸强碱盐,如氯化钠溶于水后解离出的钠离子和氯离子都不能和水中的氢离子、氢氧根离子结合成弱电解质,水的解离平衡不受影响,溶液中氢离子和氢氧根离子浓度不变,故强酸强碱盐不水解,水溶液呈中性。

5.5.3 影响盐水解的因素

盐的水解反应是中和反应的逆反应,但一般水解的程度是很小的。影响盐水解的因素主要有以下几点:

1. 盐的本性

形成盐的酸或碱越弱,则盐的水解程度越大。这是因为形成盐的酸或碱越弱,其 K_a 或 K_b 值越小,其酸根或金属离子与氢离子或氢氧根离子结合能力越强,越易破坏水的解离平衡,盐的水解程度也就越大。

2. 溶液的浓度

盐的浓度越小,水解程度越大。如乙酸钠溶液的水解平衡为

$$CH_3COO^- + H_2O \rightleftharpoons CH_3COOH + OH^-$$

通常加水稀释,可促使盐的水解平衡向水解方向(向右)移动,使盐的水解程度增大。但稀释后,由于溶液的体积增大,$[OH^-]$ 还是减小的。

3. 溶液的酸碱性

盐的水解都会产生 H^+ 或 OH^-,由化学平衡移动原理可知,溶液的酸碱性是影响盐的水解最重要的因素。以 $FeCl_3$ 的水解反应为例,水解反应为

$$Fe^{3+} + 3H_2O \rightleftharpoons Fe(OH)_3 + 3H^+$$

由平衡原理可知，加入酸可使平衡向左移动，使 $FeCl_3$ 的水解程度大为减小。因此，在配制三氯化铁、氯化亚锡（$SnCl_2$）、硝酸汞（$Hg(NO_3)_2$）等弱碱强酸盐溶液时，必须先将其溶于较浓的酸中，然后再加水到所需的浓度及体积，就是为抑制 $FeCl_3$、$SnCl_2$ 等的水解。

4. 温度

盐的水解是吸热反应，所以，温度升高，盐的水解程度都会加大。

5.5.4 盐水解的应用

盐的水解在日常生活及医学上应用是比较广泛的。例如，明矾净水是利用它水解产生的氢氧化铝胶体能破坏水溶胶和吸附杂质，使水得到净化；临床上治疗胃酸过多、代谢酸中毒时使用碳酸氢钠和乳酸钠，是利用它们水解后显弱碱性；治疗碱中毒使用氯化铵，则是因为它的溶液呈弱酸性。在药剂科，如果某种药物容易水解变质，就应该把它们保存在干燥处。制剂室、实验室在配制易水解的盐溶液时，就应注意控制溶液的酸度或温度，以避免水解的发生。

知识扩充

酸血症和碱血症

在医学上将血液 pH 小于 7.35 的症候称为酸血症（引起酸血症的病理过程称为酸中毒）。支气管炎、肺炎和肺气肿引起的换气不足等病理状况下，都会因血液中溶解态 CO_2 增加，即碳酸含量增加而引起呼吸酸中毒。而摄食过多的酸性食物、低碳水化合物、高脂肪食物以及糖尿病、腹泻等导致的代谢酸增加，则会引起代谢酸中毒。呼吸作用是控制血液中 CO_2 分压，从而影响 pH 的重要手段，若呼吸停止 5 min，血液的 pH 可降低到 6.3。正常生理状况下，人体具有自身调节能力，可以通过呼吸作用来调节缓冲比，用加深、加快呼吸来排除多余的 CO_2。以使血液的酸度降低。其次是肾将 HCO_3^- 释放到血液中，以补充因 $[H_3O^+]$ 增加而被消耗了的 HCO_3^-，并加速 H_3O^+ 的排泄，这种情况可产生酸性尿。由于血液的各种缓冲体系和机体的补偿调节作用，使血液的 pH 恢复到正常水平。但在较重的糖尿病、严重腹泻、脱水时，丧失的碳酸氢盐（HCO_3^-）过多。或因肾衰竭引起排泄的 H_3O^+ 减少，缓冲体系和机体的补偿功能都不能有效地阻止血液 pH 的降低。酸中毒较严重时，若延误治疗会引起昏迷，甚至死亡。

血液 pH 大于 7.45 的症候在医学上称为碱血症（引起碱血症的病理过程称为碱中毒）。癔症、高烧、气喘、换气过速等使 CO_2 过度呼出，会引起呼吸碱中毒。而摄入过多的碱性物质，服用缓解胃灼热的解酸药过量或严重的呕吐等情况下，会引起血液碱性增加，可导致代谢碱中毒。机体的补偿机制通过减慢呼吸或浅呼吸来降低肺部 CO_2 的排出量，并通过肾减少 HCO_3^- 的重吸收，这时尿中因 HCO_3^- 浓度增高，产生碱性尿；体内多种缓冲体系相互配合，可使 pH 恢复正常。若通过缓冲体系和补偿机制还不能阻止血液 pH 的升高，则引起碱中毒。碱中毒会引起肌肉痉挛、惊厥等严重后果。

情境小结

1. 知识系统网络

- 溶液中的酸碱平衡
  - 电解质溶液
    - 电解质分类
      - 强电解质：在水中完全解离，如 NaOH、NaCl、H_2SO_4
      - 弱电解质：在水中部分解离，如 HAc、$NH_3 \cdot H_2O$
    - 弱电解质解离平衡
      - 平衡式：$HA \rightleftharpoons H^+ + A^-$
      - 平衡常数：$K=[H^+][A^-]/[HA]$
      - 影响因素
        - 同离子效应
        - 盐效应
  - 酸碱理论
    - 电离理论
      - 酸——在水中解离的阳离子全部是 H^+
      - 碱——在水中解离的阴离子全部是 OH^-
    - 质子理论
      - 酸——能给出质子 H^+
      - 碱——能接受质子 H^+
      - 共轭酸碱对
  - 溶液酸碱性和 pH
    - 水的离子积——$K_w=[H^+][OH^-]=10^{-14}$
    - pH 或 pOH——$pH=-lg[H^+]$，$pOH=-lg[OH^-]$；$pH+pOH=14$
    - 溶液的酸碱性——pH<7，显酸性；pH>7，显碱性；pH=7，显中性
    - 酸碱性测定方法
      - 酸碱指示剂法
      - pH 试纸法
  - 缓冲溶液和 pH 控制
    - 定义——能抵御少量酸、碱或稀释，维持 pH 基本不变
    - 缓冲原理——溶液中存在着共轭酸碱对，即抗酸成分、抗碱成分同时存在
    - pH 计算——$pH=pK_a+lg\frac{c_b}{c_a}$ 及 $pH=14-pK_b+lg\frac{c_b}{c_a}$
    - 配制——pH 接近 pK_a 或 $14-pK_b$；弱酸（碱）、盐浓度适当大，比值接近
    - 应用——血液中的缓冲体系能维持其 pH 基本不变
  - 盐的水解
    - 水解的本质——盐的离子与水作用生成弱酸或弱碱的反应
    - 溶液酸碱性——取决于生成盐的酸与碱的相对强弱。如强碱弱酸盐呈碱性
    - 影响因素——盐的本质、温度、酸度、浓度等
    - 医学应用——盐的药用：碳酸氢钠和乳酸钠用于治疗胃酸过多、代谢酸中毒

2. 学习方法概要

本情境内容是化学平衡原理的具体应用，学习时应注意理论联系实际。首先明确电解质溶液、强电解质、弱电解质、同离子效应、水的离子积等概念，理解酸碱质子理论；在此基础上掌握弱电解质解离常数与解离度、溶液的酸碱性与 pH 的关系；在理解缓冲作用原理的基础上，

学会缓冲溶液的选择与配制等实践操作；在学习盐类的水解时，着重抓住水解的实质是盐离子与水中的 H^+ 或 OH^- 作用，破坏了水的解离平衡，溶液才呈不同的酸碱性。

目标检测

一、判断题

1. 凡是在水溶液中或熔融状态时能导电的物质都是电解质。 ( )
2. 电解质在水溶液中都存在着解离平衡。 ( )
3. SO_3 的水溶液能导电，所以说 SO_3 是电解质。 ( )
4. 0.2 mol · L^{-1}HAc 中的 H^+ 浓度是 0.1 mol · L^{-1}HAc 中的 H^+ 浓度的 2 倍。 ( )
5. 25 ℃时，以水为溶剂的任何物质的稀溶液中$[H^+][OH^-]=1\times10^{-14}$。 ( )
6. 酸性溶液中无 OH^-，碱性溶液中无 H^+，中性溶液中既无 H^+ 又无 OH^-。 ( )
7. 溶液中 H^+ 浓度越大，其 pH 就越高。 ( )
8. 当向缓冲溶液中加入大量的酸或碱时，pH 仍保持基本不变。 ( )

二、填空题

1. 把相同物质的量浓度的 NaOH、HCl、HAc、NaAc、NaCl 按酸度从大到小的次序是________________________。

2. 若 H_2CO_3、HCl、NH_3、NaOH、KCl 溶液浓度均为 0.1mol · L^{-1}，其按 pH 递增的顺序是______________________________。

3. (1) 在 100 mL、0.1 mol · L^{-1}HAc 溶液中，加入 50 mL 水，则 HAc 的解离度 α 将________，H^+ 浓度将________，而 K_a________。

(2) 在 20 mL、0.1 mol · L^{-1}HAc 溶液中，加入 0.001 mol 的 NaOH 后(假设 NaOH 加入后溶液体积不变)，HAc 的解离度 α 将________，溶液中 H^+ 浓度将________，pH 将________，Ac^- 浓度将________。

4. 在 $NH_3 \cdot H_2O$ 溶液中分别加入下列物质时，对它的解离度和溶液的 pH 有何影响？

物质	NaOH	HCl	NH_4Cl	H_2O
解离度变化				
pH 变化				

三、选择题

1. 下列物质属于强电解质的是 ( )

A. HAc　　B. HCN　　C. $Ba(OH)_2$　　D. $NH_3 \cdot H_2O$

2. 依据稀释定律公式，判断在弱电解质溶液中下列结论正确的是 ( )

A. 在某温度下，浓度 c 增大，K_i增大，则 α 不变
B. 在某温度下，浓度 c 增大，则 α 减小，K_i不变
C. 在某温度下，浓度 c 不变，K_i增大，则 α 增大
D. 在某温度下，浓度 c 减小，K_i减小，则 α 不变

3. 向 HAc 的溶液中加水，使体积是原来的 1 000 倍，pH 将会 ( )

A. 减少 1 000 倍　　B. 增大 1 000 倍　　C. 减小　　D. 增大

4. 一种盐溶于水后 pH = 8，这种盐可能是 ( )

A. $NaNO_3$　　B. NH_4Cl　　C. $KHSO_4$　　D. NaAc

5. 下列各物质的水溶液中，[OH^-]最小的是 （ ）

A. $NaHSO_4$ B. NaHS C. NH_4Ac D. $NaHCO_3$

四、综合题

1. 分别计算 0.20 mol · L^{-1} HAc 和 0.20 mol · L^{-1} HCN 的解离度 α 和[H^+]。根据计算结果，比较浓度相等的不同弱酸，它们的解离度和离子浓度与解离常数有何关系？

2. 在 100 mL0.10 mol · L^{-1} 氨水中，加入 1.07 g 的氯化铵，并假定加入固体后，溶液体积变化可忽略不计。问溶液的 pH 为多少？

3. 根据酸碱质子理论，下列分子或离子哪些是酸？哪些是碱？哪些是两性物质？

HF ClO^- H_2O HCO_3^- NH_4^+ NH_3 H_2S $H_2PO_4^-$ H_3PO_4

情境6　物质结构基础

情境描述：

以教材及网上相关知识为载体，完成物质结构基础知识、基本理论及元素周期律的学习，要求了解原子结构特点及核外电子分布规律，能书写常见原子的电子排布式，能根据结构判断元素在周期表中的位置及性质；熟悉元素周期表中周期、族划分和元素性质的周期性变化规律；理解离子键、共价键的基本知识；了解分子的极性，分子间力、氢键及其在物质相关性质中的意义。

自然界的物质种类繁多，性质各异，相互间的作用更是千变万化。物质的结构决定物质的性质，认识物质的性质，必须要了解物质的结构。

6.1　原子结构

6.1.1　原子的组成和同位素

1. 原子的组成

原子是参加化学反应的最小粒子。它是由位于原子中心带正电荷的原子核和核外带负电荷的电子构成的。原子很小，但原子核比原子又小得多，它的半径约为原子半径的几万分之一，它的体积只占原子体积的几千亿分之一，在这极小的原子核里却集中了99.96%以上原子的质量。原子核由质子和中子两种粒子构成。构成原子的基本粒子及其性质归纳于表1－6－1中。

表1－6－1　构成原子的基本粒子及其性质

构成原子的粒子	电子	原子核	
		质子	中子
电性和电荷量	1个电子带1个单位负电荷	1个质子带1个单位正电荷	不显电性
质量/kg	9.109×10^{-31}	1.673×10^{-27}	1.675×10^{-27}
相对质量	1/1 836	1.007	1.008

原子作为一个整体不显电性，即

$$核电荷数(Z) = 核内质子数 = 核外电子数$$

电子的质量很小,原子的质量主要集中在原子核上。将原子核内所有的中子和质子的相对质量取近似整数值加起来所得的数值,称为质量数,用符号 A 表示。中子数用符号 N 表示,质子数用 Z 表示。则

$$质量数(A) = 质子数(Z) + 中子数(N)$$

归纳起来,组成原子的基本粒子是电子、质子和中子,它们之间的关系为

$$原子({}^{A}_{Z}X)\begin{cases}原子核\begin{cases}质子\ Z\ 个\\中子(A-Z)个\end{cases}\\核外电子\ Z\ 个\end{cases}$$

例如,原子 ${}^{60}_{27}Co$ 的原子核带 27 个单位正电荷,核内含有 27 个质子和 33 个中子,核外有 27 个电子在绕核运动。

2. 同位素

元素是具有相同质子数的一类原子的总称。同种元素的原子,质子数相同,但中子数不一定相同。**质子数相同而中子数不同的同一种元素的不同原子互称为同位素**。同位素的质子数、核电荷数和核外电子数都相同,并具有相同的电子层结构,因此,同位素的化学性质是基本相同的,且在元素周期表中处于同一个位置。例如,质子数为 1 的氢元素就包括中子数为 0、1 和 2 的三种氢原子,其基本信息如表 1-6-2 所示。

表 1-6-2 氢元素的同位素

名称	原子核组成		质量数	符号
	质子数	中子数		
氢或氕	1	0	1	${}^{1}_{1}H$ 或 H
重氢或氘	1	1	2	${}^{2}_{1}H$ 或 D
超重氢或氚	1	2	3	${}^{3}_{1}H$ 或 T

除少数几种元素外,绝大多数元素都有同位素。氮元素有 ${}^{14}_{7}N$ 和 ${}^{15}_{7}N$ 两种同位素,氧元素的同位素有 ${}^{16}_{8}O$、${}^{17}_{8}O$、${}^{18}_{8}O$,锡的同位素多达 10 种。根据来源和稳定性的不同,同位素又可分为稳定同位素(如 ${}^{1}_{1}H$、${}^{2}_{1}H$、${}^{12}_{6}C$、${}^{13}_{6}C$ 等)和放射性同位素(如 ${}^{3}_{1}H$、${}^{14}_{6}C$、${}^{60}_{27}Co$、${}^{226}_{88}Ra$ 等),由人工方法制造出来的放射性同位素称为人造放射性同位素。放射性同位素的原子能够自发、不断地放出不可见的 α、β、γ 等射线而蜕变成其他元素的原子,如天然放射性元素镭(${}^{226}_{88}Ra$)能自发放出 α 射线(${}^{4}_{2}He$),转变为稀有元素氡(${}^{222}_{86}Rn$)。目前放射性同位素被广泛地应用于工农业生产、科研、国防和医学等领域。

6.1.2 核外电子的运动状态

除核反应外,一般化学反应不会使原子核发生变化,只是改变核外电子的数目和运动状态。因此,了解原子核外电子的运动状态,是学习物质性质及其变化规律的前提。

一、核外电子运动的特殊性

汽车、火车和人造卫星等宏观物体,都可以通过测量或计算确定它们在某一时刻的位置,

并画出它们的运动轨迹。但是，电子在原子内的运动与宏观物体的运动不同，电子质量极小(9.1×10^{-31} kg)，运动空间狭小(直径约 1×10^{-10} m 的球体内)，运动速率极大(2.2×10^{6} m·s^{-1})，没有确定的运动轨迹或轨道。在描述核外电子的运动时，只能使用统计学的方法指出它在原子核外空间某处出现机会的大小，这种机会在数学上称为**概率**。理论和实验已证明，电子在原子核外空间各区域出现的概率是不同的，在一定时间内，在某些地方电子出现的概率较大，而在另一些地方电子出现的概率较小，也有一定规律性。

二、核外电子运动状态的描述

化学上对核外电子运动状态的描述有一套科学的方法，包括电子云、原子轨道和量子数等。

1. 电子云

为了便于理解核外电子的运动状态，可用假想给氢原子照相的比喻来说明。

氢原子核外有一个电子，为了在某一瞬间找到电子在氢原子核外的确定位置，假想有一架特殊的照相机，给氢原子拍了5张照片，得到如图1-6-1所示的5种图像。

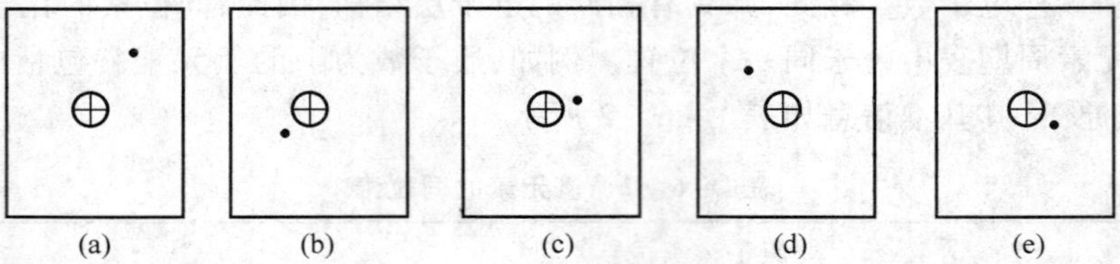

图1-6-1 氢原子的5次瞬间照相

图中⊕表示原子核，小黑点表示电子，它表明氢原子的电子可以在其核外不同的区域内出现。然后继续给氢原子拍照，拍近万张照片，发现电子好像是在氢原子核外做毫无规律的运动，一会儿在这里出现，一会儿在那里出现。但如果将这些照片叠印，就会看到如图1-6-2所示的图像。图像说明，氢原子的照片叠印张数越多，就越能使我们形成一团电子的云雾笼罩着原子核的印象。

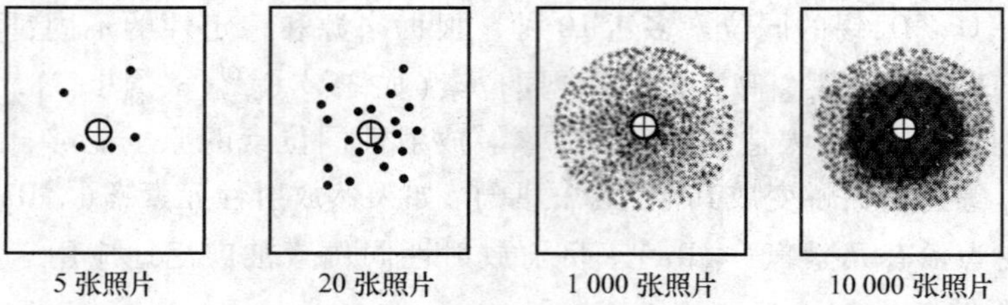

图1-6-2 氢原子照片叠印结果

化学上把电子在原子核外空间的某区域内出现，好像带负电荷的云笼罩在原子核的周围，形象地称它为**电子云**。

图1-6-3是氢原子电子云的示意图。由图可知，氢原子核外的电子云呈球形对称，在离核近处密度较大，离核越远密度越小。也就是说，在离核越近处单位体积的空间中电子出现的机会越多，在离核越远处单位体积的空间中电子出现的机会越少，即电子云示意图中小黑点的疏密形象地表示电子在核外出现概率的大小。

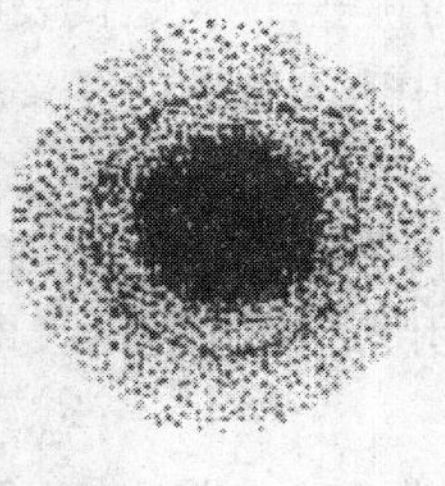

图 1－6－3　氢原子电子云的示意图

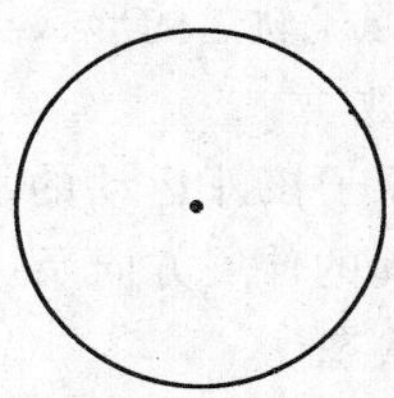

图 1－6－4　氢原子电子云的界面图

为了方便，通常用电子云的界面图表示原子中电子的分布情况。所谓界面，是指电子在这个界面内出现的概率很大（95% 以上），而在界面外出现的概率很小（5% 以下）。例如，氢原子在半径为 53 pm 的球壳内电子出现的概率大于 95%，所以氢原子电子云的界面图是以原子核为圆心，半径为 53 pm 的圆，如图 1－6－4 所示。研究表明，原子中电子的运动状态不同，电子云的形状也不同，有的为球形，有的为哑铃形，还有的是花瓣形，见图 1－6－5。

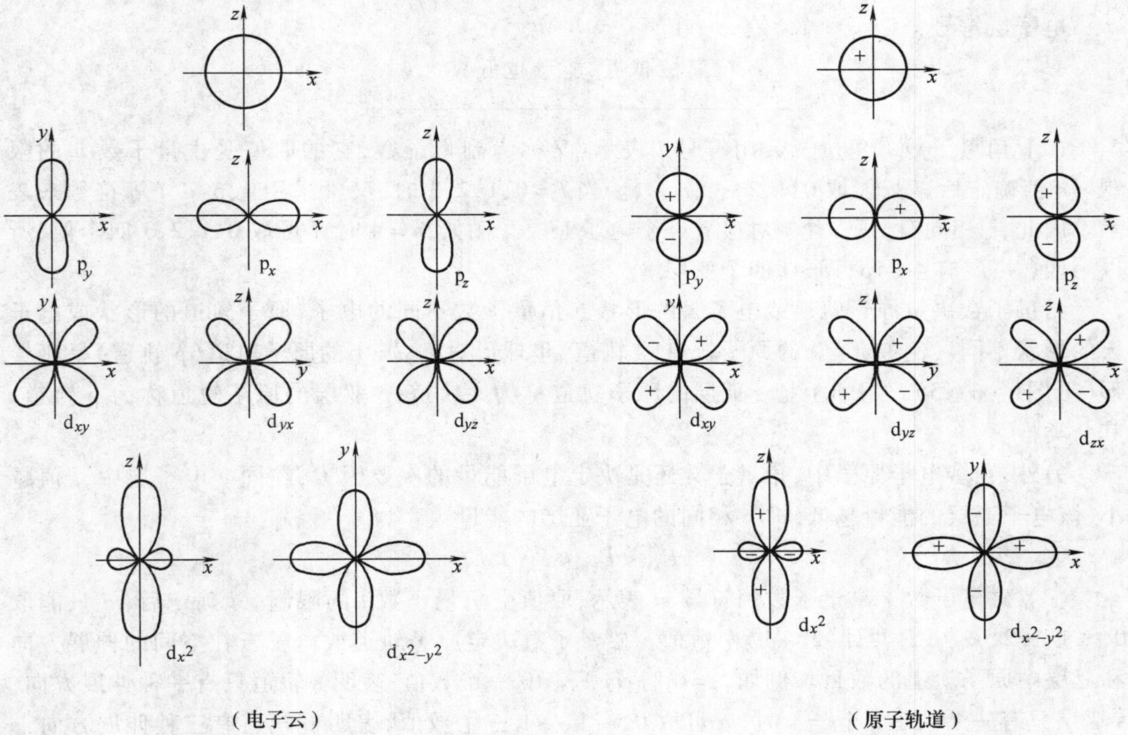

图 1－6－5　s、p、d 亚层的角度分布图

2．原子轨道

化学上除了用电子云来描述电子运动的规律外，还常借用经典力学中“轨道”一词来描述原子核外电子的运动状态，把原子中电子的可能空间运动状态称为**原子轨道**，也就是电子云的界面图所包括的空间范围。所以，原子轨道的形状与电子云的形状基本是一样的，但标有“＋”、

“ – ”号（见图 1 – 6 – 5）。注意的是，原子轨道不是电子运动的轨迹，仅仅是代表电子的一种运动状态或运动范围，原子轨道的形状与正、负号在化学键的形成中有着特殊的意义。

3. 四个量子数

由于电子在原子核外运动的特殊性，要描述电子运动时距原子核的远近、电子云（或轨道）的形状、在空间的伸展方向及电子的自旋方向，化学上引入了四种参数，即量子数来描述核外电子的运动状态。

(1) 主量子数　主量子数用符号 n 表示，它可以取任意正整数，即 $n = 1, 2, 3, \cdots$。主量子数是决定电子能量高低的主要因素，还决定电子离核的平均距离，一般来说，n 越小，电子离核的平均距离越近，能量越低；反之，离核越远，能量越高。

同一原子中，n 相同的电子在相近的空间区域内运动，所以常将 n 相同的电子称为同层电子，它们所占的区域称为电子层，每个 n 值代表一个电子层，电子层的符号又可表示为 K，L，M，…，Q，它们之间的对应关系为

主量子数 n：	1	2	3	4	…
电　子　层：	第一层	第二层	第三层	第四层	…
电子层符号：	K	L	M	N	…

离核越近，能量越低
←

(2) 角量子数　角量子数用符号 l 表示，又称为副量子数，它的取值受主量子数 n 的限制。n 值确定后，l 只能取 $0, 1, 2, \cdots, n-1$。当 $l = 0, 1, 2, 3$ 时，又常采用 s、p、d、f 等符号来表示。因此，n 相同时，每一个 l 对应着一个电子亚层。例如，$n = 4$ 时，l 可取 0、1、2、3 四个值，所以第四（N）层有 4s、4p、4d、4f 四个亚层。

角量子数决定原子轨道或电子云的形状。角量子数不同的电子，原子轨道的形状或电子云的形状不同。例如，$l = 0$ 的原子轨道（s 轨道）呈球形对称；$l = 1$ 的原子轨道（p 轨道）呈哑铃形（见图1 – 6 – 5）。习惯上把 s 亚层的原子轨道称为 s 轨道，p 亚层的原子轨道称为 p 轨道，其余类推。

另外，在多电子原子中，角量子数还是决定电子能量的次要因素，在同一电子层中，l 值越小，该电子亚层的能量越低，即 n 相同的电子亚层的能量顺序为

$$E_{ns} < E_{np} < E_{nd} < E_{nf}$$

(3) 磁量子数　磁量子数用符号 m 表示，取值受角量子数 l 的限制。l 确定后，m 只能取 $0, \pm 1, \pm 2, \cdots, \pm l$，共计 $(2l+1)$ 个数值。磁量子数决定原子轨道或电子云在空间的伸展方向和亚层中原子轨道的数目。例如，$l = 0$ 时，m 只有 0 一个数值，表明 s 轨道只有一种伸展方向，s 亚层只有一个轨道；当 $l = 1$ 时，m 可取 0、+1、–1 三个数值，表明 p 轨道有三种伸展方向，p 亚层有三个轨道，分别用 p_x、p_y、p_z 表示（见图 1 – 6 – 5），它们的能量完全相同，故称为等价轨道或简并轨道；同理，d 亚层有五个等价轨道；f 亚层有七个等价轨道。

(4) 自旋量子数　一个原子轨道的大小、形状和伸展方向由 n、l 和 m 三个量子数决定，但要描述电子的运动状态，还需要第四个量子数——自旋量子数。自旋量子数用符号 m_s 表示，取值有 $+\frac{1}{2}$ 和 $-\frac{1}{2}$ 两个，表示电子自旋方向相反的两种状态，电子自旋也常用箭头符号“↑”

和“↓”形象地表示,习惯上说成顺时针或逆时针方向自旋。两个电子的自旋方向相同的称为平行自旋,方向相反的称为反平行自旋。

综上所述,电子在原子核外的运动状态是相当复杂的。每一个电子的运动状态都要由它所处的电子层、电子亚层、电子云在空间的伸展方向和自旋状态四个方面来决定。因此,要说明一个电子的运动状态时,必须同时指明它属于哪一个电子层,哪一个电子亚层,它的电子云或轨道是哪一种空间伸展方向,它是哪一种自旋状态,以上四个方面缺一不可,而这四个方面的信息可分别用 n、l、m、m_s 四个量子数来确定。表 1-6-3 列出了四个量子数与原子轨道(电子运动状态)之间的对应关系。

表 1-6-3 n、l、m、m_s 与原子轨道(电子运动状态)的关系

n	l	m	m_s	原子轨道符号	电子层	轨道总数	电子最大容量
1	0	0	±1/2	1s	K	1	2
2	0 1	0 +1、0、-1	±1/2	2s 2p	L	4	8
3	0 1 2	0 +1、0、-1 +2、+1、0、-1、-2	±1/2	3s 3p 3d	M	9	18
4	0 1 2 3	0 +1、0、-1 +2、+1、0、-1、-2 +3、+2、+1、0、-1、-2、-3	±1/2	4s 4p 4d 4f	N	16	32

6.1.3 原子核外电子的排布

在多电子的原子里,电子的能量并不相同,原子核外又存在多种可能的原子轨道,电子总是在一定的原子轨道上“绕核”运动,能量低的电子通常在离核近的区域运动,能量高的电子,通常在离核远的区域运动,即核外电子是分层排布的。

1. 核外电子排布的一般规律

根据实验结果,人类总结出核外电子排布(或分布)必须遵循的三个基本原理。

(1) 能量最低原理　电子总是尽可能地占据能量最低的轨道,然后依次进入能量较高的轨道,以保证原子体系处于能量最低、最稳定的状态。这个规律称为**能量最低原理**。

目前,原子轨道能量的高低常用鲍林(Pauling)近似能级图(图 1-6-6)表示。图中,每一个小圆圈表示一个原子轨道,其位置的高低代表其能量的高低。图中实线方框内各原子轨道能量比较接近,划归为一组,称为能级组。不同能级组之间能量相差较大。

(2) 泡利不相容原理　同一个原子中,不可能存在运动状态完全相同的两个电子。即同一个原子中,不可能有两个电子其电子层、电子亚层、原子轨道、自旋状态完全一样。也可以说同一轨道上最多容纳 2 个自旋方向相反的电子。这是由美籍奥地利科学家泡利(Pauli)在 1925 年提出,故又称为**泡利不相容原理**。根据泡利不相容原理,第 n 电子层最多可容纳 $2n^2$ 个

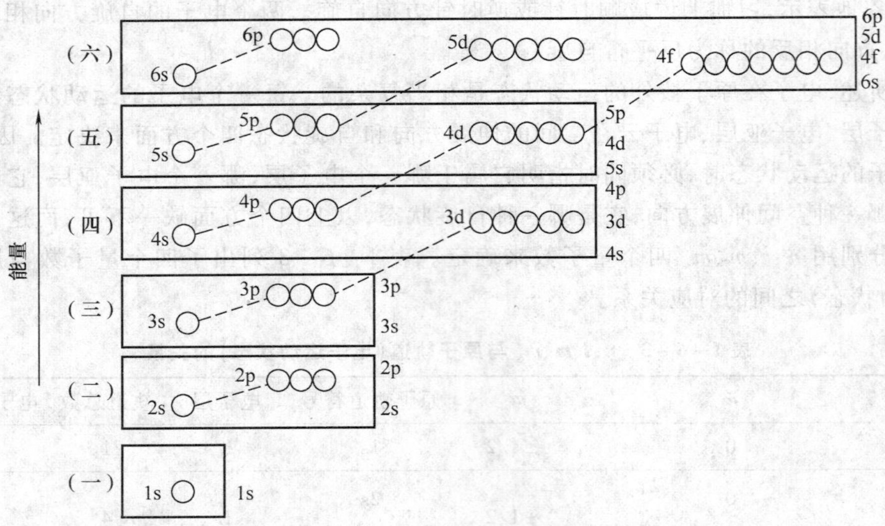

图 1-6-6　鲍林近似能级图

电子。

(3) 洪特规则　德国物理学家洪特(Hund)于 1925 年总结出一个普遍规则:在同一个亚层的简并轨道上排布的电子将尽可能分占不同的轨道,并且自旋方向相同。

例如,氮原子的 2p 亚层上共有三个电子,这三个电子的排列方式为↿ ↿ ↿,而不是↿⇂ ↿ __,或↿ ⇂ ↿。作为洪特规则的特例,当简并轨道上的电子处于全充满(p^6、d^{10}、f^{14})、半充满(p^3、d^5、f^7)或全空(p^0、d^0、f^0)状态时,原子结构比较稳定。例如,Cr 原子的第四能级组的 s、d 轨道上共有 6 个电子,它们的排列方式为 $3d^5 4s^1$,而不是 $3d^4 4s^2$。Cu 原子的电子外层排列方式为$3d^{10} 4s^1$,而不是 $3d^9 4s^2$。

根据以上三个基本原理,应用电子填充顺序图,可以排列出各种元素原子的核外电子层结构,简称电子构型。例如,

$_{15}P$　$1s^2 2s^2 2p^6 3s^2 3p^3$

$_{24}Cr$　$1s^2 2s^2 2p^6 3s^2 3p^6 3d^5 4s^1$

$_{29}Cu$　$1s^2 2s^2 2p^6 3s^2 3p^6 3d^{10} 4s^1$

2. 原子核外电子排布的表示方法

原子核外电子排布的表示方法有多种,在此只简要的介绍以下两种。

(1) 电子排布式　按照电子填充的顺序,从左到右,用数字表示电子层,然后是亚层符号,亚层符号右上角标明该亚层的电子数,这种排布方式称为电子排布式。例如,

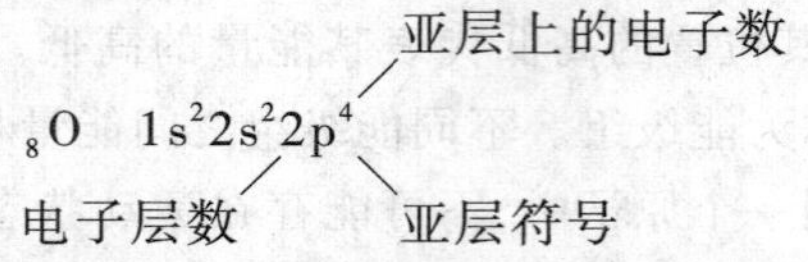

(2) 轨道表示式　在分析原子之间相互结合形成化学键的过程时,为了直观、形象地表示原子的电子构型,常常使用另一种表示方式——轨道表示式。用短线(或方框、圆圈)代表原子轨道,短线的下方注明轨道的符号,短线的上方用向上和向下箭头代表自旋状态不同的电

子。例如，N 和 O 的轨道表示式分别为

N ↑↓ ↑↓ ↑ ↑ ↑

1s 2s 2p

O ↑↓ ↑↓ ↑↓ ↑ ↑

1s 2s 2p

在正常状态下，原子核外电子遵循核外电子排布的三个基本原理，分布在离核较近、能量较低的轨道上，体系处于相对稳定的状态，原子的这种状态称为**基态**；当外界因素的影响使基态原子中的电子获得能量，跃迁到能量较高的空轨道时，原子将处于**激发态**。一些原子在与其他原子结合成键的过程中，受其他原子的影响而处于激发态。

6.2 元素周期律和元素周期表

6.2.1 元素周期律

客观事物都是互相联系的并具有内部规律性的，元素及其化合物的性质虽有差别，但各元素之间也应存在着互相联系的内部规律。为了认识元素间的这种规律性，可以将原子序数（核电荷数）为 3～20 的元素的核外电子排布、原子半径、电负性以及元素的金属性、非金属性等列成表 1－6－4。从中看出元素的性质随着原子序数的递增而呈现周期性的变化，这一规律是俄国化学家门捷列夫（Mendeleev）于 1869 年发现的，称为**元素周期律**。

表 1－6－4 元素性质的周期性变化

原子序数	元素名称	元素符号	最外层电子排布	原子半径/pm		电负性		第一电离能/$kJ\cdot mol^{-1}$		金属性和非金属性
3	锂	Li	$2s^1$	152		1.0		520		活泼金属元素
4	铍	Be	$2s^2$	111	从	1.5	从	899	从	金属性从
5	硼	B	$2s^22p^1$	88	大	2.0	小	801	小	强变弱，
6	碳	C	$2s^22p^2$	77		2.5		1 086		
7	氮	N	$2s^22p^3$	70	变	3.0	变	1 402	变	非金属性
8	氧	O	$2s^22p^4$	66	小	3.5	大	1 314	大	从弱变强
9	氟	F	$2s^22p^5$	64		4.0		1 631		活泼非金属元素
10	氖	Ne	$2s^22p^6$	160				2 081		稀有气体元素
11	钠	Na	$3s^1$	186		0.9		496		活泼金属元素
12	镁	Mg	$3s^2$	160	从	1.2	从	738	从	金属性从
13	铝	Al	$3s^23p^1$	143	大	1.5	小	578	小	强变弱，
14	硅	Si	$3s^23p^2$	117		1.8		786		非金属性
15	磷	P	$3s^23p^3$	110	变	2.1	变	1 012	变	从弱变强
16	硫	S	$3s^23p^4$	104	小	2.5	大	1 000	大	
17	氯	Cl	$3s^23p^5$	99		3.0		1 251		活泼非金属元素
18	氩	Ar	$3s^23p^6$	191				1 521		稀有气体元素
19	钾	K	$4s^1$	227		0.8		419		活泼金属元素
20	钙	Ca	$4s^2$	197		1.0		590		

1. 核外电子排布的周期性变化

从表 1－6－4 可以看出，原子序数从 3～10 的元素，即从锂到氖，有两个电子层，最外层电子从 1 个递增到 8 个，达到稳定结构。原子序数从 11～18 的元素，即从钠到氩，有三个电子层，最外层电子也从 1 个递增到 8 个，达到稳定结构。对 18 号以后的元素继续研究的结果也表明，每隔一定数目的元素，都会重复出现原子最外层电子数从 1 个递增到 8 个的情况。即随着原子序数的递增，元素原子的最外层电子排布呈周期性的变化。

2. 原子半径的周期性变化

从表 1－6－4 可以看出，由碱金属锂到卤素氟，随着原子序数的递增，原子半径由 152 pm 递减到 64 pm，即原子半径由大逐渐变小。再由碱金属钠到卤素氯，随着原子序数的递增，原子半径由 186 pm 递减到 99 pm，原子半径也是逐渐变小。如果把所有的元素按原子序数递增的顺序排列起来如图 1－6－7 所示。可以发现，随着原子序数的递增，元素的原子半径也发生着周期性的变化，即从左到右逐渐减小，从上到下逐渐增大。

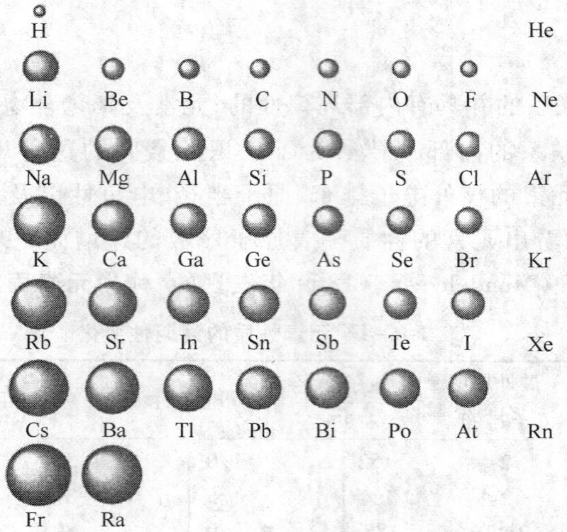

图 1－6－7　一些元素原子半径的周期性变化

3. 元素电负性和电离能的周期性变化

为了全面衡量不同元素原子在分子中对成键电子的吸引能力，1932 年鲍林首先提出了**元素电负性**的概念，并规定最活泼的非金属元素氟（F）的电负性为 4.0，据此计算出其他元素原子的相对电负性值。元素的电负性越大，元素原子吸引成键电子的能力越强。

基态的气态原子失去电子形成气态阳（正）离子所需要的能量，称为**电离能**。原子失去第一个电子所需的能量为第一电离能（I_1），失去第二个电子所需能量为第二电离能（I_2），依次类推。同一元素原子的各级电离能的大小顺序为 $I_1 < I_2 < I_3 < I_4$。电离能越大，原子失去电子时需要吸收的能量越大，失去电子也就越困难；反之，电离能越小，原子就越容易失去电子。由表 1－6－4 可知元素电负性和电离能也呈现出周期性的变化规律。

4. 元素金属性和非金属性的周期性变化

元素的**金属性**是指元素原子失去电子成为阳（正）离子的性质；而元素的**非金属性**则是指

元素原子得到电子成为阴(负)离子的性质。表1-6-4显示,从锂到氟、钠到氯,随着原子半径的逐渐减小,电离能和电负性逐渐增大,元素的金属性逐渐减弱、非金属性逐渐增强,表现出元素金属性和非金属性的周期性变化。

6.2.2 元素周期表

根据元素周期律,门捷列夫等人先后设计出多种形式的元素周期表。目前通用的是以瑞士化学家维尔纳(A. Werner)为代表提出的长式周期表。即把目前已确定的112种元素中电子层数目相同的各种元素,按原子序数递增的顺序从左到右排成横行,再把不同横行中最外电子层电子数相同的元素,按电子层数递增的顺序由上而下排成列而得到的周期表。

元素周期表是元素周期律的具体表现形式,它反映了元素之间相互联系的规律性,是学习化学的重要工具。

1. 元素周期表的结构

(1) 周期　元素周期表的每一行称为一个周期,共有7个周期,依次用数字1,2,3,…,7表示,周期的序数就是该周期元素具有的电子层数。每一周期的元素都是从最外层电子数为1的活泼的金属元素(第1周期除外)开始,逐渐过渡到最外层电子数为7的活泼非金属元素,最后以最外层电子数为8的稀有气体元素结束。其中,第1、2、3周期为**短周期**,第4、5、6周期为**长周期**。第7周期目前还未填满,称为**不完全周期**。

(2) 族　把最外层电子数相同,性质相似的元素归为一族,在周期表中占据同一纵行。周期表有18个纵行。除左起第8、9、10这3个纵行合称为第Ⅷ族外,其余15个纵行,每个纵行称为一族。其中,由短周期元素和长周期元素共同构成的族称为主族,共有7个主族,分别用ⅠA,ⅡA,…,ⅦA表示,主族序数即为最外层的电子数。完全由长周期元素构成的族称为副族,共有7个副族,分别用ⅠB,ⅡB,…,ⅦB表示。另外,还有最外层电子数为8个稳定结构的0族。

2. 元素周期表里元素性质的递变规律

(1) 同周期元素性质的递变规律　在同一周期中(除第1周期外),各元素的原子核外电子层数虽然相同,但从左到右,核电荷数依次增多,原子半径逐渐减小,原子核对最外层电子的吸引力逐渐增强,失电子能力逐渐减弱,得电子能力逐渐增强。因此,同一周期从左到右,元素的金属性逐渐减弱,非金属性逐渐增强。如第3周期元素性质的递变规律为

$$\xrightarrow[\text{金属性逐渐减弱,非金属性逐渐增强}]{\text{Na　Mg　Al　Si　P　S　Cl}}$$

在短周期里这种递变较明显,在长周期里,这种递变的过程较缓慢。

(2) 同主族元素性质的递变规律　在同一主族的元素中,最外层电子数相同,由于从上到下电子层数增多,原子半径增大,虽然核电荷数也逐渐增多,但原子半径的增大起主要作用,原子核对最外层电子的吸引力逐渐减弱,失电子能力逐渐增强,得电子能力逐渐减弱,所以元素的金属性逐渐增强,非金属性逐渐减弱。现将主族元素性质的递变情况列于表1-6-5中。

表 1-6-5　主族元素金属性和非金属性的递变

周期 \ 主族	ⅠA	ⅡA	ⅢA	ⅣA	ⅤA	ⅥA	ⅦA	0
1								稀有气体元素
2	Li	Be	B	C	N	O	F	
3	Na	Mg	Al	Si	P	S	Cl	
4	K	Ca	Ga	Ge	As	Se	Br	
5	Rb	Sr	In	Sn	Sb	Te	I	
6	Cs	Ba	Tl	Pb	Bi	Po	At	
7	Fr	Ra						

（表中箭头标注：非金属性逐渐增强（→）；非金属性逐渐增强（↑）；金属性逐渐增强（↓）；金属性逐渐增强（←））

由表 1－6－5 可知，如果沿着周期表中硼、硅、砷、碲、砹与铍、铝、锗、锑、钋之间划一条虚线，虚线的左边是金属元素，虚线的右边是非金属元素，左下角是金属性最强的元素钫（Fr），右上角是非金属性最强的元素氟（F），最后一列是稀有气体元素。位于分界线附近的元素，既表现出某些金属性质，又表现出某些非金属性质。

3. 元素周期律和元素周期表的意义

元素周期律和元素周期表，揭示了元素间相互联系的自然规律，把所有元素纳入一个具有内在联系的整体之内。它对化学的学习、研究是一个重要的规律和工具。

（1）获取元素的相关信息　元素周期表提供了每一种元素的原子序数、元素符号、元素名称、价层电子构型、相对原子质量等多种参数，如图 1－6－8 所示。为我们查阅和使用元素周期表提供了方便。

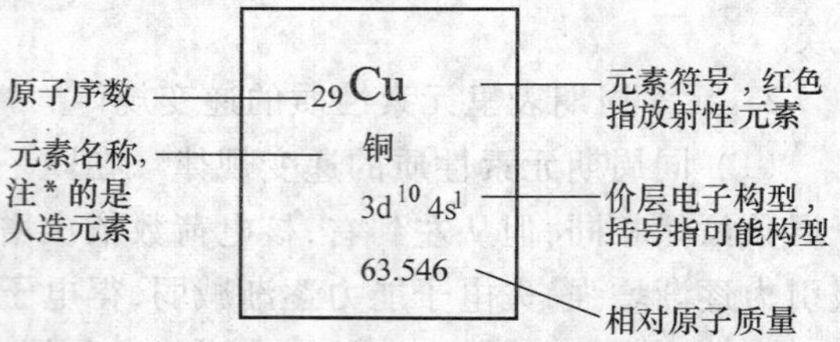

图 1－6－8　周期表中元素各参数的位置

（2）判断元素的性质　周期表中，元素的性质呈现出周期性的变化规律。元素性质周期性变化的实质，是各元素原子电子层结构的周期性变化。因此，从原子的电子构型，可以确定元素在周期表中的位置及其主要性质；反之，根据元素在周期表中的位置，可以推测原子的电子构型及其主要性质。

例 1－6－1　已知某元素的原子序数为 24。写出该元素原子的电子排布式，并指出它在周期表中的位置，是什么元素？

解：　该元素的原子序数为 24，其原子核外有 24 个电子，电子排布式为

$$1s^2 2s^2 2p^6 3s^2 3p^6 3d^5 4s^1$$

由电子构型可以推知：该元素为位于周期表中第 4 周期、第ⅥB 族的铬（Cr）元素，是一种金属元素。

例 1-6-2 某元素位于周期表第4周期第ⅦA族,请写出该元素的电子排布式和原子序数,并指出这是什么元素。

解:根据元素在周期表中的位置推知:该元素原子核外有4个电子层,最外层有7个电子,电子排布式为

$$1s^22s^22p^63s^23p^63d^{10}4s^24p^5$$

由电子构型可知:该元素的原子核外有35个电子,原子序数为35,是溴(Br)元素。

知识链接

人体必需元素在周期表中的位置

人体必需元素在周期表中的位置比较集中,好像形成几个"岛"。其中常量元素集中在周期表中前20号元素之内,有钠、钾、钙、镁四种元素。18种微量元素中有11种金属元素(大部分为过渡金属元素),7种非金属元素,见图1-6-9。

元素的生物效应与其在周期表中的位置也有密切关系。ⅠA、ⅡA及ⅢA—ⅦA元素对生命体的作用,从上到下、从左到右,都是营养作用减弱,毒性加强。

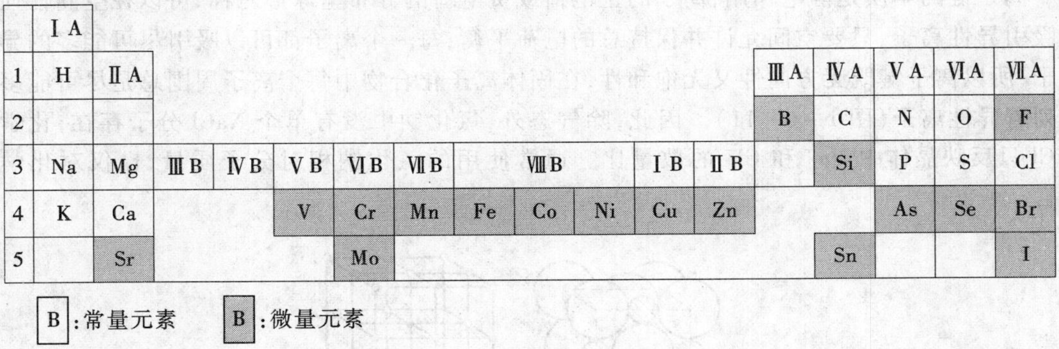

图1-6-9 人体必需元素在周期表中的位置

6.3 分子结构

分子都是由原子组成,说明分子中的原子间存在着相互作用力。一般把分子或晶体中,相邻原子或离子间直接的、主要的、强烈的相互作用称为**化学键**。分子和分子之间的相互作用力则称为分子间作用力。

6.3.1 化学键

一、离子键

1. 离子键的形成及本质

根据稀有气体原子结构稳定的事实,德国化学家柯塞尔(W. Kossel)于1916年提出了离子键理论。当电负性小的活泼金属与电负性大的活泼非金属原子(如钠原子与氯原子)相遇时,为了达到稳定的电子构型(外层8个电子,若为K层则2个电子),金属原子将失去电子成为正(阳)离子,非金属原子得到金属原子的电子而成为负(阴)离子,正、负离子之间靠静电吸

引作用结合在一起就形成了离子键。通过离子键结合形成的化合物称为离子化合物。典型离子化合物氯化钠的形成过程如图 1－6－10 所示。

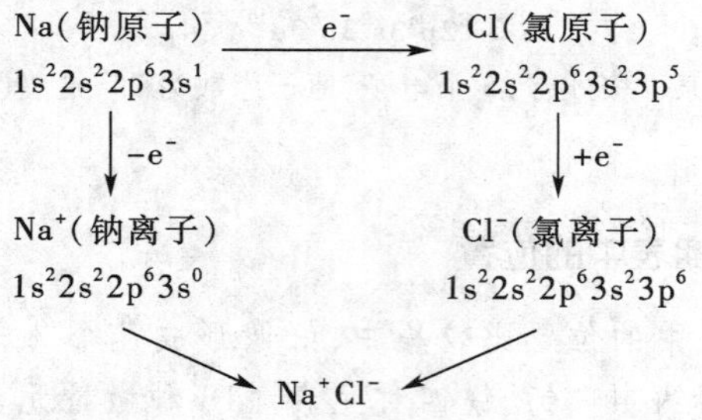

图 1－6－10　氯化钠的形成过程

2. 离子键的特点

离子键的本质是静电作用，离子的正电荷或负电荷的分布呈球形对称，可以在空间任何方向吸引异性离子，只要空间允许并保持总的电荷平衡，每一个离子都可以吸引尽可能多的异性离子，所以离子键既无方向性又无饱和性，在固体离子化合物中每个离子周围总是尽可能多地排列着异性离子(图 1－6－11)。因此，除气态外，氯化钠中没有单个 NaCl 分子存在，化学式 NaCl 只反映晶体中 Na^+ 和 Cl^- 的数量比。通常使用的氯化钠相对分子质量，也仅对化学式而言。

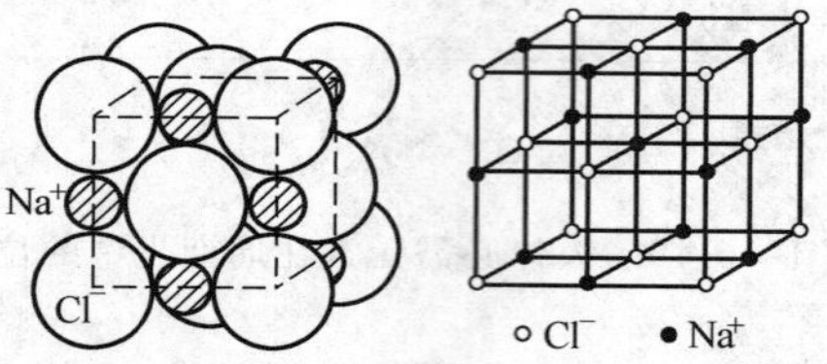

图 1－6－11　NaCl 的晶体结构

二、共价键

1916 年美国化学家路易斯(Lewis)提出了共价键理论，解释了非金属双原子分子 H_2、O_2、N_2 靠什么作用结合成分子等问题。该理论认为分子中的原子应具有稳定的稀有气体的原子结构，它们是通过共用一对或者若干对电子来实现的。例如，

H· + H· ⟶ H : H　　(共用 1 对电子)

:N· + ·N: ⟶ :N⋮⋮N:　　(共用 3 对电子)

H× + ·Cl: ⟶ H×Cl:　　(共用 1 对电子)

路易斯的共价键理论初步揭示了共价键不同于离子键的本质，但依然存在其局限性。1927 年德国化学家海特勒(Heitler)和伦敦(London)将量子力学成就应用到分子结构中，对共价键的本质有了进一步的认识，后来鲍林等人发展了这一成果，建立了现代价键理论(简称为 VB法，又称为电子配对法)。其基本要点包括以下内容：

1. 共价键的形成

以氯化氢(HCl)为例,H 的价电子构型为 $1s^1$,Cl 的价电子构型为 $3s^23p^5$,两种原子都容易得到 1 个电子而形成稳定的电子层结构。当 H 原子与 Cl 原子相互靠近成键时,各提供外层的一个电子,在两个原子之间形成一对共用电子对,即

$$\underset{\overset{\uparrow}{1s}}{\mathrm{H}\times} + \underset{\overset{\downarrow}{3p}}{\cdot\ddot{\underset{..}{\mathrm{Cl}}}:} \longrightarrow \underset{\uparrow\downarrow}{\mathrm{H}\overset{\cdot}{\times}\mathrm{Cl}}$$

共用电子对在两个原子核周围运动,使两个原子都具有类似稀有气体原子(He 和 Ar)的稳定电子构型。这种原子间以共用电子对结合形成的化学键称为**共价键**。

在 HCl 分子中,成键电子的 1s 轨道和 3p 轨道发生原子轨道的重叠,如图 1-6-12 所示。重叠区域出现的电子相当于同时处于两个原子轨道上,按照泡利不相容原理,它们的自旋方向应该相反。因此,共价键是由两个原子的轨道发生重叠,并各提供一个自旋方向相反的未成对电子配对而成。

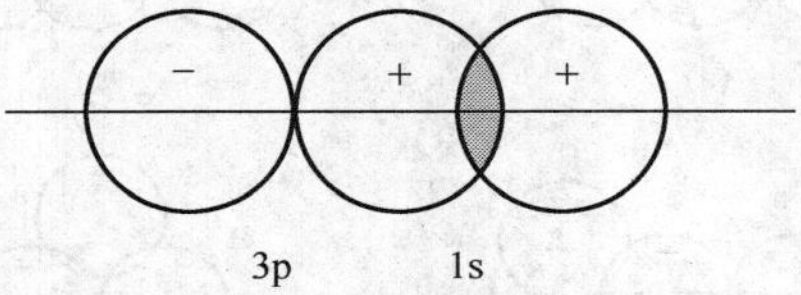

图 1-6-12　1s 与 3p 轨道重叠示意图

如果一个原子有两个或三个成单电子,则可分别形成两个或三个共价键。例如,O 原子的价电子构型为 $2s^22p^4$,在 H_2O 及 O_2 中都是两个共价键;N 原子在 NH_3 和 N_2 中是三个共价键。

如果两个原子在形成共价键时,共用电子对仅由成键原子的一方单独提供、归两个原子所共有,另一个原子只提供空轨道,这样形成的共价键称为配位共价键,简称**配位键**。例如,在氨分子(NH_3)中,N 原子的价电子层还存在一对未参与成键的电子,称为孤对电子,NH_3 与 H^+ 结合形成 NH_4^+,就是 NH_3 中 N 原子提供孤对电子进入 H^+ 的空轨道,与 H^+ 共有形成配位键。即

$$\mathrm{H_3N}\underset{\text{孤对电子}}{(:)} + \mathrm{H^+} \longrightarrow [\mathrm{H_3N:H}]^+ \text{或} [\mathrm{H_3N \rightarrow H}]^+$$

为了表明形成配位键时电子对的提供方向,常使用箭头(→)表示配位键,箭头指向接受电子对的原子。显然,配位键的形成必须满足两个条件:

(1) 提供共用电子对的原子的价电子层有孤对电子。

(2) 接受共用电子对的原子的价电子层有空轨道。

由配位键形成的一类化合物——配位化合物,有很多特殊的性质和重要用途,这部分内容将在情境 8 中详细讨论。

2. 共价键的特性

根据现代价键理论,共价键具有与离子键不同的两个特性:

(1) 饱和性　原子的一个未成对电子与另一个原子的电子配对成键后,就不能再与第三原子的电子配对。例如,氢原子的电子与另一个氢原子的电子配对形成氢分子(H_2)后,不能

再与第三个氢原子形成“H_3”分子。所以,原子能够形成的共价键的数目受原子中未成对电子数目的限制,这就决定了共价键具有饱和性。稀有气体原子没有未成对电子,原子间不能成键,常以单原子分子的形式存在。

(2) 方向性　在形成共价键时,成键电子的原子轨道重叠越多,成键电子在成键原子之间出现的概率越大,即成键原子之间电子云密度越大,对原子核吸引力越强,形成的共价键越牢固。所以,原子形成共价键时,在可能的范围内总是沿着使原子轨道最大重叠的方向成键,这就是原子轨道的**最大重叠原理**。同时,原子轨道有正、负值之分,只有同号(正号与正号、负号与负号)重叠的原子轨道才能形成有效重叠。例如,氯化氢分子的形成过程中,氢原子的1s轨道与氯原子的3p轨道有多种重叠方式,在图1-6-13所示的四种重叠方式中,沿 x 轴重叠的(a)和(b)可以使轨道达到最大重叠,但只有(a)是有效重叠方式,才能形成稳定的氯化氢分子。其他(b)、(c)、(d)方式的轨道重叠,均为无效重叠方式。

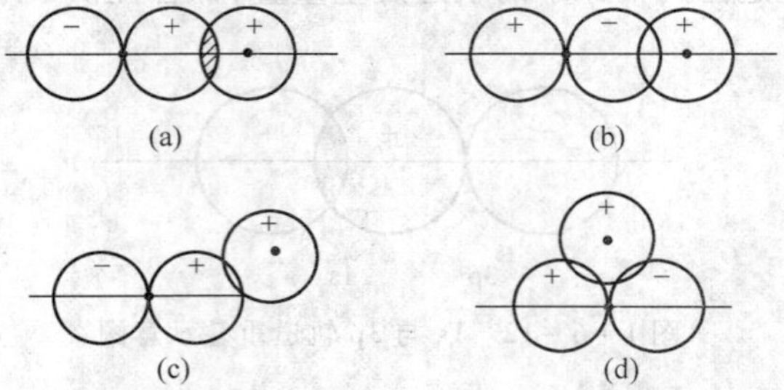

图1-6-13　氯化氢分子的成键示意图

由于p、d、f轨道都有一定的方向性,必须沿着一定的方向重叠才能有效地形成共价键。所以,原子轨道的方向性和最大重叠原理决定了共价键具有方向性。

3. 共价键的类型

(1) 极性键和非极性键　按照是否有极性(一端带正电荷,另一端带负电荷),可将共价键分为极性键和非极性键两类。例如,HCl、H_2O、CO_2 等中的共价键都是极性键,O_2、Cl_2 等中的共价键都是非极性键。

(2) σ 键和 π 键　根据成键时原子轨道重叠方式的不同,共价键可分为 σ 键和 π 键。成键的原子轨道均沿着键轴(即两个原子核之间的连线)方向以“头碰头”方式正面重叠形成的共价键称为 **σ 键**;成键的原子轨道沿着键轴方向以“肩并肩”方式侧面重叠时,形成的共价键称为 **π 键**,如图1-6-14所示。

显然,“头碰头”的重叠方式满足原子轨道的最大重叠,成键的电子云密集在键轴处,对核的吸引力较强,σ 键比较稳定;而“肩并肩”的重叠方式使 π 键的电子云集中在键轴平面的上下方,对核的吸引力较弱,所以 π 键不如 σ 键稳定,化学性质比较活泼。

(3) 单键、双键和三键　根据成键原子间共用电子对数目的不同,共价键可分为单键、双键和三键。例如,H_2、HCl、Cl_2 中形成的都是共价单键,化学上常用一根短线“—”表示一对共用电子对,这些分子可表示为 H—H、H—Cl、Cl—Cl。O_2 分子中形成的是双键(O═O),N_2 分子间形成的是三键(N≡N)。

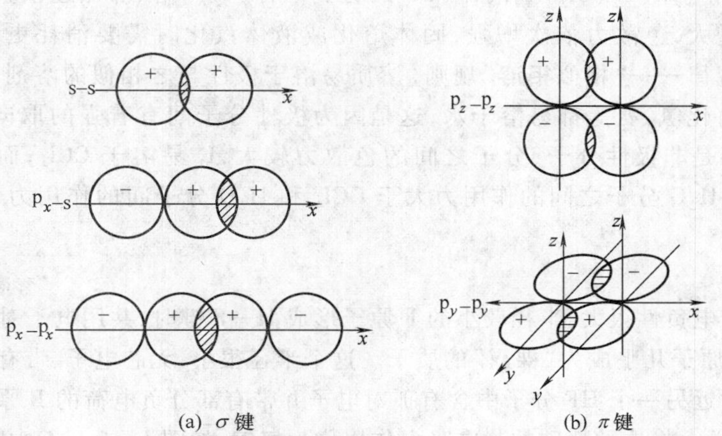

图 1-6-14 σ 键和 π 键重叠方式示意图

共价单键均为 σ 键，双键由一个 σ 键和一个 π 键组成，而三键则由一个 σ 键和两个 π 键组成。

6.3.2 分子间作用力

1. 极性分子和非极性分子

分子中，正、负电荷中心（或重心）重合的分子称为非极性分子，如 O_2、N_2、CO_2 等；正、负电荷中心（或重心）不相重合的分子称为极性分子，如 HCl、HF、H_2O、CH_3CH_2OH 等。

2. 分子间作用力（范德华力）

分子间作用力是由荷兰物理学家范德华（van der Waals）首先提出的，故又称为范德华力，这种力一般有三种：

（1）取向力　当两个极性分子相互接近时，因为同极相斥、异极相吸的作用，导致分子按一定的方向排列，并相互吸引，这种靠极性分子永久偶极的取向而产生的分子间相互作用力称为**取向力**。取向力是只存在于极性分子之间的一种作用力。

（2）诱导力　由于存在正极和负极，极性分子可以作为一个微电场，其他分子在该电场中因为被极化而产生诱导偶极，使两个分子之间产生一种相互作用力，这种作用力称为**诱导力**。诱导力存在于极性分子与非极性分子、极性分子与极性分子之间。

（3）色散力　任何一个分子中，由于电子的不断运动和原子核的不停振动，正、负电荷中心会在某一瞬间发生相对位移，出现瞬间偶极，这种由于瞬间偶极而产生的分子之间的作用力称为**色散力**。色散力存在于所有分子之间，且是一种最主要的力。色散力的大小与分子的变形性有关，分子越大，变形性越强，分子间的色散力也就越大。

分子间的作用力是永远存在于分子间的一种静电作用力，但这种作用力较小，比化学键能小 1～2 个数量级，并且都是短程力，作用范围只有 300～500 pm。

分子间作用力一般不影响化学性质，只影响物质的某些物理性质。一般分子间作用力越强，拉大分子间距离所需能量就越高，物质的熔点、沸点就随之升高。例如，卤素单质 F_2、Cl_2、

Br_2、I_2，常态下由气体（F_2、Cl_2）到液体（Br_2），再到固体（I_2），熔、沸点逐渐升高，这是因为它们的分子依次增大，色散力依次增强，固体熔化或液体汽化时需要消耗更多能量。由经验得出的溶解度规律——“**相似相溶**”规则（溶质易溶于极性与之相似的溶剂），也和分子间作用力有关。如卤化氢、氨等都易溶于水，这是因为极性分子间有着强的取向力，可以相互溶解；I_2 和 CCl_4 都是非极性分子，分子之间的色散力较大，I_2 易溶于 CCl_4；而 CCl_4 与 CCl_4 分子之间、H_2O 与 H_2O 分子之间的作用力大于 CCl_4 和 H_2O 分子间的作用力，所以，CCl_4 很难溶解在 H_2O 中。

3．氢键

当氢原子与电负性很大、半径较小的 F 原子形成 H—F 键时，共用电子对强烈的偏向 F 原子一方，使得 H 原子几乎成为“裸露”的质子。这个半径很小、无芯电子、带有部分正电荷的 H 原子很容易与附近另一个 HF 分子中含有孤对电子并带有部分负电荷的 F 原子充分靠近而产生吸引作用，化学上将这种特殊的静电吸引作用称为**氢键**，如图 1－6－15 中的虚线所示。

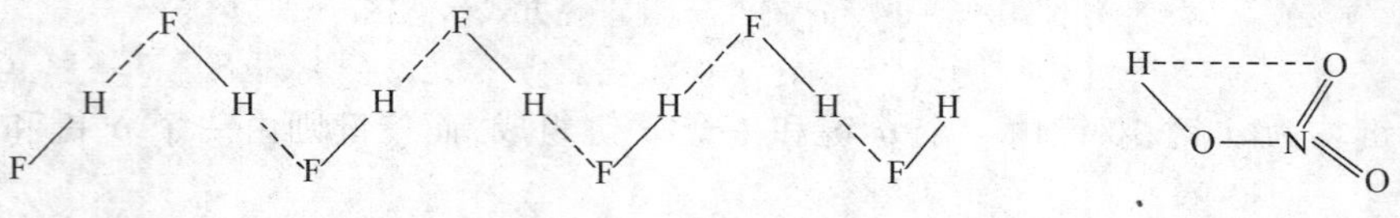

(a) HF分子间氢键　　(b) HNO_3分子内氢键

图 1－6－15　氢键的结构

H 原子不仅与 F 可以形成氢键，而且还能与电负性大、原子半径小的原子如 O、N 等形成氢键，氢键一般用 X—H…Y 表示（X、Y = F、O、N）。氢键可以在分子间形成，也可以在分子内形成，如硝酸、蛋白质分子内都有氢键存在。

氢键的键能一般为 20～40 $kJ \cdot mol^{-1}$，介于化学键与范德华力之间，与范德华力的数量级相同，仅被认为是一种比较强的分子间作用力。但氢键具有饱和性和方向性，即，分子之间氢键 X—H…Y 在一条直线上，以保持 X、Y 的最大分离，排斥力最小；每一个 X—H 中的 H 只能与一个 Y 原子形成氢键，否则因为斥力大而变得不稳定。

分子间氢键的存在，使物质在固体熔化或液体汽化时，除了需要克服分子间作用力外，还必须破坏氢键，所以需要多消耗能量，熔点、沸点就会升高；HF、H_2O、NH_3 的熔点、沸点反常升高，见图1－6－16，就是分子间存在氢键的缘故。当溶质与溶剂分子之间存在氢键时，溶质分子与溶剂分子间存在比较强的作用力，溶质在溶剂中的溶解度就会增大，所以氨极易溶解在水中，乙醇、甘油等可以与水混溶。通过氢键，简单分子可以缔合成复杂分子，如水分子为 $(H_2O)_n$（$n = 2, 3, \cdots$）；随着温度降低，缔合程度增大，分子间空隙增多，密度随之减小；在低于 0 ℃ 时，全部水分子组成巨大的缔合分

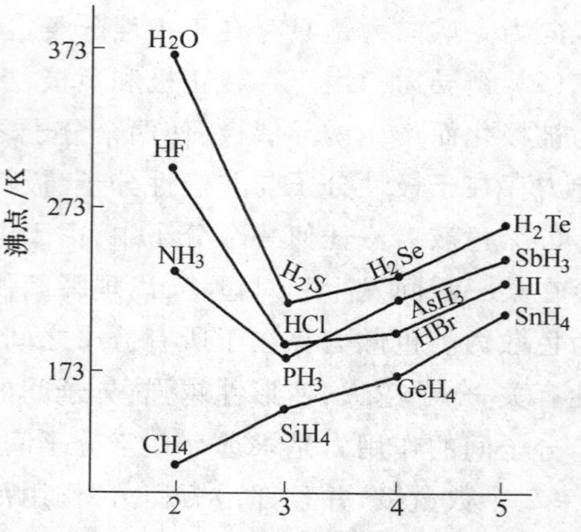

图 1－6－16　同族元素氢化物的沸点变化

子——冰,所以冰的密度比水的密度小。

氢键在生命过程中起重要作用。生物大分子(如蛋白质和核酸)中,均有分子内氢键的存在,使分子能按照某种特定方式联系起来而具有一定的空间构型和生物活性。如人体蛋白质之所以具有多种功能,是由于蛋白质分子中(O)N—H---O(N)等氢键的生成,使蛋白质中某些构型得以稳定,并具有不同的生理功能。若其中的氢键遭到破坏,便会使其结构发生变化,从而改变甚至失去原有的生物活性。

知识扩充

核技术在医学上的应用

提到原子,感觉似乎距离我们十分遥远和抽象,其实不然,整个世界,都是由不同元素的原子所组成的,原子与人体健康也密切相关。“核医学”这门新兴学科,是将原子科学应用于医学,将尖端的核技术和生命科学相结合的产物。核医学的诞生为临床医学、基础医学、预防医学等多个领域提供了崭新的研究手段,应用十分广泛。目前,其用途主要有以下几个方面。

核医学最突出的贡献是诊断疾病。同位素脏器显影和放射免疫分析是两种常用的临床诊断方法。同位素脏器显影,是将放射性同位素制成的药物通过口服或注射使其进入体内,不同的药物将在不同的脏器分布,然后利用 γ 相机、单光子发射计算机断层仪(SPECT)、正电子发射计算机断层仪(PECT)等体外显像设备探测出放射性同位素药物发出的射线,根据其分布使脏器显影,从而检查和诊断疾病。目前,同位素脏器显影能检测脑、肝、胆、肺、肾、骨、甲状腺等几乎所有的脏器。该方法不仅可检查组织病变,甚至可动态地观察器官功能和测定血流。放射免疫分析,是利用高灵敏度的射线测量技术测定体液中各种微量物质的含量,从而检查各种疾病。放射免疫分析灵敏度极高,含量为 $10^{-12} \sim 10^{-15}\ g \cdot mL^{-1}$,甚至含量更低的样品都可用该方法检测。例如,原发性肝癌的患者,血液中甲胎蛋白的含量会明显增加,因此,血液中甲胎蛋白的含量是诊断肝癌的重要指标。但是,即使原发性肝癌患者,其血液中甲胎蛋白的含量会比正常人增加 15 倍以上,也只能达到约 $10^{-7}\ g \cdot mL^{-1}$,这一含量使用常规检测方法将消耗大量血液。而利用放射免疫分析只需少量的血液,即可测定出其中甲胎蛋白的含量,从而诊断肝癌。放射免疫分析还可用于心肌梗死的早期诊断、怀孕的早期诊断以及畸胎诊断等。

核医学还能够用于治疗疾病。众所周知,在治疗癌症的许多方法中,放射性疗法是十分重要的方法之一,约 65% 以上的患者通过该方法治疗。放射性疗法是利用放射性核素发射出的 α、β、γ 射线能够杀死生物细胞,而癌细胞对射线又尤其的敏感,选择不同种类及剂量的放射性核素,用特殊的方法照射不同部位的肿瘤,杀灭或抑制癌细胞,并尽可能减少对正常细胞的损害。目前,放射性疗法已是临床上十分重要的治疗手段。例如,利用碘 -131 放出的 β 射线治疗甲亢、甲状腺癌;利用锶 -90 治疗牛皮癣、毛细血管瘤等皮肤病。

核技术在医药学研究方面,利用中子活化分析法研究孕妇对铁的代谢情况、贫血患者的红细胞寿命等。药物研制中,则常借助于同位素示踪技术研究药物的作用原理、疗效、副作用以及在人体内的吸收、分布、排泄规律。现在,这一方法已成为药物研究筛选中不可或缺的手段。

除了上述三方面的主要应用,还可利用核电池为心脏起搏器长时间供电,利用同位素示踪技术进行中医的医理和药理的研究等。总之,核技术在医学上具有广泛而重要的应用,在基础医学、临床医学、预防医学的研究中都有很大贡献。

情境小结

1. 知识系统网络

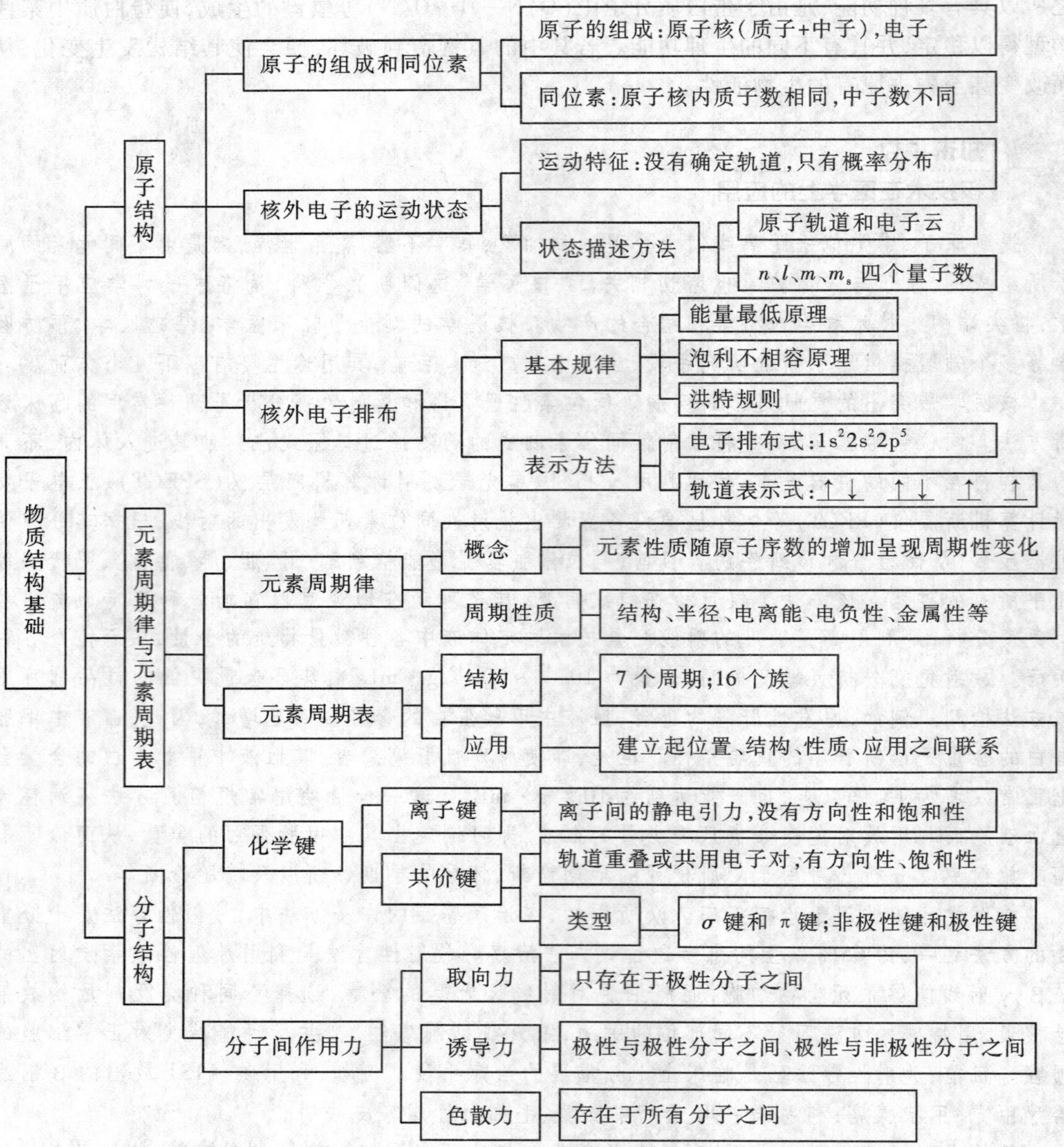

2. 学习方法概要

本情境的物质结构的基本理论比较抽象,对接触大学化学课程不久的学习者有一定的难度。因此学习时,首先要明确电子等微观粒子运动的特点,正确理解原子轨道、电子云的含义;建立起四个量子数与电子运动的能量、轨道形状、轨道伸展方向及电子自旋之间的联系。其次,要明白多电子原子核外电子不是简单的“堆积”,而是遵守“二原理、一规则”在核外分层分布的，这种分布或运动有一套书面表示方法。第三，元素周期表是化学知识、经验的总结，是一个工具，可以更方便地反映元素周期律；元素周期表将现知的 112 种元素划分为 7 个周期、16 个族，从而可以更直观地表示元素之间性质的相似性和差异性；元素在周期表中的位置是由其原子的结构决定的，元素周期表为化学研究带来了极大方便。第四，化学物质中原子、离子、分子之间均存在着作用力，根据性质不同可分为离子键、共价键和范德华力等，结合力不同必然带来物理和化学性质的不同。

目标检测

一、选择题

1. 下列关于$^{42}_{20}Ca$的叙述中错误的是（　　）

A. 质量数为 20　　B. 电子数为 20　　C. 中子数为 20　　D. 质量数为 42

2. 1992 年，我国取得的重大科技成果之一是发现了三种元素的新的同位素，其中一种是$^{208}_{80}Hg$，它的中子数是（　　）

A. 80　　B. 128　　C. 208　　D. 288

3. 元素的性质随着原子序数的递增呈现周期性变化的主要原因是（　　）

A. 元素原子的核外电子排布呈周期性变化　　B. 元素原子的半径呈周期性变化

C. 元素的化合价呈周期性变化　　D. 元素的相对原子质量呈周期性变化

4. 下列元素的原子半径最小的是（　　）

A. N　　B. F　　C. Mg　　D. Cl

5. 下列具有方向性的化学键是（　　）

A. 离子键　　B. 共价键　　C. 氢键　　D. 金属键

6. 下列化合物中，含有离子键和共价键是（　　）

A. KCl　　B. $CaCl_2$　　C. Na_2SO_4　　D. CCl_4

二、填空题

1. 在$^{6}_{3}Li$、$^{14}_{7}N$、$^{23}_{11}Na$、$^{24}_{12}Mg$、$^{7}_{3}Li$、$^{14}_{6}C$ 中：

(1) 互为同位素的是________和________。

(2) 质量数相等，但不为同位素的是________和________。

(3) 中子数相等，质子数不相等的是________和________。

2. 决定原子轨道能量高低的量子数是________，其取值是________；决定轨道形状的量子数是________；决定轨道伸展方向的是________。

3. 填写下表中的空白。

原子序数	元素符号	电子排布式	价层电子构型	周期	族	金属或非金属
				3	ⅠA	
			$3s^2 3p^4$			
24						
		$1s^2 2s^2 2p^6 3s^2 3p^6 3d^{10} 4s^2 3p^5$				
54						

三、判断题

1．“头碰头”的重叠方式满足原子轨道的最大重叠，成键的电子云密集在键轴处，对核的吸引力较强，键比较稳定。（　　）

2．化学键是原子间的作用力。（　　）

3．离子键没有饱和性，所以每个离子周围会有无数个带反电荷的离子。（　　）

4．元素的原子在形成共价键时成键轨道可以在任意方向重叠。（　　）

5．原子核外电子的能量完全由电子层数 n 决定。（　　）

6．电子层数为 4 时，可能的轨道总数为 16，可容纳的电子总数为 32。（　　）

7．任何元素的原子都是由质子、中子和核外电子组成。（　　）

8．由极性键组成的分子一定是极性分子。（　　）

四、问答题

1．2H、$2H^+$、H_2、${}_1^2H$ 这些符号都代表氢，它们有什么区别？

2．指出 $1s^1$、$2s^22p^5$、$3s^2$ 所表示的含意。

3．用原子结构的观点说明元素性质随原子序数的递增呈周期性的变化。

4．举例说明下列概念的区别：

（1）离子键与共价键　　（2）极性键与极性分子

（3）σ 键与 π 键　　（4）范德华力与氢键

情境 7 氧化还原反应与电极电势

情境描述:

以课堂教学、教材、课件等为载体,通过学习,了解氧化数、氧化还原反应及电对等概念;熟悉原电池的组成及表示式;知道电极电势的产生机理、测定原理和方法;能用能斯特方程计算电极电势,并以此判断氧化剂、还原剂的相对强弱,判断氧化还原反应进行的方向与程度;了解电势法测定溶液 pH 的基本原理和方法。

氧化还原反应是一类重要的化学反应,反应中伴随的能量效应,不仅在工农业生产、日常活动中具有重要意义,而且与生命活动紧密相关,一些生命活动如肌肉收缩、神经传导、体内营养物质的代谢以及生物的生长、繁殖等都离不开氧化还原反应,常用的消毒剂和漂白粉的杀菌原理也基于氧化还原反应。因此,医学类学生学习一些氧化还原反应和电极电势的知识很有必要。

7.1 氧化还原反应与电对

7.1.1 氧化还原反应

氧化还原反应的实质是反应物之间发生了电子的转移或偏离。如金属锌与硫酸铜溶液的离子反应:

$$Zn + Cu^{2+}(aq) \longrightarrow Zn^{2+}(aq) + Cu$$

反应中电子从 Zn 转移到 Cu^{2+}。又如氢气在氧气中的燃烧反应:

$$2H_2 + O_2 \longrightarrow 2H_2O$$

尽管反应中氧和氢都没有完全获得或失去电子,但水分子中氢氧间的共用电子对会偏向氧的一方,这种反应同样属于氧化还原反应。

1. 氧化数

为了方便地描述氧化还原反应,表明元素所处的氧化状态,1970 年国际纯粹与应用化学联合会(IUPAC)给出了氧化数(又称为氧化值)的定义:**氧化数是某元素一个原子的表观荷电数,这种荷电数是假设把每一个化学键中的电子指定给电负性较大的原子而求得。**

以下规则是确定元素原子的氧化数的基本依据:

(1) 单质中原子的氧化数为零。如 O_3、N_2、Fe、S_8 等物质中,元素的氧化数均为零。

(2) 简单离子中原子的氧化数等于离子的电荷数。如 Ca^{2+} 中钙的氧化数为 +2。

(3) 氧的氧化数在大多数化合物中为 -2,但在过氧化物,如 H_2O_2、Na_2O_2 中为 -1;在超氧化物，如 KO_2 中为 -1/2。

（4）氢的氧化数在大多数化合物中为 +1，但在金属氢化物，如 NaH、CaH_2 中为 -1。

（5）卤族元素，氟在所有化合物中的氧化数均为 -1，其他卤素原子的氧化数在二元化合物中一般为 -1，但在卤素的二元互化物（BrCl 等）及含氧化合物（ClO_2、$HClO_4$ 等）中例外。

（6）电中性的化合物中所有原子的氧化数的代数和为零。多原子离子（原子团）中所有原子的氧化数的代数和等于离子的电荷数。

例 1-7-1 计算下列物质中硫的氧化数：

SO_4^{2-} $S_2O_3^{2-}$ $Na_2S_4O_6$

解：设硫的氧化数为 x，根据氧化数规则得

SO_4^{2-} 中	$x+4\times(-2)=-2$	$x=+6$
$S_2O_3^{2-}$ 中	$2x+3\times(-2)=-2$	$x=+2$
$Na_2S_4O_6$ 中	$2\times(+1)+4x+6\times(-2)=0$	$x=+2.5$

可见，同一元素在不同的化合物中氧化数可能不同。氧化数可以为整数、分数（小数）、正数、负数，也可以为零。

2. 氧化剂和还原剂

在氧化还原反应中，元素氧化数升高的过程称为**氧化**，有元素氧化数升高的物质称为**还原剂**；元素氧化数降低的过程称为**还原**，有元素氧化数降低的物质称为**氧化剂**。

例如，水煤气反应：

$$C + H_2O(g) \xlongequal{} CO(g) + H_2(g)$$

反应中，碳的氧化数升高了，发生了氧化反应，C 是还原剂；H_2O 中氢元素的氧化数降低了，发生还原反应，H_2O 是氧化剂。

在氧化还原反应中还有一些特殊情况，如在 $2KClO_3 \xlongequal{} 2KCl + 3O_2$ 反应中，氧元素的氧化数由 -2 升高到 0，发生了氧化反应，氯元素的氧化数由 +5 降低到 -1，发生了还原反应，氧化剂、还原剂均是同一种化合物 $KClO_3$，像这种氧化与还原过程发生在同一种化合物中的反应称为自氧化还原反应。在本情境的学习中，重点讨论溶液中有电子转移的氧化还原反应。

7.1.2 氧化还原半反应与电对

氧化还原反应中，氧化剂与它的还原产物、还原剂与它的氧化产物组成的体系，称为**氧化还原电对**，简称为电对。例如，下面的反应中，存在这样两个电对：Cu^{2+}/Cu 和 Zn^{2+}/Zn。

$$Cu^{2+} + Zn \longrightarrow Zn^{2+} + Cu$$

在氧化还原电对中，氧化数较高的物质称为氧化型物质（如 Cu^{2+}、Zn^{2+}），氧化数较低的物质称为还原型物质（如 Cu、Zn）。电对一般书写为“氧化型/还原型”。每个电对中，氧化型物质与还原型物质之间存在下列共轭关系。

$$\text{氧化型(Ox)} + ne^- \rightleftharpoons \text{还原型(Red)}$$

电对物质间的共轭关系式又称为**氧化还原半反应**。每一个电对都可对应一个氧化还原半反应。例如，

Cu^{2+}/Cu $Cu^{2+}+2e^- \rightleftharpoons Cu$

Zn^{2+}/Zn $Zn^{2+}+2e^- \rightleftharpoons Zn$

MnO_4^-/Mn^{2+} $MnO_4^-+8H^++5e^- \rightleftharpoons Mn^{2+}+4H_2O$

由上面的氧化还原半反应可以看出，电对中氧化型物质得到电子，在反应中作氧化剂；还原型物质失去电子，在反应中作还原剂。氧化型物质的氧化能力越强，对应还原型物质的还原能力越弱；氧化型物质的氧化能力越弱，对应还原型物质的还原能力越强。如 MnO_4^-/Mn^{2+} 中，MnO_4^- 氧化能力较强，是强氧化剂，而 Mn^{2+} 还原能力弱，是弱还原剂。又如 Zn^{2+}/Zn 电对中，Zn 是强还原剂，而 Zn^{2+} 是弱氧化剂。

知识链接

生物氧化

一切生命活动如肌肉收缩、神经传导和物质代谢等都需要消耗能量，而能量最终来自于食物。摄入体内的营养物质诸如糖类、脂肪和蛋白质在生物体内氧化分解生成 CO_2 和 H_2O，并释放出能量的过程称为生物氧化。由于生物氧化是在组织细胞内进行的，表现为细胞摄取 O_2 并放出 CO_2 和 H_2O，这与生物体呼吸时吸入或排放的物质相同。因此，生物氧化又被称为组织呼吸或细胞呼吸。

生物氧化和有机物质体外燃烧在化学本质上是相同的，遵循氧化还原反应的一般规律，所消耗的氧量、最终产物和释放的能量均相同。同时也有自身的特点：

(1) 在细胞内，温和的环境中经酶催化逐步进行。

(2) 能量逐步释放。一部分以热能形式散发，以维持体温，一部分以化学能形式储存供生命活动能量之需(约 40%)。

(3) 生物氧化生成的 H_2O 是代谢物脱下的氢与氧结合产生，H_2O 也直接参与生物氧化反应；CO_2 由有机酸脱羧产生。

(4) 生物氧化的速度由细胞自动调控。

生物氧化在真核生物细胞内都是在线粒体内进行，在原核生物中则在细胞膜上进行。

7.2 原电池

7.2.1 原电池与电池反应

1. 原电池的构成

氧化还原反应中电子的转移引起化学能的变化，化学能可转化为热或电能。若把锌片置入硫酸铜溶液中，可观察到蓝色硫酸铜溶液逐渐变浅及铜在锌片上的沉积，并伴有溶液温度的升高，这是一个自发的氧化还原反应：

$$Zn(s)+CuSO_4(aq) = Cu(s)+ZnSO_4(aq)$$

Zn 和 Cu^{2+} 之间的电子转移，是在锌片和硫酸铜溶液的界面上直接进行的，化学能转化为热。

如果采用如图 1-7-1 所示的装置：将 Zn 片插入盛有 $ZnSO_4$ 溶液烧杯中，Cu 片插入盛有 $CuSO_4$ 溶液烧杯中，并将两种溶液用盐桥连接，若在 Cu 片和 Zn 片间用导线串联一个电流计，

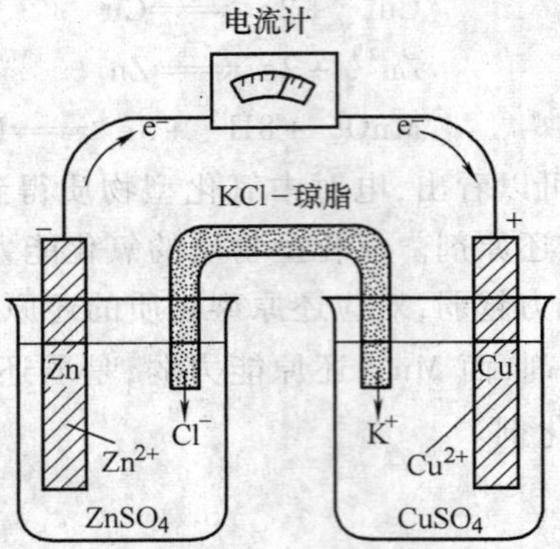

图 1－7－1　铜－锌原电池示意图

可以观察到电流计的指针偏转，说明有电流通过。像这种**将化学能转化成电能的装置称为原电池**，简称为电池。

原电池由两个半电池组成，每个半电池包含一个氧化还原电对，又称为电极。其中，电子流出、电位（势）低的电极称为负极，电子流入、电位（势）高的电极称为正极。

2. 电极反应与电池反应

半电池内发生的反应称为电极反应。在原电池中，负极发生氧化反应，正极发生还原反应。正、负极反应的加和为电池反应。例如，在 Cu－Zn 原电池内，发生以下反应：

锌极（－）反应	$Zn(s) - 2e^- \longrightarrow Zn^{2+}(aq)$	（氧化反应）
＋　铜极（＋）反应	$Cu^{2+}(aq) + 2e^- \longrightarrow Cu(s)$	（还原反应）
电池反应	$Zn(s) + Cu^{2+}(aq) \longrightarrow Zn^{2+}(aq) + Cu(s)$	（氧化还原反应）

7.2.2　原电池的组成式

为了书写方便，原电池装置可以用电池组成式或电池符号表示，如 Cu－Zn 原电池可表示为

$$(-)Zn(s) \mid Zn^{2+}(c_1) \parallel Cu^{2+}(c_2) \mid Cu(s)(+)$$

式中：c_1、c_2 表示溶液浓度；s 表示固体，也可不注明。

书写电池组成式有以下几点规定：

（1）以化学式表示电池中各物质的组成，溶液要标明浓度，气体物质应注明其分压，若不写出，则气体分压为 100 kPa，溶液浓度为 1 $mol \cdot L^{-1}$。

（2）一般把负极写在电池组成式的左边，正极写在右边。

（3）以符号“|”表示不同物相之间的界面，用“‖”表示盐桥，同一相中的不同物质之间用“,”隔开。

（4）如果半电池中无金属单质作电极极板，需外加惰性金属（如铂）或石墨作电子载体。

7.2.3　原电池的组成式与电池反应“互译”举例

原电池的组成式与电池反应“互译”，一般是指由电池组成式写出电极反应及电池反应，

或是将化学反应安排在电池中进行(设计电池并写出电池的组成式)。

例1-7-2 写出电池组成式:

$$(-)Pt|I_2(s)|I^-(c_1)\|Cl^-(c_2)|Cl_2(p_{Cl_2})|Pt(+)$$

的电极反应和电池反应。

解: 负极氧化反应: $2I^-(c_1)-2e^- \rightleftharpoons I_2(s)$

正极还原反应: $Cl_2(p_{Cl_2})+2e^- \rightleftharpoons 2Cl^-(c_2)$

电池反应: $Cl_2(p_{Cl_2})+2I^-(c_1) \rightleftharpoons 2Cl^-(c_2)+I_2(s)$

例1-7-3 将下列氧化还原反应组成原电池。

$$Cr_2O_7^{2-}+6Fe^{2+}+14H^+ \rightleftharpoons 2Cr^{3+}+6Fe^{3+}+7H_2O$$

解:根据正极发生还原反应,负极发生氧化反应,将上述氧化还原反应拆成两个半反应:

正极对应反应 $Cr_2O_7^{2-}+14H^++6e^- \rightleftharpoons 2Cr^{3+}+7H_2O$ 正极电对:$Cr_2O_7^{2-}/Cr^{3+}$

负极对应反应 $6Fe^{2+}-6e^- \rightleftharpoons 6Fe^{3+}$ 负极电对:Fe^{3+}/Fe^{2+}

故上述反应对应的电池组成式为

$$(-)Pt|Fe^{3+}(c_4),Fe^{2+}(c_5)\|Cr_2O_7^{2-}(c_1),Cr^{3+}(c_2),H^+(c_3)|Pt(+)$$

7.3 电极电势

用导线连接Cu-Zn原电池两个电极,能检测出有电子(电流)流动,说明两电极的电势不同,即两电极间存在着电势差。

7.3.1 电极电势产生

当金属电极板浸入其盐溶液中,存在"溶解"与"析出"两个相反的过程,速率相等时,建立动态平衡:

$$M(s) \underset{\text{析出}}{\overset{\text{溶解}}{\rightleftharpoons}} M^{n+}(aq)+ne^-$$

若金属极板表面上带有过剩负电荷,溶液中等量正电荷的金属离子受极板上负电荷吸引,较多地集中在金属极板附近,形成所谓双电层结构,见图1-7-2(a)。或金属板带正电,溶液带负电,形成另一类双电层结构,见图1-7-2(b)。双电层间的电位差称为电极电势,并用φ(Ox/Red)表示,单位是伏特(V)。

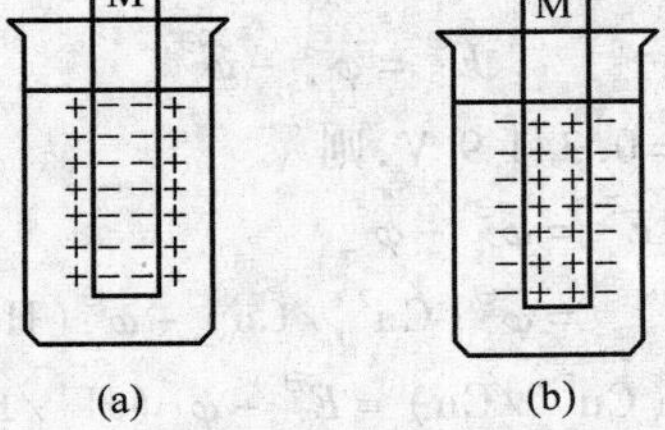

(a) (b)

图1-7-2 双电层示意图

7.3.2 标准电极电势

电极电势的大小,反映了电极的电对得失电子的难易。但电极电势的绝对值至今仍无法测量,只能选定某一特定电极作为参照标准,其他电极的电极电势大小通过与这个参照标准比较来确定。目前国际上选择标准氢电极(SHE)作为参照电极。

1. 标准氢电极

标准氢电极的示意图如图 1-7-3 所示,将铂片表面镀上一层多孔铂黑(Pt),放入氢离子浓度为 1 $mol \cdot L^{-1}$的溶液中,并不断通入分压为 100 kPa 的高纯氢气。

在标准状态,即温度为 298.15 K,氢气压力为 100 kPa,H^+浓度为 1 $mol \cdot L^{-1}$时,标准氢电极的电势值被指定为零,即

$$\varphi_{SHE} = 0.000\ 0\ V$$

2. 其他电极标准电势的测定

通常将温度为 298.15 K,组成电极的相关离子浓度为 1 $mol \cdot L^{-1}$,气体压力为 100 kPa 时的状态,称为电极的标准状态(用上标"$^\ominus$"表示),此时的电极电势称为**标准电极电势** $\varphi^\ominus$。电极电势值,可以通过实验来测定,如铜电极的标准电极电势测定装置如图 1-7-4 所示。

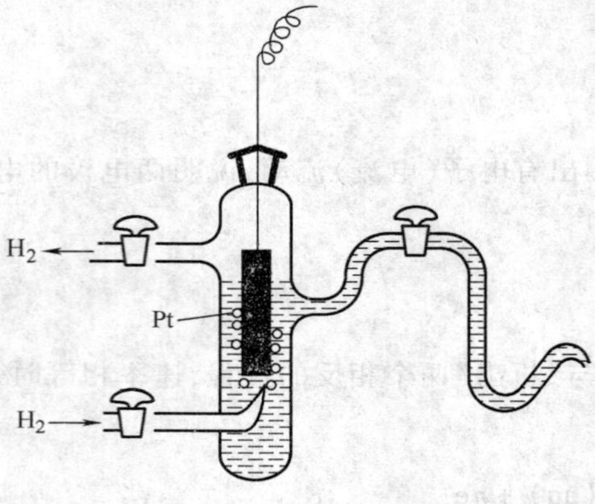

图 1-7-3 标准氢电极示意图

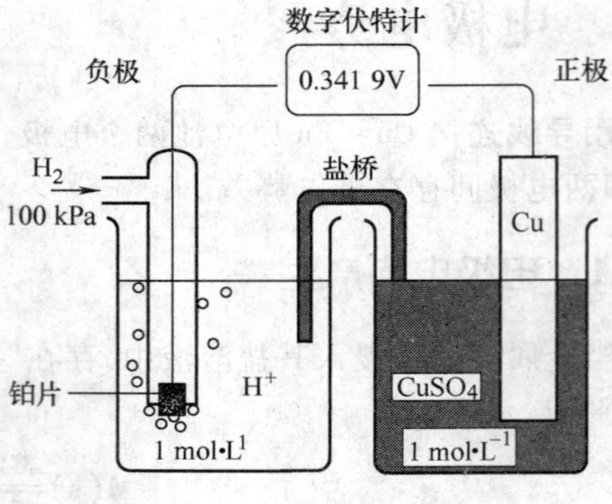

图 1-7-4 铜电极的电极电势测定

电池组成式为

$$SHE \parallel Cu^{2+}(1\ mol \cdot L^{-1}) \mid Cu$$

原电池的电动势就是两个电极的电极电势差,电池电动势用 E 表示,单位是伏特(V)。即

$$E = \varphi_+ - \varphi_- \qquad (1-7-1)$$

或

$$E^\ominus = \varphi^\ominus_+ - \varphi^\ominus_- \qquad (1-7-2)$$

测得上述电池的电动势 $E^\ominus = 0.341\ 9$ V,则

$$E^\ominus = \varphi^\ominus_+ - \varphi^\ominus_-$$
$$= \varphi^\ominus(Cu^{2+}/Cu) - \varphi^\ominus(H^+/H_2)$$

所以

$$\varphi^\ominus(Cu^{2+}/Cu) = E^\ominus - \varphi^\ominus(H^+/H_2)$$
$$= 0.341\ 9\ V - 0.000\ 0\ V$$
$$= 0.341\ 9\ V$$

用类似的方法，可测得其他电极的电势或标准电极电位。例如，

298.15 K 时，测得电池 Zn | Zn^{2+}(1 mol · L^{-1}) ‖ SHE 的电动势 $E^{\ominus}=0.761\ 8$ V，锌电极为负极，所以，$\varphi^{\ominus}(Zn^{2+}/Zn)=-0.761\ 8$ V。

3. 标准电极电势表

不同电极的标准电极电势值，多可采用上述方法测定。将各种氧化还原电对的标准电极电势按一定的方式汇集，就构成标准电极电势表。一些常用电极的电极反应及标准电极电势列入表 1-7-1 中。

表 1-7-1 一些常用电极的标准电极电势(298.15 K)

电极	电极反应式	$\varphi^{\ominus}$/V
Li^+/Li	$Li^+ + e^- \rightleftharpoons Li$	-3.040
K^+/K	$K^+ + e^- \rightleftharpoons K$	-2.931
Ca^{2+}/Ca	$Ca^{2+} + 2e^- \rightleftharpoons Ca$	-2.868
Na^+/Na	$Na^+ + e^- \rightleftharpoons Na$	-2.713
Mg^{2+}/Mg	$Mg^{2+} + 2e^- \rightleftharpoons Mg$	-2.372
Zn^{2+}/Zn	$Zn^{2+} + 2e^- \rightleftharpoons Zn$	-0.761 8
Fe^{2+}/Fe	$Fe^{2+} + 2e^- \rightleftharpoons Fe$	-0.447
Sn^{2+}/Sn	$Sn^{2+} + 2e^- \rightleftharpoons Sn$	-0.137 5
Pb^{2+}/Pb	$Pb^{2+} + 2e^- \rightleftharpoons Pb$	-0.126 2
H^+/H_2	$2H^+ + 2e^- \rightleftharpoons H_2$	0.000 0
Sn^{4+}/Sn^{2+}	$Sn^{4+} + 2e^- \rightleftharpoons Sn^{2+}$	0.151
Cu^{2+}/Cu	$Cu^{2+} + 2e^- \rightleftharpoons Cu$	0.341 9
I_2/I^-	$I_2 + 2e^- \rightleftharpoons 2I^-$	0.535 5
O_2/H_2O_2	$O_2 + 2H^+ + 2e^- \rightleftharpoons H_2O_2$	0.695
Fe^{3+}/Fe^{2+}	$Fe^{3+} + e^- \rightleftharpoons Fe^{2+}$	0.771
Ag^+/Ag	$Ag^+ + e^- \rightleftharpoons Ag$	0.799 6
Br_2/Br^-	$Br_2 + 2e^- \rightleftharpoons 2Br^-$	1.066
O_2/H_2O	$O_2 + 4H^+ + 4e^- \rightleftharpoons 2H_2O$	1.229
MnO_2/Mn^{2+}	$MnO_2 + 4H^+ + 4e^- \rightleftharpoons Mn^{2+} + 2H_2O$	1.230
$Cr_2O_7^{2-}/Cr^{3+}$	$Cr_2O_7^{2-} + 14H^+ + 6e^- \rightleftharpoons 2Cr^{3+} + 7H_2O$	1.232
Cl_2/Cl^-	$Cl_2 + 2e^- \rightleftharpoons 2Cl^-$	1.358
MnO_4^-/Mn^{2+}	$MnO_4^- + 8H^+ + 5e^- \rightleftharpoons Mn^{2+} + 4H_2O$	1.507

使用标准电极电势表时应注意以下几点：

(1) 电极反应均以还原反应的形式给出：$a\text{Ox} + ne^- \rightleftharpoons g\text{Red}$。$\varphi^{\ominus}$ 值不因电极反应写法而改变。如 $Cl_2 + 2e^- \rightleftharpoons 2Cl^-$ 与 $2Cl^- - 2e^- \rightleftharpoons Cl_2$ 的 $\varphi^{\ominus}(Cl_2/Cl^-)$ 都是 1.358 V。

(2) $\varphi^{\ominus}$ 值的大小反映的是标准状态下构成电对物质的氧化还原能力，与电极反应的计量系数无关。如 $Fe^{3+} + e^- \rightleftharpoons Fe^{2+}$ 与 $2Fe^{3+} + 2e^- \rightleftharpoons 2Fe^{2+}$ 的 $\varphi^{\ominus}(Fe^{3+}/Fe^{2+})$ 都是 0.771 V。

(3) 标准电极电势是电极在标准条件下的水溶液体系中的性质,不能用于非水溶液体系或高温下的固相反应。

更多氧化还原电对及其在不同酸、碱溶液中的电极电势见附录Ⅱ中的表2、表3。

7.3.3 影响电极电势的因素及有关计算

标准电极电势是在标准状态下测得的,它一般只能在标准状态下直接应用,而绝大多数氧化还原反应都在非标准状态下进行,研究表明电极在不同状态下电势不同。

1. 能斯特方程

若一个电极的反应为:$a\mathrm{Ox} + ne^- \rightleftharpoons g\mathrm{Red}$

则其电极电势的大小,可用能斯特方程求得。

$$\varphi_{\mathrm{Ox/Red}} = \varphi^{\ominus}_{\mathrm{Ox/Red}} + \frac{RT}{nF}\ln\frac{c^a_{\mathrm{Ox}}}{c^g_{\mathrm{Red}}} \tag{1-7-3}$$

式中 $\varphi^{\ominus}_{\mathrm{Ox/Red}}$——电对的标准电极电势;

R——摩尔气体常数,8.314 J·K^{-1}·mol^{-1};

F——法拉第常数,96 485 C·mol^{-1};

T——热力学温度;

n——电极反应中转移的电子数;

c_{Ox}、c_{Red}——半反应中氧化型、还原型物质的浓度。

当温度为298.15 K,将各常数代入上式,则能斯特方程可改写为

$$\varphi_{\mathrm{Ox/Red}} = \varphi^{\ominus}_{\mathrm{Ox/Red}} + \frac{0.059\ 16\ \mathrm{V}}{n}\lg\frac{c^a_{\mathrm{Ox}}}{c^g_{\mathrm{Red}}} \tag{1-7-4}$$

2. 影响电极电势的因素

从能斯特方程可以看出,影响电极电势高低的主要因素是电对的本质、温度以及参与电极反应的各物质的浓度。当温度及相关物质浓度等发生改变时,电极电势也会发生改变。

例1-7-4 已知 $MnO_4^- + 8H^+ + 5e^- \rightleftharpoons Mn^{2+} + 4H_2O$,$\varphi^{\ominus}(MnO_4^-/Mn^{2+}) = 1.507$ V。

试计算:(1) $c(H^+) = 1.0\times10^{-1}$ mol·L^{-1}和(2) $c(H^+) = 1.0\times10^{-5}$ mol·L^{-1}时的$\varphi(MnO_4^-/Mn^{2+})$值各是多少?设$c(MnO_4^-) = c(Mn^{2+}) = 1.0$ mol·L^{-1},$T = 298$ K。

解:由式(1-7-4)得

$$\varphi(MnO_4^-/Mn^{2+}) = \varphi^{\ominus}(MnO_4^-/Mn^{2+}) + \frac{0.059\ 16\ \mathrm{V}}{5}\lg\frac{c(MnO_4^-)c^8(H^+)}{c(Mn^{2+})}$$

(1) 当$c(H^+) = 1.0\times10^{-1}$ mol·L^{-1}时

$$\varphi(MnO_4^-/Mn^{2+}) = \varphi^{\ominus}(MnO_4^-/Mn^{2+}) + \frac{0.059\ 16\ \mathrm{V}}{5}\lg\frac{c(MnO_4^-)c^8(H^+)}{c(Mn^{2+})}$$

$$= 1.507\ \mathrm{V} + \frac{0.059\ 16\ \mathrm{V}}{5}\lg(1.0\times10^{-1})^8$$

$$= 1.412\ \mathrm{V}$$

(2) 当$c(H^+) = 1.0\times10^{-5}$ mol·L^{-1}时

$$\varphi(MnO_4^-/Mn^{2+}) = \varphi^{\ominus}(MnO_4^-/Mn^{2+}) + \frac{0.059\ 16\ \mathrm{V}}{5}\lg\frac{c(MnO_4^-)c^8(H^+)}{c(Mn^{2+})}$$

$$= 1.507\ V + \frac{0.059\ 16\ V}{5} \lg (1.0 \times 10^{-5})^8$$

$$= 1.034\ V$$

由计算结果可知，$\varphi(MnO_4^-/Mn^{2+})$随$c(H^+)$的降低明显减小，MnO_4^-的氧化能力减弱。强调指出，凡有H^+参加的电极反应，pH对其φ值均有较大的影响，有时还能影响氧化还原的产物。例如，Na_2SO_3与$KMnO_4$在不同介质中反应时，产物有很大的不同。

$2MnO_4^- + 5SO_3^{2-} + 6H^+ \xlongequal{} 2Mn^{2+}$(肉色)$+ 5SO_4^{2-} + 3H_2O$(强酸性介质)

$2MnO_4^- + 3SO_3^{2-} + H_2O \xlongequal{} 2MnO_2\downarrow$(棕色)$+ 3SO_4^{2-} + 2OH^-$(中性介质)

$2MnO_4^- + SO_3^{2-} + 2OH^- \xlongequal{} 2MnO_4^{2-}$(绿色)$+ SO_4^{2-} + H_2O$(强碱性介质)

7.4 电极电势的应用

电极电势的数值大小既是氧化还原电对本性及其离子浓度等因素的体现，又是氧化还原电对得失电子趋势的反映，因此在氧化还原反应中应用广泛。

7.4.1 比较氧化剂和还原剂的相对强弱

由电极电势的意义可知，电对的电极电势越高，则该电对中氧化型物质在水溶液中得电子的能力越强，是强的氧化剂，其对应的还原型物质的还原能力就越弱，是弱的还原剂；电极电势越低，电对中的还原型物质的还原能力越强，是强的还原剂，其对应的氧化型物质的氧化能力越弱，是弱的氧化剂。在标准状态下，可直接用$\varphi^{\ominus}$(Ox/Red)比较，非标准状态时，应根据能斯特方程计算后的φ(Ox/Red)值大小作出判断。

在表1-7-1中，最强的氧化剂是MnO_4^-，最弱的还原剂是Mn^{2+}；最强的还原剂是Li，最弱的氧化剂是Li^+。

7.4.2 判断氧化还原反应进行的方向

任意一个氧化还原反应，都可用如下通式表示：

$$(\text{氧化型})_1 + (\text{还原型})_2 \xlongequal{} (\text{还原型})_1 + (\text{氧化型})_2$$

例如，

$$Cu^{2+} + Zn \xlongequal{} Cu + Zn^{2+}$$

若将其放在原电池中，根据负极发生氧化反应，正极发生还原反应，则电对(氧化型)$_1$/(还原型)$_1$(Cu^{2+}/Cu)对应的是正极，而电对(氧化型)$_2$/(还原型)$_2$(Zn^{2+}/Zn)对应的是负极。当$E = \varphi_+ - \varphi_- > 0$(或$\varphi_+ > \varphi_-$)时，反应正向进行；$E < 0$，反应逆向进行；$E = 0$，反应处于平衡状态。

例1-7-5 已知$\varphi^{\ominus}(Fe^{3+}/Fe^{2+}) = 0.771\ V$，$\varphi^{\ominus}(Cr_2O_7^{2-}/Cr^{3+}) = 1.232\ V$，若$c(Fe^{3+}) = 1.0 \times 10^{-3}\ mol \cdot L^{-1}$，$c(Fe^{2+}) = 1.0\ mol \cdot L^{-1}$，$Cr_2O_7^{2-}$和$Cr^{3+}$浓度均为$1\ mol \cdot L^{-1}$，pH = 6时，试问$Cr_2O_7^{2-} + 6Fe^{2+} + 14H^+ \rightleftharpoons 2Cr^{3+} + 6Fe^{3+} + 7H_2O$反应向哪个方向进行？

解：负极电势 $\varphi(Fe^{3+}/Fe^{2+}) = \varphi^{\ominus}(Fe^{3+}/Fe^{2+}) + 0.059\ 16\ V \lg \frac{c(Fe^{3+})}{c(Fe^{2+})}$

$$= 0.771\ V + 0.059\ 16\ V\ \lg \frac{1.0 \times 10^{-3}}{1.0} = 0.594\ V$$

正极电势 $$\varphi(Cr_2O_7^{2-}/Cr^{3+}) = \varphi^{\ominus}(Cr_2O_7^{2-}/Cr^{3+}) + \frac{0.059\ 16\ V}{6}\lg \frac{c(Cr_2O_7^{2-})c^{14}(H^+)}{c^2(Cr^{3+})}$$

$$= 1.232\ V + \frac{0.059\ 16\ V}{6}\lg \frac{1 \times (1 \times 10^{-6})^{14}}{1}$$

$$= 0.404\ V$$

电池电动势 $$E = \varphi(Cr_2O_7^{2-}/Cr^{3+}) - \varphi(Fe^{3+}/Fe^{2+}) = 0.404\ V - 0.594\ V = -0.19\ V < 0$$

因为电池电动势 $E<0$,所以电池反应逆向进行。

7.4.3 判断氧化还原反应进行的程度

任意一个化学反应完成的程度可以用平衡常数来衡量。氧化还原反应的平衡常数,可以通过电池电动势的测定或计算求得。已知氧化还原反应的平衡常数 $K^{\ominus}$ 与其对应的原电池的标准电池电动势 $E^{\ominus}$ 的关系为

$$\lg K^{\ominus} = \frac{nFE^{\ominus}}{2.303RT} \tag{1-7-5}$$

将 $T=298.15\ K$,$R=8.314\ J \cdot K^{-1} \cdot mol^{-1}$,$F=96\ 485\ C \cdot mol^{-1}$代入,得

$$\lg K^{\ominus} = \frac{nE^{\ominus}}{0.059\ 16\ V} \tag{1-7-6}$$

式中: $$E^{\ominus} = \varphi^{\ominus}_{+} - \varphi^{\ominus}_{-} = \varphi^{\ominus}_{氧化剂} - \varphi^{\ominus}_{还原剂}$$

n 是电池反应中所转移的物质的量,单位为 mol。

由上两式可以看出,$E^{\ominus}$ 越大,平衡常数 $K^{\ominus}$ 也越大,反应进行越完全。

例 1-7-6 计算反应

$MnO_2 + 4H^+(aq) + 2Cl^-(aq) \rightleftharpoons Mn^{2+}(aq) + Cl_2(g) + 2H_2O$ 在 25 ℃时的平衡常数。

解:由反应方程式,可知 $n=2$

查表知 $$\varphi^{\ominus}_{+} = \varphi^{\ominus}_{氧化剂} = \varphi^{\ominus}(MnO_2/Mn^{2+}) = 1.230\ V$$

$$\varphi^{\ominus}_{-} = \varphi^{\ominus}_{还原剂} = \varphi^{\ominus}(Cl_2/Cl^-) = 1.358\ V$$

则 $$E^{\ominus} = \varphi^{\ominus}_{+} - \varphi^{\ominus}_{-} = 1.230\ V - 1.358\ V = -0.128\ V$$

代入

$$\lg K^{\ominus} = \frac{nE^{\ominus}}{0.059\ 16\ V}$$

可以求得 $$K^{\ominus} = 4.71 \times 10^{-5}$$

该反应是实验室制氯气的基本反应,反应平衡常数如此之小,故只有用 MnO_2 与浓盐酸反应,以提高[H^+]及[Cl^-],来提高氧化剂的电势 $\varphi(MnO_2/Mn^{2+})$ 和降低还原剂的电势 $\varphi(Cl_2/Cl^-)$,才能使反应顺利向右进行,制备出 Cl_2。

7.5 电势法测定溶液的 pH

由能斯特方程式可知,电极的电势与溶液中相关的离子浓度有定量关系,通过电极电势或

电池电动势的测定,可以对物质进行定量分析,这就是电势分析法。电势分析法有很多应用,测定溶液 pH 是其应用之一。此法具有方便、快速、准确和干扰少等优点,应用十分普遍。

7.5.1 参比电极和指示电极

电势法测定溶液 pH 时要求有一个电极电势已知且稳定的电极,这种电极称为**参比电极**,例如甘汞电极;另一个电极电势与 H^+ 的浓度(或活度)有关的电极,称为**指示电极**,例如玻璃电极。

1. 甘汞电极

甘汞电极有多种,其中最常用的是饱和甘汞电极(SCE),结构如图 1-7-5 所示。电极由两个玻璃套管构成,内管上部为 Hg,连接电极引线,中部为 $Hg-Hg_2Cl_2$ 的糊状物,下端用棉花塞紧,外管盛有饱和 KCl 溶液,下端用多孔陶瓷填塞。测定中,盛有饱和 KCl 溶液的外管还可起盐桥的作用。

饱和甘汞电极的电极电势为常数。即

$$\varphi_{SCE}=0.241\ 2\ V$$

该甘汞电极的优点是电极电势比较稳定,制备简单,使用方便。

2. 玻璃电极

玻璃电极是测定溶液 pH 使用最广泛的指示电极,其构造如图 1-7-6 所示。298.15 K 时,玻璃电极的电极电势与待测溶液的 pH 的关系为

$$\varphi_G=\varphi_G^{\ominus}-0.059\ 16\ V\ pH \qquad (1-7-7)$$

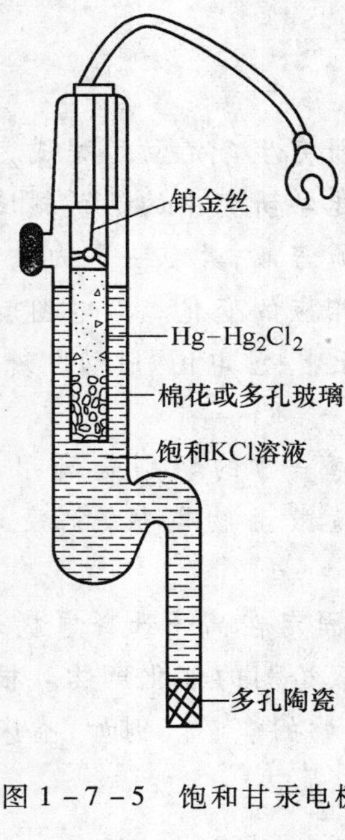

图 1-7-5 饱和甘汞电极

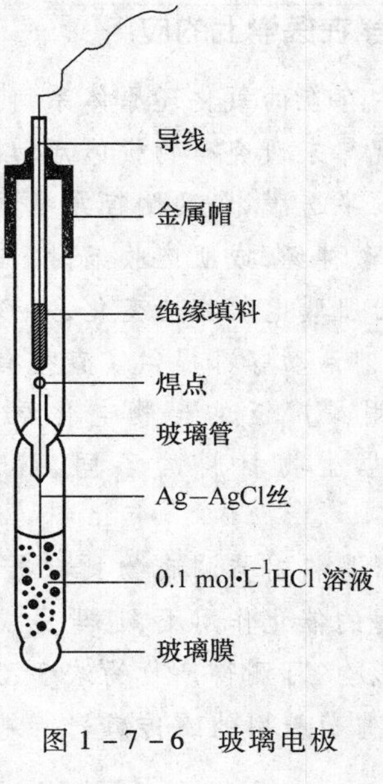

图 1-7-6 玻璃电极

式中 $\varphi_G^{\ominus}$ 从理论上讲是个常数,但由于玻璃组成常不定,致使不同的玻璃电极可能有不同的 $\varphi_G^{\ominus}$ 值;即使同一玻璃电极,在使用过程中 $\varphi_G^{\ominus}$ 也会发生变化。

7.5.2 电势法测定溶液 pH 的方法

电势法测定溶液 pH，有多种方法。常用玻璃电极作指示电极，饱和甘汞电极作参比电极，同时插入待测液中，组成如下工作电池：

（–）玻璃电极|待测 pH 溶液‖SCE（+）

或 （–）Ag|AgCl(s)|HCl(0.1 mol·L^{-1})|待测 pH 溶液‖KCl(饱和)|Hg_2Cl_2(s)|Hg(l)（+）

此电池电动势 E 与待测溶液 pH 之间存在定量关系，即

$$E=\varphi_{SCE}-\varphi_{G}=\varphi_{SCE}-(\varphi_{G}^{\ominus}-0.059\ 16\ \mathrm{V\ pH})$$

$$\mathrm{pH}=\frac{E+\varphi_{G}^{\ominus}-\varphi_{SCE}}{0.059\ 16\ \mathrm{V}} \qquad (1-7-8)$$

式中 $\varphi_{G}^{\ominus}$、φ_{SCE} 为已知常数，由式(1–7–8)可知，只要测定原电池电动势 E，便可计算待测溶液的 pH。

pH 计（又称为酸度计）就是利用上述原理来测定待测溶液 pH 的。在实际测量过程中，并不需要先测定电池电动势 E，再用式(1–7–8)计算溶液的 pH，而是先将参比电极和指示电极插入有确定 pH 的标准缓冲溶液中组成原电池，测定此电池的电动势并转换成 pH，通过调整仪器参数，使仪器显示的数值与标准缓冲溶液的 pH 一致，这一过程称为定位（也称为 pH 校正）。然后再用待测溶液替换掉标准缓冲溶液，在同样参数下进行再测试，则酸度计仪表显示的 pH，即为待测溶液的 pH。由于 pH 计是有精确度高、使用方便、对试剂无干扰等特点，现已被广泛应用于医学、科研及环保等领域。

知识扩充

电化学在医学上的应用

生物体内存在的氧化还原体系，使应用电化学方法研究生命活动过程成为可能。根据膜电势变化的规律来研究生物机体活动的情况，是生物电化学研究中的活跃领域。生物细胞膜是一种特殊的半透膜，膜两侧存在多种离子组成的电解质溶液，具有一定的电势差，称为生物膜电势，当刺激神经，或肌肉收缩时，细胞膜电势会发生相应的变化。心电图就是测量心肌收缩与松弛时心肌膜电位相应变化，来诊断心脏是否工作正常；脑电图、肌动电流图，对了解大脑神经活动、肌肉活动等都提供了直接有效的检测手段。

目前应用最广泛的生物电化学传感器，对分子（离子）的识别是利用特殊的膜电极进行的。根据生物材料的不同，膜电极分为酶电极、微生物电极、免疫电极和细胞电极等。

酶传感器是将对待测底物具有选择性响应的酶层，固定在离子选择电极表面上而制成。待测底物在酶的催化作用下，可生成或消耗某些能被电极检测的催化产物。根据催化产物对电极电势的影响，可测得产物的浓度，从而计算出待测底物的含量。例如，临床上血糖和尿糖的检查，测定葡萄糖用的酶传感器所基于的生物化学反应是

$$\text{葡萄糖}+\text{氧气}\xrightarrow{\text{葡萄糖氧化酶}}\text{葡萄糖酸}+\text{过氧化氢}$$

通过电极法测得过氧化氢的生成量或氧气的消耗量，就可计算体液中葡萄糖的含量。

21 世纪人类基因组计划将大大促进医学、生物学等学科的发展。化学传感器与生物活性材料、物理传感器有机结合，不仅能提供感知酶、免疫、微生物、细胞、DNA、RNA、蛋白质、嗅觉、味觉和体液组分的传感器，也可能提供有感知血气、血压、血流量、脉搏等生理量的传感器，从而在临床诊断、药物和食品分析、分子生物学、生物芯片以及环境保护等研究中发挥重要作用。

情境小结

1. 知识系统网络

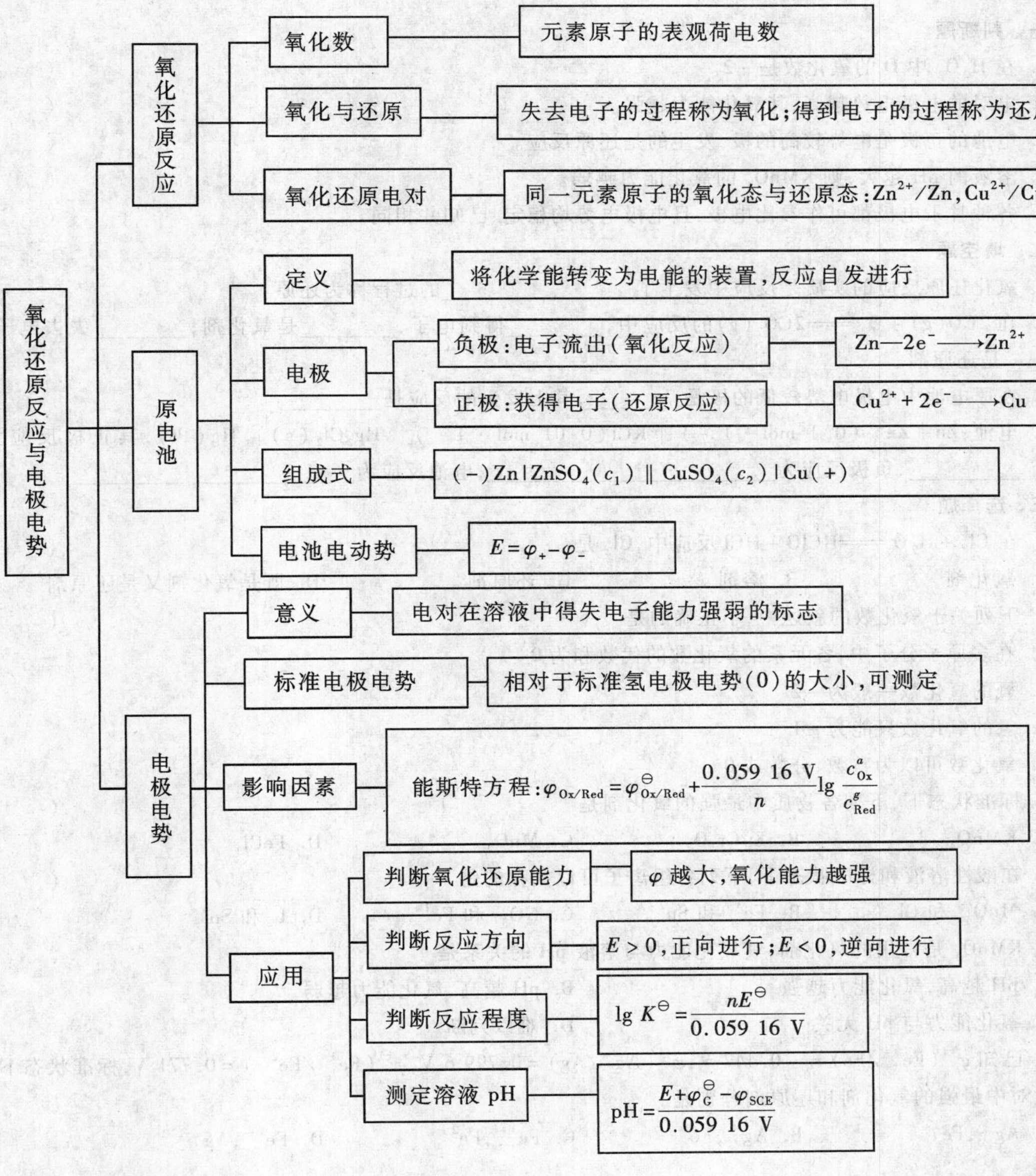

2．学习方法概要

本情境的学习要以原电池为中心，建立化学能与电能间的联系。首先，通过氧化数的变化理解氧化还原反应及氧化还原过程，在此基础上理解原电池的概念、组成；其次，要理解电势（位）高低是电对得失电子难易程度的反映，电极电势的确定方法、影响因素及计算；第三，最重要的是如何用电极电势判断溶液中物质的氧化还原能力，判断氧化还原反应方向和限度，要以应用为目的熟悉 pH 计的组成、原理与使用方法。

目标检测

一、判断题

1．在 H_2O_2 中 O 的氧化数是 -2。（　）

2．电对的电极电势越高，其氧化能力越强。（　）

3．电池的正极是电势较高的极，发生的是还原反应。（　）

4．溶液的 pH 越大，则 $KMnO_4$ 的氧化能力越弱。（　）

5．各种甘汞电极都可作参比电极，且电极电势均稳定、已知并相同。（　）

二、填空题

1．氧化还原反应的实质是反应中发生了________的过程称为还原。

2．在 $2CO(g)+O_2 = 2CO_2(g)$ 的反应中，________得到电子，________是氧化剂；________失去电子，________是还原剂。

3．在原电池中电极电势较低的极是________，其上发生的反应是________。

4．电池：$Zn \mid Zn^{2+}(0.1\ mol \cdot L^{-1}) \parallel KCl(0.01\ mol \cdot L^{-1}) \mid Hg_2Cl_2(s) \mid Hg(Pt)$，其正极反应为________，负极反应为________，电池反应为________。

三、选择题

1．在 $Cl_2 + H_2O = HClO + HCl$ 反应中，Cl_2 是（　）

A．氧化剂　　B．溶剂　　C．还原剂　　D．既是氧化剂又是还原剂

2．下列关于氧化数的叙述中，不正确的是（　）

A．在多原子分子中，各元素的氧化数的代数和为 0

B．氧的氧化数一般为 -2

C．氢的氧化数只能为 $+1$

D．氧化数可以为整数、分数或 0

3．标准状态下，下列各物质中最强的氧化剂是（　）

A．$KMnO_4$　　B．$K_2Cr_2O_7$　　C．MnO_2　　D．$FeCl_3$

4．在酸性溶液和标准状态下，下列各组离子可以共存的是（　）

A．MnO_4^- 和 Cl^-　　B．Fe^{3+} 和 Sn^{2+}　　C．NO_3^- 和 Fe^{2+}　　D．I^- 和 Sn^{4+}

5．$KMnO_4$ 是常用的氧化剂，其氧化能力与溶液 pH 的关系是（　）

A．pH 越高，氧化能力越强　　B．pH 越高，氧化能力越弱

C．氧化能力与 pH 无关　　D．难以判断

6．已知 $\varphi^{\ominus}(Fe^{2+}/Fe) = -0.447\ V$，$\varphi^{\ominus}(Ag^+/Ag) = 0.7996\ V$，$\varphi^{\ominus}(Fe^{3+}/Fe^{2+}) = 0.771\ V$，标准状态下，上述电对中最强的氧化剂和还原剂分别是（　）

A．Ag^+，Fe^{2+}　　B．Ag^+，Fe　　C．Fe^{3+}，Fe^{2+}　　D．Fe^{2+}，Ag

四、问答题

1. 在下列两组物质中,分别按 Mn、N 元素的氧化数由低到高的顺序将各物质进行排列。

(1) MnO_2　$MnSO_4$　$KMnO_4$　MnO(OH)　K_2MnO_4　Mn

(2) N_2　NO_2　N_2O_5　N_2O　NH_3　N_2H_4

2. 随着溶液 pH 的升高,下列物质的氧化性有何变化?

$$MnO_4^-, Cr_2O_7^{2-}, Cu^{2+}, H_2O_2, Cl_2$$

3. 应用标准电极电势数据,解释下列现象。

(1) 为使 Fe^{2+} 溶液不被氧化,常放入铁钉。

(2) H_2S 溶液,久置会出现浑浊。

五、计算题

1. 若溶液中 MnO_4^- 和 Mn^{2+} 的浓度相等,试通过计算回答:

(1) pH = 2.00 或(2) pH = 5.00 时,$KMnO_4$ 能否氧化 Br^-(设 Br_2 与 Br^- 均处于标准状态)?

2. 已知 $\varphi^{\ominus}(Cu^{2+}/Cu) = 0.341\,9\ V$,$\varphi^{\ominus}(Ag^+/Ag) = 0.799\,6\ V$,将铜片插入 $0.10\ mol \cdot L^{-1}\ CuSO_4$ 溶液中,银片插入 $0.10\ mol \cdot L^{-1}\ AgNO_3$ 溶液中组成原电池。

(1) 写出电池表示式。

(2) 写出电极反应和电池反应。

(3) 判断电池反应进行的方向。

3. 电池反应为 $Zn + 2H^+(c_{H^+} = ?) \xlongequal{} Zn^{2+}(1\ mol \cdot L^{-1}) + H_2(100\ kPa)$,测得此电池的电动势为 +0.46 V,求氢电极中溶液的 pH 是多少?

情境8　配位化合物

情境描述：

以教材、多媒体及网络教学资源等为载体，学习配位化合物的概念、结构、组成、命名以及配位化合物在水溶液中的稳定性等知识。通过系统学习，要求对配位化合物的形成条件、基本结构、稳定性及其应用有一个较全面的认识，注重提高解决相关实际问题的能力。

配位化合物简称为**配合物**，是一类组成复杂，应用广泛，为数众多的化合物，例如，人体血液中的血红素、植物体内的叶绿素、维生素 B_{12}、生物催化剂——酶等都是配合物。配合物与生物体和医学的关系十分密切，研究发现生物体中的许多微量元素都是以配合物形式存在的，许多用于治疗和预防疾病的药物本身就是配合物，或者在体内形成配合物才能发挥药效。此外，在生化检验及药物分析等方面，配合物的应用也很广泛。

8.1　配位化合物的基本概念

8.1.1　配位化合物的定义

向盛有 $CuSO_4$ 溶液的试管中加入氨水，再加入适量乙醇，会析出深蓝色的结晶，若向这种结晶的溶液中加入 NaOH 溶液，既无氨气产生也无蓝色 $Cu(OH)_2$ 沉淀生成，若加入少量 $BaCl_2$ 溶液时，则有白色 $BaSO_4$ 沉淀析出。这个实验说明 $CuSO_4$ 的氨水溶液中有 SO_4^{2-} 存在，却几乎不存在"自由的"Cu^{2+} 离子和 NH_3 分子。经分析测得，这深蓝色结晶的化学组成是 $[Cu(NH_3)_4]SO_4 \cdot H_2O$。它在水溶液中全部解离为 $[Cu(NH_3)_4]^{2+}$ 和 SO_4^{2-}，而 $[Cu(NH_3)_4]^{2+}$ 是由 1 个 Cu^{2+} 离子和 4 个 NH_3 分子以配位键形成的，并能在溶液中稳定存在的复杂离子。$[Cu(NH_3)_4]^{2+}$ 在水中的行为与弱电解质的解离相似，只能部分地解离出 Cu^{2+} 和 NH_3，绝大多数仍以复杂离子 $[Cu(NH_3)_4]^{2+}$ 的形式存在。

化学上把**一个简单金属离子（或原子）与一定数目的中性分子或阴离子结合而成的不易解离的复杂离子称为配离子**，如 $[Cu(NH_3)_4]^{2+}$、$[Ag(NH_3)_4]^{+}$、$[HgI_4]^{2-}$、$[Fe(SCN)_4]^{-}$ 等。若形成的不是复杂离子而是复杂分子，这类分子称为配位分子，如 $[Pt(NH_3)_2Cl_2]$、$[Ni(CO)_4]$ 等。含有配离子的化合物以及配位分子统称为配合物，习惯上把配离子也称为配合物。

需要指出的是配位化合物和复盐的分子式相似，但在水溶液中的解离情况不同。复盐能完全解离成组成它的简单离子，而配位化合物在水溶液中，一般只能解离出配离子和外界离子，不能完全解离成组成它的简单离子。如 $KAl(SO_4)_2 \cdot 12H_2O$ 为复盐，$[Cu(NH_3)_4]SO_4$ 为配位化合物，它们在水溶液中的解离方式不同。

$$KAl(SO_4)_2 \cdot 12H_2O = K^+ + Al^{3+} + 2SO_4^{2-} + 12H_2O$$

$$[Cu(NH_3)_4]SO_4 = [Cu(NH_3)_4]^{2+} + SO_4^{2-}$$

8.1.2 配位化合物的组成

配合物一般由内界和外界两部分组成。结合紧密且能稳定存在的配离子部分称为**内界**，又称为配离子，写在化学式的方括号内；与配离子带相反电荷的离子称为**外界**，写在方括号的外面。配位分子没有外界，如 $[Co(NH_3)_3Cl_3]$。现以配位化合物 $[Cu(NH_3)_4]SO_4$ 为例，将其组成表示如下：

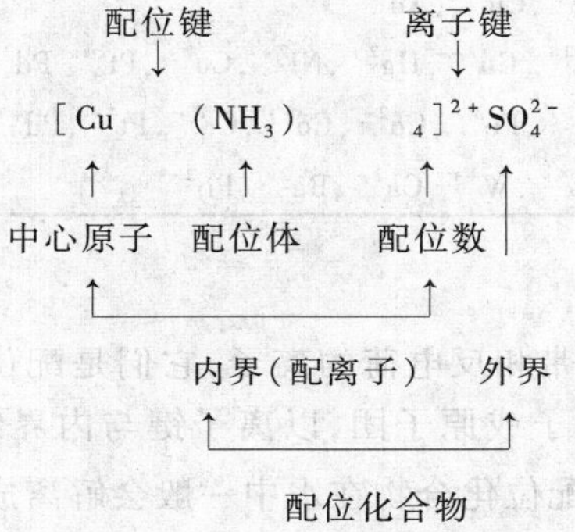

1. 中心原子

中心原子也称为配合物的形成体，它位于配合物的中心，是配合物的核心。中心原子一般是金属离子，多为过渡元素的离子，如 Ag^+、Cu^{2+}、Zn^{2+}、Fe^{2+}、Co^{3+} 等。也有中性原子作形成体的，如 $[Fe(CO)_5]$、$[Cr(CO)_6]$ 中的 Fe、Cr。中心原子的共同特征是都具有空轨道，可用来接受孤对电子。

2. 配位体

配合物中与中心原子以配位键结合的中性分子或阴离子称为**配位体**，简称**配体**。在配体中，提供孤对电子的原子称为**配位原子**。如 $[Ag(NH_3)_2]Cl$ 中 NH_3 为配体，N 为配位原子。配位原子的最外电子层都有孤对电子，常见的配位原子是原子半径较小的非金属原子，如 O、N、C、S、F、Cl 等。

根据每个配体中的配位原子的数目不同，可将配体分为单基（又称为单齿）配体和多基（又称为多齿）配体。只含 1 个配位原子的配体为**单基配体**，如 NH_3、H_2O、CN^-、F^-、Cl^- 等；含有 2 个或 2 个以上配位原子的配体称为**多基配体**，如 $NH_2—CH_2—CH_2—NH_2$（乙二胺，简写为 en）是二基配体，EDTA（乙二胺四乙酸）是六基配体。

值得注意的是，有少数配体虽有两个配位原子，由于两个配位原子靠得太近，只能选择其中一个与中心原子成键，仍属于单基配体，如 CN^-、ONO^-（亚硝酸根）、SCN^-（硫氰根）、NCS^-（异硫氰根）的配位原子分别是 C、O、S、N，都是单基（齿）配体。

3. 配位数

配合物中直接与中心原子结合的配位原子总数称为中心原子的配位数。若配体是单基配体，中心原子的配位数等于配体的数目，如$[HgI_4]^{2-}$中Hg^{2+}的配位数为4，$[PtCl_6]^{2-}$中Pt^{4+}的配位数为6。而对于多基配体，中心原子的配位数等于配体的数目乘以该配体的基数（齿数），如$[Cu(en)_2]$中心原子Cu^{2+}的配位数不是2，而是4。

中心原子的配位数的多少，取决于中心原子和配体的性质（电荷、半径、核外电子排布等）以及配合物形成时的外界条件（如温度、浓度等）。增大配体浓度，降低温度将有利于形成高配位数的配合物。在配合物中，中心原子的配位数以2、4、6较为常见。一些常见金属离子的配位数列于表1－8－1。

表1－8－1　常见金属离子的配位数

配位数	离子
2	Ag^+，Cu^{2+}，Au^+
4	Zn^{2+}，Cu^{2+}，Hg^{2+}，Ni^{2+}，Co^{2+}，Pt^{2+}，Pd^{2+}，Si^{4+}，Ba^{2+}
6	Fe^{2+}，Fe^{3+}，Co^{2+}，Co^{3+}，Cr^{3+}，Pt^{4+}，Pd^{4+}，Al^{3+}，Si^{4+}，Ca^{2+}，Ir^{3+}
8	Mo^{4+}，W^{4+}，Ca^{2+}，Ba^{2+}，Pb^{2+}

4. 外界（离子）

在配离子周围还结合着与其带相反电荷的离子，它们是配位化合物的外界。外界离子通常是带正电荷或负电荷的简单离子或原子团，以离子键与内界结合。例如，SO_4^{2-}、Cl^-、NO_3^-、OH^-、K^+、Na^+、NH_4^+等。可溶性配位化合物在水中一般会解离成配离子和外界离子。例如，

$$[Cu(NH_3)_4]SO_4 = [Cu(NH_3)_4]^{2+} + SO_4^{2-}$$

$$Na_3[Fe(CN)_6] = 3Na^+ + [Fe(CN)_6]^{3-}$$

其中SO_4^{2-}和Na^+均为外界离子。

5. 配离子电荷

配离子的电荷数等于中心原子与所有配体的电荷的代数和。由于配位化合物是电中性（电荷为0）的，所以配离子的电荷多是由外界离子电荷推算的。如计算配位化合物$K_4[Pt(CN)_6]$中配离子电荷时，可根据外界离子电荷总数+4，推算出配离子电荷为−4，即配离子为$[Pt(CN)_6]^{4-}$。

再如$[Cu(NH_3)_4]SO_4$，因为外界离子电荷为−2，所以配离子电荷为+2。又由于配离子电荷等于中心原子电荷与所有配体电荷的代数和，则中心原子电荷可以用配离子电荷减去所有配体的电荷，如$[Cu(NH_3)_4]^{2+}$离子中心原子的电荷为 $+2-4\times0=+2$。

8.1.3　配位化合物的化学式与命名

配合物化学式的书写及命名与一般无机化合物的原则相同。

1. 配位化合物化学式的书写

书写配位化合物的化学式应遵循两条原则：

（1）含配离子的化合物，其化学式是阳离子在前，阴离子在后。

（2）配离子化学式，先写中心离子，再依次写出阴离子及中性分子配体，无机配体在前，有机配体在后，同类配体的次序，以其配位原子元素符号的英文字母次序为准。整个配离子的化

学式写在方括号内。

2. 配位化合物的命名

(1) 配离子的命名　配离子命名按如下顺序：配体数目→配体名称→合→中心原子名称及其氧化数→配离子。其中配体数目用一、二、三、四等中文数字表示，中心原子的氧化数用加括号的罗马数字（Ⅰ、Ⅱ、Ⅲ、Ⅳ、Ⅴ…）表示，并置于中心原子之后。例如，

$[Ag(NH_3)_2]^+$	二氨合银（Ⅰ）配离子
$[Cu(NH_3)_4]^{2+}$	四氨合铜（Ⅱ）配离子
$[Fe(CN)_6]^{3-}$	六氰合铁（Ⅲ）配离子

命名含有两种或两种以上配体的配离子时，不同配体间用圆点隔开，配体的次序与化学式书写次序相同。例如，

$[Co(NH_3)_4Cl_2]^+$	二氯·四氨合钴（Ⅲ）配离子
$[Co(NH_3)_5H_2O]^{3+}$	五氨·一水合钴（Ⅲ）配离子

对于配离子的命名，其中的“配”字也可省去。

(2) 配合物的命名　配位化合物命名一般按无机盐命名原则进行，命名时阴离子在前，阳离子在后。一般称为“某化某”、“某酸某”、“某酸”或“氢氧化某”；没有外界的配合物，命名为“某合某”。例如，

$[Ag(NH_3)_2]Cl$	氯化二氨合银（Ⅰ）
$[Cu(NH_3)_4]SO_4$	硫酸四氨合铜（Ⅱ）
$H_2[SiF_6]$	六氟合硅（Ⅳ）酸
$[Pt(NH_3)_4](OH)_2$	二氢氧化四氨合铂（Ⅱ）
$K_3[Fe(CN)_6]$	六氰合铁（Ⅲ）酸钾
$[Fe(CO)_5]$	五羰基合铁(0)
$[Pt(NH_3)_2Cl_2]$	二氯·二氨合铂（Ⅱ）

另外，还有些配合物有其习惯上沿用的名称。例如，$K_4[Fe(CN)_6]$称为亚铁氰化钾（黄血盐）；$H_2[SiF_6]$称为氟硅酸。

8.2 配位化合物的性质

由于配位化合物结构上的特点，使得它们具有一些特殊的性质。在溶液中，一旦形成配位化合物，往往会出现颜色、溶解度等方面的改变。

8.2.1 配位化合物形成的特征

1. 颜色的变化

通常有颜色的金属离子形成配离子后，颜色会加深，如$[Cu(NH_3)_4]^{2+}$为深蓝色，比Cu^{2+}的蓝色要深。可以根据颜色的变化来判断配离子是否生成；还可以利用某些配体和金属离子的特殊显色反应来鉴定金属离子。如Fe^{3+}与SCN^-在溶液中生成配位数为6的血红色配离子，反应式为

$$Fe^{3+} + 6SCN^- \rightleftharpoons [Fe(SCN)_6]^{3-}$$

黄色　　无色　　　　　血红色

根据颜色的变化，既可用于鉴定 Fe^{3+}，又可判定配离子的生成。

2. 溶解度的变化

一些难溶于水的金属氯化物、溴化物、碘化物和氰化物可溶于过量的 Cl^-、Br^-、I^-、CN^- 等离子的溶液或氨水，是由于形成了可溶于水的配离子。如 AgCl 溶于氨水，反应式为

$$AgCl + 2NH_3 \rightleftharpoons [Ag(NH_3)_2]^+ + Cl^-$$

8.2.2 配位化合物的稳定性

在配位化合物中，配离子和外界离子之间是以离子键结合的，在溶液中能完全解离。配离子的中心原子和配体之间是以配位键结合的，一般比较稳定，不易解离为简单离子，在溶液中存在着配体、中心离子及配离子之间的化学平衡。例如：

$$Cu^{2+} + 4NH_3 \underset{\text{离解}}{\overset{\text{配合}}{\rightleftharpoons}} [Cu(NH_3)_4]^{2+}$$

根据化学平衡原理，平衡常数式可表示为

$$K_{稳} = \frac{[Cu(NH_3)_4]^{2+}}{[Cu^{2+}][(NH_3)]^4}$$

$K_{稳}$ 称为配合物的稳定常数。通常情况下，稳定常数的大小表示配合物生成倾向的大小，同时也表明配合物稳定性的高低。$K_{稳}$ 越大，配离子越容易形成，配合物越稳定。不同的配合物，其稳定常数不同。表 1-8-2 列出一些常见配离子的稳定常数（$\lg K_{稳}$ 为稳定常数的对数值）。

表 1-8-2　一些常见配离子的稳定常数

配离子	$K_{稳}$	$\lg K_{稳}$
$[Ag(NH_3)_2]^+$	1.6×10^{7}	7.20
$[Cu(NH_3)_2]^+$	7.3×10^{10}	10.86
$[Ag(CN)_2]^-$	1.3×10^{21}	21.11
$[Zn(NH_3)_4]^{2+}$	2.87×10^{9}	9.46
$[Cu(NH_3)_4]^{2+}$	2.09×10^{13}	13.32
$[HgI_4]^{2-}$	6.76×10^{29}	29.83
$[FeF_6]^{3-}$	2.04×10^{14}	14.31
$[Fe(CN)_6]^{3-}$	1×10^{42}	42
$[Co(NH_3)_6]^{3+}$	1.58×10^{35}	35.20

例 1-8-1　将 50 mL 0.20 $mol\cdot L^{-1}$ $AgNO_3$ 溶液与 50 mL 2.00 $mol\cdot L^{-1}$ $NH_3\cdot H_2O$ 溶液混合，计算溶液中 Ag^+、$[Ag(NH_3)_2]^+$、NH_3 的浓度各为多少？（$K_{稳} = 1.6\times10^7$）

解：两种溶液混合后，Ag^+ 的浓度和 $NH_3\cdot H_2O$ 的浓度分别变为原来的二分之一，由于 $NH_3\cdot H_2O$ 过量，Ag^+ 可以定量地转化为 $[Ag(NH_3)_2]^+$。

	Ag^+	+	$2NH_3$	$\rightleftharpoons$	$[Ag(NH_3)_2]^+$
起始浓度/($mol \cdot L^{-1}$)	0.10		1.00		0.00
平衡浓度/($mol \cdot L^{-1}$)	x		$1.00-0.20+2x \approx 0.80$		$0.10-x \approx 0.10$

则
$$K_{稳}=\frac{[[Ag(NH_3)_2]^+]}{[Ag^+]\cdot[NH_3]^2}=\frac{0.10}{x \times 0.80^2}=1.6\times10^7$$

解得
$$[Ag^+]=x=9.77\times10^{-9}\ mol \cdot L^{-1}$$
$$[[Ag(NH_3)_2]^+]=0.10\ mol \cdot L^{-1}$$
$$[NH_3]=0.80\ mol \cdot L^{-1}$$

8.2.3 配位平衡的移动

配位平衡与其他化学平衡一样，也是一种相对的、有条件的动态平衡，若改变平衡系统的条件，平衡就会移动。溶液的 pH、沉淀反应、氧化还原反应等都可使配位平衡发生移动。

1. 溶液 pH 的影响

在配合物中，很多配体均可以和溶液中的 H^+ 或 OH^- 反应生成比较稳定的弱电解质或离子。如$[FeF_6]^{3-}$、$[Cu(NH_3)_4]^{2+}$中的 F^- 和 NH_3 可分别生成 HF 和 NH_4^+ 或 $NH_3 \cdot H_2O$，所以改变溶液的 pH 有可能使溶液中配体的浓度发生改变，从而使配位平衡发生移动。例如，在$[Cu(NH_3)_4]^{2+}$配位平衡系统中，存在 NH_3、金属离子 Cu^{2+} 和$[Cu(NH_3)_4]^{2+}$之间的平衡，如果在铜氨配离子溶液中加入酸，则加入的 H^+ 与 NH_3 结合成比较稳定的 NH_4^+，溶液中的 NH_3 浓度变小，平衡向$[Cu(NH_3)_4]^{2+}$解离方向移动，其反应式如下：

$$[Cu(NH_3)_4]^{2+} \rightleftharpoons Cu^{2+} + 4NH_3$$

平衡移动方向 →（向下）

$$+\ 4H^+$$
$$\Downarrow$$
$$4NH_4^+$$

这种因溶液 pH 减小而导致配合物稳定性降低的现象称为**酸效应**。显然，在溶液 pH 一定时，配体碱性越强，越易与 H^+ 结合其酸效应越明显。

另一方面，配合物的中心原子大多是过渡金属离子，在水中可发生不同程度的水解作用，也会使配离子的稳定性降低。例如，$[FeF_6]^{3-}$中的 Fe^{3+} 在碱性介质中容易发生水解反应，使$[FeF_6]^{3-}$的解离平衡向右移动。当溶液碱性较强时，还可能生成 $Fe(OH)_3$ 沉淀。

$$[FeF_6]^{3-} \rightleftharpoons Fe^{3+} + 6F^-$$

平衡移动方向 →（向下）

$$+\ 3OH^-$$
$$\Downarrow$$
$$Fe(OH)_3\downarrow$$

这种因金属离子与溶液中 OH^- 结合而导致配合物稳定性降低的现象，称为**水解效应**。

可见，pH 对配位平衡的影响较复杂，既要考虑配体的酸效应，又要考虑金属离子的水解效应，在实际工作中，一般采取在不产生水解效应的前提下提高溶液 pH 的办法，以保证配离子的稳定性。

2. 沉淀的影响

在配位平衡系统中，加入能和中心原子生成沉淀的试剂，可使配位平衡发生移动；另一方面，若在沉淀平衡的系统中，加入能与金属离子形成配合物的配体，可以使沉淀溶解。例如，向含有氯化银沉淀的溶液中加入氨水时，沉淀即溶解，生成配合物 $[Ag(NH_3)_2]^+$：

$$AgCl(s) \rightleftharpoons Ag^+ + Cl^-$$

平衡移动方向↓

$$+ \; 2NH_3$$

$$\Downarrow$$

$$[Ag(NH_3)_2]^+$$

上述溶液中再加入溴化钠溶液，又有淡黄色的 AgBr 沉淀生成：

$$[Ag(NH_3)_2]^+ \rightleftharpoons Ag^+ + 2NH_3$$

平衡移动方向↓

$$+ \; Br^-$$

$$\Downarrow$$

$$AgBr\downarrow$$

在这样的系统中，Br^- 和 Cl^- 及 NH_3 都在争夺 Ag^+，由于 AgBr 的溶解度小得多，所以最终产生 AgBr 沉淀。一般沉淀剂与金属离子生成沉淀的溶解度越小，越能使配离子解离而生成沉淀。

3. 与氧化还原平衡的关系

氧化还原反应可以改变溶液中离子浓度，使配位平衡发生移动，同时配合物的形成使溶液中自由的金属离子浓度减小，由能斯特方程可知，必然引起相关电对电极电势的变化，进而影响氧化还原反应。

例如，Fe^{3+} 可以把 I^- 氧化成 I_2：

$$2Fe^{3+} + 2I^- \rightleftharpoons 2Fe^{2+} + I_2$$

若在溶液中加入 F^- 后，由于 Fe^{3+} 生成稳定的 $[FeF_6]^{3-}$ 配离子，减少了 Fe^{3+} 的浓度，导致 Fe^{3+}/Fe^{2+} 的电极电势降低，使上述反应不能向右进行，即 Fe^{3+} 在含有 F^- 的溶液中不能氧化 I^-。

同样，氧化还原反应也可以改变配位平衡移动的方向。例如，I^- 可使 $[FeCl_4]^-$ 配离子中的 Fe^{3+} 还原为 Fe^{2+}，使配位平衡发生移动：

$$[FeCl_4]^- \rightleftharpoons Fe^{3+} + 4Cl^-$$

平衡移动方向↓

$$+ \; I^-$$

$$\Downarrow$$

$$Fe^{2+} + 1/2I_2$$

知识链接

O_2的输送与 CO 中毒

人体内输送 O_2 和 CO_2 的血红蛋白(Hb)是由亚铁血红素和 1 个球蛋白构成，它们的 5 个配位原子占据了 Fe^{2+} 的 5 个配位位置。Fe^{2+} 的第 6 个配位位置由水分子占据，它能可逆地与 O_2 形成氧合血红蛋白($Hb \cdot O_2$)以保证体内对氧的需要。CO 中毒患者吸入的 CO 会迅速与血红蛋白结合成碳氧血红蛋白(Hb · CO)，因其结合力要比氧与血红蛋白结合力大 200 ~ 300 倍，使下述平衡向右移动：

$$Hb \cdot O_2 + CO \rightleftharpoons Hb \cdot CO + O_2$$

因而降低了血红蛋白输送氧的功能，减少对体内细胞的氧气供应，从而造成体内缺氧，最终因机体麻痹而导致死亡。临床上为抢救 CO 中毒患者，常采用高压氧气疗法。高压的氧气可使溶于血液的氧气增多，从而促使上述可逆反应向左进行，达到治疗 CO 中毒的目的。

8.3 螯合物

8.3.1 螯合物与螯合剂

有一类配体，如乙二胺、乙二胺四乙酸等与中心原子形成的配位键，像螃蟹的两个钳子一样牢牢地把中心原子卡在中间，常把这样的配合物形象地称为螯合物。即螯合物是由中心原子和多基配体所形成的环状结构的配合物。

如 Cu^{2+} 与乙二胺生成两个五元环的螯合物$[Cu(en)_2]^{2+}$。

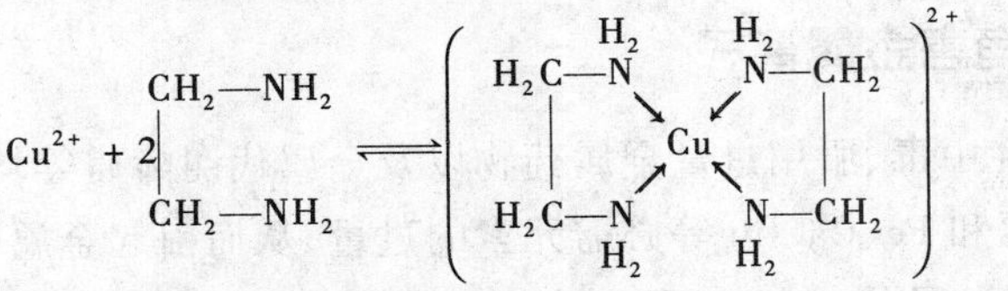

形成螯合物的配体称为**螯合剂**，螯合物中形成的环称为螯环。由于螯环的形成，使螯合物比一般配合物稳定得多，而且环越多，螯合物越稳定。这种由于螯环的形成而使螯合物稳定性增加的作用称为**螯合效应**。

作为螯合剂一般具备两个条件：

(1) 必须是多基配体；

(2) 两个配位原子之间要间隔着 2 ~ 3 个其他原子。

常用的螯合剂是氨羧螯合剂，这是一类以氨基二乙酸基团$[—N(CH_2COOH)_2]$为基体的螯合剂，它以 N、O 为螯合原子，能与很多金属离子形成稳定的可溶性的螯合物。

氨羧螯合剂种类很多，其中最常用的是乙二胺四乙酸(EDTA)及其二钠盐，它们可分别用 H_4Y或 Na_2H_2Y 表示。阴离子结构式为

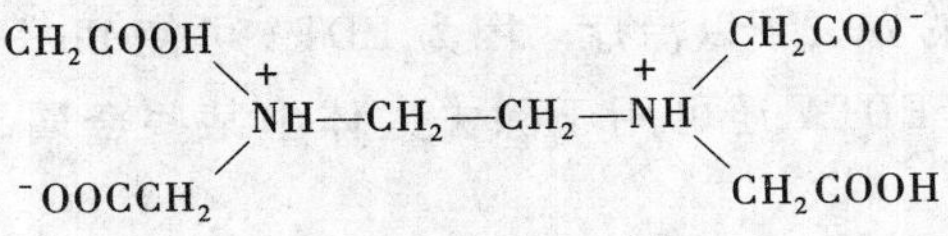

8.3.2 螯合物的稳定性

实验证实,螯合物比一般配位化合物稳定得多,如 Cu^{2+} 与 EDTA 生成螯合物的 $\lg K_{稳}$ 为 18.7,而 Cu^{2+} 与 NH_3 生成配位化合物的 $\lg K_{稳}$ 为 13.32,显然前者更为稳定,原因是在螯合物中存在环状结构,使中心原子不易受外界影响。而且事实还证明:螯合物的稳定性与结构中环的大小和多少有关,一般 5 元环及 6 元环是比较稳定的。表 1-8-3 列出了螯合物中螯环的大小与螯合物稳定性的关系。

表 1-8-3 一些 Ca^{2+} 螯合物的稳定常数比较

配体	成环情况	$\lg K_{稳}$
五二胺四乙酸	4 个 5 元环,1 个 8 元环	4.6
丁二胺四乙酸	4 个 5 元环,1 个 7 元环	5.1
丙二胺四乙酸	4 个 5 元环,1 个 6 元环	7.1
乙二胺四乙酸	5 个 5 元环	10.5

8.4 配位化合物在医学上的应用

在生物体中,和呼吸作用有密切关系的血红素是铁的螯合物,进行光合作用的叶绿素是镁的螯合物,对人体有重要作用的维生素 B_{12} 是钴的螯合物,生物体中的许多酶分子更是一类复杂的金属配合物。除此之外,配合物特别是螯合物在防病、治病中也发挥着重要作用。

8.4.1 减少体内有害金属离子

环境污染、职业性中毒、服用过量金属药物以及金属代谢障碍等均能引起体内 Hg、Pd、As、Be 等有害元素的积累和 Fe、Ca、Cu 等必需元素的过量,从而引起金属中毒。

对于体内有害或过量的金属离子,一般可选择合适的配体(或螯合剂)与其结合生成可溶性的配合物,而排出体外。这种方法称为螯合疗法,所用的螯合剂称为促排剂(或解毒剂)。

促排剂必须满足一定的要求:① 它们必须是水溶性的,而且在生理的 pH 条件下,仍有足够的螯合能力;② 它们与排出的金属离子所形成的配合物的稳定性必须大于该金属与体内生物大分子所形成的配合物的稳定性;③ 它们在治疗的浓度下对人体没有明显的毒性。例如,D-青霉胺常用来排除体内积累的铜,治疗或控制威尔逊氏病。因为 D-青霉胺能和 Cu^{2+} 离子螯合,形成相对分子质量约为 2 600 的深紫色配合物。每天 1~2 g 的剂量能使初疗者排除 8~9 mg Cu^{2+} 离子,而且不会引起正常储存铜的释放。

EDTA 对重金属中毒是一种有效的解毒剂。若人体因 Pb^{2+}、Hg^{2+} 等的化合物中毒,可以采取肌肉注射 EDTA 溶液的方法予以治疗。因为 EDTA 可使 Pb^{2+}、Hg^{2+} 以配离子的形式进入体液,而从人体中排出去。EDTA 还可用于除去人体中某些金属元素的放射性同位素,特别是钚。

8.4.2 杀菌抗病毒作用

某些配合物还具有抗病毒的活性。这是因为病毒的核酸和蛋白体均能和某些配阳离子作用,生成较稳定的金属配合物。其机理是配阳离子和细胞外病毒作用,或占据细胞表面防止病毒的吸附,或防止病毒在细胞内的再生,从而阻止病毒的增殖。抗病毒的配合物一般是以二价的ⅦB、Ⅷ族过渡金属为中心原子,以 1,10 - 菲绕啉或其他乙酰丙酮为配体的配合物。

8.4.3 抗癌药物

20 世纪 60 年代末,以金属配合物为基础的抗癌药物的研制有明显的进展。例如,1969 年罗森伯格(Rosenberg)发现了顺式二氯二氨合铂(Ⅱ)(顺铂)具有广谱且较高的抗癌活性,而成为第一代的抗癌药物。该配合物具有脂溶性载体 NH_3,可顺利地通过细胞膜的脂质层进入癌细胞内。进入癌细胞的顺式二氯二氨合铂(Ⅱ)由于有可取代配体 Cl^- 存在,抑制了癌细胞的生长,此药物从 1978 年正式应用于临床以来,取得了良好的疗效。在配合物顺式二氯二氨合铂(Ⅱ)结构模式的启发下,人们广泛开展了研制抗癌金属配合物的探索工作,现在已发现有机锡化合物、金属茂类化合物等都具有较高的抗癌活性,它们有的已在临床使用。我们坚信,在不久的将来,抗癌金属配合物在防癌、治癌方面将会发挥更大的作用。

知识扩充

生命系统对铁元素的争夺

尽管铁元素是地壳中丰度排第四的元素,但生物体很难吸收足够量的铁以满足自身的需要,如人体缺铁会导致缺铁性贫血,植物缺铁会导致枯叶病使叶子变黄。生命系统之所以会缺铁主要是与生命诞生的演化过程有关:由于在漫长的地质年代中,地球环境发生改变,早期的生命可以在海洋中得到充分的二价铁(可溶于水),然而,由于大气中的氧气含量不断上升,大量的二价铁被氧化生成了难溶于水的三价铁。存留于水中的二价铁不足以支持生命系统。微生物为了适应环境的变化,分泌出一种可以和铁络合的化学物质——含铁细胞或铁载体。铁载体可以与三价铁生成易溶于水的配位化合物——铁色素(铁载体的六个氧原子与 Fe^{3+} 形成配位键,形成非常稳定的配合物,其 $K_{稳}$ 值大约为 10^{30}。铁载体甚至可以把玻璃中的铁提取出来,也可以很容易地从铁的氧化物中把三价铁溶解出来)。铁色素是电中性的,这可以使它很容易通过细胞膜进入细胞。当铁色素的稀溶液加入细胞悬浮液中 1 h 后,铁色素就完全转移至细胞内。此时,三价铁会被酶催化反应还原为二价铁,从铁色素中脱出(二价铁与铁载体形成的配合物的稳定性较低)。微生物借此可从周围的环境中获取自身所需要的铁。

人类可从食物中获取所需的铁并在小肠中吸收。铁转递蛋白与铁结合并将其转运过小肠壁至人体各处组织中。一个正常成人体内大约有 4 g 的铁,其中 75% 以血红蛋白的形式存在于血液中,其余大部分以铁转递蛋白形式存在。

在血液中的细菌同样需要获得生长和繁殖所需的铁。细菌通过分泌铁载体入血,和血液中的铁转递蛋白争夺铁。转铁蛋白和铁色素的稳定常数大约相同。毫无疑问,细菌能获得的铁越多,其生长和繁殖的速度越快,危害也越大。数年前,新西兰的医院定期给新生儿补铁,结果发现补铁的婴儿比未补铁的婴儿相比,细菌感染的概率增加了 8 倍。可以想象,血浆中超出正常需要的铁使细菌得以生长和繁殖。

在美国,婴儿出生后的一年之内补铁被视为一个常规的医疗手段。这是由于母乳中几乎不含铁。最新的研究成果表明,给新生儿补铁是不恰当的,也是不明智的。

随着细菌在血液中不断地增加,细菌必须合成新的铁载体以满足其需要。研究发现,当体温超过 37 ℃时,其合成速率减慢;而当体温达到 40 ℃时,合成完全停止。这就提示我们:高烧实际上是人体自身抵抗外来入侵的微生物的一种自然的反应机制。

情境小结

1. 知识系统网络

- 配位化合物
  - 定义
    - 金属离子(或原子)与中性分子或阴离子结合而成的复杂离子或分子
  - 分类
    - 简单配合物
      - 中心原子与单基配体之间无环存在,如$[Cu(NH_3)_4]^{2+}$
    - 螯合物
      - 中心原子与多基配体形成的环状配合物,如$[Cu(en)_2]^{2+}$
  - 组成(结构)
    - 外界
      - 与内界带反电荷,如 K^+、SO_4^{2-} 与内界离子键结合
    - 内界
      - 中心离子(原子)与配体以配位键结合的稳定的复杂离子
  - 性质
    - 颜色变化,溶解度变化
    - 配位平衡
      - 表达式:$Cu^{2+}+4NH_3 \rightleftharpoons [Cu(NH_3)_4]^{2+}$
      - 平衡常数:$K_{稳}=[[Cu(NH_3)_4]^{2+}]/([Cu^{2+}][NH_3]^4)$
    - 平衡移动
      - 溶液pH的影响
      - 沉淀反应的影响
      - 氧化还原反应的影响
  - 医学应用
    - 生物体的重要组成,具有重要作用
    - 减少体内有害金属离子
    - 杀菌抗病毒作用
    - 抗癌药物

2. 学习方法概要

配位化合物虽然能成为一个独立单元,但与其他各情境也有密切联系。学习中首先要明确配位化合物的概念以及结构组成,注意区分内界和外界;在此基础上掌握该类化合物的特点及在溶液中的解离及平衡;弄清影响配合物稳定的因素及螯合物稳定的原因,正确理解溶液pH、沉淀反应、氧化还原反应对配位平衡的影响。学以致用是关键。

目标检测

一、填空题

1. 中心离子是配合物的________,它位于配离子的________。常见的中心离子是________元素的离子。

2. 配体中________________称为配位原子。在配离子中与中心离子直接结合的原子数目称为________的配位数。

3. $[Ag(NH_3)_2]^+$水溶液中的解离平衡式为____________________。

4. 当配离子中的配体能与 H^+合成弱酸时,则溶液中酸度增大时,配离子的稳定性会________________。

5. 配位数相同的配离子,若 $K_{稳}$ 越大,则配合物________________。

二、填写下表

配合物	中心离子	配体	配原子	配位数	配离子电荷	名称
$[Co(NH_3)_6]Cl_3$						
$[Co(NH_3)_5Cl]Cl_2$						
$K_2[Zn(OH)_4]$						
$[Pt(NH_3)_2Cl_2]$						
$K_2[Co(SCN)_4]$						

三、写出下列配合物的化学式

(1) 硫酸亚硝酸根 · 五氨合钴(Ⅲ)

(2) 四硝基 · 二氨合钴(Ⅲ)酸铵

(3) 氯 · 三氨 · 二水合钴(Ⅲ)配离子

(4) 二氨基 · 四氨合钴(Ⅲ)配离子

四、判断题

1. 配合物是由配离子和外界构成。 (　　)

2. 配合物的中心原子都是金属元素。 (　　)

3. 配体数目就是中心原子的配位数。 (　　)

4. 配离子的电荷数等于中心原子的电荷数。 (　　)

5. 配合物在水溶液中可以全部解离为外界离子和配离子,配离子也能全部解离为中心离子和配体。 (　　)

五、计算题

1. 向 0.1 $mol \cdot L^{-1}$ 的 $AgNO_3$ 溶液 500 mL 中加入质量分数为 18.3% ($\rho_B = 0.939\ kg \cdot L^{-1}$) 的氨水 30.0mL,然后用水稀释至 100mL,求溶液中 Ag^+、$[Ag(NH_3)_2]^+$、NH_3 的浓度?

2. 将 0.2 $mol \cdot L^{-1}$ 的 $AgNO_3$ 溶液与 0.6 $mol \cdot L^{-1}$ 的 KCN 溶液等体积混合后,计算溶液中 Ag^+ 和 $[Ag(CN)_2]^-$ 的浓度。

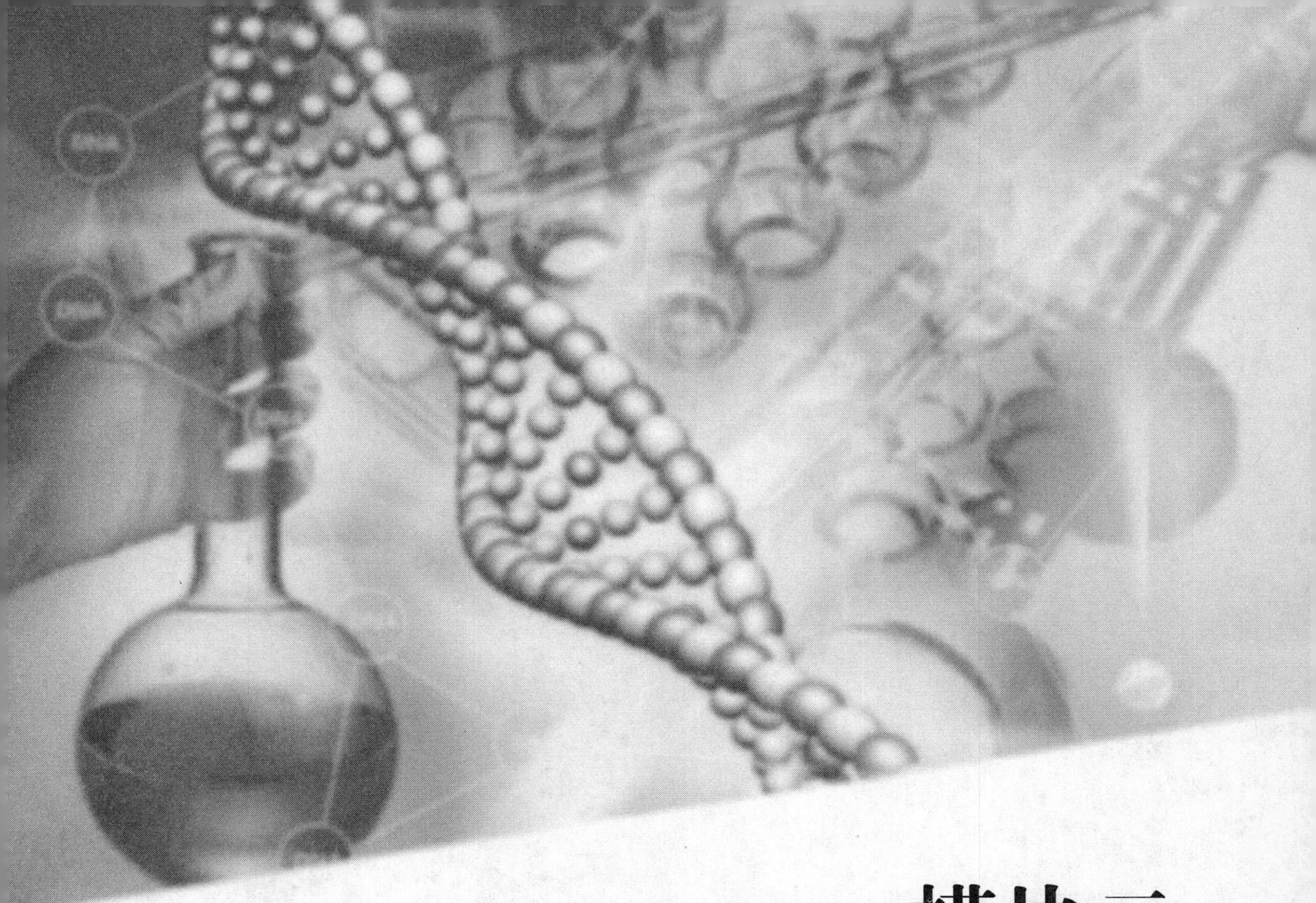

模块二

有机化合物知识

情境9　有机化合物概述

情境描述：

以教材、网上资源及教学媒体等为载体，学习有机化合物和有机化学的基本知识。了解有机化学和有机化合物的涵义，熟悉有机化合物的结构理论、反应类型、电子效应等有机化学基本知识，为后续情境的学习准备必要的基础理论和辩证思维能力。

有机化合物是人类赖以生存的重要基础物质，广泛存在于生活的各个方面。无论是天然化工产品，还是人工合成的有机材料，都能大大改善人类的生活质量，人体组织主要由有机化合物组成，人体内物质的代谢和整个生命过程，就是体内千千万万有机化学反应的结果。有机药物更是在医药学中占有特殊的地位。

9.1　有机化合物和有机化学

9.1.1　有机化学的研究对象

"有机化学"一词于1806年首次由贝采里乌斯（Berzelius）提出，当时是作为"无机化学"的对立物而命名的。

人们通常将自然界的物质分为无机物和有机物两大类。人类使用有机物的历史很长，世界上几个文明古国很早就掌握了酿酒、造醋和制饴糖等有机物的制备技术。据记载，我国古代曾制取到一些较纯的有机物质，如没食子酸、乌头碱、甘露醇等。16世纪后期，西欧制得了乙醚、硝酸乙酯、氯乙烷等。由于那时这些有机物都是直接或间接来自动、植物体，因此，人们仅将从动、植物体内得到的物质称为有机物，而将从无生命的矿物中得到的物质称为无机物。由于科学条件限制，许多化学家都认为，在生物体内由于存在所谓的"生命力"，才能产生有机物，而在实验室里是不能由无机物合成的。

1824年，德国化学家维勒（Wöhler）从氰经过水解制得草酸；1828年他无意中用加热的方法又使氰酸铵转化为尿素。氰和氰酸铵都是无机化合物，而草酸和尿素都是有机化合物。维勒的实验结果给予"生命力"学说第一次冲击。直到1844年柯尔柏（H. Kolbe）合成了醋酸，1854年柏赛罗（M. Berthelot）合成了油脂等，大量的有机物被人工的方法合成出来，"生命力"学说才被人们抛弃，认识到有机化合物与无机化合物之间并无绝对的界限，也不存在本质上的区别。虽然在组成、结构和性质等方面存在差异，但却遵循着基本相同的物理和化学的变化规律，在一定条件下是可以相互转化的。由于历史和习惯的原因，"有机"这一名词仍沿用至今。

随着科学的发展，人们发现构成有机化合物的主要元素是碳。凯库勒（A. Kekulé）把含碳的化合物称为有机化合物，认为有机化学是研究含碳化合物的化学。由于绝大多数有机化合物除含碳外还含有氢，有的还含有氧、氮、硫、磷和卤素等元素，所以现代人们普遍把**碳氢化合物及其衍生物称为有机化合物**（简称为有机物），并把研究有机化合物的组成、结构、性质及其应用的一门学科称为**有机化学**。

有机化学就在我们身边，无论从事与化学领域有关的哪一项工作，都应具备有机化学的基础知识。有机化合物是生命产生的物质基础，对人类具有重要意义。地球上所有的生命形式，主要是由有机物组成的，如脂肪、氨基酸、蛋白质、糖类、血红素、叶绿素、酶、激素等。生物体内的新陈代谢和生物的遗传现象，也都涉及有机化合物的转变。当今用于防病、治病的大多数药物也都是有机化合物。药物的结构与药效、毒性的关系，药物的合成、开发与鉴定，天然药物有效成分的提取、分离与鉴定，都无不以有机化学知识为基础。

9.1.2 有机化合物的特性

构成有机化合物的主要元素是碳。由于碳原子的特殊结构，使得有机化合物与无机化合物的性质存在明显的差异。一般而言，有机化合物具有以下特点。

1. 可燃烧

有机化合物均含有碳、氢两种元素，因此容易燃烧，如甲烷、酒精、汽油、木柴等。而大部分无机化合物则不能燃烧，这一性质的差异可初步用来区分有机化合物与无机化合物。

2. 熔点和沸点低

有机化合物一般为共价化合物，分子间通常以微弱的分子间作用力相结合，因此，常温、常压下多数以气体、液体或低熔点的固体形式存在。大多数有机化合物的熔点都较低，一般不超过 400 ℃，沸点也较低。如乙酸的熔点是 16.6 ℃，沸点是 118 ℃；而无机化合物的熔点、沸点较高，如氯化钠的熔点为 801 ℃，沸点为 1 413 ℃。

3. 难溶于水

有机化合物通常以弱极性键或非极性键相结合，根据“相似相溶”原理，绝大多数有机物难溶于水，易溶于乙醚、丙酮、苯等非极性溶剂，有机化合物多是非电解质，即使在熔融状态下也以分子形式存在而不导电。而多数无机化合物是电解质，在溶液中或熔融状态下以离子形式存在而具有导电性。

4. 反应速率慢、产率低、产物复杂

无机化合物间的反应往往是离子反应，反应速率较快，而有机化合物的反应主要在分子间进行，受分子结构和机制的影响，速率较慢。又由于有机化合物分子结构比较复杂，反应时往往不局限于分子的某一部位，在主要反应发生的过程中伴随着一些副反应，从而导致产率低、产物复杂，最终得到的是混合物，常常需进一步分离、提纯。

5. 同分异构现象普遍

分子组成相同而结构不同的现象称为**同分异构现象**。这种情况在有机化合物中非常普遍。这也是组成有机物的元素较少，而有机物种类繁多的主要原因之一。例如，分子式为 C_2H_6O 的物质就有可能是乙醇（CH_3CH_2OH）和甲醚（CH_3OCH_3）两个性质不同的化合物，这种分子组成相同而结构不同的化合物互称为**同分异构体**。

9.1.3 有机化合物的分类

有机化合物数目众多，种类繁杂，为客观体现各类化合物之间的内在联系，便于学习和研究，常将有机化合物按结构特征进行分类。一种是按分子中碳的骨架结构或碳链不同分类，另一种是按分子中的官能团不同来分类。

一、按碳链分类

根据碳链的不同，有机化合物分为三类：

有机化合物
- 链状化合物
- 碳环化合物
  - 脂环族化合物
  - 芳香族化合物
- 杂环化合物

1．链状化合物

这类化合物中碳架可形成一条或长或短的链，有的长链上还带有支链。由于这类化合物最初是在脂肪中发现的，所以又称为脂肪族化合物。根据碳原子成键方式的不同，链状化合物又可以分为饱和化合物和不饱和化合物。例如：

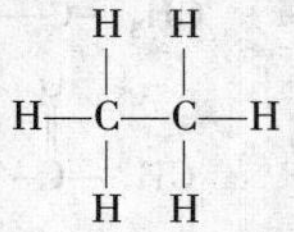
乙烷（饱和烃）

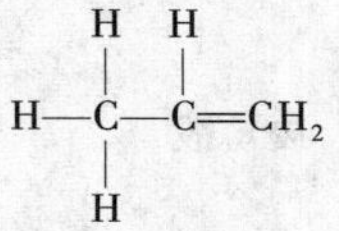
丙烯（不饱和烃）

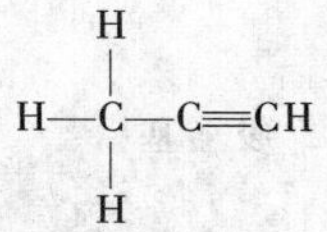
丙炔（不饱和烃）

2．碳环化合物

这类化合物分子中含有完全由碳原子构成的环。根据碳环的结构特点，又分为两类。

（1）脂环族化合物　在结构上可视为由链状化合物首尾碳原子互相连接而成环状化合物，由于其性质与脂肪族化合物相似，因此称为脂环族化合物。例如：

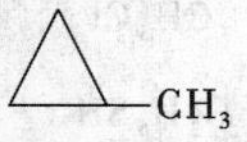
甲基环丙烷

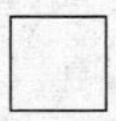
环丁烷

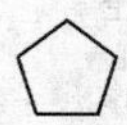
环戊烷

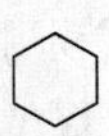
环己烷

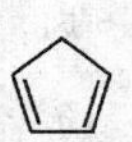
1，3－环戊二烯

（2）芳香族化合物　分子中至少含有一个苯环（芳香环），性质上与链状化合物和脂环族化合物有较大不同。例如：

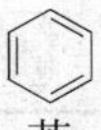
苯

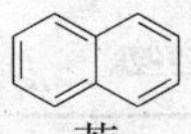
萘

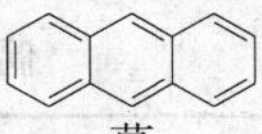
蒽

3．杂环化合物

分子中的环是由碳原子和其他元素原子（如 O、S、N 等）组成的，环上除碳原子以外的其他原子称为杂原子，这类化合物称为杂环化合物。例如：

呋喃

噻吩

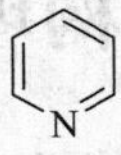
吡啶

二、按官能团分类

决定一类有机化合物主要化学性质的原子或基团称为**官能团**。官能团是有机化合物分子中较活泼的部位,官能团相同的化合物性质相似。为了便于学习和研究,一般有机化合物是按官能团分类。常见官能团及有机化合物的类别见表 2－9－1。

表 2－9－1 常见官能团及有机化合物的类别

官能团结构	名称	类别	化合物举例	
$>C=C<$	碳碳双键	烯 烃	$CH_2=CH_2$	乙烯
$—C\equiv C—$	碳碳三键	炔 烃	$HC\equiv CH$	乙炔
$—OH$	羟 基	醇	CH_3OH	甲醇
		酚	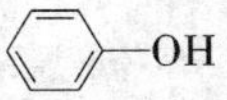	苯酚
$>C=O$	羰 基	醛	$CH_3—\overset{O}{\overset{\Vert}{C}}—H$	乙醛
		酮	$CH_3—\overset{O}{\overset{\Vert}{C}}—CH_3$	丙酮
$—\overset{O}{\overset{\Vert}{C}}—OH$	羧 基	羧 酸	$CH_3—\overset{O}{\overset{\Vert}{C}}—OH$	乙酸
$—\overset{\vert}{\underset{\vert}{C}}—O—\overset{\vert}{\underset{\vert}{C}}—$	醚 键	醚	$CH_3CH_2—O—CH_2CH_3$	乙醚
$—NH_2$	氨 基	胺	$CH_3—NH_2$	甲胺
$—NO_2$	硝 基	硝基化合物	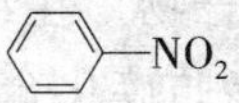	硝基苯
$—X$	卤 素	卤代烃	CH_3Cl	一氯甲烷
$—SH$	巯 基	硫 醇	C_2H_5SH	乙硫醇
$—SO_3H$	磺酸基	磺 酸	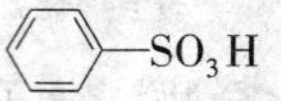	苯磺酸
$—C\equiv N$	氰 基	腈	$CH_3C\equiv N$	乙腈
$—N=N—$	偶氮基	偶氮化合物	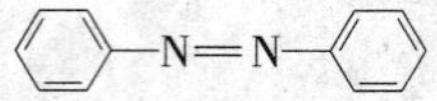	偶氮苯

本书是以官能团为分类基础来讨论各类有机化合物的。因此,掌握有机化合物的分类方法并熟记各类官能团的结构特征是系统学好有机化学的前提。

9.2 有机化合物的结构理论

在有机化学中,结构是指分子中各原子间的结合方式和排列顺序。有机化合物的性质与其结构密切相关,相互依存。学习结构理论并理解有机化合物的结构特点,是学好有机化学的基础。

9.2.1 碳原子的成键方式

有机化合物的基本构架由碳原子组成,因此,有机化合物的结构特点主要取决于碳原子的结构。

碳的核外电子排布式为 $1s^22s^22p^2$,最外层有 4 个电子,根据原子结构理论,它与其他原子成键时,不易得失电子,而以共用电子对,即以共价键的方式与其他原子相结合,表现为 4 价。

例如,最简单的有机物甲烷,就是由碳原子最外层的 4 个电子分别与 4 个氢原子形成 4 个共价键,其结构可表达如下:

电子式

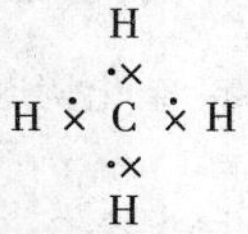

结构式

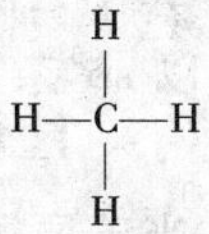

在有机化合物中,碳、氢之间,碳、碳之间均以共价键结合,且两个碳原子之间可共用一对、两对或三对电子构成单键、双键或三键。例如

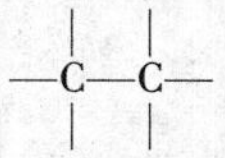

单键

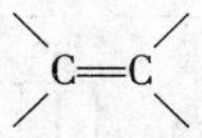

双键

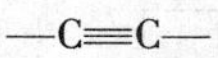

三键

9.2.2 杂化轨道简介

1. 杂化轨道理论

按照价键理论,只有自旋方向相反的两个电子才能相互配对成键。处于基态的碳原子最外层只有两个未成对电子,理论上只能形成两个共价键。事实上碳总是以 4 价成键,而且四个价键都是等同的。为解决这一矛盾,1931 年鲍林提出了**杂化轨道理论**。

杂化轨道理论认为:在成键的过程中,由于原子间的相互影响,同一原子中几个能量相近的不同类型的原子轨道,可以进行组合,重新分配能量和确定空间方向,组成新的轨道,这种轨道重新组合的过程称为**杂化**,形成的新轨道称为**杂化轨道**。杂化轨道的数目等于参与杂化的原子轨道数目。原子轨道杂化可以改变电子云的形状和伸展方向,使原子在成键时电子云得到最大程度的重叠,同时成键电子云之间的斥力较小,形成的共价键更稳定。也就是说,原子通过杂化轨道形成的分子更稳定。

2. 碳原子的杂化

有机化合物中的碳原子在成键时通过吸收能量,其核外电子排布由基态转变为激发态,然后杂化成键。碳原子的杂化方式有以下三种:

(1) sp^3 杂化　当碳原子与其他原子成键时,处于基态的碳原子,经由外界吸收能量后形成激发态的 4 个未成对电子,再可由激发态中的 1 个 2s 轨道与 3 个 2p 轨道进行杂化,形成 4 个完全相同的新轨道,称为 sp^3 杂化轨道,这一过程称为 **sp^3 杂化**。

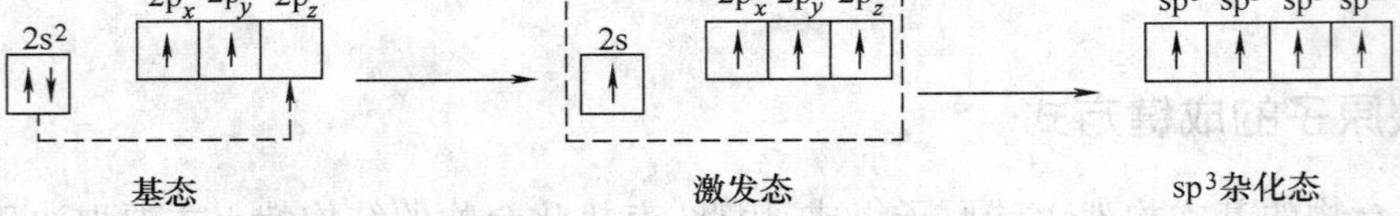

s 电子云是球形的，p 电子云是哑铃形的，两者组合后形成的 sp^3 杂化轨道的形状是一头大、一头小，在成键时更有利于轨道的最大重叠。每个 sp^3 杂化轨道中有$\frac{1}{4}$s 轨道和$\frac{3}{4}$p 轨道的成分，4 个 sp^3 杂化轨道以碳原子为中心形成正四面体，4 个轨道分别指向正四面体的 4 个顶点，杂化轨道之间的夹角为 109°28′（见图 2－9－1）。烷烃分子中的碳原子都是以 sp^3 杂化后与氢原子或碳原子形成共价键的。

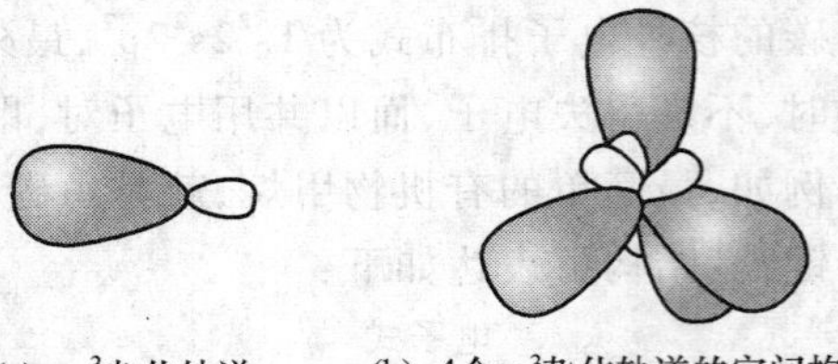
(a) sp^3杂化轨道　(b) 4个sp^3杂化轨道的空间构型

图 2－9－1　sp^3 杂化轨道及其空间构型

（2）sp^2杂化　当碳原子形成双键时，由激发态的 1 个 2s 轨道与 2 个 2p 轨道发生杂化，形成 3 个能量相等、形状相同的新轨道，称为 sp^2 杂化轨道，这一过程称为 **sp^2 杂化**。

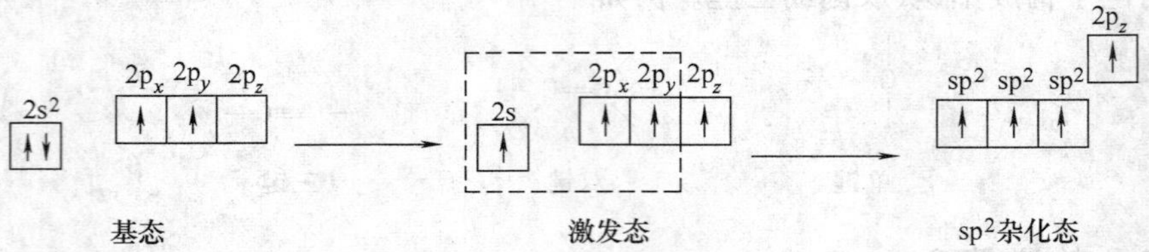

每个 sp^2 杂化轨道含$\frac{1}{3}$s 轨道和$\frac{2}{3}$p 轨道的成分，它们对称地分布于碳原子所在的平面上形成平面正三角形，杂化轨道之间的夹角为 120°，剩下的未参与杂化的 1 个 2p 轨道垂直于 sp^2 杂化轨道的平面（见图 2－9－2）。烯烃中分子与双键相连的碳原子都是以 sp^2 杂化后与其他原子成键的。

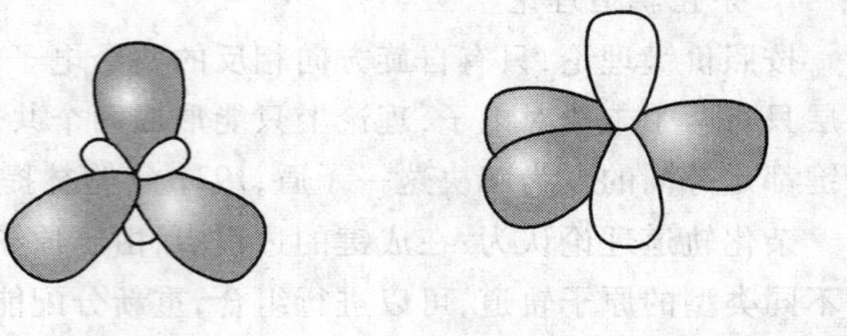
(a) 三个sp^2杂化轨道　(b) sp^2杂化轨道和p轨道空间构型

图 2－9－2　sp^2 杂化轨道及其空间构型

（3）sp 杂化　当碳原子形成三键时，由激发态的 1 个 2s 轨道与 1 个 2p 轨道发生杂化，形成 2 个能量相等、形状相同的新轨道，称为 sp 杂化轨道，这一过程称为 **sp 杂化**。

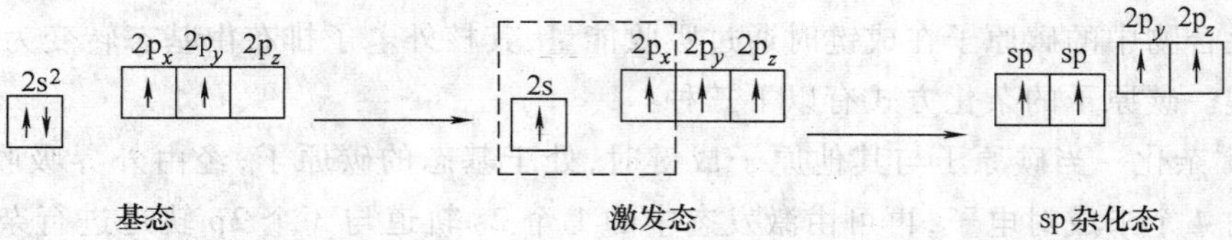

每个 sp 杂化轨道含$\frac{1}{2}$s 轨道和$\frac{1}{2}$p 轨道的成分,两个杂化轨道的对称轴在同一直线上,之间的夹角为 180°,未参与杂化的 2 个 p 轨道则彼此正交并与杂化轨道间相互垂直(见图 2-9-3)。炔烃分子中以三键相连的碳原子就是以 sp 杂化后与其他原子成键。

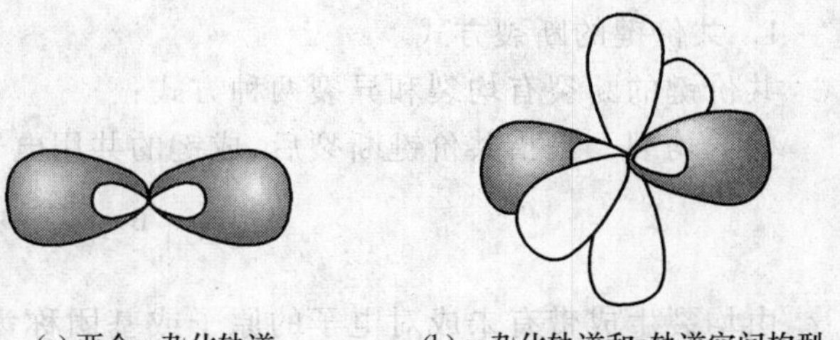

(a) 两个sp杂化轨道 (b) sp杂化轨道和p轨道空间构型

图 2-9-3 sp 杂化轨道及其空间构型

9.2.3 有机化合物结构表示方法

由于有机化合物中普遍存在同分异构现象,即同一个分子式可能代表的是几种不同的物质。因此,不能用分子式来表示一种确定的有机化合物。

分子结构式是指分子中各原子相互结合的次序、方式,以及空间排布等状况的图式。有机化合物的结构可用结构式、结构简式、键线式等形式来表示。**结构式**是将分子中的每一个共价键都用一根短线表示出来。**结构简式**则在结构式的基础上简化,不再写出碳原子与氢原子或其他原子间的短线,并将同一碳原子上的相同原子或基团合并表达。**键线式**则更为简练、直观,只写出碳原子的骨架和其他基团。例如,丁烷 C_4H_{10}的三种表达形式为

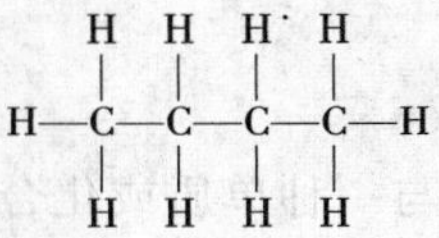

$CH_3CH_2CH_2CH_3$

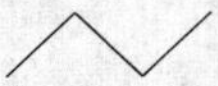

结构式 结构简式 键线式

环已烷 C_6H_{12}的三种表达形式为

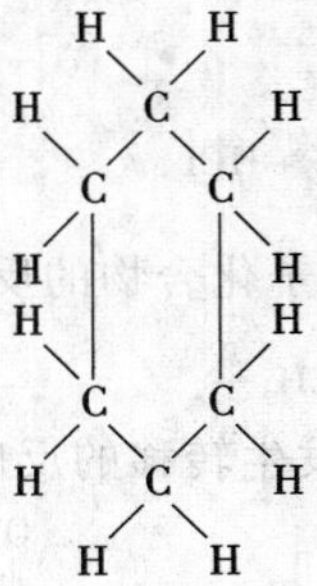

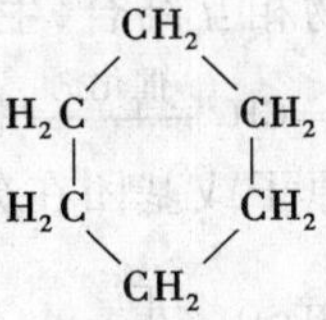

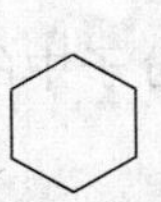

结构式 结构简式 键线式

9.3 有机反应的类型和分子中的电子效应

9.3.1 有机反应的类型

化学反应的实质是旧键的断裂和新键的生成。有机反应常常根据共价键的断裂方式或反应前后有机化合物结构的变化进行分类。

1. 共价键的断裂方式

共价键的断裂有均裂和异裂两种方式：

（1）均裂　是指共价键断裂后，成键的共用电子对由两原子各保留1个。

$$A \vdots B \xrightarrow{\text{均裂}} A\cdot + B\cdot$$

由均裂生成带有未成对电子的原子或基团称为**游离基（或自由基）**，它非常活泼，作为活性中间体，生成后迅速发生反应。通过共价键的均裂引起的反应称为游离基反应（或自由基反应）。

（2）异裂　是指共价键断裂后，共用电子对只归属于某一个成键原子，从而产生正、负离子。

$$\underset{}{C \,\vdots : A} \xrightarrow{\text{异裂}} \underset{\text{碳正离子}}{C^+} + :A^- \quad \text{或} \quad C:\vdots A \xrightarrow{\text{异裂}} \underset{\text{碳负离子}}{C^-:} + A^+$$

由异裂所产生的碳正离子或碳负离子也是活性中间体，它们的生成对进一步反应至关重要。通过共价键的异裂产生离子或过渡到离子状态而进行的反应称为离子型反应。

2. 有机反应基本类型

根据反应前后有机化合物的组成和结构变化，有机反应的基本类型有

（1）取代反应　有机化合物中的原子或原子团被其他原子或原子团所取代的反应。例如，

$$CH_4 + Cl_2 \xrightarrow{\text{光}} CH_3Cl + HCl$$

（2）加成反应　含有不饱和的双键或三键的化合物与一种单质或化合物作用，其中 π 键断裂，加入其他原子或基团形成 σ 键的反应。例如，

$$CH_2{=}CH_2 + HCl \longrightarrow CH_3CH_2Cl$$

（3）消除反应　从一个有机化合物分子中消去一个小分子（如 HX、H_2O 等），生成双键或不饱和烃的反应。例如，

$$CH_3CH_2Cl \xrightarrow[C_2H_5OH]{NaOH} CH_2{=}CH_2 + HCl$$

（4）聚合反应　由低分子化合物相互结合，生成高分子化合物的反应。例如，

$$nCH_2{=}CH_2 \xrightarrow{\text{催化剂}} {+}CH_2{-}CH_2{+}_n$$

（5）重排反应　分子中的某些原子或基团在分子内发生转移的反应。例如，

$$CH{\equiv}CH + H_2O \xrightarrow[\text{稀 } H_2SO_4]{HgSO_4} \left[CH_2{=}\underset{\underset{OH}{|}}{C}{-}H \right] \rightleftharpoons CH_3{-}\overset{\overset{O}{\|}}{C}{-}H$$

（6）氧化反应　在分子中加氧或者去氢的反应。例如，

$$CH_3{-}\overset{\overset{OH}{|}}{CH}{-}CH_3 \xrightarrow{[O]} CH_3{-}\overset{\overset{O}{\|}}{C}{-}CH_3$$

9.3.2 有机分子中的电子效应

由于成键原子的电负性不同，常使分子中电子云发生一定程度的移动或偏离，使分子内部

分带有正电荷(δ^+)或负电荷(δ^-),从而对有机物分子的理化性质产生影响的现象,称为**电子效应**。有机化合物中的电子效应分为诱导效应和共轭效应。

1. 诱导效应

由于相邻原子或基团的电负性不同,使分子中的成键电子云沿着碳链向电负性较大的基团方向发生偏移的现象,称为**诱导效应**,用符号 I 表示。

诱导效应又可分为吸电子诱导效应与给电子诱导效应,两种效应是以 C—H 键中的氢原子为标准,如果与碳原子相连的原子或基团吸电子能力比氢原子的吸电子能力强(即电负性比氢的电负性大),则称其具有吸电子诱导作用,用 $-I$ 表示;反之称其具有给电子诱导效应,用 $+I$ 表示。在结构式中,通常用箭头来表示电子的转移方向。

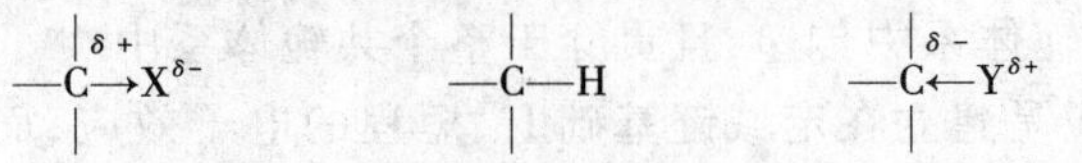

$-I$ 效应　　　　比较标准　　　　$+I$ 效应

常见取代基的电负性次序由大到小排列如下:

$$—NO_2 > —CN > —COOH > —F > —Cl > —Br > —I > —OCH_3 > —NHCOCH_3 >$$
$$—C_6H_5 > —CH{=}CH_2 > —H > —CH_3 > —C_2H_5 > —CH(CH_3)_2 > —C(CH_3)_3$$

诱导效应是一种静电作用力,是分子本身固有的永久性效应。但其作用随着化学键的传递逐渐减弱,一般经过三个键的距离后,诱导效应近于消失。

2. 共轭效应

共轭效应存在于共轭体系中。**共轭体系**是指在不饱和有机物中,3 个或 3 个以上的 p 轨道互相平行重叠形成的共轭 π 键体系。由于共轭 π 键的形成,所形成的共轭体系趋于整体化、键长趋于平均化而稳定性增加的现象称为**共轭效应**,用符号 C 表示。共轭效应的特点是电子云密度平均化,体系能量降低,分子稳定性增加。

在共轭体系中,由于参与形成共轭体系的原子不同,会使共轭体系中电子离域具有方向性,若原子或基团能降低共轭体系中 π 电子的密度,称为吸电子的共轭效应,用 $-C$ 表示;反之称为给电子的共轭效应,用 $+C$ 表示。共轭效应能沿着共轭链传递,出现电荷疏、密相间的现象,但强度不因距离的增长而减弱,这与诱导效应不同。

常见的共轭效应有 π-π 共轭效应、p-π 共轭效应和超共轭效应等。

(1) π-π 共轭效应　具有单双键交替分布结构特征的化合物可形成 π-π 共轭体系,产生共轭效应。如 1,3-丁二烯就是最简单的 π-π 共轭分子。在分子中,4 个碳原子都是以 sp^2 杂化成键的,其中每个碳原子分别以 1 个或 2 个 sp^2 轨道互相重叠形成 3 个碳-碳 σ 键,且分子中所有原子均在同一平面上。每个碳原子上未参加杂化的 p 轨道互相平行且垂直于分子所在的平面,从侧面相互重叠,不仅 C_1 与 C_2、C_3 与 C_4 间形成 2 个 π 键,而且 C_2 和 C_3 之间由于靠得很近,也发生一定程度的重叠,可以使键长平均化,体系能量降低。

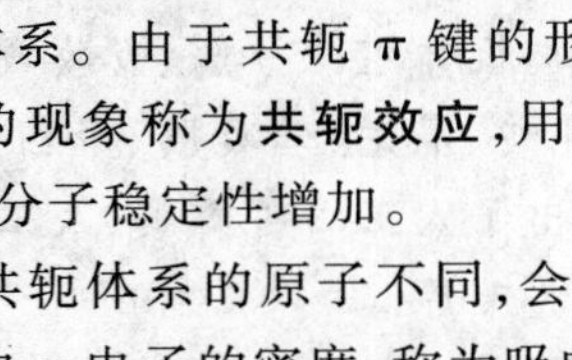

（2）p－π共轭效应　有机化合物分子中π键与相邻原子的p轨道相互平行且发生部分重叠形成的体系，称为p－π共轭体系。在这样体系中的离域作用称为p－π共轭效应。如氯乙烯、氯苯等分子中就存在着p－π共轭效应。

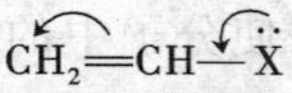

（3）超共轭效应　超共轭效应是指C—H等σ键轨道与被1个单键隔开的π键轨道或p轨道发生部分重叠而形成的共轭体系，如丙烯等分子中就存在着超共轭效应。超共轭效应有σ－π和σ－p共轭效应两种。

由于σ键轨道与其共轭的π键轨道或p轨道不完全平行，所以产生的σ－π和σ－p共轭效应比π－π共轭和p－π共轭弱得多。

共轭效应只能在共轭体系中传递，且贯穿于整个共轭体系中。

综上所述，诱导效应是建立在定域键基础上、短程的电子效应；而共轭效应是建立在离域键的基础上、远程的电子效应。在有机化合物中，两种效应往往同时存在，并对化合物的性质产生影响。

知识扩充
医用高分子

医用高分子主要包括用于制造人工组织和人工器官的高分子生物材料和作为载体、助剂或药理活性物质和以提高药物制剂的安全性、长效性及专一性的药用高分子两大类。医用高分子生物材料属于一种特殊的高分子功能材料，具有生物功能性、生物相容性、生物惰性、化学稳定性和可加工性等特性，有些能被机体组织分解、吸收或迅速排出体外。目前常用的高分子材料包括环氧树脂、聚乙烯醇、聚乳酸、尼龙、硅凝胶、聚四氟乙烯、硅橡胶、聚甲醛和聚甲基丙烯酸甲酯等，世界各国已成功研制出了人工心脏瓣膜、人工肺、人工肾、人工血液、人工血液、人工皮肤、人工骨骼、人工肌肉、人工关节等。

人工心脏瓣膜是用钨铬合金、钛合金制成框架，再用涤纶或聚四氟乙烯织物覆盖，底部轮圈与覆盖层之间衬有硅橡胶海绵，使用聚乙烯、聚四氟乙烯、聚丙烯、硅橡胶膜等以增加弹性。

人工肾是用醋酸纤维素、丙烯腈等高分子材料制成非常细的中空纤维，再把成千上万根中空纤维束集中在一个圆筒形容器中，血液在中空纤维中流动，透析液在中空纤维外侧流动，通过膜壁进行渗析，从而将有毒物质清除掉。

人工肌肉是由一根硅橡胶管包着一根涤纶织物管组成。这种涤纶织物管作为人工肌腱从硅橡胶两端伸长，中央部分的涤纶织物有皱褶，以便让人工肌肉能部分活动，附着在天然肌腱或骨骼上。

人工皮肤是由硅橡胶或聚多肽作为底层，再与尼龙、涤纶等纤维制作的织物层结合而成。

医用高分子材料还可以制造手术缝合线，而且术后不用拆线。例如用聚乳酸—羟乙酸制成的手术缝合线，经过一定时间就会被人体组织吸收，从而避免患者受拆线的痛苦。

高分子药物具有低毒、高效、缓释和长效等特点。与生物体的相容性好，停留时间长。还可通过单体的选择和共聚组分的变化，调节药物的释放速率，达到提高药物的活性、降低毒性和副作用的目的。进入人体后，可有效地到达症患部位。合成高分子药物的出现，不仅改进了某些传统药物的不足之外，而且大大丰富了药物的品种，为攻克那些严重威胁人类健康的疾病提供了新的手段。因此以合成高分子药物取代或补充传统的低分子药物，已成为药物学发展的重要方向之一。

情境小结

1. 知识系统网络

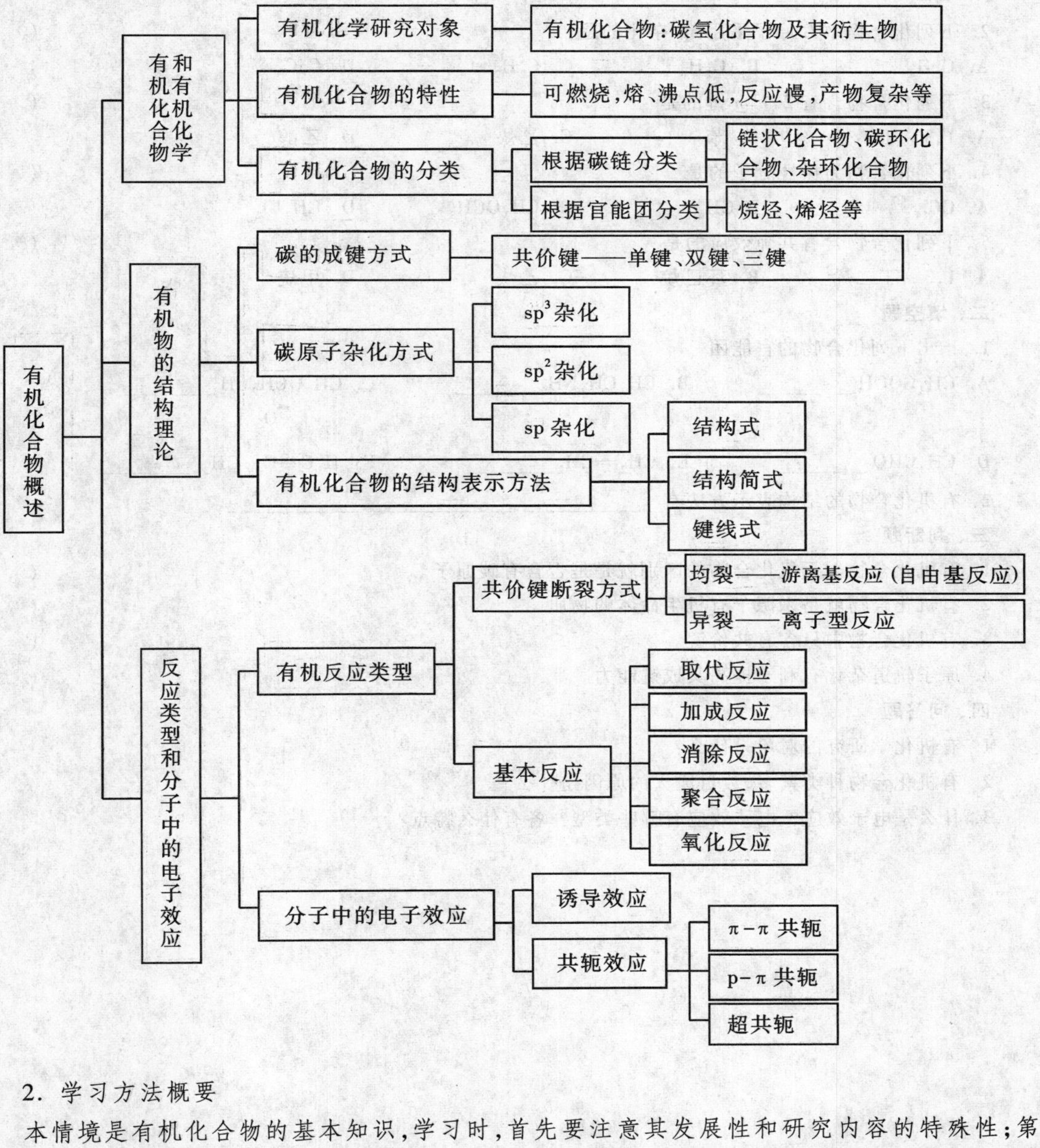

2. 学习方法概要

本情境是有机化合物的基本知识，学习时，首先要注意其发展性和研究内容的特殊性；第二要紧紧围绕碳原子的结构，弄清碳原子与其他原子的连接方式，熟悉有机物的分类，理解碳原子的杂化类型及意义；第三对有机化合物分子中的电子效应，弄清诱导效应与共轭效应的本质，注意区别。本情境的很多概念，只有在以后的学习中才能加深理解。

目标检测

一、选择题

1．下列化合物是无机化合物的是 （ ）

A．C_2H_5OH B．CO_2 C．CH_2Cl_2 D．$CO(NH_2)_2$

2．下列化合物中C原子采用sp^3杂化的是 （ ）

A．C_2H_4 B．C_2H_6 C．C_2H_2 D．CaC

3．下列化合物含有2个π键的是 （ ）

A．1,3－丁二烯 B．苯 C．乙炔 D．乙醇

4．下列化合物为极性分子的是 （ ）

A．CCl_4 B．CH_4 C．CH_3OCH_3 D．CH_2Cl_2

5．下列化合物含有共轭效应的是 （ ）

A．1,3－丁二烯 B．环己烷 C．乙炔 D．甲烷

二、填空题

1．指出下列化合物的官能团

A．CH_3COOH ________ B．$CH_3CH_2NH_2$________ C．$CH_3OCH_2CH_3$________

D．CH_3CHO ________ E．$CH_2{=\!=}CH_2$________ F．$H_3C—\overset{\overset{\displaystyle O}{\|}}{C}—CH_3$ ________

2．有机化合物的结构表示方法有____________、____________、____________。

三、判断题

1．有机化合物与无机化合物的区别就是是否含有碳原子。 （ ）

2．有机化合物就是来源于有机生命体的物质。 （ ）

3．有机化合物中只含有共价键。 （ ）

4．原子轨道杂化有利于提高其成键能力。 （ ）

四、问答题

1．有机化学研究的对象是什么？

2．有机化合物种类繁多、数目庞大的原因是什么？

3．什么是电子效应？电子效应有哪些类型？各有什么特点？

情境 10 烃

情境描述：

以教材、多媒体及网络资源为载体，完成烷烃、烯烃、炔烃、芳香烃等物质的学习，要求掌握烷烃、烯烃、炔烃、芳香烃的结构特点、系统命名和主要化学性质；熟悉烷烃、烯烃、炔烃、芳香烃的同分异构现象；了解共轭二烯烃和芳香烃的结构及性质；了解常见烃在生产、生活及医学上的应用。

只含碳和氢两种元素的有机化合物称为碳氢化合物，简称为**烃**。烃分子中的氢原子被其他原子或原子团取代得到一系列烃的**衍生物**。因此，烃可看作有机化合物的母体。

根据烃的结构和性质不同，烃分为以下几类：

- 烃
  - 链烃
    - 饱和烃(烷烃)　如 CH_3CH_3
    - 不饱和烃
      - 烯烃　如 $CH_2{=\!=}CH_2$
      - 炔烃　如 $CH{\equiv}CH$
  - 环烃
    - 脂环烃　如 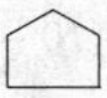
    - 芳香烃　如 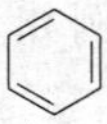

10.1 烷烃

10.1.1 烷烃的结构和同分异构现象

1. 烷烃的结构

烷烃结构的基本特征是分子中的碳原子都是以 sp^3 杂化后与其他原子以共价单键相连，烷烃又称为饱和烃，组成通式为 C_nH_{2n+2}。

最简单的烷烃是甲烷，分子式为 CH_4，呈正四面体空间构型，碳原子位于正四面体中间。杂化轨道理论认为，在甲烷分子形成中，碳原子 4 个 sp^3 杂化轨道分别与 4 个氢原子的 1s 轨道沿键轴方向“头碰头”重叠形成 4 个 C—Hσ 键，4 个氢原子位于甲烷分子的正四面体 4 个顶点，碳氢键之间的键角为 109°28′，其结构模型见图 2－10－1。

其他烷烃分子中的碳原子也都是以 sp^3 杂化形式与碳原子或氢原子形成 C—Cσ 键或 C—Hσ 键，分子中的各个碳原子上所连的四个原子或原子团不尽相同，所以其键角稍有变化，

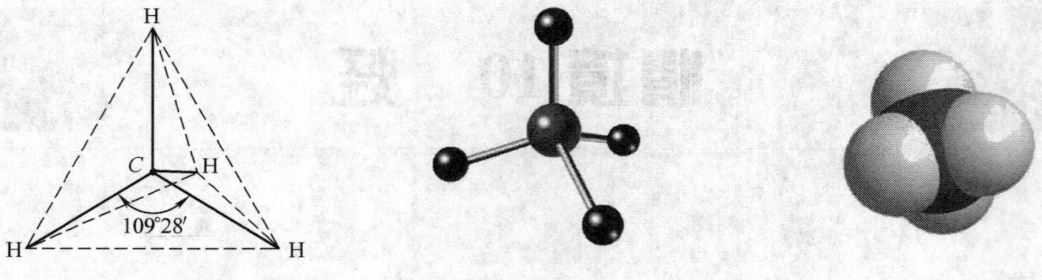

(a) 正四面体结构　　(b) 球棒模型　　(c) 比例模型

图 2－10－1　甲烷的空间构型

但仍接近于109°28′，其分子的形状是一系列共用顶点的四面体。几种简单烃的球棒模型如图 2－10－2所示。

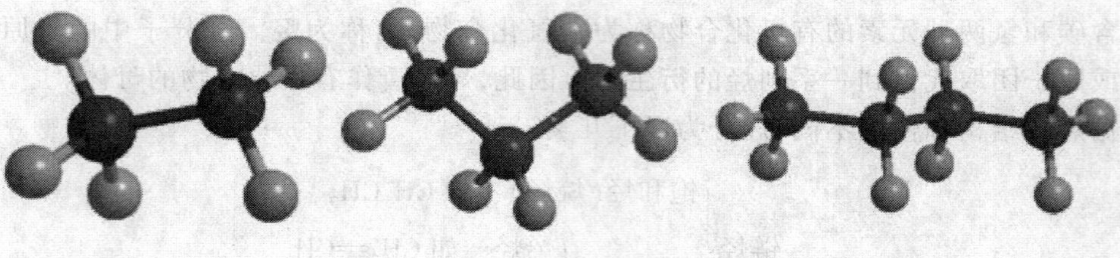

(a) 乙烷　　(b) 丙烷　　(c) 丁烷

图 2－10－2　烷烃的球棒模型

多碳原子的烷烃其碳链呈锯齿形。例如，用键线式表示己烷时，可写为 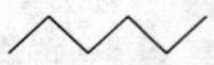 。

2. 烷烃的同分异构现象

烷烃中的甲烷、乙烷、丙烷没有同分异构体。从丁烷开始，烷烃都有同分异构现象。例如，丁烷 C_4H_{10}有两种同分异构体：

$CH_3CH_2CH_2CH_3$　　　　CH_3CHCH_3（中间碳上连 CH_3）

正丁烷　　　　异丁烷

这种由于分子中碳原子结合顺序不同而产生的异构，称为**构造异构**或**碳链异构**。随着分子中碳原子数目的增加，同分异构体的数目会很快地增加。如 C_6H_{14}有 5 种异构体，C_8H_{18}有 18 种异构体，$C_{10}H_{22}$有 75 种异构体，$C_{20}H_{42}$有 366 319 种异构体。

3. 饱和碳原子的类型

在烷烃分子中，根据碳原子在碳链中所处位置不同，可将其分为四种类型：只与 1 个碳原子直接相连的碳原子称为伯（1°或一级）碳原子；与 2 个碳原子直接相连的碳原子称为仲（2°或二级）碳原子，与 3 个碳原子直接相连的碳原子称为叔（3°或三级）碳原子，与 4 个碳原子直接相连的碳原子称为季（4°或四级）碳原子。例如，

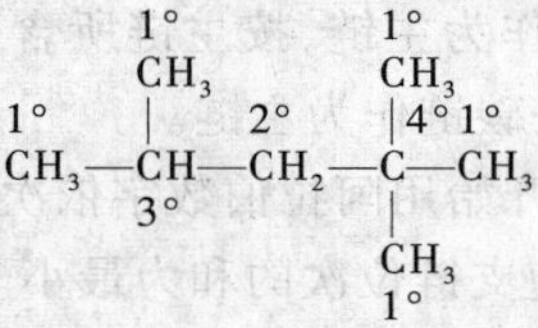

与之相对应的连接在伯、仲、叔碳原子上的氢分别称为伯(1°)、仲(2°)、叔(3°)氢原子。

10.1.2 烷烃的命名

烷烃的命名原则是各类有机化合物命名的基础，常用普通命名法和系统命名法。

1. 普通命名法

对于结构比较简单的烷烃通常采用普通命名法。

(1) 按分子中碳原子数目称为“某烷”。碳原子数在10个以下的用天干(甲、乙、丙、丁、戊、己、庚、辛、壬、癸)顺序表示，10个碳原子以上的用中文数字表示。例如，

CH_4	$CH_3CH_2CH_2CH_3$	$CH_3(CH_2)_9CH_3$
甲烷	丁烷	十一烷

(2) 用“正”、“异”、“新”来区别异构体。直链烷烃称为“正某烷”，碳链一端具有 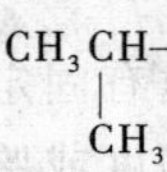 结构的称为“异某烷”，碳链一端具有 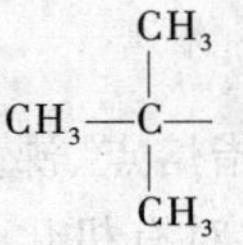 结构的称为“新某烷”。如戊烷的三种同分异构体分别为

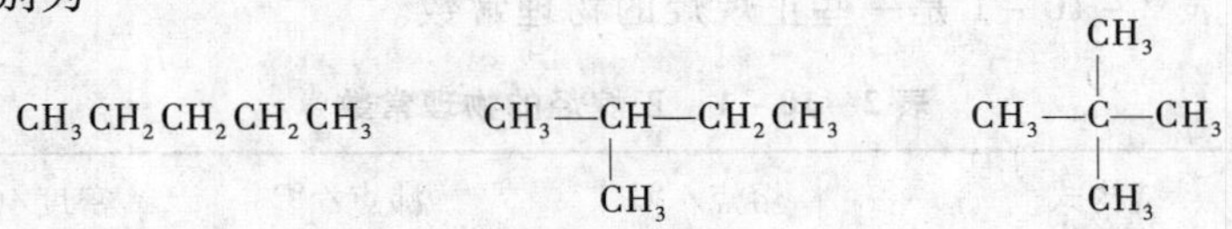

正戊烷　　异戊烷　　新戊烷

烷烃常用“RH”表示。烷烃分子中去掉一个氢原子后所剩下的基团称为**烷基**，一般用 R— 表示。常见的烷基有

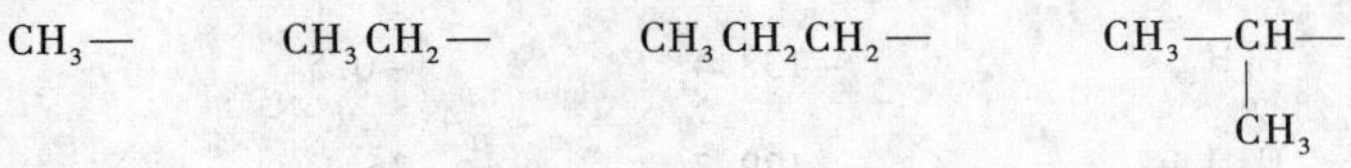

甲基　　乙基　　正丙基　　异丙基

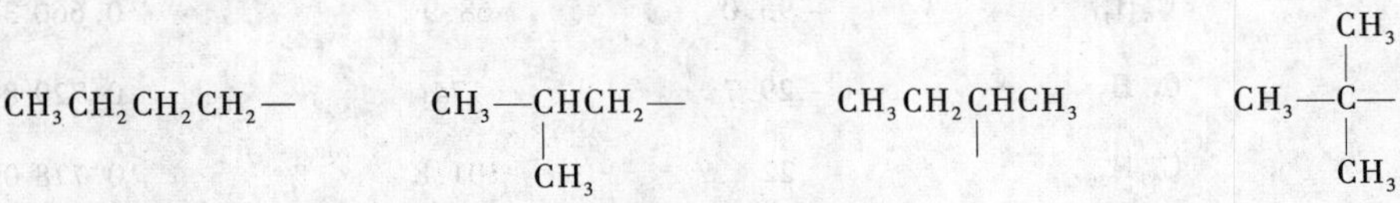

正丁基　　异丁基　　仲丁基　　叔丁基

2. 系统命名法

系统命名法是在国际纯粹与应用化学联合会(IUPAC)制定的命名原则基础上，结合我国文字特点而制定的命名法。命名原则和步骤如下：

（1）选主链　选择最长的碳链作为主链，按主链所含碳原子数目称为“某烷”；若有几条等长的碳链时，选择支链较多的一条碳链作为主链。

（2）编号　从靠近支链的一端开始用阿拉伯数字依次对主链碳原子编号（读作 1 位、2 位等），若主链上有几个支链，编号应使支链位次的和为最小。

（3）写名称　按取代基由小到大的顺序，将位次、取代基名称依次写在主链所表示的烷烃名称的前面，位次和取代基名称间用短线隔开。有相同取代基时，用中文数字合并表示，位次之间用逗号隔开。例如，

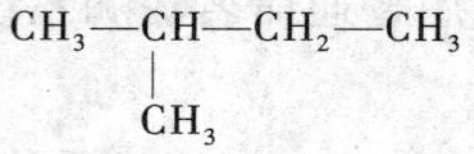

2－甲基丁烷

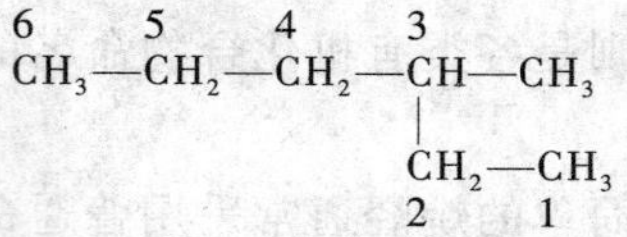

3－甲基己烷

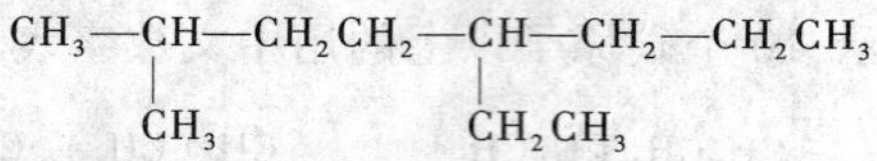

2－甲基－5－乙基辛烷

10.1.3　烷烃的性质

1．物理性质

有机化合物的物理性质主要是指熔点、沸点、密度、溶解度等。纯物质的物理性质有固定的数值，也称为物理常数，因此，通过对有机化合物物理常数的测定，可以鉴定物质的纯度或鉴别化合物的类型。表 2－10－1 是一些正烷烃的物理常数。

表 2－10－1　正烷烃的物理常数

名称	结构式	熔点/ ℃	沸点/ ℃	密度/(g · cm^{-3}),20 ℃
甲烷	CH_4	－182.5	－164	0.466
乙烷	C_2H_6	－183.3	－88.6	0.572
丙烷	C_3H_8	－189.7	－42.1	0.500 5
丁烷	C_4H_{10}	－138.4	－0.5	0.601 2
戊烷	C_5H_{12}	－129.7	36.1	0.626 2
己烷	C_6H_{14}	－95.0	68.9	0.660 3
癸烷	$C_{10}H_{22}$	－29.7	174	0.729 8
十七烷	$C_{17}H_{36}$	22	301.8	0.778 0
二十四烷	$C_{24}H_{50}$	54	391.3	0.799 1

从表 2－10－1 可以看出，烷烃的物理性质随着碳原子数的增加呈规律性的变化。常温常压下，C_1 ~ C_4的正烷烃为气体；C_5 ~ C_{16}的正烷烃为液体；C_{17}以上的正烷烃为固体。正烷烃的

熔点、沸点、密度都随着碳原子数的增加而升高。烷烃异构体中，直链烷烃比支链烷烃的熔点、沸点高。所有烷烃的密度都小于 1 $g \cdot cm^{-3}$，比水轻。烷烃是非极性分子，难溶于水，易溶于三氯甲烷、乙醚、四氯化碳等有机溶剂。

2. 化学性质

烷烃分子中的化学键都是比较稳定的 σ 键，一般情况下不易断裂，所以烷烃的化学性质比较稳定，通常与强酸、强碱、强氧化剂、强还原剂等都不反应。但在特殊条件下，如光照、高温、使用催化剂等，也能发生卤代、氧化等反应。

(1) 卤代反应　烷烃分子中的氢原子被其他原子或基团所取代的反应称为**取代反应**。被卤素取代称为**卤代反应**。在光照或催化剂存在的条件下，甲烷与氯气发生取代反应又称为氯代反应：

$$CH_4 + Cl_2 \xrightarrow{光} CH_3Cl + HCl$$

反应很难停留在这一步，一旦发生会连续进行：

$$CH_3Cl \xrightarrow{Cl_2} CH_2Cl_2 \xrightarrow{Cl_2} CHCl_3 \xrightarrow{Cl_2} CCl_4$$

反应最终得到多卤代物的混合物，由于较难分离，往往直接作为溶剂应用。

卤素与甲烷的反应活性顺序为 $F_2 > Cl_2 > Br_2 > I_2$，其中氟代反应太剧烈，难以控制；而碘代反应太慢，难以进行，应用较广的是氯代和溴代反应。

(2) 氧化反应　烷烃在空气中燃烧，生成二氧化碳和水，同时放出大量的热。例如，

$$CH_4 + 2O_2 \xrightarrow{燃烧} CO_2 + 2H_2O + 热$$

天然气、汽油、柴油的主要成分是烷烃的混合物，燃烧时放出大量的热，它们都是重要的能源。

10.2　烯烃和炔烃

烯烃是指分子中含碳碳双键（$\rangle C{=}C\langle$）的烃，单烯烃的通式为 C_nH_{2n}。**炔烃**是指分子中含碳碳三键（$—C\equiv C—$）的烃，它比相应的烯烃又少 2 个氢原子，故炔烃的通式为 C_nH_{2n-2}。烯烃和炔烃称为**不饱和烃**，它们的结构和性质比较相似，化学性质比烷烃的化学性质活泼。

10.2.1　烯烃和炔烃的结构

1. 烯烃的结构

最简单的烯烃是乙烯，结构简式为 $CH_2{=}CH_2$。研究结果表明，乙烯分子中所有的原子都在同一个平面上。它的立体结构和模型如图 2－10－3 所示。

杂化轨道理论认为，乙烯分子中的每个碳原子均以 sp^2 形式进行杂化，两个碳原子之间各用 1 个 sp^2 杂化轨道形成 C—Cσ 键，剩下的 sp^2 杂化轨道分别与 4 个氢原子形成 4 个 C—Hσ 键，这 5 个 σ 键处在同一平面上，键角为 120°，两个碳原子剩下的未参与杂化的 p 电子则相互"肩并肩"重叠形成 π 键，π 键电子云分布于 σ 键所在平面的上方及下方，见图 2－10－4。

碳碳双键不是两个单键的简单组合，而是由 1 个 σ 键和 1 个 π 键构成，其中 π 键不稳定，

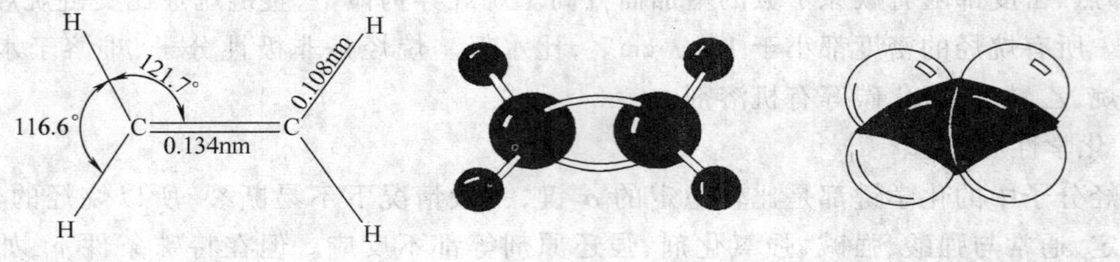

(a) 乙烯分子　　(b) 乙烯的球棒模型　　(c) 乙烯的比例模型

图 2－10－3　乙烯的空间构型

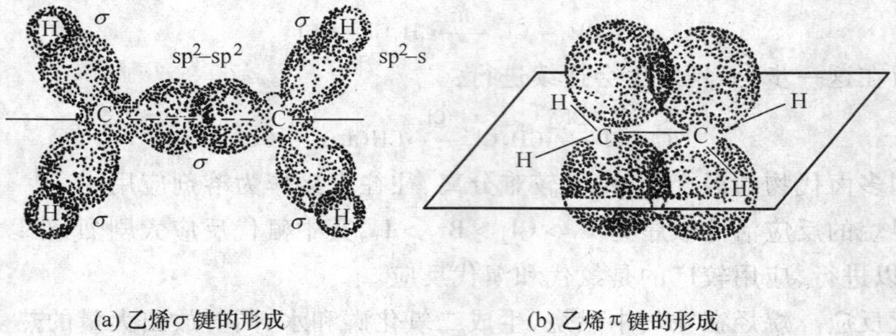

(a) 乙烯σ键的形成　　(b) 乙烯π键的形成

图 2－10－4　乙烯结构中的 σ 键和 π 键

不能自由旋转。其他烯烃与乙烯类似，其碳碳双键都是由 1 个 σ 键和 1 个 π 键组成，烯烃的反应主要发生在碳碳双键上。

2．炔烃的结构

炔烃中最简单的是乙炔，结构简式为 CH ≡ CH，研究表明，乙炔为直线形分子。其立体结构和模型如图 2－10－5 所示。

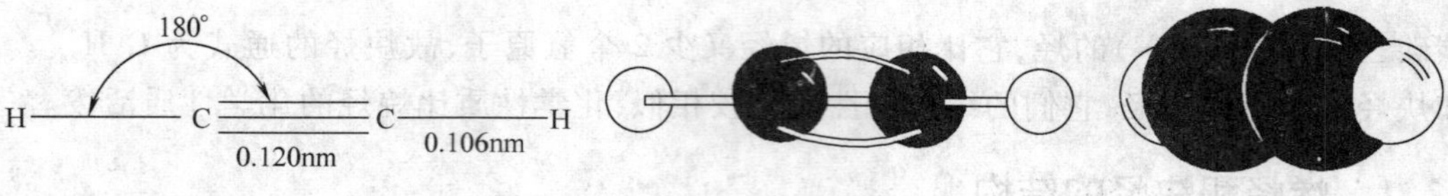

(a) 乙炔分子　　(b) 乙炔的球棒模型　　(c) 乙炔的比例模型

图 2－10－5　乙炔的空间构型

杂化轨道理论认为，乙炔中的两个碳原子都是 sp 杂化，然后相互以 1 个 sp 杂化轨道形成 1 个 C—Cσ 键，与氢原子形成 2 个 C—Hσ 键，3 个 σ 键同在一条直线上，每个碳原子剩余未参与杂化的 2 个 p 电子相互“肩并肩”重叠形成两个相互垂直的 π 键，π 电子云对称分布于 C—Cσ 键的周围呈圆柱状，见图 2－10－6。

由此可知，碳碳三键中，一个是 σ 键，两个是 π 键。相对于双键而言，三键中两个碳原子

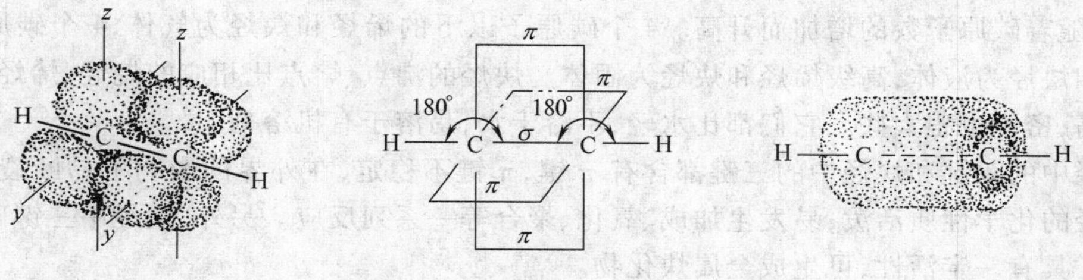

图 2 - 10 - 6　乙炔中的共价键

间电子云密度较大，相对稳定一些，三键的活泼性不如双键的活泼性。

10.2.2　烯烃和炔烃的同分异构现象和命名

1. 同分异构现象

烯烃、炔烃的同分异构现象比烷烃的同分异构现象复杂，除碳链异构外，还有双键或三键所处位置的不同产生的位置异构。例如，丁烷 C_4H_{10} 只有两种异构体，而丁烯 C_4H_8 有 3 种异构体：

$CH_3CH_2CH{=}CH_2$　　$CH_3{-}CH{=}CH{-}CH_3$　　$CH_3{-}C(CH_3){=}CH_2$

1 - 丁烯　　2 - 丁烯　　2 - 甲基丙烯

2. 命名

烯烃和炔烃的系统命名法与烷烃相似，不同的是选择的主链中要包含官能团——双键或三键，并在命名时要指出双键和三键在主链上的位置。所以烯烃和炔烃的系统命名法是以含双键或三键的最长碳链为主链，编号时使双键或三键的位次最小，取代基及双键或三键的位次均要写于母体名称的前面，按主链所含碳原子的数目称为“某烯”或“某炔”。例如，

$\overset{4}{C}H_3\overset{3}{C}H_2\overset{2}{C}(CH_2CH_3){=}\overset{1}{C}H_2$　　$\overset{4}{C}H_3{-}\overset{3}{C}H(CH_3){-}\overset{2}{C}H{=}\overset{1}{C}H_2$　　$\overset{1}{C}H_3{-}\overset{2}{C}{\equiv}\overset{3}{C}{-}\overset{4}{C}H_2{-}\overset{5}{C}(CH_3)_2{-}\overset{6}{C}H_3$

2 - 乙基 - 1 - 丁烯　　3 - 甲基 - 1 - 丁烯　　5,5 - 二甲基 - 2 - 己炔

若分子中同时含双键和三键，则选择含双键和三键的最长碳链为主链，称为某烯炔。编号应使双键与三键的位次和为最小，若相同，双键优先编号。例如，

$CH{\equiv}C{-}CH{=}CHCH_3$　　$CH_3{-}C{\equiv}C{-}CH_2{-}CH{=}CH{-}CH_3$

3 - 戊烯 - 1 - 炔　　2 - 庚烯 - 5 - 炔

烯烃分子中去掉一个氢原子所剩下的基团称为烯基，常见的烯基有

$CH_2{=}CH{-}$　　$CH_3CH{=}CH{-}$　　$CH_2{=}CHCH_2{-}$

乙烯基　　丙烯基　　烯丙基

10.2.3　烯烃和炔烃的性质

烯烃和炔烃的沸点、熔点、相对密度等物理性质在同系列中的变化规律与烷烃的变化规律

相似,都随着碳原子数的增加而升高。4 个碳原子以下的烯烃和炔烃为气体,4 个碳原子以上的烯烃和炔烃为液体,高级烯烃和炔烃为固体。炔烃的沸点、熔点比相应的烷烃、烯烃的沸点、熔点要高,密度也稍大些。它们都比水轻,不溶于水,易溶于有机溶剂。

烯烃中的双键和炔烃中的三键都含有 π 键,π 键不稳定,在外界的影响下易断裂,所以烯烃和炔烃的化学性质活泼,易发生加成、氧化、聚合等一系列反应。另外,炔烃中三键碳原子上的氢原子具有一定活性,可生成金属炔化物。

1. 加成反应

加成反应是指试剂进攻不饱和化合物的 π 键,使 π 键断裂,试剂中的原子或原子团分别加到原双键或三键的两个碳原子上,形成 2 个 σ 键的反应。

(1) 加氢　加氢反应又称为氢化反应。在催化剂(如 Pt、Pd、Ni 等)存在的情况下,烯烃和炔烃加氢生成烷烃。

$$R-CH=CH_2 + H_2 \xrightarrow{Pt} RCH_2CH_3$$

1 mol 炔烃与 2 mol H_2分阶段加成:

$$R-C\equiv CH + H_2 \xrightarrow{Pt} R-CH=CH_2 \xrightarrow[H_2]{Pt} RCH_2CH_3$$

(2) 加卤素　烯烃和炔烃都能在常温下与卤素发生加成反应生成多卤代烃。

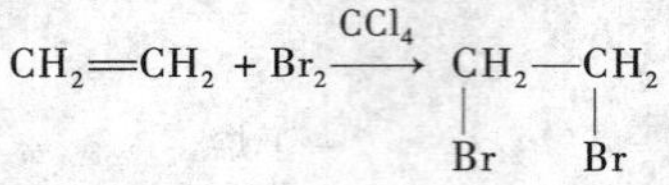

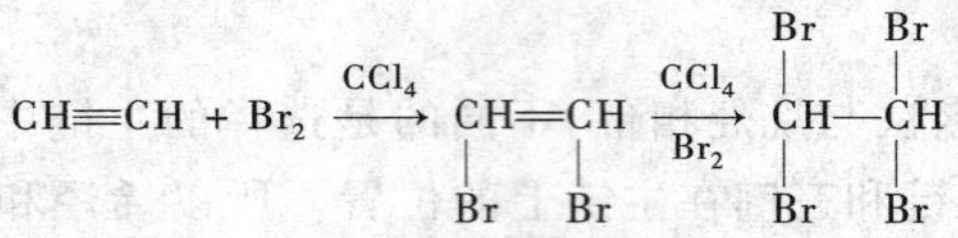

溴的四氯化碳溶液是红棕色,反应后生成的卤代烃为无色,因此实验室中常用能否使溴的四氯化碳溶液退色来检验碳碳不饱和键的存在。

(3) 加卤化氢　烯烃与卤化氢加成可得一卤代烷,例如,

$$CH_2=CH_2 + HI \longrightarrow CH_3CH_2I$$

当不对称烯烃与卤化氢加成时,可能产生两种产物。例如,

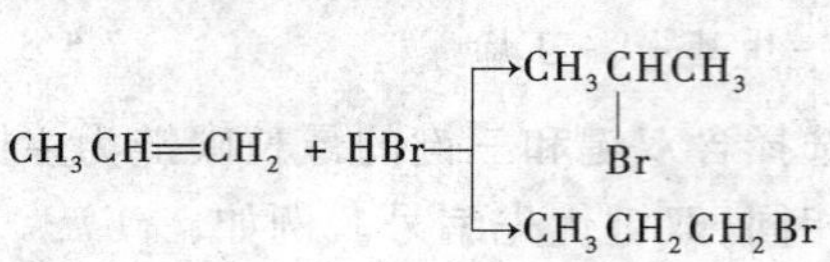

实验证明,两种产物中 2-溴丙烷是主要产物。当不对称烯烃与不对称试剂加成时,试剂中带正电荷部分主要加到双键中含氢原子较多的碳原子上,带负电荷部分主要加到双键中含氢原子较少的碳原子上。这个规则称为**马尔科夫尼科夫规则**(Markovnikov's rule),简称为**马氏规则**。

炔烃与卤化氢加成先得到卤代烯烃,进一步加成生成同碳二卤代烷,加成产物同样遵循马氏规则。

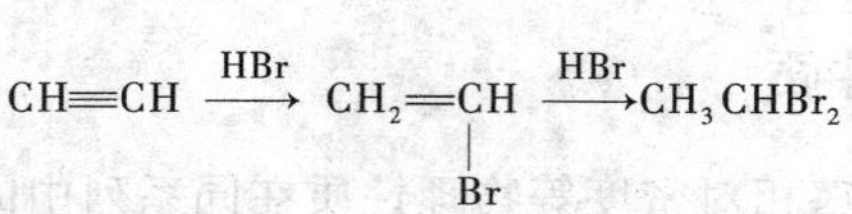

(4) 加水　在强酸(硫酸)催化条件下,烯烃加水生成醇,这是制备醇的直接水合法。加成产物也符合马氏规则。

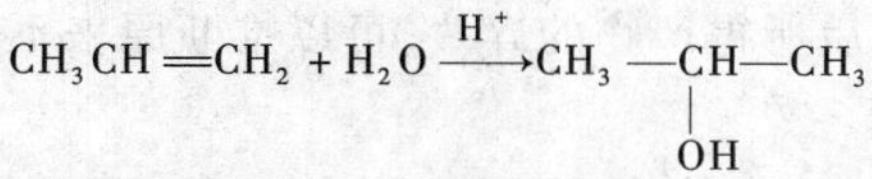

将乙炔通入含硫酸汞的稀硫酸溶液中,乙炔加水生成乙醛。这是工业上合成乙醛的重要反应。反应过程中产生的中间体乙烯醇不稳定,发生分子重排,由烯醇式变为醛酮式,这种现象称为**互变异构现象**。

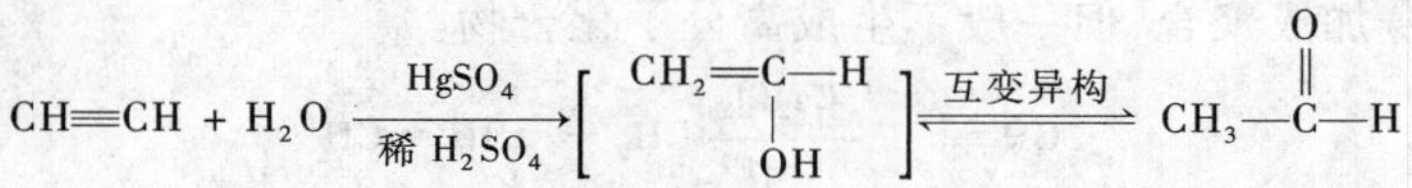

乙烯醇(烯醇式)　　　乙醛(醛酮式)

其他炔烃与水加成得到酮,加成产物也符合马氏规则。

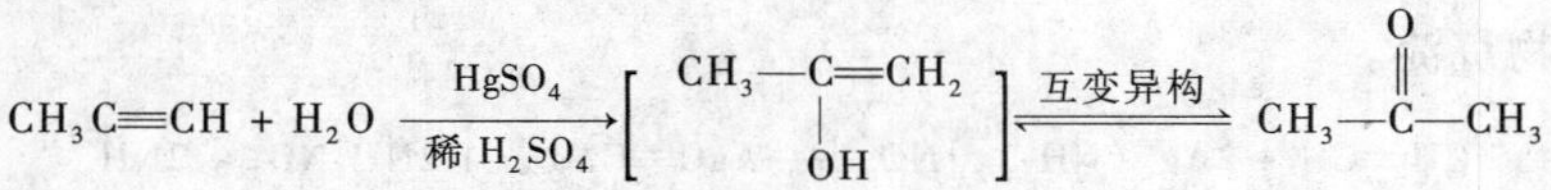

2. 氧化反应

烯烃和炔烃都可以被氧化。在较温和条件下仅是 π 键断裂,条件剧烈时则 σ 键也随之断裂,得到的产物随氧化剂、反应条件和分子结构的不同而不同。常用于氧化烯烃和炔烃的氧化剂有高锰酸钾、臭氧等。

(1) 与冷、稀的碱性高锰酸钾溶液作用　这时烯烃或炔烃仅是 π 键断裂,烯烃生成邻二醇,非端基炔生成邻二酮,同时紫红色的高锰酸钾溶液被还原成棕褐色的二氧化锰。例如,

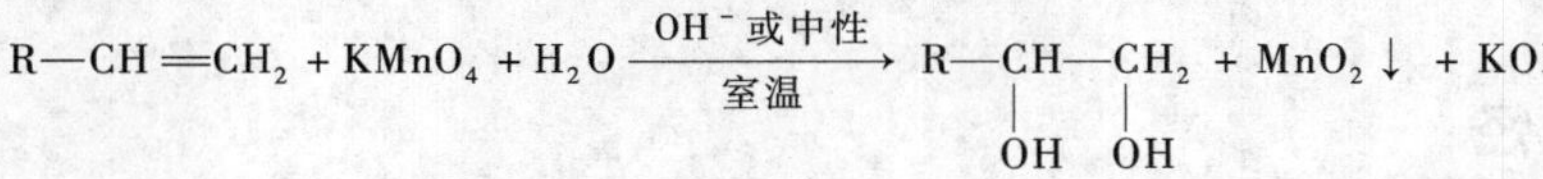

(紫红色)　　　邻二醇　(棕褐色)

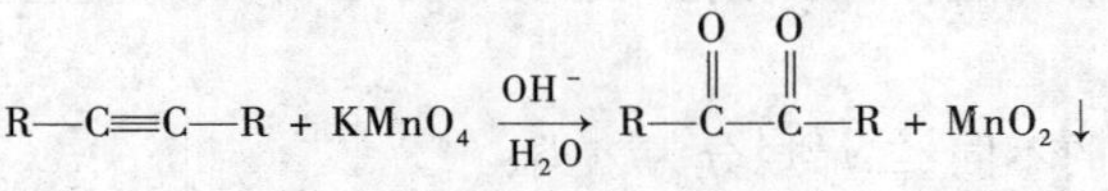

(紫红色)　　邻二酮　　(棕褐色)

(2) 与酸性高锰酸钾溶液作用　这时烯烃或炔烃的双键或三键的 π 键和 σ 键都断裂,根据不饱和键碳原子上连接的基团不同,可得各种不同的产物。例如,

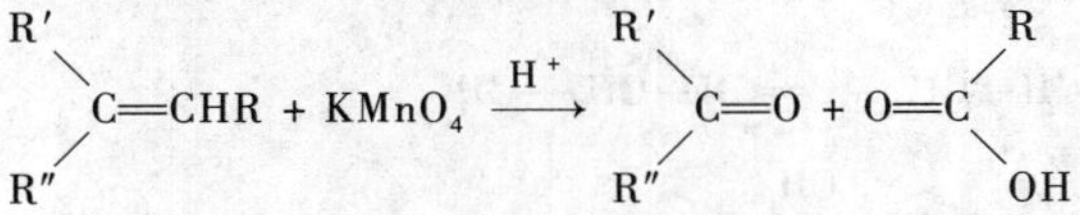

酮　　　羧酸

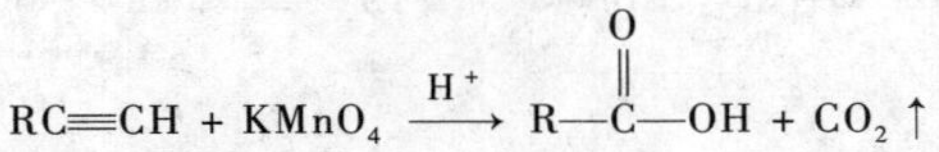

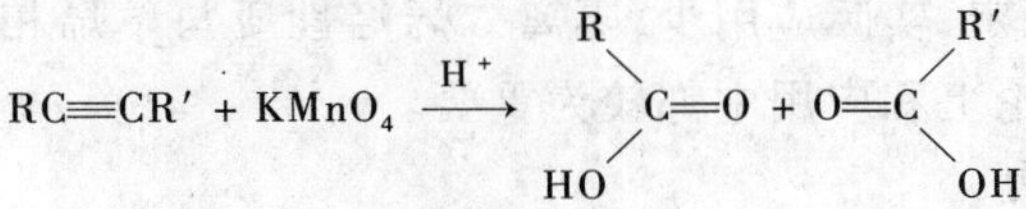

由于反应前、后高锰酸钾溶液的紫红色发生变化，所以，同样可以利用此反应来鉴别不饱和烃。

另外，根据不饱和键断裂后所得产物的碎片，可以推断原来不饱和烃的结构。

3. 聚合反应

在一定条件下，由小分子（称为单体）通过 π 键的断裂而聚合成大分子（称为聚合物）的反应称为**聚合反应**。如乙烯的 π 键断裂进行自身加成，聚合成聚乙烯。

$$nCH_2=CH_2 \xrightarrow{催化剂,p,T} \left[CH_2-CH_2\right]_n$$

乙炔也可自身加成聚合，但一般不生成高分子化合物。

$$2CH\equiv CH \xrightarrow[NH_4Cl]{Cu_2Cl_2} CH_2=CHC\equiv CH$$

4. 炔烃的特征反应

炔烃除了发生上述三大基本反应外，端基炔烃（$R-C\equiv CH$）还能与某些金属化合物反应生成金属炔化物沉淀。

$$CH\equiv CH + 2Ag[(NH_3)_2]NO_3 \longrightarrow \underset{\substack{乙炔银\\(白色)}}{AgC\equiv CAg\downarrow} + 2NH_4NO_3 + 2NH_3$$

$$CH_3C\equiv CH + Cu[(NH_3)_2]Cl \longrightarrow \underset{\substack{丙炔亚铜\\(棕红色)}}{CH_3C\equiv CCu\downarrow} + NH_4Cl + NH_3$$

而 $R-C\equiv C-R'$ 型的炔烃无此反应，因此，该反应可用于端基炔烃（$R-C\equiv CH$）的鉴定。

10.2.4 二烯烃

分子中含两个双键的烯烃称为**二烯烃**，其通式为 C_nH_{2n-2}，与炔烃互为同分异构体。

1. 二烯烃的分类

根据双键相对位置的不同，二烯烃分为三类：

（1）聚集二烯烃 具有 $\rangle C=C=C\langle$ 结构的二烯烃。如丙二烯 $H_2C=C=CH_2$。

（2）隔离二烯烃 具有 $\rangle C=CH-(CH_2)_n-CH=C\langle$ 结构的二烯烃（$n\geqslant 2$）。如 4－甲基－1,4－庚二烯 $CH_2=CH-CH_2-\underset{\underset{CH_3}{|}}{C}=CH-CH_2-CH_3$。

（3）共轭二烯烃 具有 $\rangle C=CH-CH=C\langle$ 结构的二烯烃。如 1,3－丁二烯 $H_2C=CH-CH=CH_2$。

聚集二烯烃性质不稳定，实际应用少，隔离二烯烃性质与单烯相似，共轭二烯烃具有特殊的分子结构和性质，在理论上和应用中都较为重要。

2. 共轭二烯烃的结构

1,3－丁二烯是最简单的共轭二烯烃。根据近代物理方法测定,1,3－丁二烯为平面形结构。碳碳双键的键长是 0.137 nm,比乙烯中的双键(0.134 nm)要长;而碳碳单键的键长为 0.146 nm,比乙烷的碳碳单键(0.153 nm)要短。这说明 1,3－丁二烯的单键和双键的键长趋于平均化。

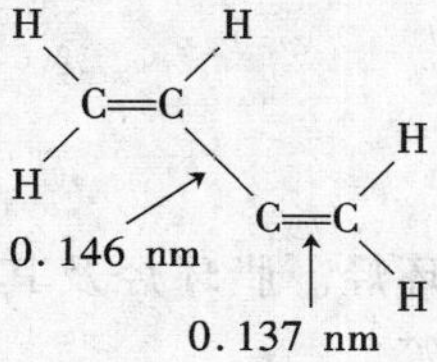

在 1,3－丁二烯分子中,4 个碳原子都是 sp^2 杂化,每个碳原子各以 3 个 sp^2 杂化轨道分别与相邻的碳原子的 sp^2 杂化轨道或氢原子的 1s 轨道重叠形成 σ 键。3 个 C—Cσ 键和 6 个 C—Hσ 键在同一平面上,即 4 个碳原子和 6 个氢原子都在同一个平面上,它们之间的夹角都接近 120°。4 个碳原子各剩下的一个未杂化的 p 轨道垂直于 σ 键骨架所在的平面,彼此相互平行侧面重叠,不仅 C_1 与 C_2、C_3 与 C_4 间重叠形成 2 个 π 键,而且 C_2 与 C_3 间的 p 轨道也发生一定程度的重叠,具有部分双键的性质,使丁二烯分子中双键的 π 电子云发生了离域作用,π 电子不再局限在两个碳原子周围,而是扩展到了整个共轭双键的所有碳原子周围,这种现象称为 π 电子的离域。整个分子的 π 电子云连成一片,形成了一个大 π 键,如图 2－10－7 所示。

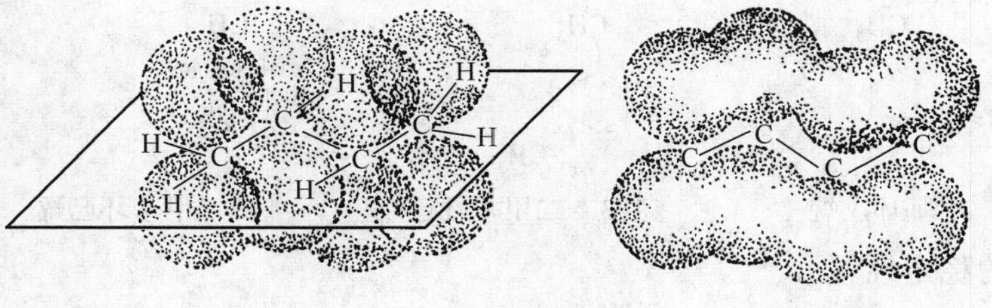

(a) 4个p轨道的重叠　　(b) 大π键

图 2－10－7　1,3－丁二烯分子中的共轭体系

3. 共轭二烯烃的加成反应

与烯烃相似,共轭二烯烃可与氢气、卤素、卤化氢等发生加成反应,不过加成产物通常有两种。例如,1,3－丁二烯与溴的加成反应:

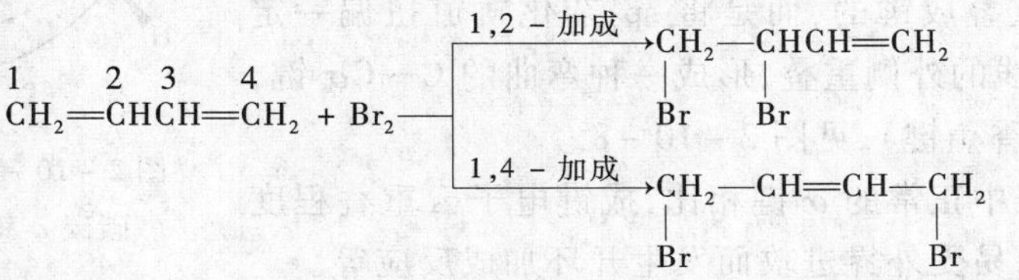

两个溴原子分别加到 C_1、C_2 上,称为 1,2－加成,而加到 C_1、C_4 上,同时在 C_2、C_3 间形成新的双键,称为 1,4－加成,这是共轭体系特有的加成方式,又称为共轭加成,反映了共轭体系的整体性。

10.3 环烃

由碳、氢两种元素组成的环状化合物称为环烃。根据其结构和性质的不同，环烃又分为脂环烃和芳香烃。

10.3.1 脂环烃

脂环烃是指性质类似于脂肪烃的环烃。脂环烃及其衍生物广泛存在于自然界中，大都有一定的生理活性，如甾体、萜类化合物等。

1. 脂环烃的分类和命名

脂环烃根据有无不饱和键可分为环烷烃、环烯烃及环炔烃。按环数目的多少，又可分为单环脂环烃和多环脂环烃。为了书写方便，脂环烃的结构式常用键线式表示。

单脂环烃的命名与链烃的命名相似，只是在相应的链烃名称前加上“环”字。例如，

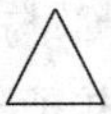

环丙烷

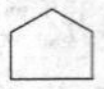

环戊烷

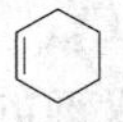

环己烯

环烷烃有取代基时，编号使取代基位次或位次和最小。环烯烃、环炔烃使双键或三键位次最小。

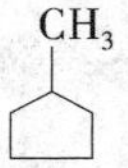

甲基环戊烷

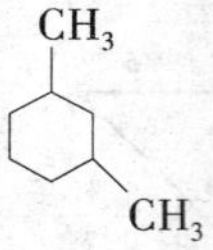

1,3－二甲基环己烷

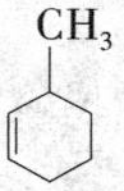

3－甲基环己烯

2. 环烷烃的稳定性

与烷烃相同，环烷烃分子中的碳原子都是 sp^3 杂化后形成 σ 键，按理应像烷烃一样稳定，但事实并非如此。烷烃中的碳原子 sp^3 杂化后形成的各 σ 键之间的键角是109°28′，体系能量低而稳定。但在环丙烷中，3 个碳原子也是 sp^3 杂化，由于三碳环的几何形状为正三角形，C—C 键之间的夹角为 60°，为适应环丙烷的几何形状将键角由 109°28′压缩至 60°，分子中就存在一定的角张力。实验证明，环丙烷的 C—C—C 键间的夹角为 105.5°，即环碳原子并不是沿对称轴方向最大程度的重叠成键的，而是将 sp^3 杂化轨道扭偏一定角度，在碳原子连线的外侧重叠，形成一种弯曲的 C—Cσ 键，称为弯曲键（俗称香蕉键），见图 2－10－8。

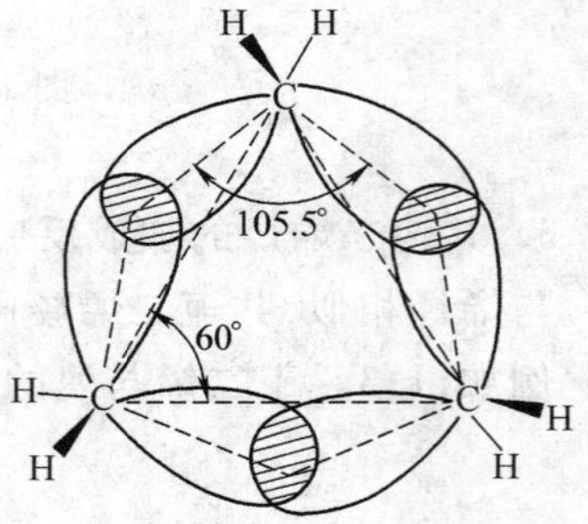

图 2－10－8 环丙烷分子中碳碳 σ 键的形成示意图

弯曲键与烷烃中正常的 σ 键相比，成键电子云重叠程度低，键的稳定性差，易受外界进攻而发生开环加成反应等。

环丁烷与环丙烷相似，碳碳键也是弯曲键，但其弯曲程度较环丙烷的弯曲程度低，相应环的内在“张力”也小，所以比环丙烷稳定。环戊烷和环己烷通过特定的构象，使分子中 C—C 键之间夹角近似或完全等于 109°28′，不存在张力，所以比较稳定。

常见的环烷烃稳定性顺序：环丙烷 < 环丁烷 < 环戊烷 < 环己烷。

10.3.2 芳香烃

芳香烃是芳香族化合物的母体。芳香族化合物最初是从树脂和香精油中提取的，大多数含有苯环结构，具有芳香的气味。现代芳香烃的概念是指具有芳香性的一类环状化合物，它们不一定具有香味，也不一定含有苯环结构。芳香烃在结构和性质方面都与前面所讨论的链烃和脂环烃不同，芳香性（易取代，难加成，难氧化）是芳香烃具有的特征性质。

一、芳香烃的分类

1. 单环芳香烃

分子中含有一个苯环的芳香烃。例如，

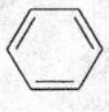
苯

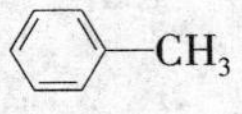

甲苯

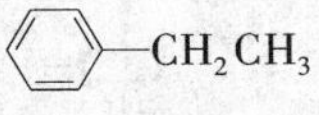

乙苯

2. 多环芳香烃

分子中含有两个或两个以上苯环的芳香烃。根据苯环的连接方式，多环芳香烃可分为3种。

（1）联苯　苯环之间通过单键相连的多环芳香烃。例如，

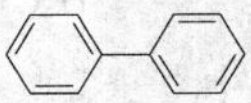
联苯

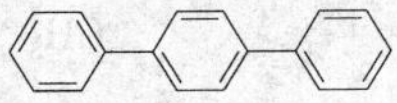
对三联苯

（2）多苯代脂肪烃　苯环之间通过烷基相连的多环芳香烃，也可看作是脂肪烃分子中的氢原子被多个苯取代而成。例如，

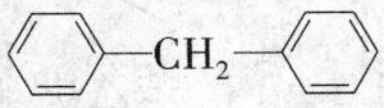

二苯甲烷

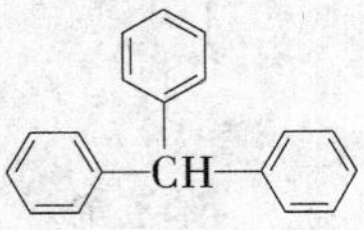

三苯甲烷

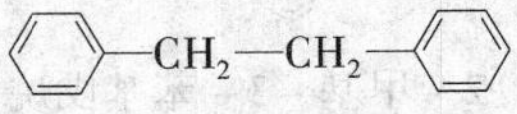

1,2－二苯乙烷

（3）稠环芳香烃　由两个或两个以上苯环共用相邻的两个碳原子稠合而成。例如，

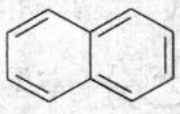
萘

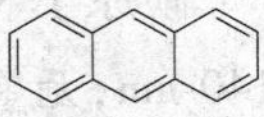
蒽

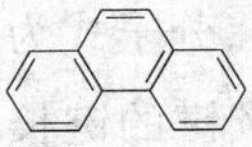
菲

二、苯的同系物及其命名

苯分子中的氢原子被烷基取代后形成的化合物称为苯的同系物，通式为 C_nH_{2n-6}（$n \geq 6$）。芳香烃分子去掉一个氢原子后剩下的基团称为**芳基**，常用 Ar— 表示。常见的芳基有

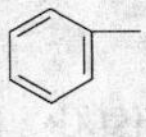
苯基

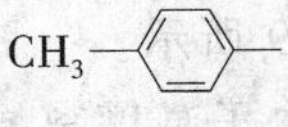

对甲苯基

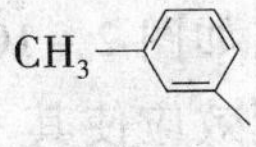

间甲苯基

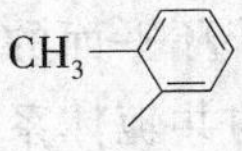

邻甲苯基

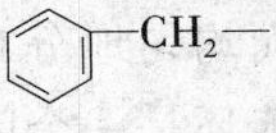

苯甲基（苄基）

单环芳香烃用系统命名法命名时原则如下：

（1）若只有一个取代基时，无异构现象。命名时以苯环为母体，取代基名称写在苯前，称为“某(基)苯”。例如，

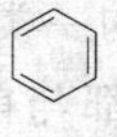
苯

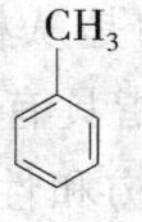
甲苯

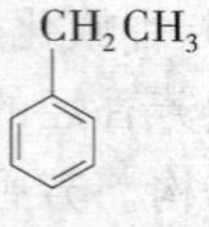
乙苯

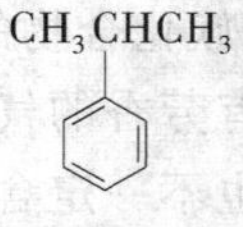
异丙苯

（2）若有两个或三个相同取代基时，可能有三种位置异构体。命名时，可用邻、间、对（连、偏、均）或用阿拉伯数字来标明取代基的位置，注意使位次和最小。例如，

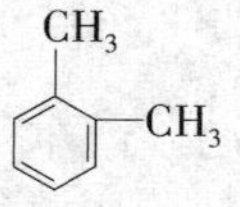
邻二甲苯
1,2－二甲苯

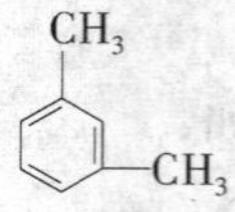
间二甲苯
1,3－二甲苯

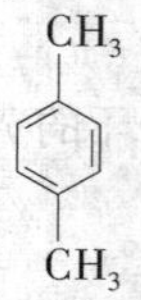
对二甲苯
1,4－二甲苯

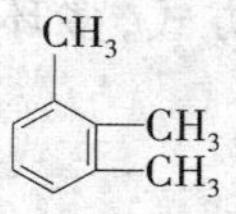
连三甲苯
1,2,3－三甲苯

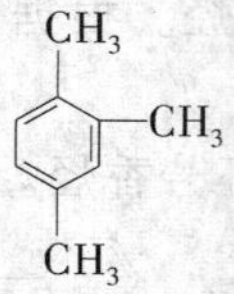
偏三甲苯
1,2,4－三甲苯

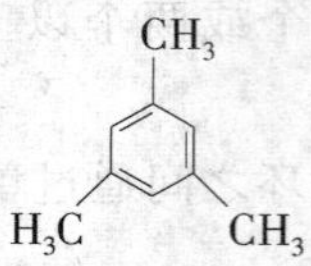
均三甲苯
1,3,5－三甲苯

（3）苯环上连接结构较复杂或不饱和的碳链时，常将碳链作母体，苯环作取代基来命名。例如，

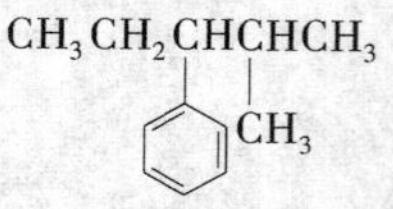
2－甲基－3－苯基戊烷

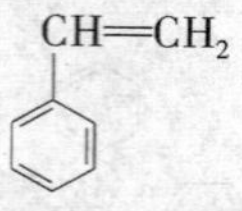
苯乙烯

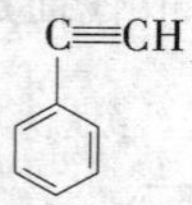
苯乙炔

三、苯的结构

苯是最简单的芳香烃，分子式为 C_6H_6，6 个碳原子和 6 个氢原子都在同一平面上，其中 6 个碳原子构成正六边形，碳碳键的键长均为 0.140 nm，无单、双键之分，键角都是 120°。苯的结构简式可用经典凯库勒式 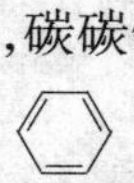 表示，也可用 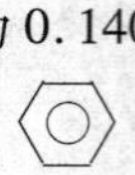 表示，即在六元环内用一个圆圈表示闭合大 π 键。

现代价键理论认为苯分子中的每个碳原子都是 sp^2 杂化，3 个 sp^2 杂化轨道分别与 2 个相邻碳原子的 sp^2 杂化轨道和 1 个氢原子的 1s 轨道重叠形成两个 C—Cσ 键和 1 个 C—Hσ 键，所有 σ 键都在一个平面上，σ 键之间夹角为 120°。每个碳原子还剩 1 个未参与杂化的 p 轨道垂直于 σ 键所在的平面，这 6 个 p 轨道彼此从侧面相互重叠，形成 1 个环形闭合的大 π 键，π 电子云对称而均匀地分布在苯环平面的上下，如图 2－10－9 所示。

由于苯环是一个闭合的共轭体系，共轭效应使其 π 电子高度离域，键长平均化，体系能量低，整个分子具有特殊的稳定性。

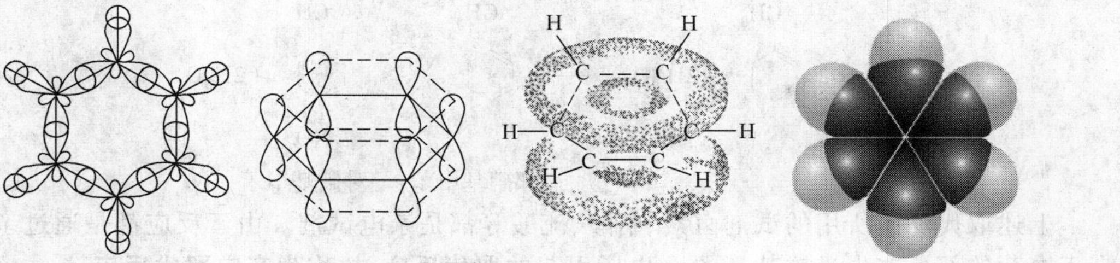

(a) 苯的σ键　(b) 碳原子的p电子云　(c) 闭合大π键电子云　(d) 苯的比例模型

图 2－10－9　苯的结构示意图

四、芳香烃的性质

单环芳香烃一般为无色而有特殊气味的液体，不溶于水，可溶于汽油、石油醚、乙醇和乙醚等有机溶剂，比水轻。其蒸气具有一定的毒性，吸入过量苯蒸气，会引起急性中毒，从而造成神经性头昏，并可发生再生障碍性贫血、急性白血病；慢性中毒还会造成肝损伤。苯、甲苯、二甲苯常作有机溶剂，使用时应加以注意。

苯及其同系物的化学反应主要发生在苯环上，通常难以加成和氧化，容易取代，表现出所谓的“芳香性”。

1．取代反应

（1）卤代反应　在卤化铁或铁粉催化下，苯环上的氢原子被卤素原子取代，生成卤代苯。例如，

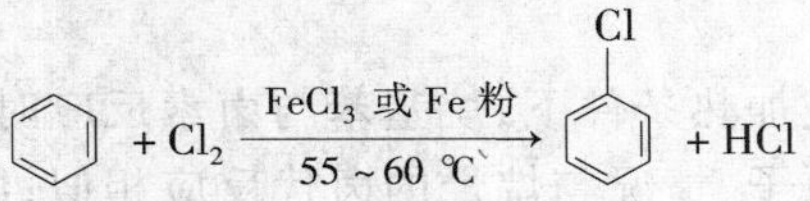

卤素的反应活性顺序是 $F_2 > Cl_2 > Br_2 > I_2$。

（2）硝化反应　苯与浓硝酸和浓硫酸的混合物（也称混酸）共热，苯环上的氢原子被硝基（$—NO_2$）取代，称为硝化反应。例如，

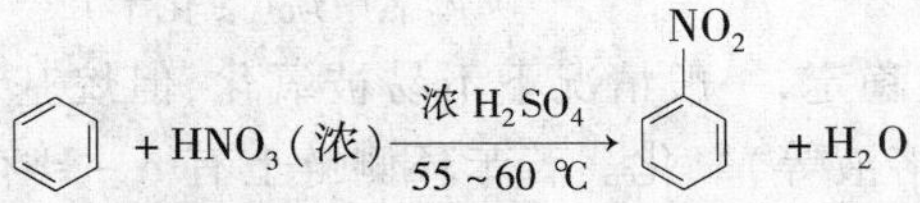

（3）磺化反应　苯与浓硫酸共热，苯环上的氢原子被磺酸基（$—SO_3H$）取代的反应，称为磺化反应。例如，

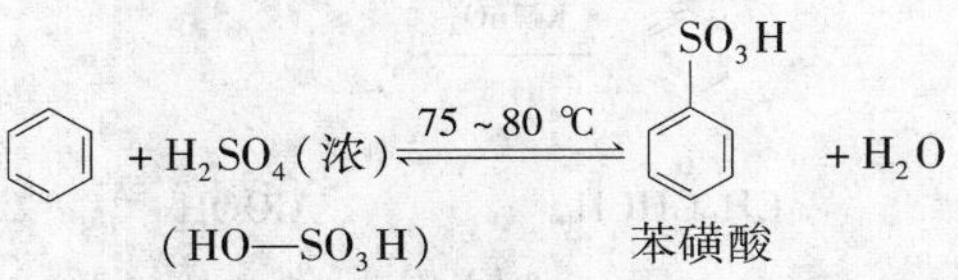

（4）烷基苯的取代反应　烷基苯的取代比苯的取代容易，且取代主要发生在邻、对位。例如，

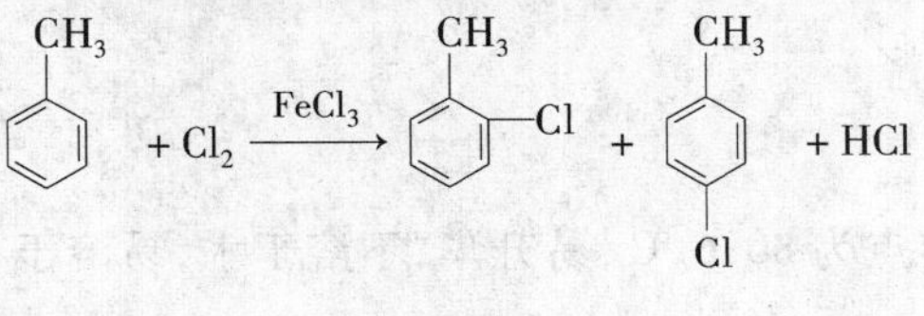

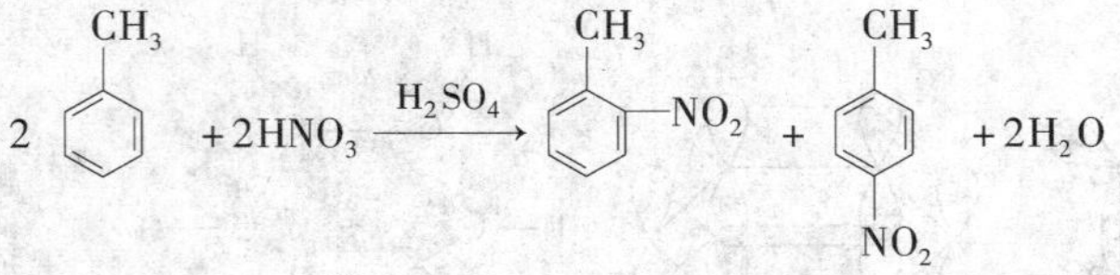

邻硝基甲苯　对硝基甲苯

上述取代反应所用的试剂卤素、硝酸、硫酸等都是亲电试剂。由于反应都是通过亲电试剂带正电荷的部分首先进攻苯环的 π 电子引起的取代反应，故称为**亲电取代反应**。

2. 加成反应

苯及其同系物与烯烃、炔烃相比，不易进行加成反应，但在一定条件下，仍可与氢、氯等发生加成反应。

（1）加氢

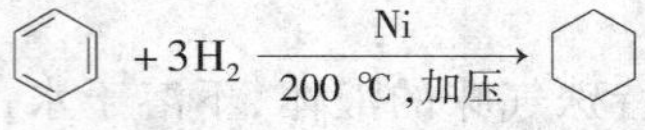

（2）加氯

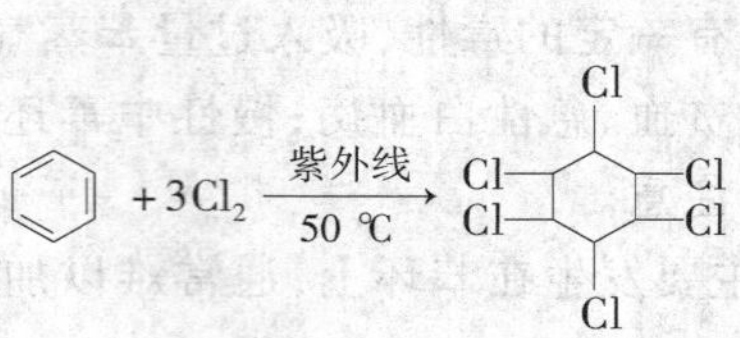

六氯环已烷

六氯环已烷简称为“六六六”，曾被大量用作杀虫剂，但因其残留严重污染环境，使人产生积累性中毒，现已禁止生产和使用。

3. 苯环侧链上的反应

（1）卤代反应　在光照或加热条件下，烷基苯与卤素反应时，卤素原子不是取代苯环上的氢原子而是取代侧链上的氢原子，情况与烷烃的卤代反应相似，属于游离基型反应。

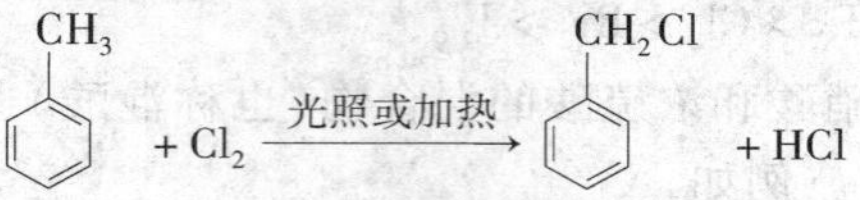

苯氯甲烷（氯化苄）

（2）氧化反应　苯环很稳定，一般情况下不易被氧化，但烷基苯的侧链可被强氧化剂（如重铬酸钾、高锰酸钾的酸性溶液等）氧化。若苯环侧链上有 α－H 存在，无论侧链长短，氧化产物均为苯甲酸。

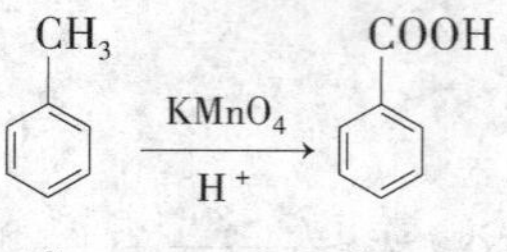

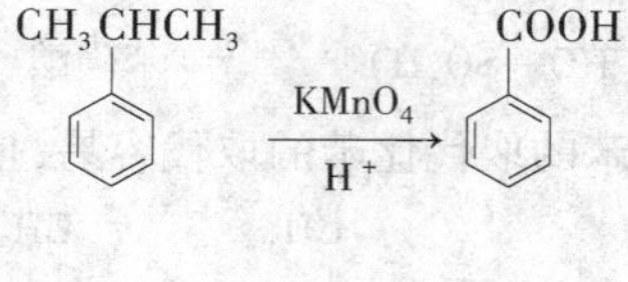

五、重要的稠环芳香烃

1. 萘

萘为白色片状晶体，熔点为 80.6 ℃，易升华，不溶于水，易溶于有机溶剂，有特殊气味。曾作为防蛀剂（卫生球），因其有一定毒性，现已被樟脑所替代。萘的分子式为 $C_{10}H_8$，其结构简式和碳原子的编号如下：

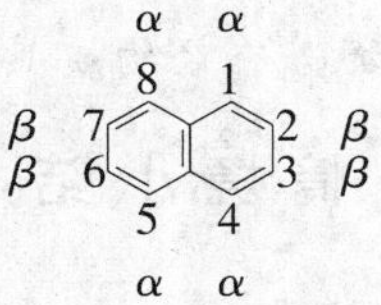

萘

其中 1、4、5、8 位碳原子位置等同，称为 α 位，而 2、3、6、7 位碳原子位置等同，称为 β 位。

萘的分子结构与苯的分子结构相似，也构成共轭体系，所以也有芳香性，亲电取代主要发生在 α 位。

2. 蒽和菲

蒽为无色片状晶体，熔点为 216 ℃，不溶于水而溶于苯。菲为具有光泽的无色晶体，熔点为 101 ℃。蒽和菲的分子式都为 $C_{14}H_{10}$，二者互为同分异构体，其结构简式和碳原子编号如下：

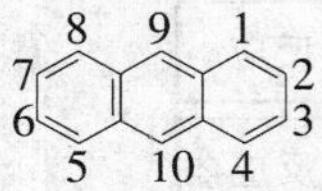

蒽

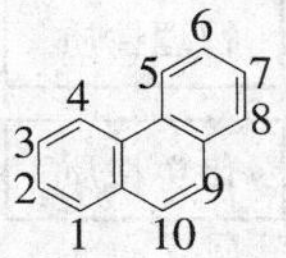

菲

蒽和菲的分子结构中也有共轭体系，但所表现出的芳香性都比苯及萘的芳香性弱，其亲电取代主要发生在 9、10 位。

3. 致癌烃

在许多已知的致癌物质中，人们发现有些是由四个或四个以上苯环稠合而成的稠环芳香烃，称为致癌烃，主要存在于煤烟、石油、沥青、烟草的烟雾以及烟熏食物中，常见致癌烃结构简式如下：

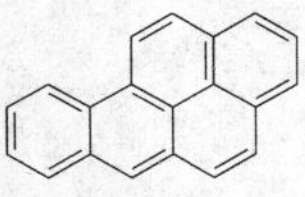

1,2 - 苯并芘

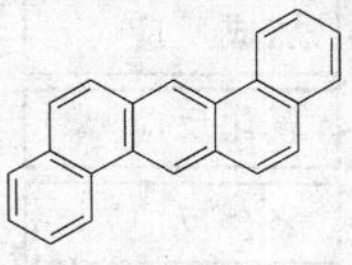

1,2,5,6 - 二苯并蒽

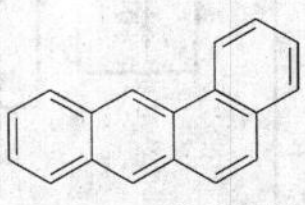

1,2 - 苯并蒽

知识链接

危害健康的多环芳香烃（PAHs）

多环芳香烃是一类含有多个苯环的芳香族化合物，目前已知的多环芳香烃类化合物约有 200 种，PAHs 天然来源是微生物和高等植物（如烟草、胡萝卜等）合成，环境中 PAHs 的主要来源包括由煤、石油、木材及有机高分子化合物的不完全燃烧产生的，大多来自于化学工业、交通运输、日常生活等方面。多环芳香烃可能存在的材料有木炭、原油、木馏油、焦油（天然）、药物、染料、塑料、橡胶、农药（人为）、润滑油、脱膜剂、电容电解液、矿物油、柏油（人为）、杀虫剂、杀菌剂、蚊香、吸烟和汽油阻凝剂等，在一些焦化、烟熏食品中常含有这类化合物。

多环芳香烃是强致癌物质，它们能够损伤生殖系统，易导致皮肤癌、肺癌、上消化道肿瘤、动脉硬化和不育症等。

俄罗斯肿瘤科学中心专家最近研究发现，多环芳香烃物质能够阻断肿瘤细胞与周围细胞之间的联系，对肿瘤的发生有着“姑息养奸”的作用。研究表明，致癌物质导致细胞遗传物质变异后，如果细胞间能继续保持联系，正常细胞就能发现变异细胞并将其杀死，阻止其继续增殖发展。多环芳香烃在与细胞膜相互作用时能够分解出一些物质，阻断细胞间的联系，会导致癌细胞的进一步增殖扩散，这可能是多环芳香烃物质具有致癌性的原因之一。

情境小结

1．知识系统网络

- 烃
  - 饱和链烃（烷烃）
    - 结构
      - C原子是sp^3杂化，都是σ键；通式C_nH_{2n+2}
      - 同分异构 — 碳链异构
      - 饱和碳原子的类型 — 伯、仲、叔、季碳原子
    - 命名
      - 普通命名法；系统命名法
    - 性质
      - 物理性质
      - 化学性质
        - 卤代反应
        - 氧化反应
  - 不饱和烃
    - 单烯烃与炔烃
      - 结构
        - 烯烃C原子：sp^2杂化；炔烃C原子：sp杂化
        - 同分异构 — 碳链异构和官能团位置异构
      - 命名
        - 选择包含双键或三键的最长碳链为主链，编号时使双键或三键的位次最小，取代基和双键或三键的位次写于母体名称前面
      - 性质
        - 加成反应
        - 氧化反应
        - 聚合反应
        - 端基炔烃的反应
    - 二烯烃
      - 分类
        - 聚集二烯烃，隔离二烯烃，共轭二烯烃
      - 共轭二烯烃
        - 结构：平面分子，离域π键
        - 加成反应：1,2-加成；1,4-加成
  - 环烃
    - 脂肪烃
      - 性质与链烃相似，小环有不稳定性
    - 芳香烃
      - 分类 — 单环芳香烃，多环（稠环）芳香烃
      - 结构 — 平面分子，离域大π键，共轭体系
      - 芳香性 — 易取代，难加成，侧链能氧化
      - 重要的芳香烃 — 苯、萘、多环芳香烃等

2. 学习方法概要

烃是一类仅含有碳和氢两种元素的化合物，是一切有机化合物的母体。烷烃、烯烃、炔烃及芳香烃的学习重点是结构(官能团)、命名、性质。首先，要从结构入手，紧紧围绕其官能团，找出这4类有机化合物在结构上的相同点与差异，在此基础上明确烷烃、烯烃、炔烃及芳香烃的概念、分类、命名和性质。如烷烃分子中都是σ键，结合牢固；烯烃、炔烃的官能团是不饱和双键、三键，其中π键易断裂；二烯烃和芳香烃分子具有大π键的共轭体系，使键长平均化，体系内能减低。其次，要学会根据有机化合物的命名原则对有机化合物进行命名，记住“**选择主要官能团→确定主链→编号(排列取代基列出顺序)→写出化合物名称**”这一命名的原则步骤。第三，理解结构决定性质，应从结构上去分析和记忆烷烃、烯烃、炔烃和芳香烃的化学性质，如双键或三键中π键易断裂，发生加成、氧化和聚合反应；芳香烃具有芳香性，易取代，难加成、难氧化。根据各物质的性质理解其应用。如双键所连碳原子上氢原子数不同，$KMnO_4$氧化产物也不同，由产物可推测原分子的结构；注意利用合适的试剂和反应，鉴别饱和烃与不饱和烃、苯及苯的同系物等。

目标检测

一、名词解释

(1) 碳链异构　(2) 伯碳原子　(3) 马氏规则　(4) 位置异构　(5) 共轭效应

二、填空题

1. 烷烃的分子通式为______，分子中的碳原子之间都以______键相连。烷烃的化学性质______，通常不与______和______作用。

2. 烯烃的分子通式为______，其官能团是______。烯烃的异构体包括______异构和______异构两种，丁烯有______种异构体。

3. 鉴别饱和链烃与不饱和链烃常用的试剂有______和______。

4. 不对称烯烃与不对称试剂加成时，氢原子主要加在______碳原子上，这个经验规律称为______规则。

5. 苯和苯的同系物分子通式为______。苯的性质比较稳定，一般不与______、______、______作用，易发生______反应，难发生______反应。

6. 末端炔烃与银氨溶液作用生成______沉淀，与氯化亚铜氨溶液作用生成______沉淀。

三、选择题

1. 分子式符合通式C_nH_{2n-2}的有机物是　(　　)

A. 己烷　B. 1-己烯　C. 环己烷　D. 1-己炔

2. 燃烧0.1 mol某烷烃可得到0.3 mol水，该烷烃的分子式为　(　　)

A. CH_4　B. C_2H_6　C. C_3H_8　D. C_4H_{10}

3. 下列能使酸性高锰酸钾溶液退色，但不能使溴水退色的化合物是　(　　)

A. 己烷　B. 1-己烯　C. 1-己炔　D. 甲苯

4. 下列不能使酸性高锰酸钾溶液退色的化合物是　(　　)

A. 2-戊炔　B. 甲苯　C. 对二甲苯　D. 苯

5. 下列各种物质，不能发生取代反应的是　(　　)

A. 甲烷与氯气　B. 苯与溴

C. 氯化苄与KOH溶液　D. 苯乙烯与HCl

6. 下列不是苯的同系物的是 （　　）

A. 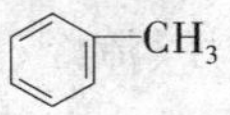　B. 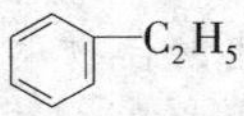　C. 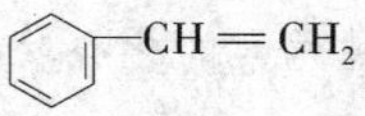　D. 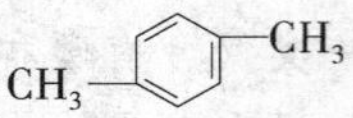

7. 下列互为同分异构体的一组物质是 （　　）

A. 己烷与环己烷　B. 1－己烯与环己烷　C. 苯与甲苯　D. 环戊烷与环戊烯

8. 下列物质中不能发生加成反应的是 （　　）

A. 1－丁烯　B. 2－丁烯　C. 苯　D. 丁烷

四、用系统命名法命名下列化合物

(1) 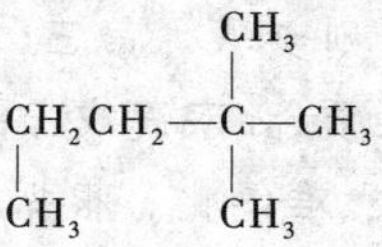　(2) 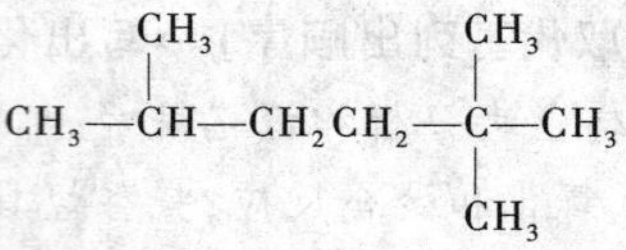

(3) 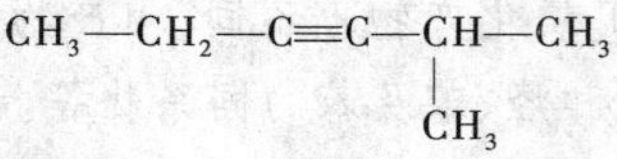　(4) 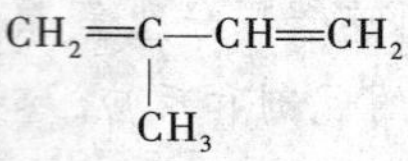

(5) 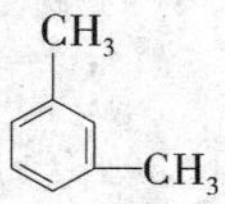　(6) 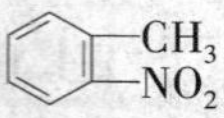

(7) 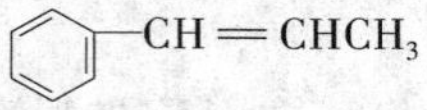　(8) 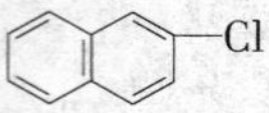

五、完成下列反应

1. $CH_3CH_2CH{=}CH_2 + HBr \longrightarrow$

2. $CH_3{-}C{\equiv}CH + 2HCl \longrightarrow$

3. $CH_3{-}C{\equiv}CH + H_2O \xrightarrow[H_2SO_4]{HgSO_4}$

4. $CH_3CH_2C{\equiv}CH + [Ag(NH_3)_2]NO_3 \longrightarrow$

5. $CH_2{=}CH{-}CH{=}CH_2 + HBr \xrightarrow{1,4-加成}$

6. 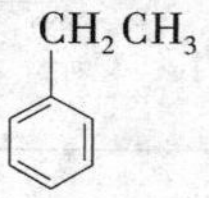 $+ HNO_3 \xrightarrow{浓\ H_2SO_4}$

7. 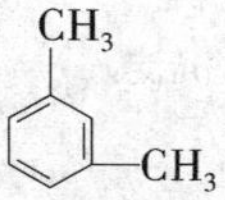 $+ KMnO_4 \xrightarrow{H^+}$

六、问答题

1. 写出分子式为 C_9H_{12} 单环芳烃的所有异构体，并命名。

2. 用化学方法鉴别下列各组物质：

(1) 甲烷、乙烯、丙炔

(2) 丙烷、环丙烷、丙烯

(3) 苯、甲苯、环己烯

3. 化合物 A 和 B 分子式都是 C_4H_6，A 氧化产物是丙酸和二氧化碳，B 氧化产物是乙酸，试推测 A、B 的结构并写出反应式。

4. 分子式为 C_4H_6 的化合物，能使高锰酸钾退色，但不能与硝酸银的氨溶液反应，试写出该化合物可能有的结构简式。

情境11 醇 酚 醚

情境描述：

以教材、多媒体及网络资源为载体，完成醇、酚、醚三类物质的学习，要求熟悉醇、酚、醚的分类及其结构特点；掌握醇、酚、醚的命名、主要化学性质及其鉴别方法；了解常见的醇、酚、醚在生产、生活及医学上的应用。

醇、酚、醚是烃的含氧衍生物，也可看作是水中的氢原子被烃基取代的产物。其通式分别表示为

$$R—OH \quad Ar—OH \quad R—O—R'$$

醇、酚和醚与生命现象、医药卫生及日常生活的关系极为密切，同时也是制备其他有机化合物的重要原料。

11.1 醇

脂肪烃、脂环烃或芳香烃侧链上的氢原子被羟基(—OH)取代而生成的化合物称为**醇**。例如，

$CH_3CH_2—OH$ 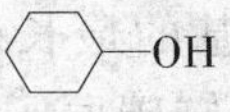 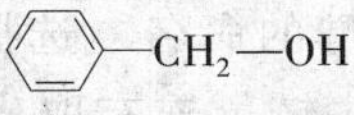

醇分子中的羟基又称为**醇羟基**，是醇的官能团，醇的主要化学特征是由醇羟基引起的。

11.1.1 醇的分类和命名

一、醇的分类

(1) 根据醇羟基所连的烃基的不同，醇可分为脂肪醇、脂环醇和芳香醇。脂肪醇又可分为饱和醇和不饱和醇。例如，

$CH_3CH_2CH_2OH$ $CH_2{=\!=}CHCH_2OH$ 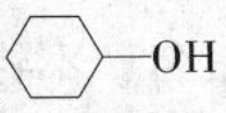 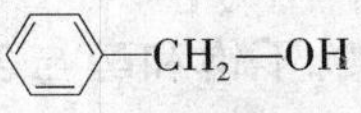

正丙醇（饱和脂肪醇） 烯丙醇（不饱和脂肪醇） 环己醇（脂肪醇） 苯甲醇（芳香醇）

(2) 根据分子中所含羟基的数目，醇可分为一元醇、二元醇和多元醇。例如，

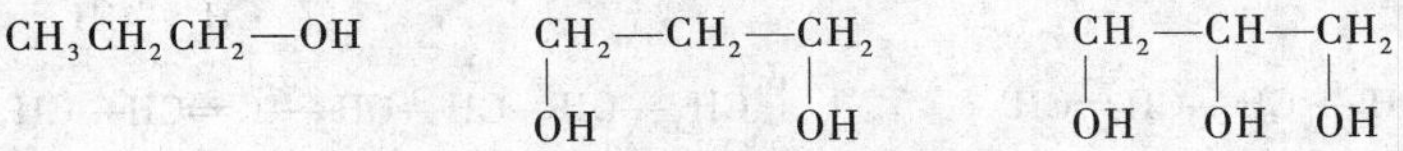

正丙醇（一元醇） 1,3-丙二醇（二元醇） 丙三醇（三元醇）

（3）根据羟基所连的碳原子类型的不同，醇可分为伯醇（一级醇，1°醇）、仲醇（二级醇，2°醇）和叔醇（三级醇，3°醇）。例如，

$CH_3CH_2CH_2CH_2—OH$

正丁醇
（伯醇）

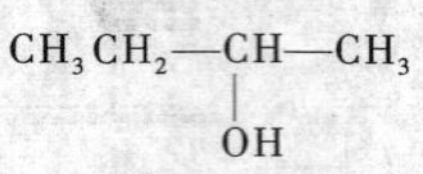

异丁醇
（仲醇）

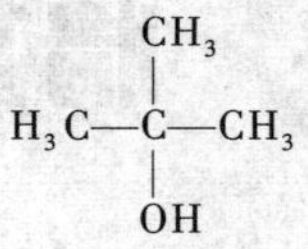

叔丁醇
（叔醇）

二、醇的命名

1．普通命名法（习惯命名法）

结构简单的醇采用普通命名法。命名时在醇前加上烃基的名称，称为“某（基）醇”，“基”字一般可以省去。例如，

$CH_3CH_2—OH$

乙醇

$CH_3CH_2CH_2CH_2—OH$

正丁醇

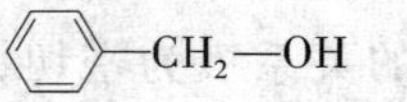

苄醇

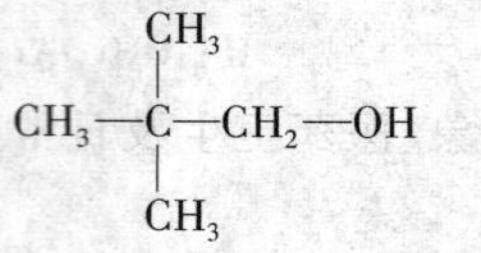

新戊醇

2．系统命名法

结构比较复杂的醇一般采用系统命名法命名。烃的衍生物的命名，一般都要遵循三大要则：选主链、标碳位、命名。醇的系统命名与烯烃或炔烃的系统命名基本相似。

（1）饱和一元醇的命名　选择含有羟基的最长碳链作为主链，根据主链上碳原子的多少称为“某醇”；当主链上连有取代基时，主链碳原子的编号要从离羟基最近端开始，取代基的标定方法与烷烃相同；羟基的位号标明在“某醇”的前面，在位号与“某醇”之间加上短线。例如，

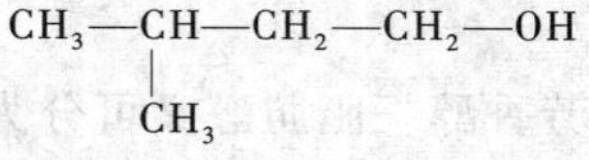

3－甲基－1－丁醇

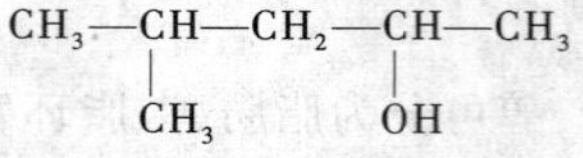

4－甲基－2－戊醇

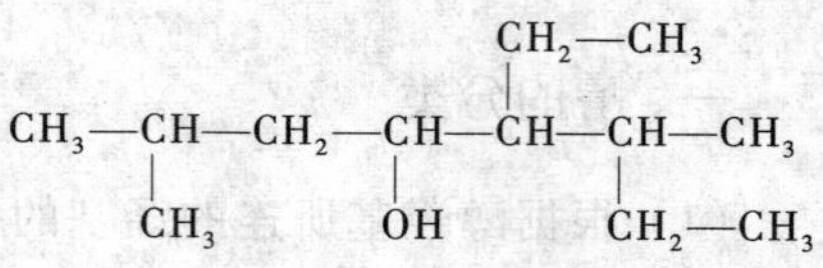

2，6－二甲基－5－乙基－4－辛醇

（2）不饱和醇与多元醇的命名　不饱和醇命名时，要选择含有羟基和不饱和键的最长碳链为主链，并从离羟基最近端编号。书写时，将表示链中碳原子个数的字放在“烯”或“炔”的前面。该名称的模式为：n－某烯（炔）－n'－醇，其中的 n 和 n' 则分别代表双键（或三键）与羟基的位号。例如，

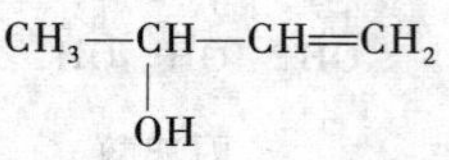

3－丁烯－2－醇

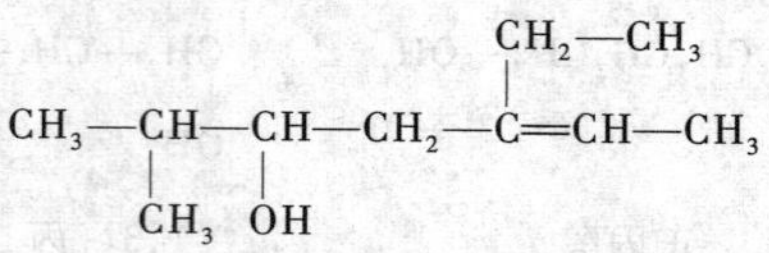

2－甲基－5－乙基－5－庚烯－3－醇

结构中含有多个羟基时,则选含羟基数目尽可能多的最长碳链为主链,根据羟基的数目称为某元醇。例如:

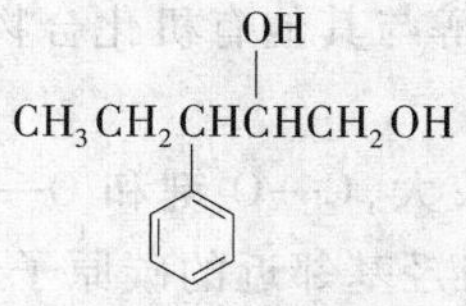

3-苯基-1,2,-戊二醇

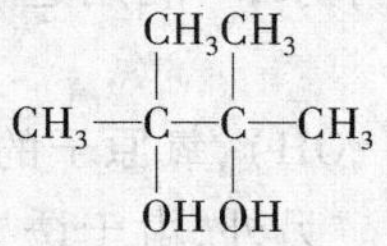

2,3-二甲基-2,3-丁二醇

此外,还有些醇可根据其来源采用俗名。常见的醇对应的俗名是

甲醇	乙醇	苯甲醇	丙三醇
木醇(或木精)	酒精	苄醇	甘油

11.1.2 醇的性质

1. 物理性质

含4个碳原子以下的直链饱和一元醇,为有酒味的无色透明液体;含5~11个碳原子的醇为具有难闻气味的油状液体;含12个以上碳原子的醇在室温下为无臭无味的蜡状固体。

低级醇分子间能形成氢键使分子缔合,因而其沸点比相应的烷烃的沸点高得多。随着碳链的增长,烃基的增大,阻碍氢键的形成,其沸点与相应烷烃沸点差距越来越小。碳原子数目相同的醇,所含支链越多,沸点越低。

甲醇、乙醇、丙醇等能与水任意混溶,从正丁醇起在水中的溶解度显著降低,到癸醇则几乎不溶于水。部分常见醇的物理常数见表2-11-1。

表2-11-1 常见醇的物理常数

名称	结构式	熔点/℃	沸点/℃	密度/($g \cdot cm^{-3}$)	溶解度/($g \cdot 100\ mL^{-1}$水)
甲醇	CH_3OH	-98	64.5	0.792	∞
乙醇	CH_3CH_2OH	-114	78.5	0.789	∞
正丙醇	$CH_3CH_2CH_2OH$	-126	97.8	0.804	∞
异丙醇	$(CH_3)_2CHOH$	-89	82.5	0.789	∞
正丁醇	$CH_3(CH_2)_2CH_2OH$	-90	117.7	0.810	7.9
正戊醇	$CH_3(CH_2)_3CH_2OH$	-79	137.9	0.817	2.7
正己醇	$CH_3(CH_2)_4CH_2OH$	-52	156.5	0.819	0.6
苯甲醇	$C_6H_5CH_2OH$	-15	205	1.046	4
乙二醇	$HOCH_2CH_2OH$	-12.6	197.5	1.113	∞
丙三醇	$HOCH_2CH(OH)CH_2OH$	18	290	1.262	∞
环己醇	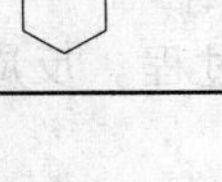	25	161	0.962	5.7

低级醇还能和一些无机盐类如氯化钙、氯化镁等形成结晶醇，如 $CaCl_2 \cdot 4CH_3OH$、$MgCl_2 \cdot 6CH_3OH$、$CaCl_2 \cdot 4C_2H_5OH$ 等。因此，不能用无水氯化钙作为醇类物质的干燥剂。结晶醇不溶于有机溶剂而溶于水，可利用这一性质将醇与其他有机化合物分开。

2. 化学性质

醇的官能团是羟基(—OH)，氧原子的电负性较大，C—O 键和 O—H 键都比较活泼，多数反应都发生在这两个部位。另外，由于诱导效应，与羟基邻近的碳原子上的氢原子也参与某些反应。醇的基本反应部位如下：

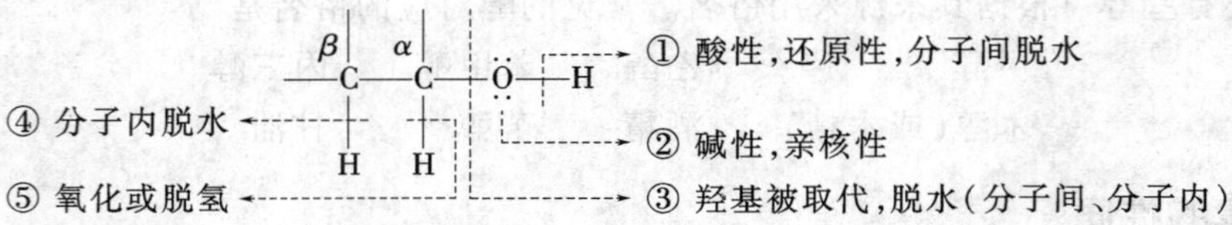

(1) 与活泼金属作用　醇与水相似，羟基里的氢原子可被活泼金属取代生成醇化物和氢气。例如，

$$2ROH + 2Na \longrightarrow 2RONa + H_2\uparrow$$

$$2CH_3CH_2OH + 2Na \longrightarrow 2CH_3CH_2ONa + H_2\uparrow$$

乙醇　　　　　乙醇钠

此反应比金属钠与水反应缓和得多，放出的热也不足以使氢气燃烧。故常利用醇与钠的反应销毁残余的金属钠，又不至于发生燃烧或爆炸。

结构不同的醇，反应活性的顺序是甲醇 > 伯醇 > 仲醇 > 叔醇。

生成的醇钠是白色固体，能溶于醇，遇水分解生成氢氧化钠和醇，故其溶液可使酚酞变红。醇钠的水解反应为

$$RONa + H_2O \longrightarrow ROH + NaOH$$

(2) 与无机酸的反应　醇与无机含氧酸反应生成无机酸酯，与无氧酸反应生成卤代烃。

醇与无机含氧酸（如亚硝酸、硝酸、磷酸等）反应，醇的碳氧键断裂，羟基被无机酸的负离子取代而生成无机酸酯。例如，

$$(CH_3)_2CHCH_2CH_2OH + HONO \longrightarrow (CH_3)_2CHCH_2CH_2ONO + H_2O$$

异戊醇　　亚硝酸　　　亚硝酸异戊酯

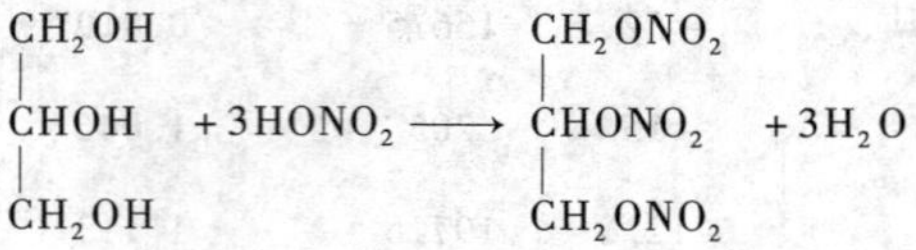

甘油　　　　　　甘油三硝酸酯（硝酸甘油）

亚硝酸异戊酯、甘油三硝酸酯（硝酸甘油）均有扩张冠状动脉的作用，是医学上用来治疗心绞痛的药物。硝酸甘油还可以用来做炸药。

醇与氢卤酸的反应可看成是醇的羟基被卤素取代生成卤代烃的过程。反应通式为

$$R—OH + HX \rightleftharpoons R—X + H_2O \quad (X = Cl、Br、I)$$

这类反应的速率与氢卤酸的种类及醇的结构均有关系。

氢卤酸的反应活性顺序为

$$HI > HBr > HCl$$

不同结构醇的反应活性顺序为

烯丙式醇 > 叔醇 > 仲醇 > 伯醇

HCl 的活性较弱，与醇反应必须有氯化锌存在。氯化锌和浓盐酸的混合液称为**卢卡斯试剂**。6 个碳原子以下的醇可溶于卢卡斯试剂，而反应生成的氯代烃不溶于卢卡斯试剂，使溶液出现浑浊现象。在室温下，叔醇与卢卡斯试剂反应最快，仲醇次之，伯醇最慢。所以，可由此区别 6 个碳原子以下的伯醇、仲醇和叔醇。

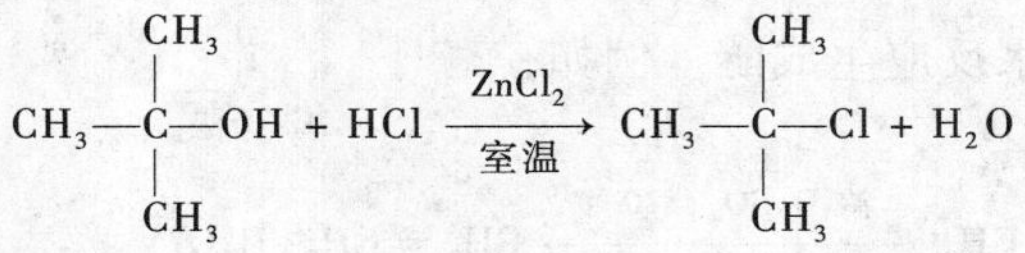
立即浑浊

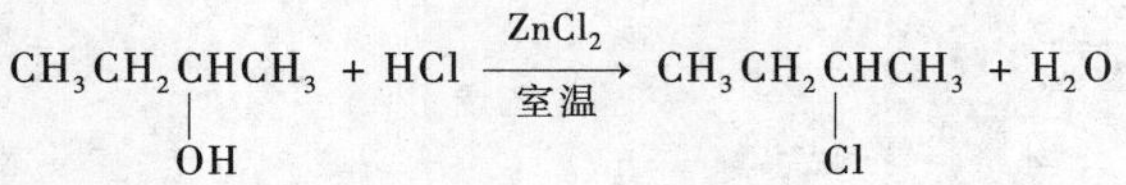
5 ~ 10 min 浑浊

$$CH_3CH_2CH_2CH_2OH + HCl \xrightarrow[\text{室温}]{ZnCl_2} CH_3CH_2CH_2CH_2Cl + H_2O$$ 数小时无浑浊

（3）氧化反应　在有机反应中，通常将加氧或去氢的反应称为**氧化反应**，将去氧或加氢的反应称为**还原反应**。醇分子中由于受羟基的影响，α－H 比较活泼，醇容易发生氧化反应。醇的结构不同，所用氧化剂不同，其氧化产物也不同。

若用 $KMnO_4$ 或 $K_2Cr_2O_7$ 的酸性溶液为氧化剂，伯醇被氧化生成醛，醛可以继续被氧化生成羧酸，仲醇被氧化生成酮；同时 $K_2Cr_2O_7$ 溶液的颜色由橙红色变为绿色，$KMnO_4$ 溶液由紫红色变为无色。叔醇分子中没有 α－H，在同样条件下不易被氧化。所以，利用此反应可将叔醇与伯醇、仲醇区别开。用于检测司机是否酒后驾车的呼吸分析仪就是根据此反应原理设计的。

$$\underset{\text{伯醇}}{R—CH_2—OH} \xrightarrow{[O]} \underset{\text{醛}}{R—CHO} \xrightarrow{[O]} \underset{\text{羧酸}}{R—COOH}$$

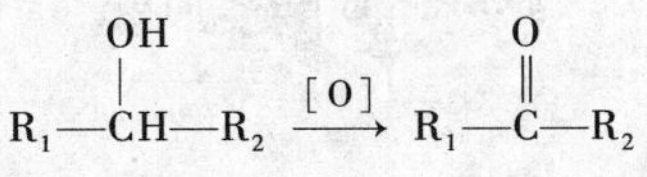
仲醇　　　　酮

伯醇和仲醇还可以在催化剂（铂、镍等）的作用下，直接发生脱氢氧化，分别生成醛和酮。叔醇分子中没有 α－H，不能发生此反应。

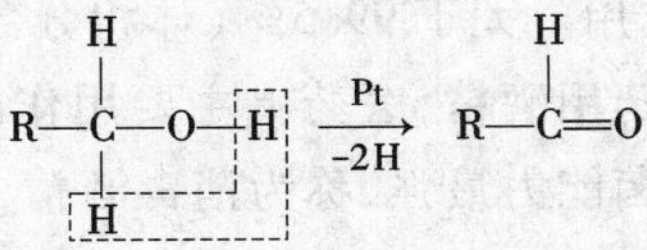
伯醇　　　　醛

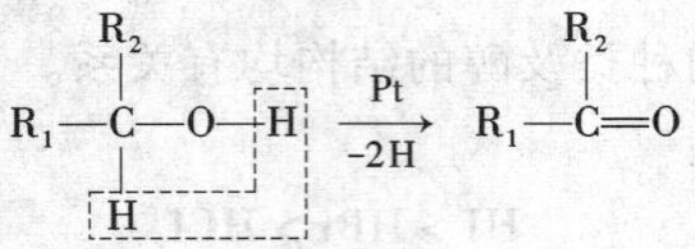

仲醇　　　　酮

在人体内,某些含有羟基的化合物在酶的作用下也能发生脱氢氧化生成羰基化合物,这种氧化称为生物氧化。例如,乙醇在肝内酶的作用下可氧化为能被细菌利用的乙酸,但肝不能转化过量的乙醇,饮酒过量,大量乙醇会存留在血液中而导致酒精中毒。

(4) 脱水反应　醇在催化剂(如硫酸、氧化铝等)作用下受热可发生脱水反应,其脱水方式常因反应温度的不同而不同。一般规律是在较高温度下主要发生分子内脱水反应生成烯烃;在稍低温度下发生分子间脱水反应生成醚。例如,

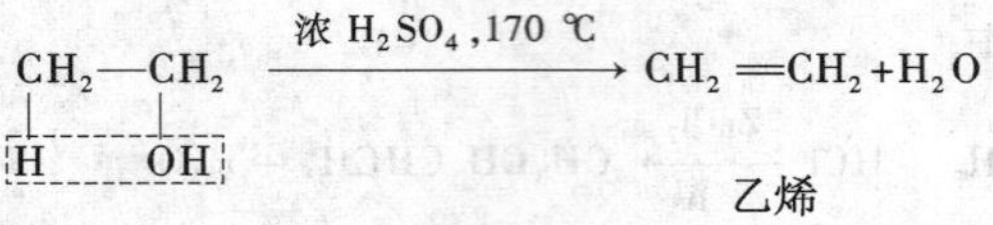

乙烯

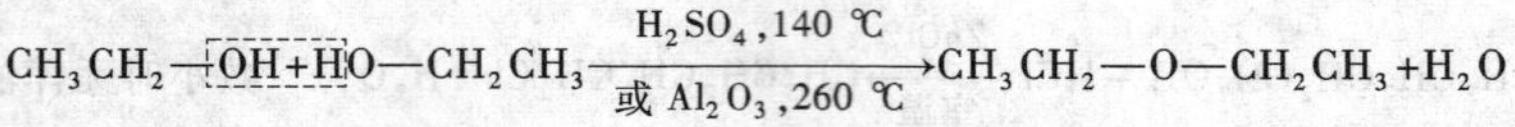

乙醚

应注意,在仲醇和叔醇中,会有两个或三个 β - 碳原子,分子内脱水的方式则不止一种。实验表明,脱水后主要生成双键碳原子上烃基较多的烯烃,即**札依采夫(Zaitsev)规则**。例如,

$$CH_3CH_2\underset{\substack{|\\OH}}{CH}CH_3 \xrightarrow[100\ ℃]{60\%\ H_2SO_4} \underset{(主要产物)}{CH_3CH{=}CHCH_3} + \underset{(次要产物)}{CH_3CH_2CH{=}CH_2}$$

不同结构的醇发生分子内脱水反应的活性顺序为

叔醇 > 仲醇 > 伯醇

11.1.3　重要的醇及应用

1. 乙醇(CH_3CH_2OH)

乙醇俗称为酒精,是无色透明、易挥发、易燃的液体,能与水以任意比例混溶。乙醇能使蛋白质脱水变性凝固,故具有杀菌作用。大于 99.5%(体积分数,下同)的乙醇称为无水酒精,主要作为化学试剂。95% 的乙醇为药用酒精,医药上主要用作配制碘酒、消毒酒精和擦浴酒精,浸制药酒等。75% 的乙醇溶液杀菌能力最强,称为消毒酒精,是临床上常用的消毒剂。25% ~ 50% 的乙醇溶液称为擦浴酒精,临床上用来给高烧患者或长期卧床的患者擦拭皮肤,帮助患者降低体温或促进血液循环,防止压疮。

乙醇是一种优良的有机溶剂和重要的化工原料，大量用于合成乙醚、乙胺、氯乙烷、酯类等。

2. 苯甲醇（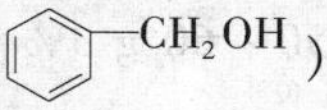）

苯甲醇是最简单的芳香醇，又称为苄醇。为无色液体，能溶于水，易溶于乙醇、乙醚等有机溶剂。

苯甲醇多用于香料工业中作为香料的溶剂和定香剂。由于苯甲醇有微弱的麻醉作用和防腐作用，也常作注射剂中的镇痛、防腐剂。含有苯甲醇的注射用水称为无痛水。目前医疗上使用的青霉素注射用水就是含 2% 苯甲醇的灭菌溶液，可减轻药物注射时产生的疼痛。

3. 丙三醇（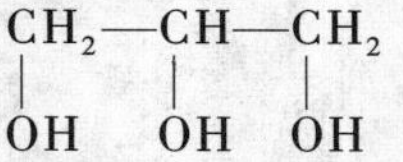）

丙三醇俗称甘油，是无色黏稠而具有甜味的液体，与水、乙醇任意混溶，富有吸湿性。

在化妆品、印刷、烟草工业和食品行业中可作为润湿剂，在药剂上可用作助溶剂、赋形剂和润滑剂。50% 的甘油溶液是治疗便秘的开塞露。较稀的甘油水溶液有护肤作用。硝酸甘油具有扩张小静脉和冠状动脉的作用，临床上用于治疗心绞痛和心肌梗死。

4. 山梨醇和甘露醇（$C_6H_{14}O_6$）

山梨醇和甘露醇都是六元醇，二者是同分异构体，而且都是白色结晶粉末，味甜，广泛存在于植物中，如许多水果及蔬菜中。山梨醇和甘露醇均易溶于水。它们的 20% 或 25% 的溶液，在临床上用作渗透性利尿药，能将周围组织及脑组织的水分吸入血中随尿排出，从而降低颅内压，消除水肿，对治疗脑水肿与循环衰竭有效。

5. 环己六醇（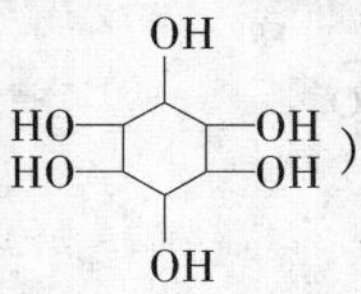）

环己六醇又称为肌醇，是白色结晶粉末，无臭、味甜，易溶于水。肌醇是一种人类、动物和微生物生长所必需的物质，具有与维生素 B_1、生物素等相类似的作用。目前，肌醇已被列入食品营养强化剂，已在多种食品中广泛使用，市场上流行的全营养素、维生素功能饮料等均添加了肌醇。肌醇可用作维生素类药及降血脂药，促进肝及其他组织中的脂肪代谢，用于脂肪肝、高脂血症的辅助治疗。

知识链接

甲醇的是非功过

一提起甲醇，人们就会联想起"含甲醇的假酒"。假酒是用工业酒精直接兑制的，工业酒精中往往含有一定量的甲醇，甲醇有毒，有关部门明令禁止用它配制白酒。

甲醇是醇类中最简单的一种，1661 年英国化学家波义耳（Boyle）首先在木材干馏后的液体产物中发现了甲醇，故甲醇俗称木精、木醇。甲醇有较强的毒性，对人体的神经系统和血液系统影响最大，它经消化道、呼吸道或皮肤摄入都会产生毒性反应，甲醇蒸气能损害人的呼吸道黏膜和视力。甲醇摄入量超过 4 mL 就会出现中毒反应，误服 10 mL 就能造成双目失明，再多就导致死亡。

甲醇的急性中毒可采取催吐、洗胃、输氧等措施，静脉注射 50 ~ 60 g 3% 碳酸氢钠溶液至尿呈稳定的碱性反应，也可用乙醇的稀溶液进行解毒。

甲醇是一种重要的有机化工原料，主要用于生产甲醛。利用甲醇还可以生产乙酸、甲酸甲酯等重要有机合成中间体。甲醇还是一种重要的有机溶剂，其溶解性能优于乙醇的溶解性，可用于调制油漆。甲醇还是一种重要的燃料，可作能源。在汽油中直接添加 3% ~ 5% 的甲醇称为甲醇汽油。使用这种汽油既可减少环境污染，又可缓解燃油短缺。

11.2 酚

芳香烃分子中苯环上的氢原子被羟基取代后生成的化合物称为**酚**。酚的结构通式可用 Ar—OH 表示。酚中的羟基又称为**酚羟基**，是酚的官能团。

11.2.1 酚的结构、分类和命名

1. 酚的结构

苯酚分子中酚羟基直接与苯环相连接，羟基中的氧原子是以 sp^2 杂化轨道参与成键的，其一对未共用电子对所在的 p 轨道与苯环的 6 个碳原子的 p 轨道相互组成一个包括 6 个碳原子和 1 个氧原子在内的 p - π 共轭体系。

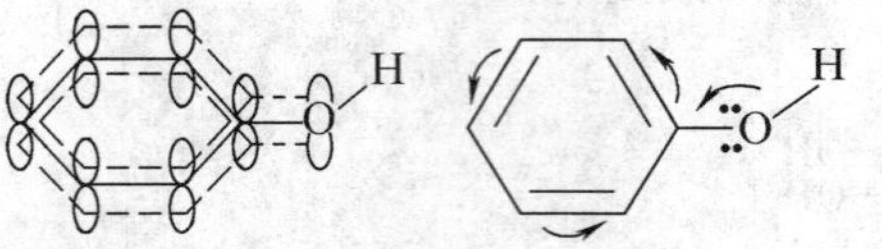

2. 酚的分类和命名

根据分子中所含酚羟基的数目，酚可分为一元酚、二元酚和多元酚。根据烃基的不同，酚可分为苯酚和萘酚，在萘酚中按羟基的位置不同，又可分为 α - 萘酚和 β - 萘酚。

酚的命名一般是在酚字的前面加上芳环的名称作为母体，再加上其他取代基的名称和位次。位次的确定是从酚羟基所连的碳原子开始的，并采取"最小序列"原则。也可用邻、间、对和连、均、偏等汉字表示。特殊情况下也可以按次序规则把羟基看作取代基来命名。例如，

一元酚：

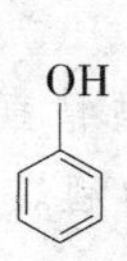

苯酚

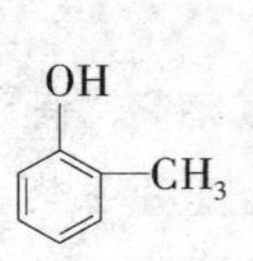

2 - 甲酚(邻甲酚)

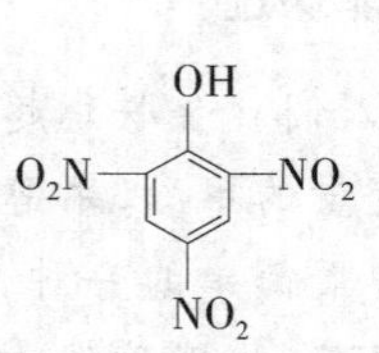

2,4,6 - 三硝基苯酚

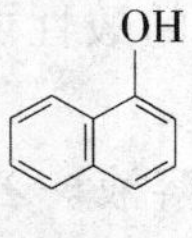
α－萘酚

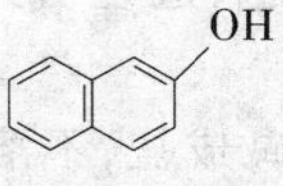
β－萘酚

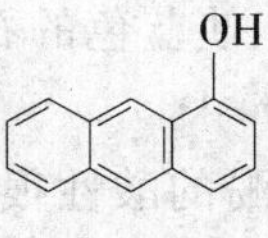
蒽酚

二元酚：

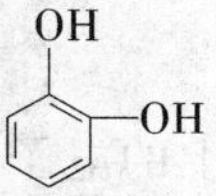
1,2－苯二酚(邻苯二酚)

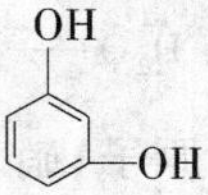
1,3－苯二酚(间苯二酚)

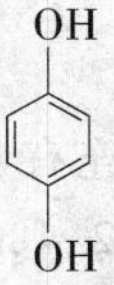
1,4－苯二酚(对苯二酚)

多元酚：

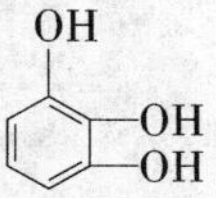
1,2,3－苯三酚(连苯三酚)

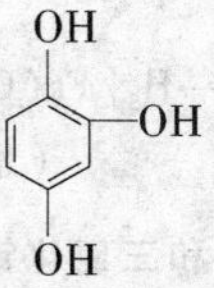
1,2,4－苯三酚(偏苯三酚)

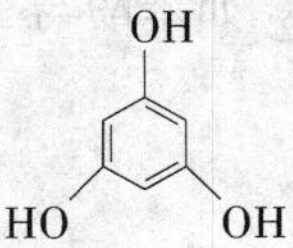
1,3,5－苯三酚(均苯三酚)

11.2.2 酚的性质

一、物理性质

除少数烷基酚外，多数酚为固体，有特殊的气味，具有毒性，对皮肤有腐蚀作用。纯净的酚是无色的，但酚羟基容易被空气中的氧缓慢氧化而带有不同程度的黄色或红色。例如，苯酚是无色的针状结晶，但与空气接触后，就会被氧化成粉红色、红色或暗红色。

由于酚能形成分子间氢键，所以沸点较高。酚微溶或不溶于水，而易溶于乙醇、乙醚等有机溶剂。随着羟基数目增多，多元酚在水中的溶解度增大。

二、化学性质

酚和醇都含有羟基，因而它们的化学性质有相似之处，但由于羟基所连的烃基不同，特别是酚羟基氧原子的未共用电子对与苯环的 p－π 共轭效应，使得酚又有一些特殊的性质。

1. 弱酸性

酚的结构决定了它具有弱酸性，酚羟基上的氢原子不但能被碱金属取代，还能和氢氧化钠作用生成酚的钠盐。

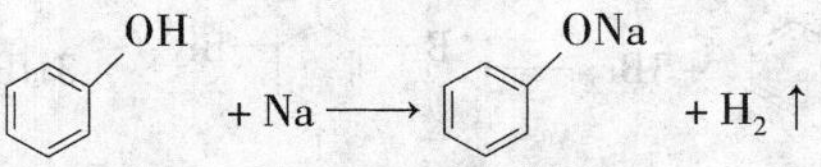
苯酚　　　苯酚钠

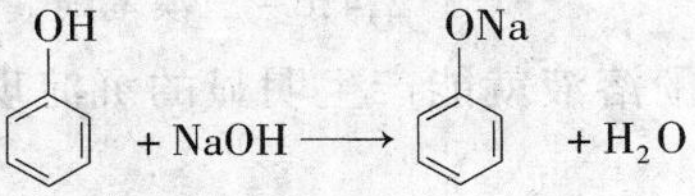

酚类物质不能使蓝色的石蕊试纸变红色，这说明其酸性比碳酸的酸性弱。苯酚的 pK_a 为10，碳酸的 pK_a 为6.4。

由此可知，苯酚的酸性很弱，只能和强碱成盐，不溶于碳酸氢钠溶液。若在苯酚钠溶液中通入二氧化碳，则苯酚又游离出来，可利用酚的这一特性进行酚的分离与提纯。

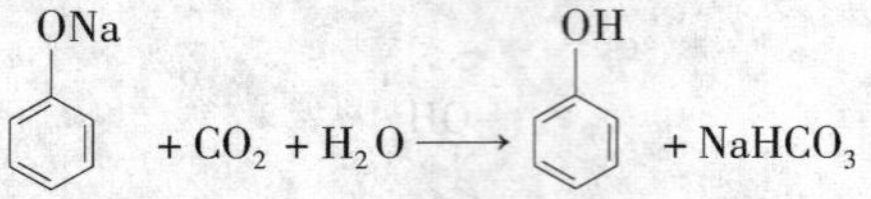

当苯环上连有吸电子基团时（如卤素原子、硝基等），可降低苯环上的电子云密度，使酚的酸性增强。如2,4,6-三硝基苯酚的 pK_a 为0.80，其酸性几乎和强酸的酸性一样。

2. 与三氯化铁的显色反应

多数的酚能与三氯化铁的水溶液发生显色反应，结构不同的酚所显示的颜色不同（见表2-11-2）。如苯酚与三氯化铁的反应为

$$6C_6H_5OH + FeCl_3 \longrightarrow \underset{\text{（紫色）}}{H_3[Fe(C_6H_5O)_6]} + 3HCl$$

表2-11-2 酚和三氯化铁产生的颜色

化合物	产生的颜色	化合物	产生的颜色
苯　酚	紫色	间苯二酚	紫色
邻甲苯酚	蓝色	对苯二酚	暗绿色（结晶）
间甲苯酚	蓝色	1,2,3-苯三酚	淡棕红色
对甲苯酚	蓝色	1,3,5-苯三酚	紫色（沉淀）
邻苯二酚	绿色	α-萘酚	紫色（沉淀）

常用这些颜色反应来鉴别酚类的存在及不同的酚。

酚之所以能与三氯化铁溶液发生显色反应，是因为酚类物质中含有烯醇式结构，具有这种结构的有机物能与三氯化铁作用产生带颜色的配离子。

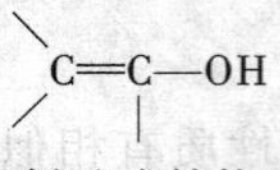

烯醇式结构

3. 芳环的亲电取代反应

由于羟基是强的邻、对位定位基，使芳环活化，所以苯酚比苯更容易发生亲电取代反应。

(1) 卤代反应　在苯酚溶液中滴加饱和溴水，立即有白色沉淀生成。

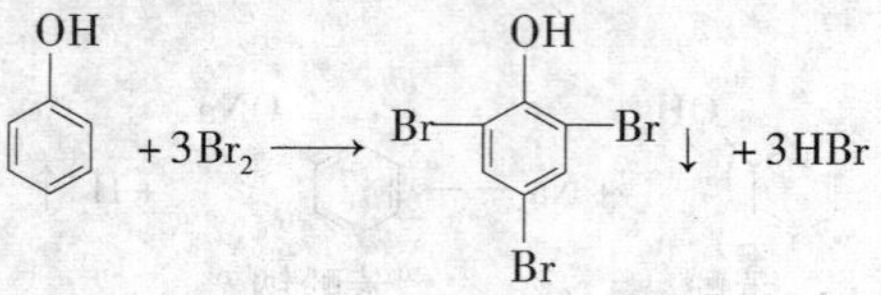

2,4,6-三溴苯酚

这一反应很灵敏，极稀的苯酚溶液就能产生明显的沉淀现象。因此，可用于苯酚的鉴别或定量分析。

（2）硝化反应 苯酚在常温下与稀硝酸即可发生硝化反应，产物是邻硝基苯酚和对硝基苯酚。

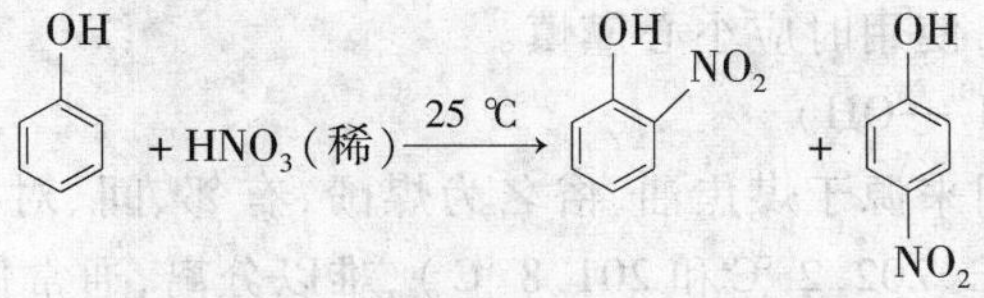

邻硝基苯酚能形成分子内氢键，水溶性差，沸点低，易随水蒸气蒸出，而对硝基苯酚能形成分子间氢键，沸点较高，不易随水蒸气蒸出。因而，可以用水蒸气蒸馏的方法将产物分离。

（3）磺化反应 酚类化合物在室温下即可与浓硫酸反应，主要产物是邻羟基苯磺酸。在 100 ℃条件下反应时，主要产物是对羟基苯磺酸。

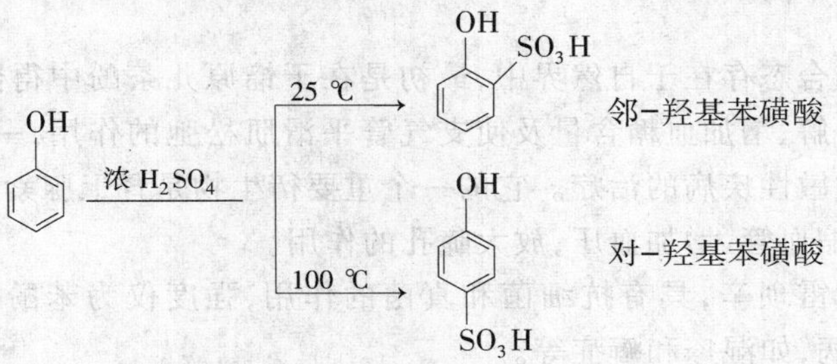

4. 氧化反应

酚环上的高电子云密度，使其非常容易发生氧化反应。当酚与强氧化剂作用时，随着反应条件的不同，产物比较复杂。在控制条件下，酚的氧化才有制备意义。例如，苯酚在硫酸的作用下可被重铬酸钾氧化生成醌。

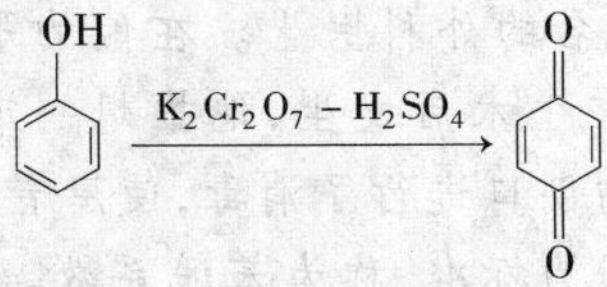

邻苯二酚在温和的条件下被氧化为醌，例如在乙醚溶液中用新生的氧化银可以将其氧化成邻苯醌。

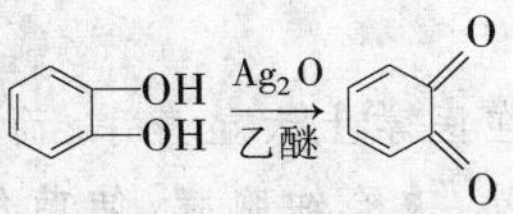

由于含酚羟基的药物易被氧化，在保持及使用时应尽量避免药物与空气接触。如含有邻苯二酚结构的肾上腺素极易被空气氧化而变色，应避光保存。

11.2.3 重要的酚及应用

1. 苯酚（C_6H_5OH）

苯酚是最简单的酚，最初是从煤焦油中发现的，俗称石炭酸。它是无色结晶，有特殊气味，熔点为 43 ℃，沸点为 182 ℃，微溶于水，易溶于乙醇、乙醚、苯等有机溶剂。苯酚能凝固蛋白质，有杀菌能力，以前用作消毒剂，它的 3% ~ 5%（体积分数，下同）溶液用于消毒手术器具，1% 溶液外用于皮肤止痒，但苯酚浓溶液对皮肤具有腐蚀性。由于苯酚有毒，且可通过皮肤吸收进入人体从而引起中毒，使用时应小心谨慎。

2. 甲苯酚（$CH_3—C_6H_4—OH$）

甲苯酚简称为甲酚，因来源于煤焦油，俗名为煤酚，有邻、间、对三种异构体。这三种物质的沸点接近（分别为 191 ℃、202.2 ℃和 201.8 ℃），难以分离，通常使用的是它们的混合体，它们都有苯酚气味，杀菌力比苯酚的杀菌力强。因甲酚难溶于水，故利用酚类的弱酸性配成肥皂水溶液。医药上常用的消毒剂来苏水（lysol），就是体积分数为 47% ~ 53% 的三种甲苯酚混合物的肥皂水溶液，使用时加水稀释，用于医疗器械、皮肤、患者排泄物的消毒。

3. 苯二酚（$HO—C_6H_4—OH$）

苯二酚有邻、间、对三种异构体，为无色晶体。邻苯二酚和间苯二酚易溶于水，对苯二酚在水中的溶解度较小。

邻苯二酚常以结合态存在于自然界中，最初是在干馏原儿茶酚中得到，故俗名为儿茶酚。邻苯二酚有使肝糖分解、增加血糖含量及使支气管平滑肌松弛的作用，一般用于支气管哮喘、过敏性休克及其他过敏性疾病的治疗。它的一个重要衍生物是肾上腺素，医药上用其盐酸盐，有加速心脏跳动，收缩血管，增加血压，放大瞳孔的作用。

间苯二酚又称为雷琐辛，具有抗细菌和真菌的作用，强度仅为苯酚强度的 1/3。刺激性小，可用于治疗皮肤病，如湿疹和癣症等。

对苯二酚的俗名为氢醌，由于它具有还原性，可用来作显影剂、抗氧化剂和阻聚剂。

知识链接

科斯特与苯酚

科斯特（Koster）是英国一位著名的外科医生。在他的那个年代，外科手术后患者的死亡率很高。他发现患者的死亡总是在手术后发生，他推想一定是由于手术后的细菌感染所致。他首次采用了苯酚溶液对手术后的创口进行了消毒，使患者的死亡率大大下降。迄今为止，衡量消毒剂的消毒能力时都是以苯酚为标准，称为苯酚系数。因此人们尊称科斯特为外科消毒之父。

苯酚的杀菌机理是苯酚的酚羟基与蛋白质的相关基团产生氢键，从而使蛋白质发生凝固和变性。

苯酚的强大消毒能力不仅可以在医学上大显身手，而且在书籍的保存方面也有一定应用。酚类可以损害真菌等微生物的细胞壁，破除细胞膜，使菌体的蛋白质变性，从而起到长期保存图书资料的作用。

11.3 醚

醚可看作醇或酚分子中羟基上的氢原子被另一个烃基取代的化合物，故醚的结构与醇或酚的结构很相近。醚中的 $—\overset{|}{\underset{|}{C}}—O—\overset{|}{\underset{|}{C}}—$ 结构称为**醚键**，是醚的官能团。

11.3.1 醚的分类和命名

1. 醚的分类

醚的通式为 R—O—R′。R = R′时为单醚；R ≠ R′时为混醚；R、R′均为脂肪烃基，称为脂肪醚；R、R′中有一个或两个为芳香烃基，称为芳香醚；碳链两端与氧原子连接起来形成环状结构的，称为环醚，多氧大环醚又称为冠醚。例如，

单醚：$CH_3—O—CH_3$　　$CH_3CH_2—O—CH_2CH_3$

混醚：$CH_3—O—CH_2CH_3$　　$CH_2═CH—O—CH_2CH_3$

芳香醚：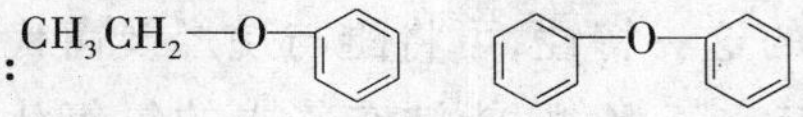

环醚：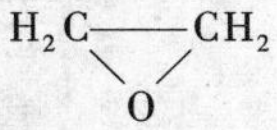

2. 醚的命名

结构简单的醚，一般按烃基的名称加“醚”来命名。单醚称为“某醚”，混醚称为“某某醚”。例如，

$CH_3—O—CH_3$	$CH_3CH_2—O—CH_2CH_3$	$CH_3—O—CH_2CH_3$
甲醚	乙醚	甲乙醚

芳香醚命名时，通常将芳香基的名称放在脂肪基前面，最后加上“醚”字。例如，

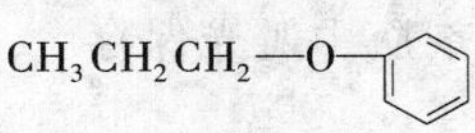

苯丙醚

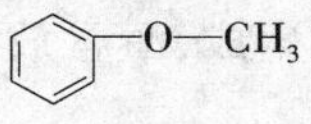

苯甲醚

结构复杂的醚常采用系统命名法命名。将醚分子中简单的烃基和醚键组合成烃氧基作为取代基。例如，

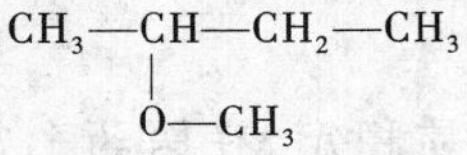

2－甲氧基丁烷

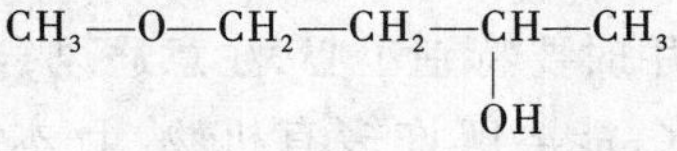

4－甲氧基－2－丁醇

环醚一般称为环氧某烃。更大的环醚用杂环化合物来命名。例如，

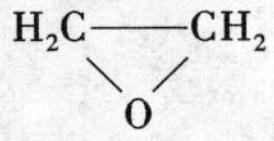

环氧乙烷

1,4－环氧丁烷（四氢呋喃）

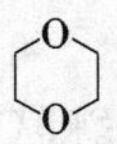

1,4－二氧六环（二噁烷）

11.3.2 醚的性质

1. 物理性质

除甲醚和甲乙醚是气体外，大多数醚在室温下为无色液体，有特殊气味，醚的沸点比相对分子质量相近的醇的沸点低。低级醚能与水形成氢键，因而在水中有一定的溶解度。醚易溶于有机溶剂，本身也是优良的有机溶剂，常用来提取有机物或作为有机反应的溶剂。

2. 化学性质

醚是一类化学性质不活泼的化合物，对碱、氧化剂、还原剂都十分稳定，醚的稳定性仅次于

烷烃的稳定性。醚在常温下与金属钠不起反应，可以用金属钠来干燥。

（1）生成锌盐　醚分子中的氧原子上带有孤对电子，可与浓的强无机酸（如浓 HCl、浓 H_2SO_4等）作用，形成类似盐结构的化合物，称为锌盐。

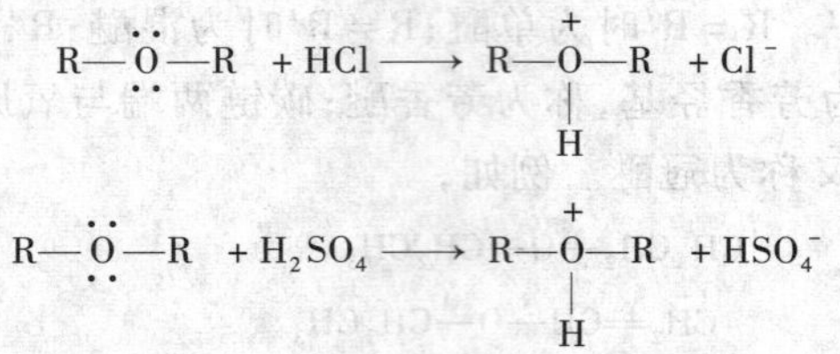

锌盐不稳定，遇水分解成原来的醚。利用醚的这一特性，可将醚与烷烃及卤代烃分离。

（2）生成过氧化物　有 α－氢的醚若长期与空气接触，能被空气中的氧氧化生成过氧化物。例如，

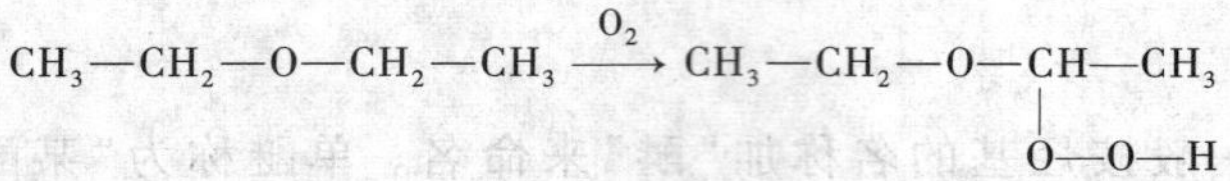

过氧化物不稳定，受热时容易分解而发生爆炸。所以醚应尽量避免露置在空气中。储存过久的醚在使用前，特别是在蒸馏前，应当检查是否有过氧化物存在。常用的检查方法是用淀粉－碘化钾试纸，若试纸显蓝色，表明有过氧化物存在。向醚中加入硫酸亚铁或亚硫酸钠等还原剂，可除去过氧化物。

为了防止过氧化物的生成，醚常放在棕色试剂瓶中避光保存。

11.3.3　重要的醚及应用

1. 乙醚（$CH_3CH_2OCH_2CH_3$）

乙醚是用途最广的一种醚。室温下为无色透明液体，有特殊气味，沸点为 34.5 ℃，极易挥发又极易着火，使用时要特别小心，注意通风，避开明火。

乙醚微溶于水，能溶解许多有机物，且本身化学性质稳定，在医药上常用乙醚作溶剂，提取中草药中某些脂溶性的有效成分。乙醚有麻醉作用，纯净的乙醚在临床上曾长期作为吸入性全身麻醉剂。由于乙醚可引起恶心、呕吐等副作用，现已被更安全高效的新型麻醉剂所替代。

2. 安氟醚（$CHFClCF_2—O—CHF_2$）

安氟醚的药名为恩氟烷，是一种有果香味的无色液体，有挥发性，不燃不爆，性质稳定，是目前医院较为常用的吸入性麻醉剂。异氟醚（$CF_3CHCl—O—CHF_2$）是安氟醚的同分异构体，是一种略带刺激性醚样臭味的无色液体，性质稳定，也是目前医院较为常用的吸入性麻醉剂。

3. 环氧乙烷（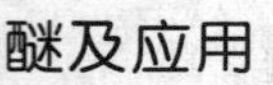）

环氧乙烷是最简单的环醚，为无色有毒气体，沸点为 13.5 ℃，一般储存于钢瓶中。能溶于水、乙醇、乙醚等溶剂。它的化学性质很活泼，可作为多种工业的原料，也是一种高效消毒剂，广泛用于物品及器械消毒。由于它易燃、易爆、有毒，故在使用时应特别注意安全。

情境小结

1. 知识系统网络

- 醇、酚、醚 R—O—H(R′)
  - 醇 R—OH
    - 分类
      - 根据羟基所连烃基不同分类：脂肪醇、脂环醇、芳香醇
      - 根据羟基所连碳原子的类型分类：伯醇、仲醇和叔醇
      - 根据分子含羟基数目分类：一元醇、二元醇、多元醇
    - 性质
      - 物理性质
        - 性状、沸点、水溶性
      - 化学性质
        - 与活泼金属反应生成醇的金属化合物和氢气
        - 与无机酸反应生成无机酸酯
        - 分子内脱水生成烯、分子间脱水生成醚
        - 伯醇氧化生成醛、仲醇氧化生成酮
    - 重要化合物
      - 木醇、酒精、苄醇、甘油、甘露醇、肌醇
  - 酚 Ar—OH
    - 分类
      - 根据分子中含羟基的数目分类：一元酚、二元酚、多元酚
      - 根据羟基所连烃基的类型分类：苯酚、萘酚等
    - 化学性质
      - 弱酸性：酸性比碳酸的酸性弱，不能使石蕊试纸变色
      - 与氯化铁溶液显色：苯酚与氯化铁溶液显紫色
      - 氧化反应：苯酚氧化生成对苯醌
      - 芳环上的取代反应
        - 卤代反应：苯酚与溴水作用生成白色沉淀
        - 硝化反应：苯酚与浓硝酸作用生成苦味酸
    - 重要化合物
      - 苯酚、煤酚、苯二酚
  - 醚 R—O—R′
    - 分类
      - 根据分子中氧原子所连烃基的情况分类：单醚、混醚、环醚、芳香醚
    - 性质
      - 物理性质
        - 性状、沸点、水溶性
      - 化学性质
        - 与浓的强无机酸反应生成锌盐
        - 被空气中的氧氧化生成过氧化物
    - 重要化合物
      - 乙醚、安氟醚、异氟醚、环氧乙烷

2. 学习方法概要

醇、酚、醚的学习，首先，要从结构入手，找出这三类有机化合物在结构上的相同点与差异，在此基础上明确醇、酚、醚的概念，如羟基与芳香烃基侧链的碳原子相连的有机物为醇，羟基与芳香烃基直接相连的有机物为酚，两个烃基通过氧原子相连的有机物为醚；第二，学会根据有机化合物的命名原则对有机物进行命名，基本原则是选主链、标碳位、命名；第三，理解结构决定性质，应从结构上去分析、记忆醇、酚、醚的化学性质，如羟基所连碳原子上有氢原子的醇能被氧化，否则难被氧化；注意反应条件对产物的影响，醇在高温下分子内脱水，低温下分子间脱水。根据醇、酚、醚的性质理解其应用。

目标检测

一、选择题

1. 下列物质不属于醇的是 （　　）

A. $HOCH_2CH_2OH$　　B. CH_3CH_2OH　　C. $C_6H_5CH_2OH$　　D. C_6H_5OH

2. 医用消毒酒精最有效的浓度为 （　　）

A. 30%　　B. 50%　　C. 75%　　D. 95%

3. 禁止用工业酒精勾兑饮用酒，是因为其中含 （　　）

A. CH_3OH　　B. CH_3OCH_3　　C. C_6H_5OH　　D. $HOCH_2CH_2OH$

4. 下列哪种物质是仲醇 （　　）

A. 苯甲醇　　B. 乙二醇　　C. 异丙醇　　D. 乙醇

5. 不与金属钠反应放出氢气的是 （　　）

A. H_2O　　B. CH_3CH_2OH　　C. $CH_3CH_2OCH_2CH_3$　　D. C_6H_5OH

二、填空题

1. 醇的官能团是________，甘油属于________类，50%的甘油溶液是治疗________的药物。

2. 乙醇在浓硫酸的作用下，________℃发生分子内脱水的产物是______________。

3. 酚和醇的结构比较：

类别		定义	举例
醇	脂肪醇	羟基与________相连的化合物	
	芳香醇	羟基与________相连的化合物	
酚		羟基与________相连的化合物	

4. 苯酚俗称为________，其酸性比碳酸的酸性________，与氯化铁溶液作用显________色。

5. 甲酚有________种同分异构体，同存于煤焦油中，其混合物总称________，其50%的肥皂水溶液俗称为________，是常用的消毒剂。

三、用系统命名法命名下列有机物

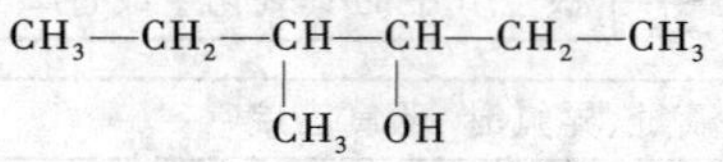

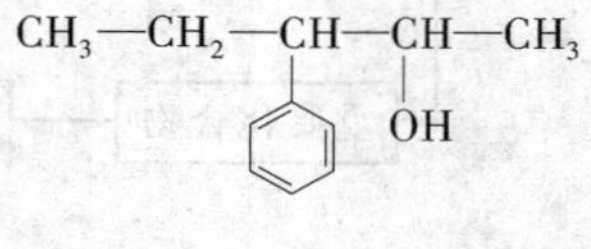

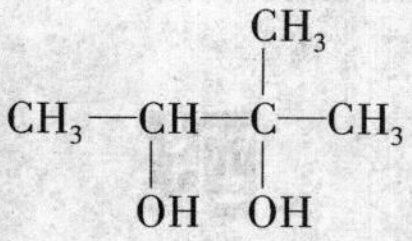
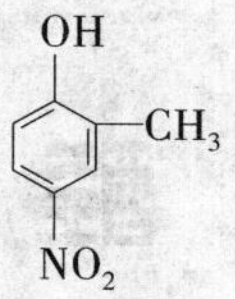
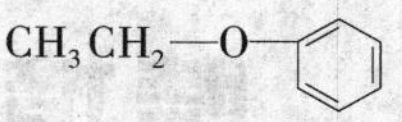

四、完成下列化学反应式

1. $CH_3—CH_2—OH + Na \longrightarrow$

2. $CH_3—CH_2—OH \xrightarrow[140\ ^\circ C]{浓\ H_2SO_4}$

3. 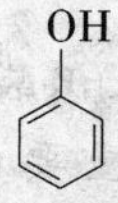 $+ NaOH \longrightarrow$

4. 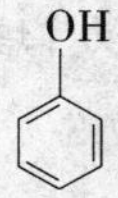 $+ 3Br_2 \longrightarrow$

五、用化学方法鉴别下列各组物质

1. 乙醇与乙醚
2. 酒精与甘油
3. 苯酚与苯甲醇

情境12 醛 酮 醌

情境描述:

以教材、多媒体课件及网络教学资源为载体,学习醛、酮、醌的基本知识。认识醛和酮的结构、分类及命名;掌握醛、酮的性质、鉴定及其应用;了解醌的结构、命名及重要的醌。在学以致用思想的引导下,结合生活和医学实践,提高分析问题和解决问题的能力,培养学习兴趣。

醛、酮、醌的分子中都含有相同的官能团——羰基($-\overset{O}{\overset{\|}{C}}-$),统称为**羰基化合物**,在性质上有很多相似的地方。它们是一类非常重要的化合物,是有机合成中常用的溶剂,许多是药物和制药的原材料,有些还是生物代谢过程中的重要中间体。

12.1 醛和酮的结构、分类及命名

12.1.1 醛和酮的结构

羰基($-\overset{O}{\overset{\|}{C}}-$)是醛和酮的官能团,羰基与一个氢原子和一个烃基相连的化合物称为醛(甲醛例外),醛的官能团称为**醛基**,即 $-\overset{O}{\overset{\|}{C}}-H$,可简写为—CHO,它位于碳链的一端。羰基与两个烃基相连的化合物称为酮,酮分子中的羰基称为**酮基**。醛和酮分子中的烃基可以是脂肪烃基或芳香烃基。醛、酮的结构通式如下:

$$\text{(Ar)R}-\overset{O}{\overset{\|}{C}}-H \qquad \text{(Ar)R}-\overset{O}{\overset{\|}{C}}-R'(Ar')$$

醛的通式　　　　酮的通式

12.1.2 醛和酮的分类

1. 根据烃基分类

根据醛、酮的羰基上所连烃基的不同,可以把醛、酮分为脂肪醛、脂肪酮、脂环醛、脂环酮和芳香醛、芳香酮。例如,

脂肪醛、脂肪酮:CH_3CH_2CHO　　$CH_3-\overset{O}{\overset{\|}{C}}-CH_3$

芳香醛、芳香酮：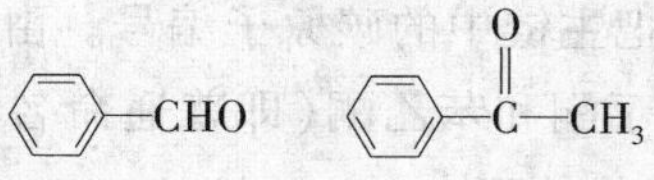

脂环醛、脂环酮：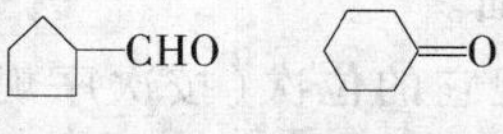

对于脂肪醛、脂肪酮，根据烃基中是否含有不饱和键，又可以分为饱和醛、饱和酮和不饱和醛、不饱和酮。例如，

饱和醛、饱和酮：CH_3CH_2CHO　　$CH_3-\overset{\overset{\large O}{\|}}{C}-CH_2CH_3$

不饱和醛、不饱和酮：$CH_2{=}CHCHO$　　$CH_2{=}CH-\overset{\overset{\large O}{\|}}{C}-CH_3$

2. 根据羰基数目分类

根据分子中羰基的数目，可以把醛、酮分为一元醛、一元酮和多元醛、多元酮。例如，

一元醛、一元酮：$HCHO$　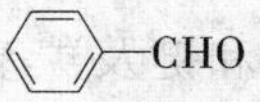　$CH_3-\overset{\overset{\large O}{\|}}{C}-CH_3$　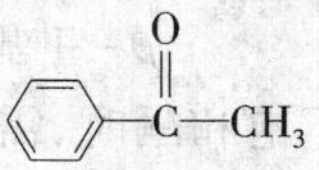

多元醛、多元酮：$OHC-CHO$　　$CH_3-\overset{\overset{\large O}{\|}}{C}-CH_2-\overset{\overset{\large O}{\|}}{C}-CH_3$

对于一元酮还可以根据羰基两端所连的烃基是否相同分为单酮和混酮。例如，

$CH_3-\overset{\overset{\large O}{\|}}{C}-CH_3$　　$CH_3-\overset{\overset{\large O}{\|}}{C}-CH_2CH_3$

单酮　　混酮

12.1.3 醛和酮的命名

1. 普通命名法

简单的醛、酮常采用普通命名法。醛的普通命名法与醇相似，可在烃基的名称后面加一个醛字，称为“某醛”。例如，

$H-\overset{\overset{\large O}{\|}}{C}-H$　　$CH_3-\overset{\overset{\large O}{\|}}{C}-H$　　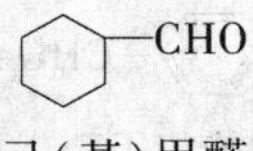　　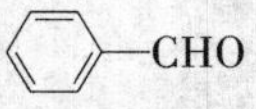

甲醛　　乙醛　　环己(基)甲醛　　苯甲醛

酮则按羰基所连接的两个烃基的名称来命名，通常简单烃基在前面，复杂烃基在后面，称为“某(基)某(基)酮”，“基”字可以省略。如有芳基，则将芳基写在前面。例如，

$CH_3-CH_2-\overset{\overset{\large O}{\|}}{C}-CH_3$　　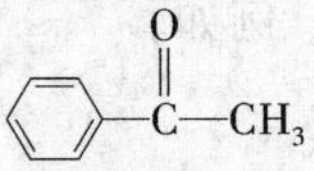　　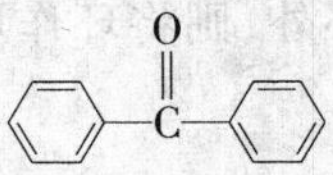

甲乙酮　　苯甲酮　　二苯甲酮

2. 系统命名法

复杂醛、酮的命名采用系统命名法。其原则是

(1) 选择包括羰基碳原子在内的最长碳链作主链，称为“某醛”或“某酮”。

(2) 从醛基一端或从靠近酮基一端开始把主链中的碳原子编号。由于醛基一定在碳链的链端,故不必用数字标明其位置。酮除丙酮、丁酮和苯乙酮(即普通命名法中的苯甲酮)外,其他酮分子中的羰基必须标明位次,写在酮名称的前面。

(3) 主链上如有支链或取代基,应标明位次,把它的位次(按次序规则)、数目、名称写在“某醛”“某酮”的前面。例如,

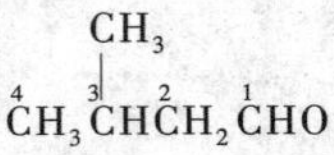
3-甲基丁醛

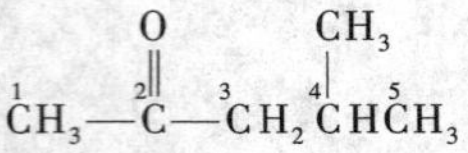
4-甲基-2-戊酮

碳原子的编号有时也用希腊字母 $\alpha,\beta,\gamma,\cdots$ 来表示,α 是指与羰基直接相连的碳原子,依次为 β、γ 等,若有两个 α-碳原子,可以用 α、α' 表示。例如,

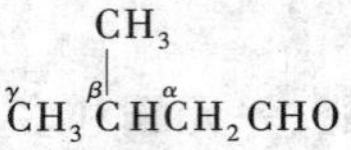
β-甲基丁醛

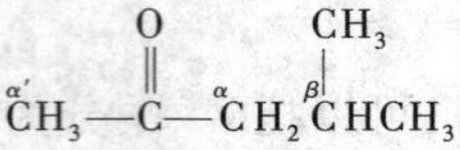
β-甲基-2-戊酮

命名不饱和醛、不饱和酮时,需选择同时含有不饱和键及羰基在内的最长碳链为主链,编号从靠近羰基的一端开始,称为“某烯醛”或“某烯酮”,同时要标明不饱和键和酮羰基的位次。例如,

$CH_2{=}CH-CH_2-CHO$
3-丁烯醛

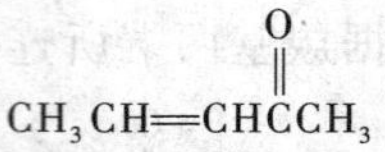
3-戊烯-2-酮

芳香醛、芳香酮的命名常以脂肪醛、脂肪酮为母体,把芳香烃基作为取代基。例如,

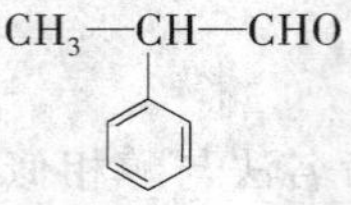
2-苯基丙醛(α-苯基丙醛)

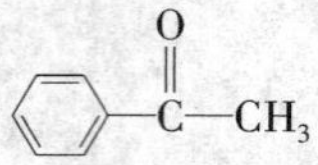
苯乙酮

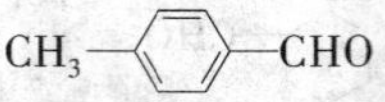
对甲基苯甲醛

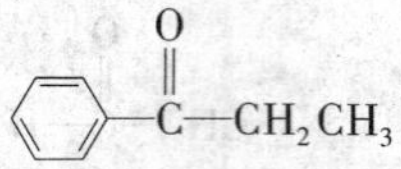
1-苯基-1-丙酮

脂环醛的命名与芳香醛的命名一致。脂环酮的命名,若羰基在环内,根据构成碳环原子的总数命名为“环某酮”,若环上有取代基,碳环编号从羰基碳原子开始,并使取代基的位次尽可能小;若羰基在环外,则将环作取代基。例如,

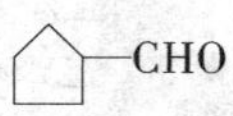
环戊基甲醛

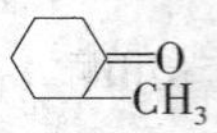
2-甲基环己酮

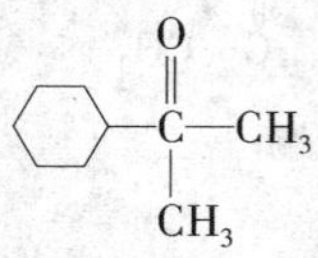
2-环已基丙酮

另外,醛和酮的命名有时也可根据其来源或性质采用俗名。例如,

$CH_3CH=CHCHO$

巴豆醛
（2-丁烯醛）

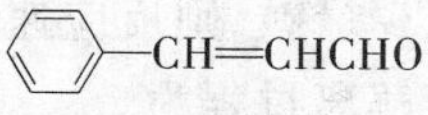

肉桂醛
（3-苯基丙烯醛）

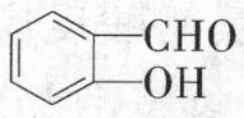

水杨醛
（邻羟基苯甲醛）

12.2 醛和酮的性质

在常温下，除甲醛是气体外，12 个碳原子以下的脂肪醛、脂肪酮均为液体，高级脂肪醛、高级脂肪酮和芳香酮多为固体。低级醛具有刺鼻气味，中级醛（C_8 ~ C_{13}）具有果香味，常用于香料工业。

低级醛、低级酮易溶于水，但随着分子中碳原子数的增加，在水中的溶解性迅速下降。醛、酮分子是极性分子，分子之间的作用力比烃和醚分子之间的作用力大，但不能像醇那样生成氢键。因此，醛、酮的沸点比相对分子质量相当的烃和醚的沸点高，而比相对分子质量相当的醇的沸点低。

12.2.1 醛和酮的相似性质

醛和酮都含有羰基，所以它们具有许多相似的化学性质。但是醛与酮的构造并不完全相同，使它们在反应性能上也表现出一些差异。一般说来，醛比酮活泼，有些反应，醛可以发生，而酮则不能发生。醛、酮的反应与结构关系如下：

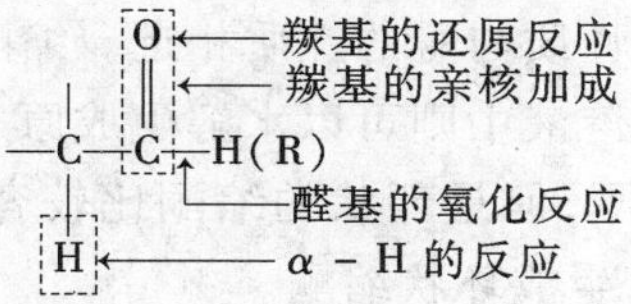

1. 羰基上的加成反应

同碳碳双键一样，羰基中的碳氧双键也易发生加成反应。在羰基中，由于氧原子的电负性大于碳原子的电负性，使 π 电子云向氧原子偏移，致使氧原子带部分负电荷，碳原子带部分正电荷。氧原子可以形成比较稳定的氧负离子，它较带正电荷的碳原子要稳定得多，因此反应中心是羰基中带正电荷的碳原子。当发生加成反应时，首先是试剂中带负电荷的部分（Nu^-）加到羰基的碳原子上，形成氧带负电荷的中间体，然后试剂中带正荷部分（A^+）加到带负电荷的氧原子上，即羰基发生的是**亲核加成**反应。反应过程如下：

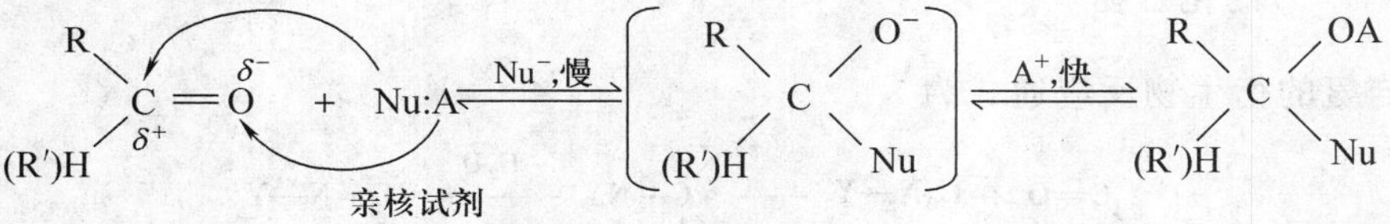

（1）与氢氰酸加成　醛、脂肪族甲基酮和少于 8 个碳原子的环酮都能与氢氰酸加成，生成 α-羟基腈（或称 α-氰醇）。芳香酮则难与氢氰酸发生加成反应。

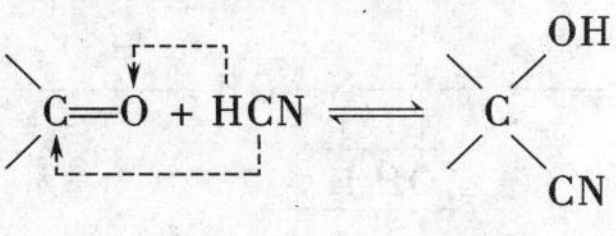

α-羟基腈

如果在醛、酮与氢氰酸反应中加入少量碱,则反应速率明显加快;但如果加入酸,则抑制反应的进行。其原因是氢氰酸是弱酸,其解离过程为

$$HCN \rightleftharpoons H^+ + CN^-$$

在上述平衡体系中加入酸,能抑制HCN的解离,使CN^-的浓度减小,加入碱则促进HCN的解离,使CN^-浓度增大。在加成反应过程中CN^-起着决定性的作用,CN^-作为亲核试剂首先进攻羰基,然后H^+加到羰基氧上,生成α－羟基腈。

α－羟基腈经水解反应可以得到比原来醛、酮多一个碳原子的羟基酸。该反应在有机合成中常用来增长碳链,具有重要意义。

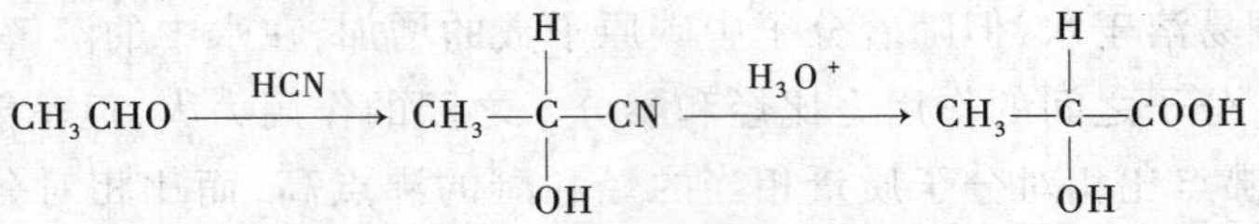

(2) 与醇加成　在干燥氯化氢的催化下,醛与醇发生加成反应,生成半缩醛。半缩醛不稳定,可继续与另一分子醇作用,脱去一分子水而生成缩醛。

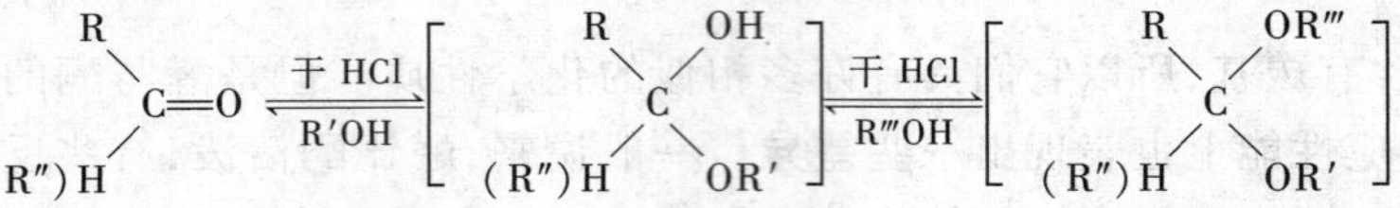

半缩醛　　缩醛

缩醛是具有果香味的液体,其性质与醚的性质相近。缩醛对氧化剂和还原剂都很稳定,在碱性溶液中也相当稳定,但在酸性溶液中则可以水解生成原来的醛和醇。

酮在同样情况下不易生成缩酮,但是环状的缩酮比较容易形成。在干燥HCl催化下,酮与过量的二元醇(如乙二醇)缩合,生成环状缩酮。

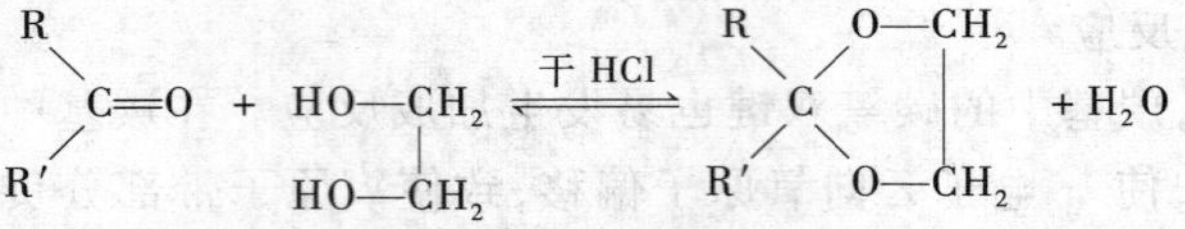

(3) 与氨的衍生物加成　氨分子中的一个氢原子被其他基团取代后的产物称为氨的衍生物,如羟胺、肼、苯肼、2,4－二硝基苯肼和氨基脲等,可用$H_2N—Y$表示,它们与醛、酮分子中的羰基均能进行亲核加成反应,但加成产物极不稳定,立即失去一分子水,生成稳定的含碳氮双键($>C=N—$)的化合物。

羰基与氨的衍生物反应通式为

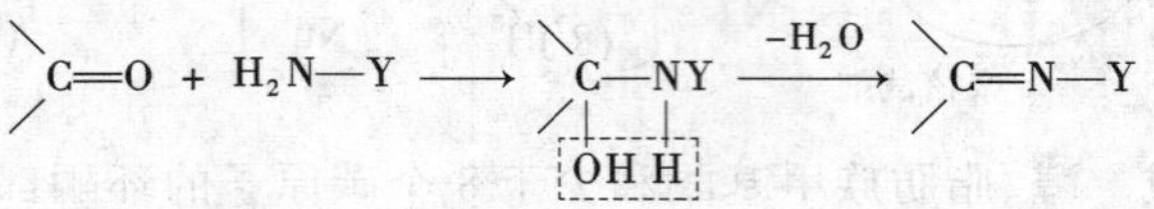

例如,

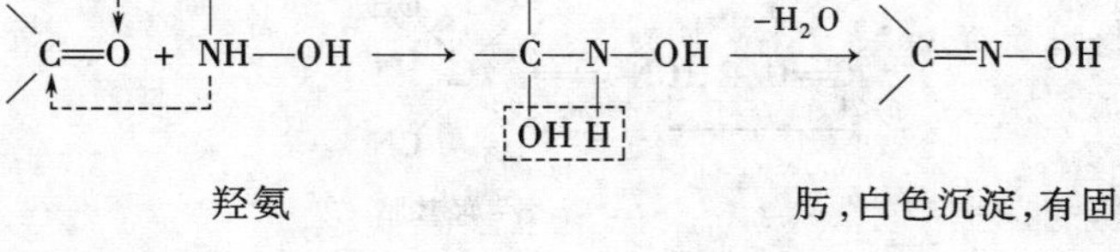

羟氨　　肟,白色沉淀,有固定熔点

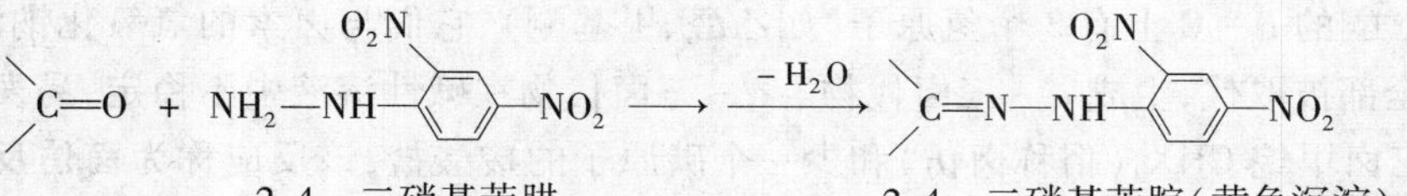

2,4 - 二硝基苯肼　　　　　　　　2,4 - 二硝基苯腙(黄色沉淀)

氨的几种主要衍生物与醛、酮反应的产物见表 2 - 12 - 1。

表 2 - 12 - 1　氨的衍生物及其与醛、酮反应的产物

氨的衍生物	与醛、酮反应的产物
H_2N-OH (羟胺)	$R-\underset{H(R')}{\underset{\vert}{C}}=N-OH$ (肟)
H_2N-NH_2 (肼)	$R-\underset{H(R')}{\underset{\vert}{C}}=N-NH_2$ (腙)
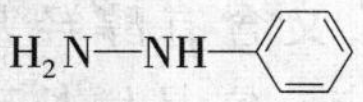 (苯肼)	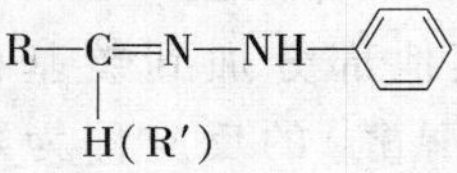 (苯腙)
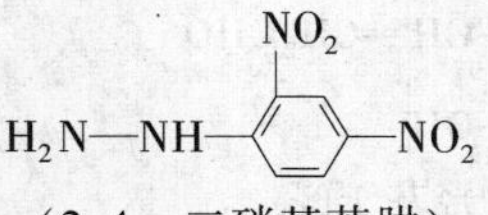 (2,4 - 二硝基苯肼)	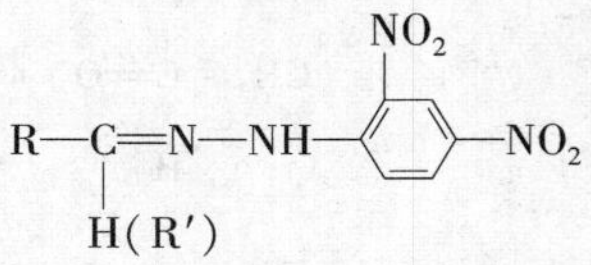 (2,4 - 二硝基苯腙)
$H_2N-NH-\overset{O}{\overset{\Vert}{C}}-NH_2$ (氨基脲)	$R-\underset{H(R')}{\underset{\vert}{C}}=N-NH-\overset{O}{\overset{\Vert}{C}}-NH_2$ (缩氨脲)

在氨的衍生物中,2,4 - 二硝基苯肼几乎可以与所有的醛、酮迅速发生反应,生成易于观察的橙黄色或橙红色的晶体,用于鉴别醛、酮十分灵敏。因此,2,4 - 二硝基苯肼及其他可用于鉴定羰基化合物的氨的衍生物一起被称为**羰基试剂**,药典上常用以鉴定含羰基结构的药物,临床上也曾用于鉴别糖尿病患者尿液中的丙酮。

2. α - 活泼氢的反应

醛、酮分子中与羰基直接相连的碳原子上的氢原子(α - H),因受羰基的吸电子诱导效应的影响而变得活泼,更容易发生反应。

(1) 卤仿反应　在碱的催化下,醛、酮分子中的 α - H 很容易被卤素所取代,生成 α - 卤代醛和 α - 卤代酮。例如,

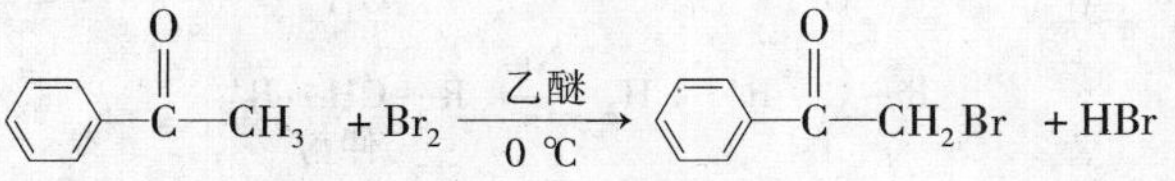

如果醛、酮的 $\alpha-C$ 上有 3 个氢原子(如乙醛、甲基酮),它们与卤素的氢氧化钠溶液作用时,3 个 $\alpha-H$ 全部被取代,生成 α - 三卤代物。α - 三卤代物在碱性溶液中不稳定,易发生碳碳键的断裂,生成三卤甲烷 CHX_3(俗称卤仿)和少一个碳原子的羧酸盐,该反应称为**卤仿反应**。反应过程为

$$X_2 + 2NaOH \longrightarrow NaOX + NaX + H_2O$$

$$CH_3-\overset{\overset{O}{\|}}{C}-H(R) + 3NaOX \longrightarrow CX_3-\overset{\overset{O}{\|}}{C}-H(R) + 3NaOH$$

$$CX_3-\overset{\overset{O}{\|}}{C}-H(R) + NaOH \longrightarrow CHX_3\downarrow + NaO-\overset{\overset{O}{\|}}{C}-H(R)$$

即

$$CH_3-\overset{\overset{O}{\|}}{C}-H(R) + 3X_2 + 4NaOH \longrightarrow CHX_3\downarrow + (R)H-\overset{\overset{O}{\|}}{C}-ONa + 3NaX + 3H_2O$$

如用 I_2 的 NaOH 溶液作为反应试剂,生成的碘仿是一种有特殊气味的黄色晶体,该反应称为**碘仿反应**。碘仿反应可用来鉴别乙醛和甲基酮类化合物。

(2) 羟醛缩合反应　在稀碱作用下,一分子醛的 α - 氢原子加到另一分子醛的羰基氧原子上,其他部分加到羰基碳原子上,生成既含有醛基,又含有醇羟基的化合物——β - 羟基醛(醇醛)的反应称为**羟醛缩合反应**或醇醛缩合反应。它是增长碳链的又一种方法。例如,

$$CH_3-\underset{\underset{H}{|}}{C}=O + H-CH_2CHO \xrightarrow{\text{稀碱}} CH_3-\underset{\underset{OH}{|}}{CH}-CH_2CHO$$

β - 羟基丁醛

若生成的 β - 羟基醛仍有 $\alpha-H$ 时,则受热或在酸作用下脱水生成 α,β - 不饱和醛。总的结果是两个醛分子间脱去一分子水。

$$CH_3-\underset{\underset{OH}{|}}{CH}-\underset{\underset{H}{|}}{C}HCHO \xrightarrow[\triangle]{-H_2O} CH_3CH=CHCHO$$

β-羟基丁醛　　　2-丁烯醛

当两种不同的含 $\alpha-H$ 的醛进行羟醛缩合反应时,由于交叉缩合的结果会生成四种不同的β - 羟基醛的混合物,分离困难,没有实际应用价值。如果只有一种醛含有 $\alpha-H$ 进行羟醛缩合反应,可得到收率较好的一种产物。例如,

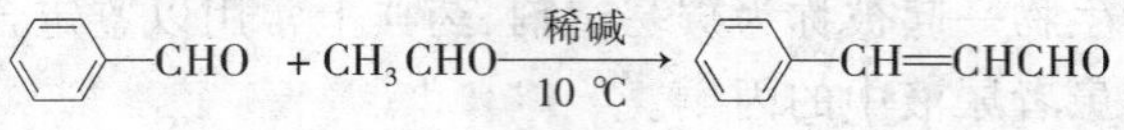

3. 还原反应

醛和酮在铂(Pt)、镍(Ni)、钯(Pd)等金属催化剂的作用下,可催化加氢,将羰基还原成羟基。醛被还原成伯醇,酮被还原成仲醇。

$$RCHO + H_2 \xrightarrow{Ni} RCH_2OH$$

醛　　　伯醇

$$R-\overset{\overset{O}{\|}}{C}-R' + H_2 \xrightarrow{Ni} R-\overset{\overset{OH}{|}}{CH}-R'$$

酮　　　仲醇

12.2.2 醛的特殊化学性质

在醛分子中，醛基上的氢原子由于受羰基的影响变得非常活泼，很容易被氧化，不仅强氧化剂可以氧化，甚至一些弱氧化剂，如托伦(Tollens)试剂、费林(Fehling)试剂，也能将醛氧化成相应的羧酸，而酮不能被弱氧化剂氧化。因此可用这些弱氧化剂来鉴别醛和酮。

1. 与托伦试剂反应

托伦试剂是由硝酸银溶液与氨水制得的银氨配合物的无色溶液，有效成分为银氨配离子。它与醛共热时，醛被氧化成羧酸，同时银离子被还原为单质银，附着在管壁上形成光亮的银镜，故此反应又称为**银镜反应**。

$$RCHO + 2[Ag(NH_3)_2]OH \xrightarrow{\triangle} RCOONH_4 + 2Ag\downarrow + 3NH_3\uparrow + H_2O$$

所有的醛都可以发生银镜反应，而酮不发生此反应，故常利用银镜反应来鉴别醛和酮。

2. 与费林试剂反应

费林试剂是甲、乙两种溶液的混合物，甲溶液是淡蓝色的硫酸铜溶液，乙溶液是无色的酒石酸钾钠的氢氧化钠溶液，使用时甲、乙两种溶液等体积混合，得到深蓝色的费林试剂，其中起氧化作用的成分是二价铜离子。与醛反应时，二价铜离子被还原成砖红色的氧化亚铜沉淀析出。

$$RCHO + 2Cu(OH)_2 + NaOH \longrightarrow RCOONa + 3H_2O + Cu_2O\downarrow$$

费林试剂能氧化脂肪醛，但不能氧化酮和芳香醛，因此，该反应可用来鉴别脂肪醛与酮或脂肪醛与芳香醛。

甲醛的还原能力比其他的醛的还原能力更强，与费林试剂反应时，能将 Cu_2O 进一步还原为铜单质，并沉积在洁净的管壁上形成铜镜，故甲醛与费林试剂的反应又称为**铜镜反应**，此反应可用于甲醛与其他醛的鉴别。反应式为

$$HCHO + Cu(OH)_2 + OH^- \longrightarrow HCOO^- + Cu\downarrow + 2H_2O$$

3. 与希夫(Schiff)试剂的显色反应

希夫试剂又称为**品红亚硫酸试剂**。品红是一种红色染料，向其水溶液中通入二氧化硫至红色刚好褪去，成为无色溶液，即希夫试剂。醛与希夫试剂作用显紫红色，且反应灵敏、现象明显，而酮无此反应。故希夫试剂也用来鉴别醛和酮。

另外，甲醛与希夫试剂作用生成的紫红色物质加入硫酸后，紫红色不消失，而其他醛生成的紫红色物质加入硫酸后退色，故用此方法也可鉴别甲醛与其他醛。

12.2.3 医学上重要的醛和酮

1. 甲醛(HCHO)

甲醛俗称蚁醛，是具有强烈刺激臭味的无色气体，沸点为 -21 ℃。甲醛易溶于水，40% 的甲醛水溶液俗称“福尔马林”，用作消毒剂和防腐剂，可作为解剖标本的防腐液。甲醛溶液能够消毒防腐的原因是甲醛具有使蛋白质凝固的性能。

甲醛溶液与氨共同蒸发，生成六亚甲基四胺，药名为乌洛托品。乌洛托品为白色结晶粉末，熔点为 263 ℃，易溶于水，在医药上用作利尿剂及尿道消毒剂。内服乌洛托品片剂后，在泌尿系统的酸性环境中能分解出甲醛和氨而具有杀菌作用，临床上乌洛托品主要用于治疗磺胺和抗生素疗效不

好的尿路感染。

2. 乙醛(CH_3CHO)

乙醛是无色、有刺激臭味、易挥发的液体,沸点为 21 ℃,可溶于水、乙醇和乙醚等溶剂。乙醛是重要的有机化工原料,可用来合成乙酸、乙酐、正丁醇、季戊四醇等产品,还可以制取催眠药三氯乙醛。三氯乙醛可与水形成稳定的水合物,称为水合三氯乙醛,简称水合氯醛。水合氯醛为无色透明结晶,有刺激性臭味,其 10% 的水溶液在临床上作为长时间作用的催眠药,用于失眠、烦躁不安及惊厥的治疗,它使用安全,不易引起蓄积中毒,但对胃有一定的刺激性。

3. 苯甲醛(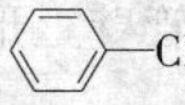—CHO)

苯甲醛是最简单的芳香醛,它以结合状态存在于桃、杏等水果的核仁中。苯甲醛为无色、具有苦杏仁气味的油状液体,俗称苦杏仁精(油),沸点为 178 ℃,难溶于水,易溶于乙醇、乙醚等有机溶剂,对眼睛、呼吸道黏膜有一定的刺激作用。苯甲醛是医药、染料、香料和树脂工业的重要原料,还可用作溶剂、增塑剂和低温润滑剂等。在香精业中主要用于调配食用香精,少量用于日化香精和烟用香精中。

4. 丙酮(CH_3COCH_3)

丙酮是最简单的酮。丙酮在常温下是无色液体,沸点为 56.1 ℃,具有令人愉快的香味,易溶于水、乙醇、乙醚等。丙酮是一种优良的溶剂,广泛地用于油漆、合成纤维等工业。丙酮也是各种维生素和激素生产过程中的萃取剂。

丙酮与人的健康有关。正常情况下,人体血液中丙酮的浓度很低,患糖尿病的人,由于新陈代谢紊乱的缘故,体内常有过量丙酮产生,从尿中排出。尿中是否含有丙酮可用碘仿反应检验。临床上,常用亚硝酰铁氰化钠[$Na_2Fe(CN)_5NO$]溶液的呈色反应来检验丙酮,即:在尿液中滴加亚硝酰铁氰化钠和氢氧化钠溶液,如果有丙酮存在,溶液会显鲜红色。如用浓氨水代替氢氧化钠,且沿试管壁慢慢加入,不振荡,则试管中会出现紫色环。

5. 樟脑(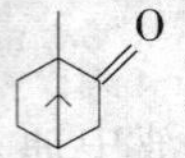)

樟脑是一种脂环酮类化合物,学名 2 - 莰酮,是存在于樟树中的一种芳香性成分。樟脑是我国的特产,台湾省的产量约占世界总产量的 70%,居世界第一。樟脑为无色半透明固体,具有特殊的芳香气味,熔点为 176 ~ 177 ℃,在常温下就能挥发,不溶于水,能溶于有机溶剂和油脂。樟脑在医药上用途甚广,有兴奋运动中枢、呼吸中枢及心肌的功效。100 $g \cdot L^{-1}$ 的樟脑酒精溶液称为樟脑酊,有良好的止咳功效。成药清凉油、十滴水、消炎镇痛膏等均含有樟脑。樟脑还可以作为驱虫防蛀剂。

12.3 醌

12.3.1 醌的结构和命名

1. 醌的结构

醌是一类特殊的不饱和环二酮(环状多烯二酮),它不是芳香环,没有芳香性。醌分子中

都具有 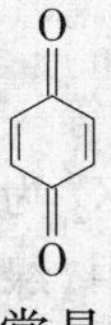（对位醌）或 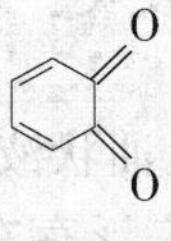（邻位醌）结构，这样的结构称为**醌型结构**。具有醌型构造的化合物通常具有颜色，对位醌多呈黄色，邻位醌多呈红色或橙色，所以它们是许多染料和指示剂的母体。

2. 醌的命名

醌类是以苯醌、萘醌和蒽醌等作为母体来命名的。命名时两个羰基的位置可用阿拉伯数字标明写在醌名字前，有时也用对、邻、远或 α、β 等表明 2 个羰基的相对位置。母体上如有取代基，可将取代基的位次、数目、名称写在前面。例如，

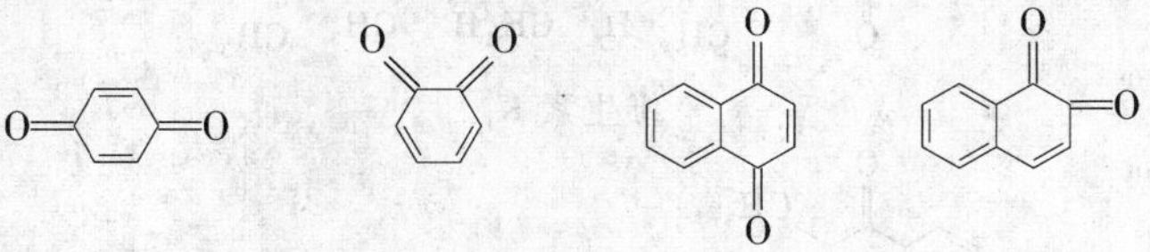

1,4－苯醌（对苯醌）　1,2－苯醌（邻苯醌）　1,4－萘醌（α－萘醌）　1,2－萘醌（β－萘醌）

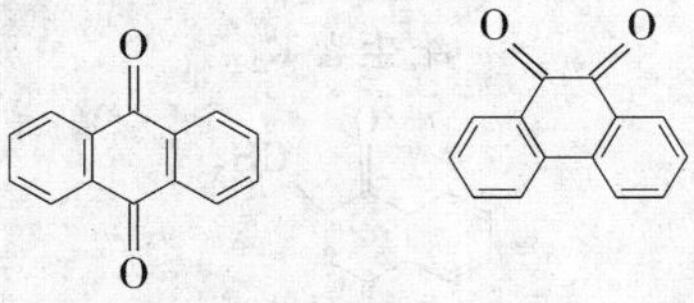

9,10－蒽醌　9,10－菲醌

12.3.2 医学上重要的醌

1. 苯醌

苯醌有对苯醌和邻苯醌两种异构体。对苯醌是金黄色棱晶，熔点为 115～117 ℃，具有刺激性臭味，有毒，能腐蚀皮肤，溶于热水、乙醇和乙醚。邻苯醌为红色片状或棱晶，在 60～70 ℃分解，溶于乙醚、丙酮和苯。

对苯醌可由重铬酸钠和硫酸氧化对苯二酚制备，工业上可由苯胺或苯酚氧化制得。邻苯醌可由氧化银氧化邻苯二酚制得。苯醌是有机合成工业的原料，其还原产物对苯二酚是还原剂，可作底片的显影剂和聚合反应的阻聚剂。苯醌的蒸气对眼角膜和黏膜有刺激作用。

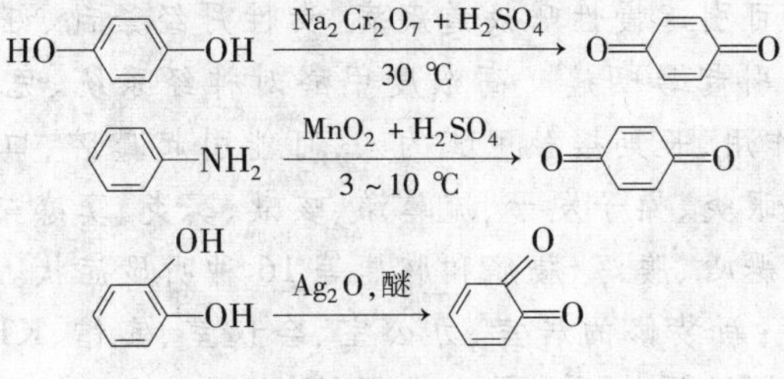

2. 萘醌

萘醌有 1,4(α)、1,2(β)和 2,6(远)三种异构体。最常见的是 1,4－萘醌(α－萘醌)，它是亮黄色针状晶体，熔点为 125 ℃，温度超过 100 ℃时即升华，有显著的气味；微溶于水，溶于乙

醇、乙醚和苯。萘醌对皮肤、黏膜有刺激作用，并能引起过敏性皮炎。

萘醌中有重要脂溶性的维生素 K 类，包括维生素 K_1、维生素 K_2 与维生素 K_3 等。维生素 K_1 和维生素 K_2 的差别只在于侧链有所不同，维生素 K_1 为黄色油状液体，维生素 K_2 为黄色晶体，维生素 K_3 也为黄色结晶性粉末。维生素 K_1 和维生素 K_2 广泛存在于自然界中，绿色植物（如苜蓿、菠菜等）、蛋黄、肝等含量丰富。维生素 K_3 是人工合成的。维生素 K 是可以在肠道组织中产生的一种脂溶性维生素。它帮助吸收食物中的钙，有助于形成和维持健康的骨骼。维生素 K 最重要的作用是控制血液凝结，临床上常用于止血，防止因受伤导致的严重失血。

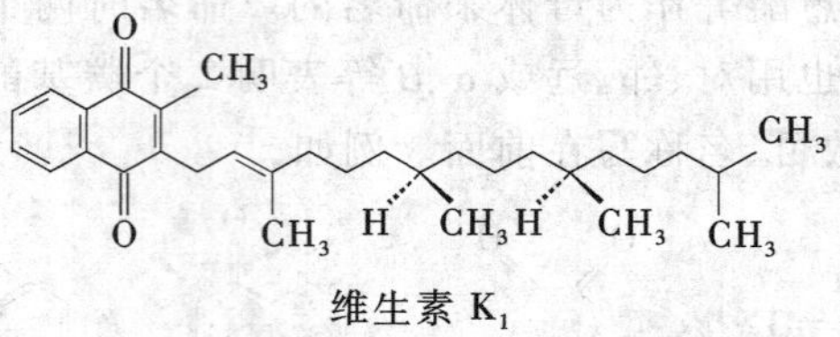

维生素 K_1

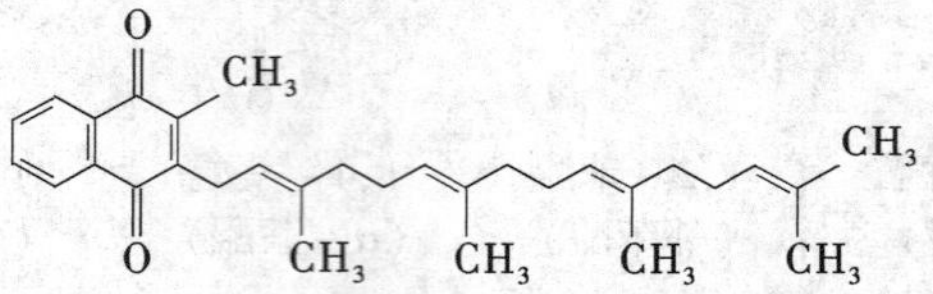

维生素 K_2

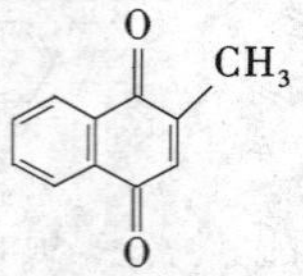

维生素 K_3

知识链接

甲醛的危害及防止

甲醛（HCHO）为较高毒性的物质，在我国有毒化学品优先控制名单上甲醛高居第二位。甲醛早已被世界卫生组织确定为致癌和致畸形物质，是公认的变态反应源，也是潜在的强致突变物之一。当室内空气中甲醛含量为 0.1 $mg \cdot m^{-3}$ 时，就有异味和不适感；达到 0.5 $mg \cdot m^{-3}$ 时，可刺激眼睛，引起流泪；达到 0.6 $mg \cdot m^{-3}$，可引起咽喉不适或疼痛；浓度更高时，可引起恶心呕吐，咳嗽胸闷，气喘甚至肺水肿；达到 30 $mg \cdot m^{-3}$ 时，会立即致人死亡。

长期接触低剂量甲醛可引起慢性呼吸道疾病、女性月经紊乱、妊娠综合征，引起新生儿体质降低、染色体异常，甚至引起鼻咽癌。高浓度甲醛对神经系统、免疫系统、肝等都有毒害作用。甲醛还有致畸、致癌作用，长期接触甲醛的人，可能引起鼻腔、口腔、鼻咽、咽喉、皮肤和消化道的癌症。甲醛能引起眼炎、嗓子发干、流鼻涕、咳嗽、窦炎、窦感染、头痛乏力、压抑易怒、极度疲劳、失眠、出疹、鼻血、恶心、腹泻、腹痛和胸痛等 16 种明显症状。

甲醛危害严重的场所：新装修的居室、办公室、会议室、宾馆、KTV 包房和家具商场、建材商场等。由于装修和家具制造要使用大量人造板材（如胶合板、大芯板、中纤板、刨花板、强化地板和复合木地板等），而生产人造板材需大量使用毒性高的甲醛为原料制造的胶黏剂，由于胶黏剂中的甲醛释放期很长，一般长达 15 年，导致甲醛成为室内空气中的主要污染物。

情境小结

1. 知识系统网络

- 醛酮醌
  - 醛酮
    - 结构
      - 醛的官能团称为醛基，即 $-\overset{O}{\overset{\|}{C}}-H$ ，酮的官能团为 $-\overset{O}{\overset{\|}{C}}-$
    - 分类
      - 根据分子中烃基的不同，分为脂肪族、脂环族和芳香族醛、酮
      - 根据烃基中是否含有不饱和键，分为饱和醛、酮和不饱和醛、酮
      - 根据分子中所含羰基的数目可以分为一元醛、酮和多元醛、酮
      - 酮还可以根据羰基碳两端所连的烃基是否相同分为单酮和混酮
    - 命名
      - 普通命名法，系统命名法，俗名
    - 性质
      - 物理性质
        - 状态，气味，溶解性，熔、沸点等
      - 化学性质
        - 相似性质
          - 亲核加成
            - 与 HCN 生成 α-羟基腈（或称为 α-氰醇）
            - 与醇加成，生成半缩醛或缩醛
            - 与氨的衍生物加成，常用于鉴定含羰基的化合物
          - α-H反应
            - 卤仿反应：与卤素发生 α-H 的取代反应
            - 羟醛缩合反应，生成 β-羟基醛（醇醛）
          - 还原反应
            - 在 Ni、Pd 等催化下，加氢还原成伯醇、仲醇
        - 醛的特性（用于鉴定醛、酮）
          - 与托伦试剂的银镜反应
          - 与费林试剂反应
          - 与希夫试剂的显色反应
    - 医学上重要的醛、酮
      - 甲醛、乙醛、苯甲醛、丙酮
  - 醌
    - 醌的结构 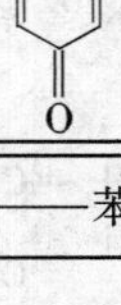 或 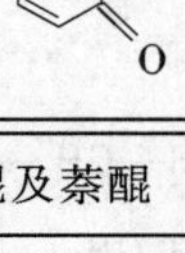
    - 重要的醌——苯醌及萘醌

2．学习方法概要

学习醛、酮的相关知识时，首先，要弄清什么是醛、酮，并能分辨出是哪一种类型的醛、酮。其次，学习醛、酮的系统命名法时，要注意同烃及其衍生物之间命名的联系与区别。第三，醛、酮的化学性质及其应用是重点，学习要紧密结合醛、酮的结构，运用结构决定性质、性质决定用途的辩证观点，深入分析醛、酮的结构，推断出醛、酮可能具有的化学性质，并根据醛、酮结构上的差别，找出醛、酮化学性质的差异及相同化学性质的不同反应活性，把醛、酮的一些应用渗透到醛、酮性质的学习过程中，既能激发学习兴趣，又能加深记忆。

目标检测

一、选择题

1．下列化合物属于醛的是　（　　）

A. 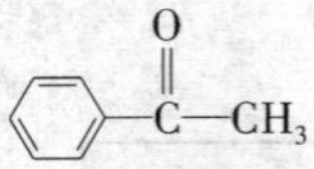　B. 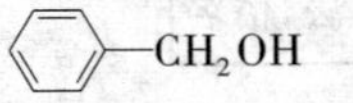　C. 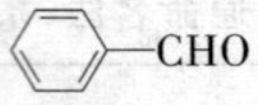　D. 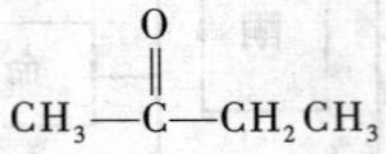

2．不能用于鉴别醛和酮的试剂是　（　　）

A．三氯化铁　B．费林试剂　C．托伦试剂　D．希夫试剂

3．下列化合物中，不能发生碘仿反应的是　（　　）

A．CH_3CH_2OH　B．CH_3CHO　C. 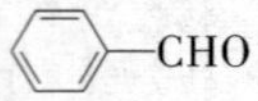　D．CH_3COCH_3

4．医学上用作消毒防腐剂的福尔马林的主要成分是　（　　）

A．苯酚　B．苯甲醛　C．甲醛　D．甲酚

5．下列化合物中，不发生银镜反应的是　（　　）

A．丁酮　B．苯甲醛　C．丁醛　D．甲醛

6．下列化合物能与费林试剂发生反应的是　（　　）

A．CH_3CHO　B．CH_3COCH_3　C. 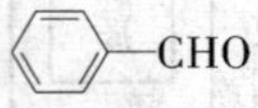　D. 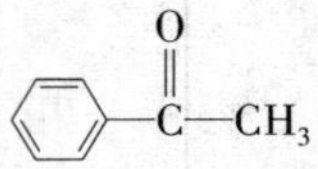

7．既能与 H_2 发生加成反应，又能与希夫试剂发生反应的是　（　　）

A．乙醇　B．乙醛　C．丙酮　D．苯酚

8．医学上检查糖尿病患者尿液中是否含有丙酮的试剂是　（　　）

A．亚硝酰铁氢化钠溶液和氢氧化钠溶液　B．氢氧化铜

C．溴水　D．氨水

二、命名或写出下列化合物的结构

1. 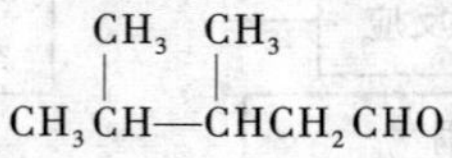　2. 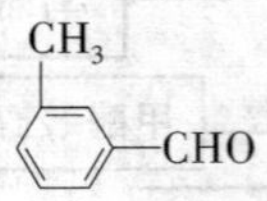　3. 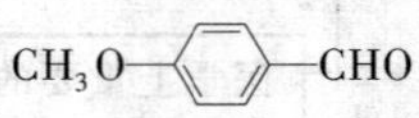

4. 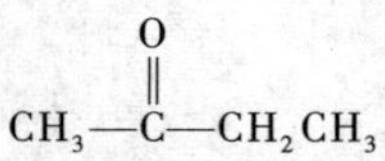　5. $CH_3CH{=}CHCHO$　6. 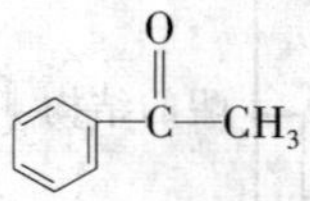

7. 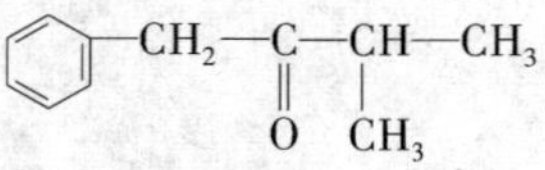　8. 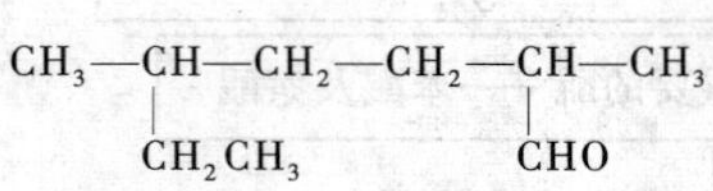

9. 3－甲基丁醛　　10. 2,2－二甲基丙醛　　11. 2－戊酮

12. 间羟基苯乙酮

三、用化学方法鉴别下列各组化合物

1. 丙醇、丙醛、丙酮　　2. 甲醛、乙醛、苯甲醛

3. 戊醛、2－戊酮、3－戊酮　　4. 丙酮、乙醇、甘油

四、完成下列反应方程式

1. $CH_3CHO \xrightarrow{[O]}$

2. $CH_3-\overset{\overset{\large O}{\|}}{C}-CH_3 \xrightarrow{H_2}$

3. $CH_3CHO + NH_2-OH \longrightarrow$

4. $CH_3CHO \xrightarrow{Cu(OH)_2}$

五、推断题

有一化合物 A,分子式为 $C_5H_{10}O$,可与苯肼作用生成苯腙,不与托伦试剂和费林试剂反应,也不发生碘仿反应,可被还原为正戊烷,试推断其结构。

情境13 有 机 酸

情境描述：

以课堂教学、教材、多媒体课件等为载体，结合日常生活经验，学习认识羧酸、取代酸的结构特点、分类、命名和主要性质。达到掌握羧酸及取代酸的结构、分类、命名、主要性质及用途的目标。结合已学习的同分异构知识，理解旋光异构与分子结构的关系及医学意义；知道费歇尔投影式和 D/L 构型标记法。

有机酸是一类具有酸性的有机物，包括羧酸和取代羧酸，它们的官能团是**羧基**（—COOH）。除甲酸（HCOOH）外，羧酸均可看作是烃分子中的氢原子被羧基取代后生成的化合物，通式为（Ar）R—COOH。羧酸分子中烃基上的氢原子被其他原子或原子团取代的衍生物称为取代羧酸。重要的取代羧酸有卤代酸、氨基酸、羟基酸和羰基酸等，这类化合物对医药及生命活动都具有重要意义。

13.1 羧酸

13.1.1 羧酸的分类和命名

1. 羧酸的分类

（1）按照烃基构造的不同，羧酸可分为脂肪酸、脂环酸和芳香酸。例如，

CH_3COOH

脂肪酸

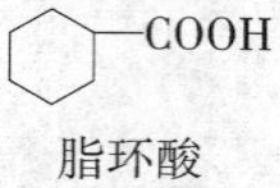

脂环酸

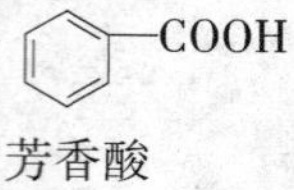

芳香酸

（2）根据烃基是否饱和，羧酸可分为饱和脂肪酸和不饱和脂肪酸。例如，

$CH_3(CH_2)_7CH_2COOH$

饱和脂肪酸

$CH_2{=}CHCOOH$

不饱和脂肪酸

（3）根据分子中羧基的数目，羧酸可分为一元酸和多元酸。例如，

CH_3CH_2COOH

一元脂肪酸

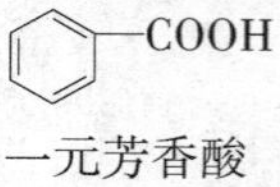

一元芳香酸

HOOC—COOH

二元脂肪酸

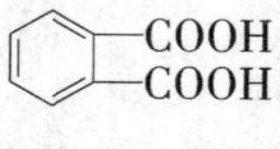

二元芳香酸

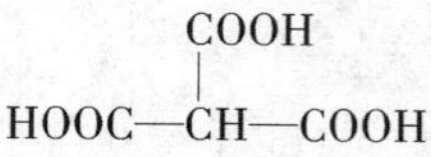

多元脂肪酸

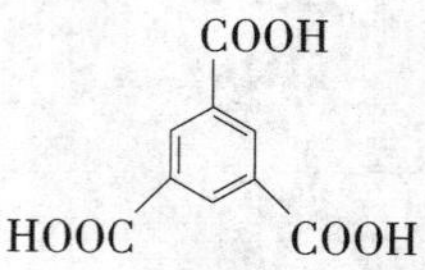

多元芳香酸

2. 羧酸的命名

（1）饱和脂肪酸命名时，选择含有羧基在内的最长碳链作为主链，根据主链所含碳原子的数目称为“某酸”。从羧基碳原子开始对主链碳原子编号，取代基的位置可用阿拉伯数字表示，也可用希腊字母表示，并将主链上与羧基直接相连的碳原子定位为 α 位，依次为 β，γ，δ，…。例如，

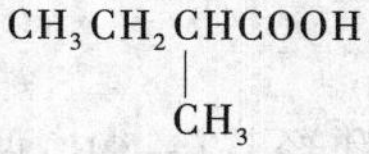

2 – 甲基丁酸（α – 甲基丁酸）

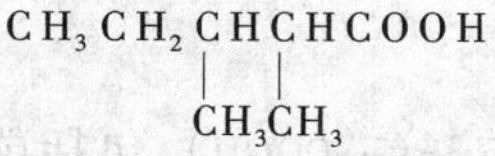

2,3 – 二甲基戊酸（α,β – 二甲基戊酸）

（2）不饱和脂肪酸命名时，选择含有羧基和不饱和键在内的最长碳链作为主链，称为“某烯酸”或“某炔酸”，并从羧基碳原子开始编号，把不饱和键的位次和名称写在主链名称的前面。如果主链上碳原子数目大于 10 时，母体称为“碳烯酸”。例如，

$CH_2{=}CHCOOH$

丙烯酸

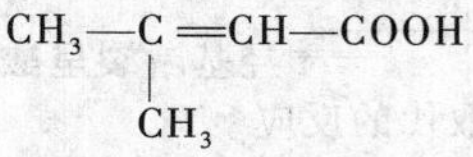

3 – 甲基 – 2 – 丁烯酸

$CH_3(CH_2)_7CH{=}CH(CH_2)_7COOH$

9 – 十八碳烯酸（油酸）

（3）脂环酸和芳香酸的命名通常以脂肪酸为母体，将脂环烃或芳香烃作为取代基。例如，

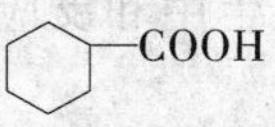

环己基甲酸

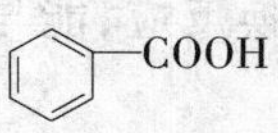

苯甲酸

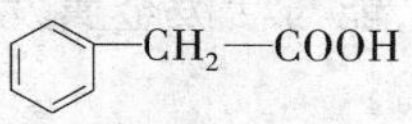

苯乙酸

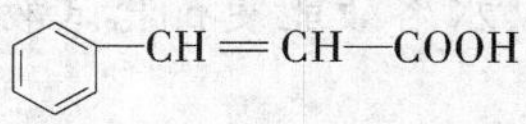

3–苯基丙烯酸(肉桂酸)

（4）二元酸的命名是选择含有两个羧基在内的最长碳链为主链，称为“某二酸”，其余的侧链作为取代基，写在主链名称前面。例如，

HOOC—COOH

乙二酸

$HOOC—CH_2—CH_2—COOH$

丁二酸(琥珀酸)

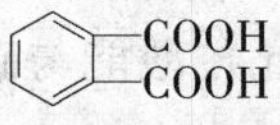

邻苯二甲酸

有些羧酸可以从天然产物中获得，因此常根据它们最初的来源和性质而用俗名，如甲酸俗称蚁酸、乙酸俗称醋酸、乙二酸俗称草酸、3 – 苯基丙烯酸俗称肉桂酸等。

13.1.2 羧酸的性质

一、物理性质

饱和一元羧酸中，甲酸、乙酸、丙酸是具有刺激性气味的液体，易溶于水；$C_4 \sim C_9$ 的脂肪酸是有腐败臭味的油状液体，部分溶于水；C_{10} 以上的脂肪酸是蜡状固体，不溶于水。脂肪族二元酸和芳香酸为结晶型固体。

羧酸能与水分子形成氢键，低级脂肪酸能与水以任意比例混溶，但随着相对分子质量的增

加，在水中的溶解度明显降低，以至难溶或不溶于水，但能溶于有机溶剂。

羧酸的沸点比相对分子质量相近的醇的沸点还要高。如甲酸和乙醇的相对分子质量相同，但乙醇的沸点为 78.5 ℃，而甲酸的沸点为 100.5 ℃。这是因为羧酸分子间能形成两个氢键缔合成稳定的二聚体，羧酸分子间的这种氢键比醇分子间的氢键更稳定。

二、化学性质

羧酸的官能团是羧基（—COOH），包括羰基（ $\overset{\overset{\displaystyle O}{\|}}{—C—}$ ）和羟基（—OH）两个部分，因而不同程度地反映了羰基和羟基的某些性质。但羧基的化学性质并不是羰基和羟基性质的简单加和，而是这两个基团相互影响的结果。羧酸可发生反应的主要部位如下：

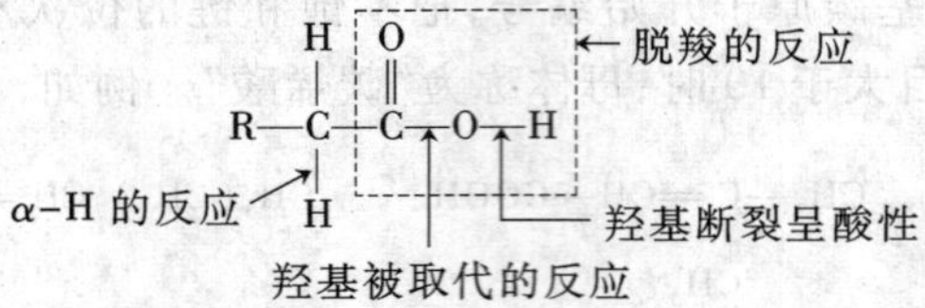

1. 酸性

由于羧基中羰基的 π 键与羟基氧原子形成 p-π 共轭效应的影响，使羟基氧原子上的电子云密度有所降低，使氧氢键的极性增强，有利于羧基中氢原子的解离，故羧酸表现出明显的酸性。其水溶液能使石蕊试液变红，能与活泼金属发生置换反应，能与碱发生中和反应生成盐和水。

$$2RCOOH + 2Na \longrightarrow 2RCOONa + H_2\uparrow$$
$$RCOOH + NaOH \longrightarrow RCOONa + H_2O$$
$$RCOOH + NaHCO_3 \longrightarrow RCOONa + CO_2\uparrow + H_2O$$

羧酸是弱酸，羧酸的酸性比盐酸、硫酸等强无机酸的酸性弱得多，但比碳酸和一般酚类的酸性都强，因此羧酸能与碳酸氢钠反应放出二氧化碳，而酚则不能，利用这个性质可以鉴别羧酸和酚类化合物。

羧酸、碳酸、酚和乙醇的酸性顺序为

$$RCOOH > H_2CO_3 > C_6H_5OH > H_2O > C_2H_5OH$$

	RCOOH	H_2CO_3	C_6H_5OH	H_2O	C_2H_5OH
pK_a	3.0~5.0	6.38	9.96	15.7	17.0

另外，羧酸的钠盐、钾盐及铵盐易溶于水，故医药上常将一些水溶性差的含羧基药物制成羧酸盐，以增加其在水中的溶解性，扩大应用范围。

2. 羧基上羟基的取代

羧酸分子中羧基上的羟基在一定条件下，可被卤素（—X）、烃氧基（—OR）、酰氧基（—OOCR）和氨基（—NH_2）取代，分别生成酰卤、酯、酸酐和酰胺等羧酸衍生物。

（1）酰卤的生成　羧酸分子中羧基上的羟基被卤素取代的产物称为**酰卤**。羧酸与三氯化磷、五氯化磷或氯化亚砜（$SOCl_2$）反应时，羧基上的羟基被氯原子取代生成相应的酰氯。

$$3R-\overset{\overset{O}{\|}}{C}-OH + PCl_3 \longrightarrow 3R-\overset{\overset{O}{\|}}{C}-Cl + H_3PO_3$$

$$R-\overset{\overset{O}{\|}}{C}-OH + PCl_5 \longrightarrow R-\overset{\overset{O}{\|}}{C}-Cl + POCl_3 + HCl\uparrow$$

$$R-\overset{\overset{O}{\|}}{C}-OH + SOCl_2 \longrightarrow R-\overset{\overset{O}{\|}}{C}-Cl + SO_2\uparrow + HCl\uparrow$$

用亚硫酰氯($SOCl_2$)制备酰氯时,副产物都是气体,便于处理及提纯。

(2) 酯的生成　在强酸(如硫酸等)的催化下,羧酸与醇作用脱水生成酯的反应称为**酯化反应**。

$$R-\overset{\overset{O}{\|}}{C}-\boxed{OH + H}-OR' \underset{}{\overset{H^+}{\rightleftharpoons}} R-\overset{\overset{O}{\|}}{C}-OR' + H_2O$$

$$\underset{\text{乙酸}}{CH_3-\overset{\overset{O}{\|}}{C}-\boxed{OH + H}}\underset{\text{乙醇}}{O-C_2H_5} \overset{H^+}{\rightleftharpoons} \underset{\text{乙酸乙酯}}{CH_3-\overset{\overset{O}{\|}}{C}-O-C_2H_5} + H_2O$$

酯化反应是可逆反应,为了提高产率,可以增加某种反应物的浓度或及时将产物蒸出。

(3) 酸酐的生成　羧酸(甲酸除外)与脱水剂(P_2O_5 等)共热时,两分子羧酸脱去一分子水生成酸酐。

$$\underset{\text{羧酸}}{R-\overset{\overset{O}{\|}}{C}-\boxed{OH + H}}\underset{\text{羧酸}}{O-\overset{\overset{O}{\|}}{C}-R} \underset{\triangle}{\overset{P_2O_5}{\rightleftharpoons}} \underset{\text{酸酐}}{R-\overset{\overset{O}{\|}}{C}-O-\overset{\overset{O}{\|}}{C}-R} + H_2O$$

(4) 酰胺的生成　酰胺是羧酸分子中羧基上的羟基被氨基($-NH_2$)取代生成的产物。羧酸与氨反应生成羧酸的铵盐,铵盐加热后分子内脱水生成酰胺。

$$\underset{\text{羧酸}}{R-\overset{\overset{O}{\|}}{C}-OH} \xrightarrow{NH_3} \underset{\text{羧酸铵}}{R-\overset{\overset{O}{\|}}{C}-ONH_4} \underset{\triangle}{\xrightarrow{-H_2O}} \underset{\text{酰胺}}{R-\overset{\overset{O}{\|}}{C}-NH_2}$$

酰胺是一类重要化合物,许多药物分子中含有酰胺的结构。例如药用尿素(H_2NCONH_2)又称脲,是碳酸的二酰胺。

3. 脱羧反应

羧酸分子脱去羧基放出 CO_2 的反应称为**脱羧反应**。

$$R-\boxed{C(=O)-O-H} \xrightarrow{\triangle} RH + CO_2\uparrow$$

除甲酸外,一元羧酸比较稳定,通常不发生脱羧反应,但在特殊条件下,如羧酸的碱金属盐与碱石灰(NaOH/CaO)共热,失去一分子二氧化碳,生成比原羧酸少一个碳原子的烃。

$$CH_3COONa \xrightarrow[\triangle]{\text{碱石灰}} CO_2\uparrow + CH_3Na$$

二元羧酸对热比较敏感，易脱羧。例如，将乙二酸加热到 150 ℃，则分解放出二氧化碳生成甲酸。

$$\underset{\text{乙二酸}}{HOOC—COOH} \xrightarrow{\triangle} \underset{\text{甲酸}}{HCOOH} + CO_2\uparrow$$

生物体内许多脱羧反应是在脱羧酶的作用下进行的，脱羧反应是一类非常重要的生化反应。

4. $\alpha-H$ 的取代反应

受羧基吸电子作用的影响，羧酸中的 $\alpha-H$ 也能发生卤代反应，但因羧基中的 $p-\pi$ 共轭效应，其致活作用比羰基的致活作用弱，因此，羧酸中的 $\alpha-H$ 的卤代反应，常需红磷等作为催化剂。例如，

$$CH_3COOH \xrightarrow[\triangle]{Cl_2} CH_2ClCOOH \xrightarrow[\triangle]{Cl_2} CHCl_2COOH \xrightarrow[\triangle]{Cl_2} CCl_3COOH$$

13.1.3 重要的羧酸

1. 甲酸(HCOOH)

甲酸最初是从蚂蚁体内发现的，故俗称蚁酸。甲酸为无色、有强烈刺激性气味的液体，沸点为 100.5 ℃，易溶于水。在饱和一元羧酸中，甲酸的酸性是有机酸中酸性最强的，并具有很强的腐蚀性。被蚂蚁或蜂类蜇伤引起的皮肤红肿和疼痛，就是由甲酸引起的，在患处涂上一些稀氨水、小苏打稀溶液或肥皂水，均可起到止痛、止痒的作用。

甲酸的结构比较特殊，分子中的羧基直接与氢原子相连，既具有羧基的结构，又有醛基的结构：

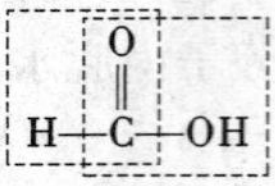

因此，甲酸既有羧酸的性质，又有醛的还原性，可以被费林试剂、托伦试剂等弱氧化剂氧化，也可以使高锰酸钾溶液退色。利用这些性质可以鉴别甲酸。

2. 乙酸(CH_3COOH)

乙酸俗称醋酸，是食醋的主要成分，食醋中含量为3%～5%。乙酸为无色有刺激性气味的液体，沸点为 118 ℃，熔点为16.6 ℃。乙酸在 16.6 ℃以下能凝结成冰状固体，所以常把无水乙酸称为冰醋酸。

医药上通常把乙酸的稀溶液(0.5%～2%)作为消毒防腐剂，用于灼伤或烫伤感染的创面洗涤。生活中常用“食醋消毒法”预防流感。乙酸又是重要的工业原料，可以合成许多有机物，如醋酸纤维、乙酐、乙酸乙酯等。

3. 苯甲酸($C_6H_5—COOH$)

苯甲酸因最初从安息香中得到，俗称安息香酸，是最简单的芳香酸。苯甲酸为白色晶体，熔点为 121.7 ℃，微溶于水，受热易升华。苯甲酸有抑菌、防腐作用，且毒性较低，故苯甲酸及

其钠盐常作为食品、药物和日常用品的防腐剂。

4. 乙二酸(HOOC—COOH)

乙二酸俗称草酸,是无色晶体,广泛存在于植物体中,如菠菜中就因含有草酸而呈涩味。草酸易溶于水和乙醇,不溶于乙醚等有机溶剂。常见的草酸含有两分子结晶水,加热至100 ℃可失去结晶水而得到无水草酸,无水草酸的熔点为 189 ℃。

草酸分子中两个羧基直接相连,由于一个羧基对另一个羧基的吸电子诱导效应,使草酸的酸性比一元酸和其他的二元酸的酸性强。草酸除具有一般羧酸的性质外,还有还原性,易被氧化,可用于印染工业及去除铁锈或蓝墨水的污渍。

13.2 羟基酸和酮酸

羧酸分子中烃基上的氢原子被其他原子或原子团取代后的化合物称为取代羧酸,简称为取代酸。根据取代基的种类不同,可分为羟基酸、羰基酸、氨基酸、卤代酸等,在此主要讨论羟基酸和羰基酸。

13.2.1 羟基酸

1. 羟基酸的结构

羧酸分子中烃基上的氢原子被羟基取代后的化合物称为羟基酸。羟基(—OH)和羧基(—COOH)都是羟基酸的官能团。

2. 羟基酸的分类和命名

羟基酸可根据羟基所连烃基的不同分为醇酸和酚酸两类。羟基连在脂肪链上的为醇酸,羟基连在芳环上的为酚酸。

羟基酸的命名是以羧酸作为母体,羟基作为取代基,从羧基碳原子开始编号,用阿拉伯数字或希腊字母 α、β、γ 等标明羟基的位置,酚酸还可以用邻、间、对来表示羟基的位置。由于许多羟基酸是天然产物,也常根据其来源而采用俗名。例如,

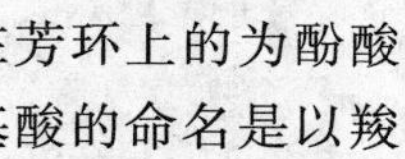

2-羟基丙酸(乳酸)
(α-羟基丙酸)

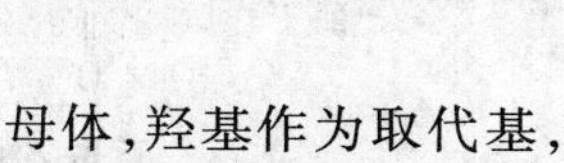

2-羟基丁二酸(苹果酸)
(α-羟基丁二酸)

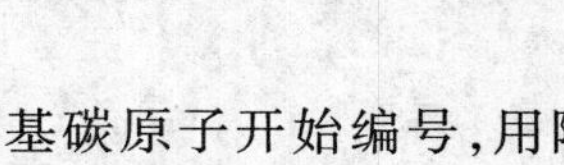

2,3-二羟基丁二酸(酒石酸)
(α,β-二羟基丁二酸)

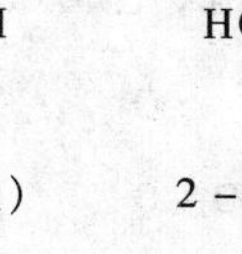

邻羟基苯甲酸(水杨酸)

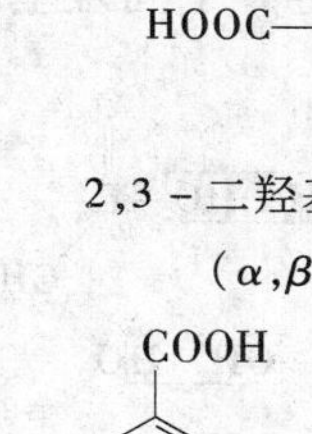

3,4,5-三羟基苯甲酸(没食子酸)

3. 羟基酸的性质

醇酸一般是黏稠的、不易挥发的液体或固体,在水中的溶解度通常大于相应的脂肪酸在水中的溶解度。酚酸大多为晶体,其熔点比相应的芳香酸的熔点高,有的易溶于水,如没食子酸;有的微溶于水,如水杨酸。羟基酸的主要化学性质如下。

(1) 酸性　由于醇酸分子中羟基的吸电子诱导效应，使羧基的酸性增强，因此醇酸的酸性比相应羧酸的酸性强，但随着羟基与羧基距离的增大，对酸性的影响逐渐减小。例如，

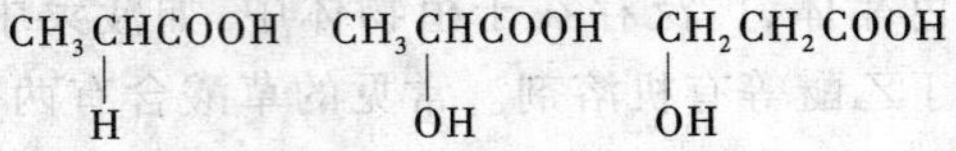

pK_a　4.88　3.87　4.51

酚酸的酸性受诱导效应和共轭效应的影响，其酸性随羟基与羧基的相对位置不同而表现出较大的差异。例如，

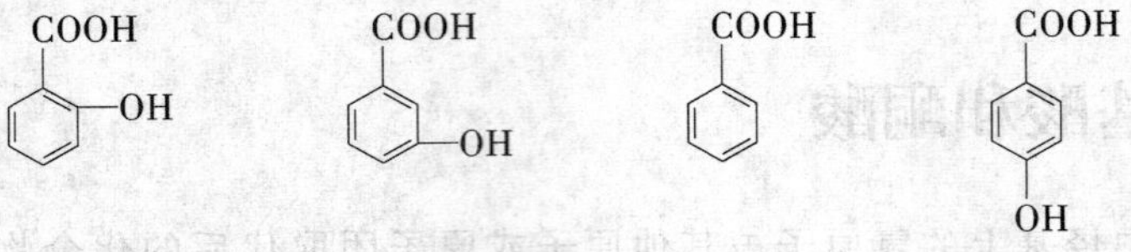

pK_a　3.00　4.12　4.17　4.54

(2) 羟基酸的氧化　羟基酸比醇易被氧化，托伦试剂、稀硝酸不能氧化醇，但能把醇酸氧化为酮酸。

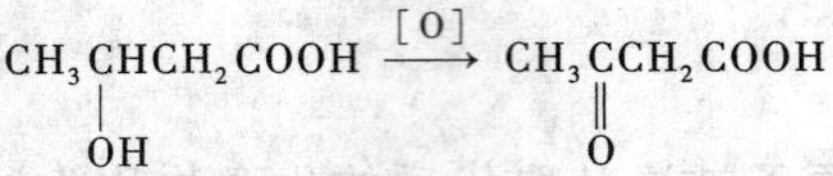

β－羟基丁酸　β－丁酮酸

生物体内在代谢过程中产生的羟基酸，可在酶作用下发生脱氢氧化，生成酮酸。例如，

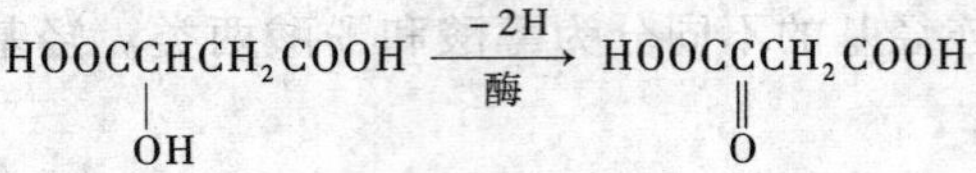

苹果酸　草酰乙酸

(3) 脱水反应　醇酸加热易发生脱水反应，但随着羟基的位置不同，脱水产物也不同。

α－醇酸加热时，发生分子间羟基和羧基的交叉脱水反应，生成六元环的交酯。

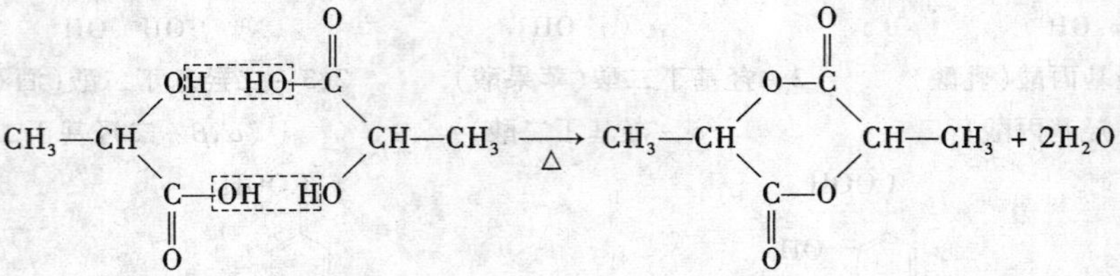

α－羟基丙酸　丙交酯

β－醇酸加热时，分子内脱水生成α，β－烯酸。

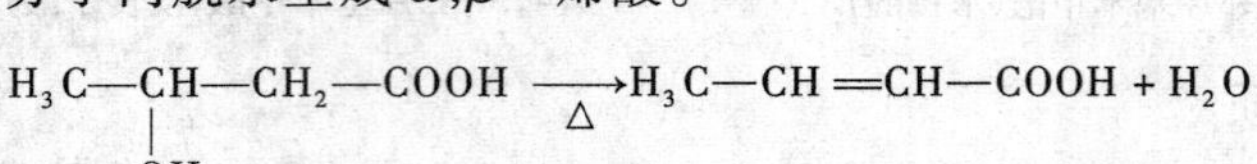

β－羟基丁酸　2－丁烯酸

γ－醇酸和δ－醇酸室温下发生分子内的酯化反应，生成五元环或六元环的内酯。例如，

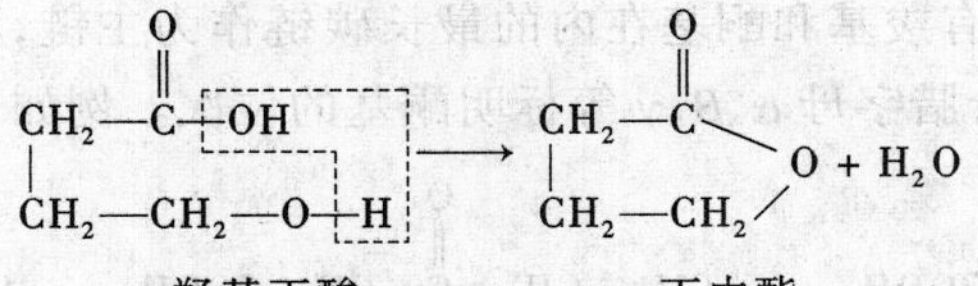

γ-羟基丁酸　　γ-丁内酯

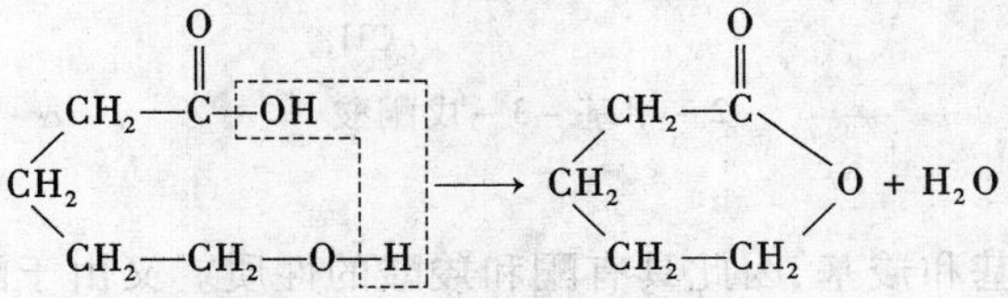

δ-羟基戊酸　　δ-戊内酯

内酯在天然产物及药物中广泛存在，如维生素 C、抗菌消炎药穿心莲等分子中含有内酯环。这些药物中的内酯环如果水解，它的药效就会降低甚至丧失。

4. 酚酸的特殊反应

在适当的条件下，酚酸可发生酰化反应和脱羧反应。例如，水杨酸与乙酸酐在浓硫酸的催化下加热发生酰化反应，得到具有解热镇痛作用的乙酰水杨酸，药品名为阿司匹林。

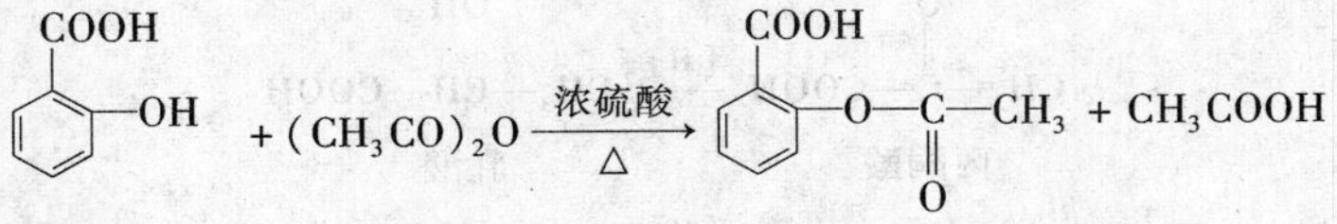

水杨酸　　乙酐　　乙酰水杨酸（阿司匹林）

羟基位于羧基的邻位或对位的酚酸加热至熔点以上，易分解脱羧生成相应的酚。

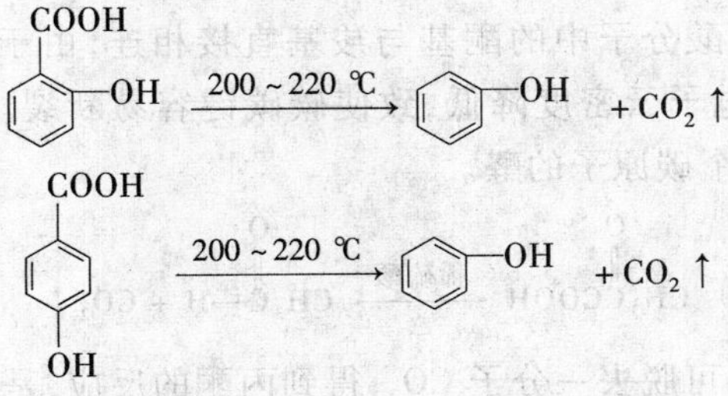

13.2.2 酮酸

酮酸是一类在生物体内有重要作用的有机酸，在氨基酸新陈代谢和维持氧化还原状态的过程中它起一个中心作用。

1. 酮酸的结构和命名

酮酸可以看作是羧酸分子中烃基上同一个碳原子的两个氢原子被氧原子取代后生成的化合物，分子中既含酮基，又含羧基。最简单的酮酸是丙酮酸。

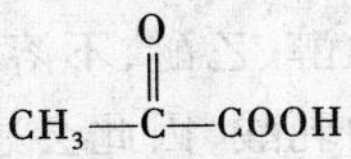

丙酮酸

酮酸的命名是选择含有羧基和酮基在内的最长碳链作为主链，称为“某酮酸”。从羧基开始编号，用阿拉伯数字或希腊字母 α、β、γ 等标明酮基的位次。例如，

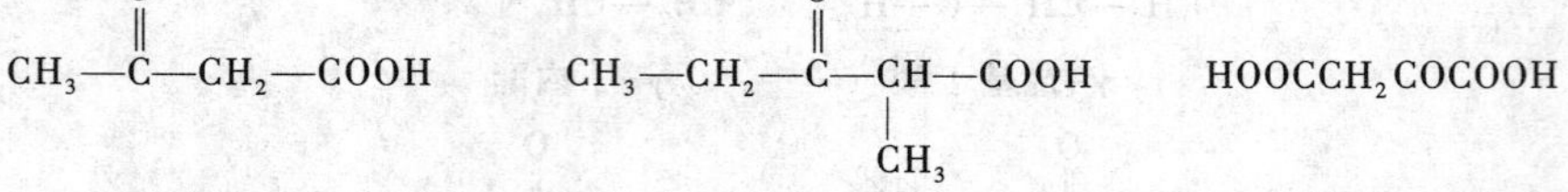

β - 丁酮酸　　　2 - 甲基 - 3 - 戊酮酸　　　α - 丁酮二酸（草酰乙酸）

2. 酮酸的性质

酮酸分子中含有酮基和羧基，因此具有酮和羧酸的性质。又由于酮基与羧基的相互影响，酮酸还有一些特殊的性质。

（1）酮酸的酸性　由于酮基的吸电子诱导效应，使其酸性大于羟基酸和羧酸的酸性。几种酸的酸性强弱为

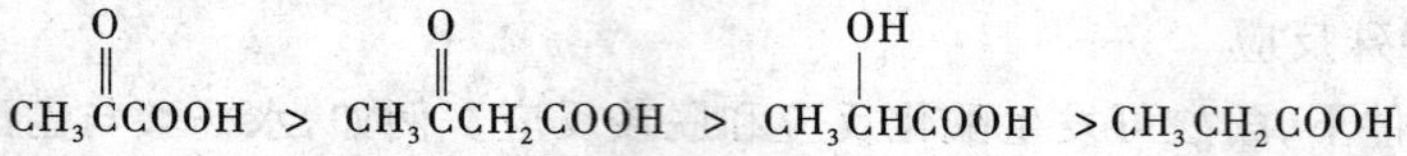

（2）加氢还原　酮酸加氢还原生成醇酸。例如，

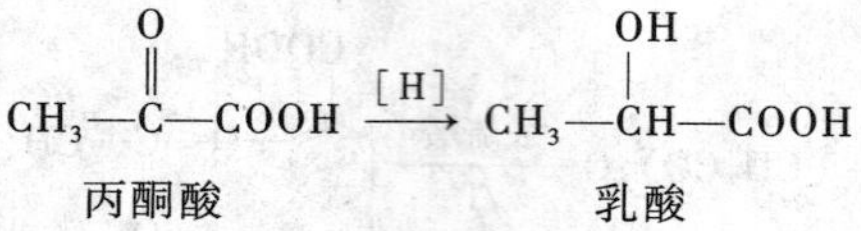

丙酮酸　　　乳酸

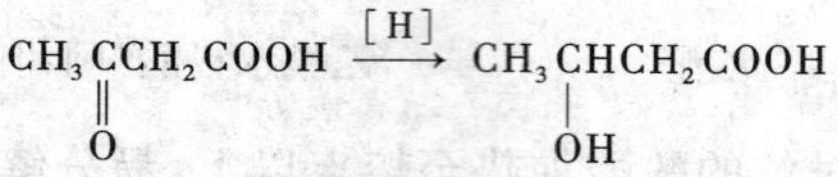

β - 丁酮酸　　　β - 羟基丁酸

（3）脱羧反应　α - 酮酸分子中的酮基与羧基直接相连，由于氧原子有较强的电负性而使酮基和羧基碳原子间的电子云密度降低，致使碳碳键容易断裂。α - 酮酸与稀硫酸共热到 150 ℃，可以脱羧生成少一个碳原子的醛。

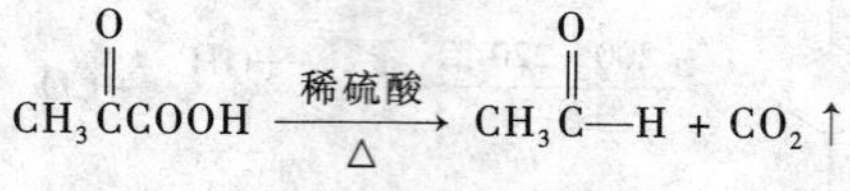

β - 酮酸在高于室温时，可脱去一分子 CO_2，得到丙酮的反应，是生物体内的重要反应之一。例如，

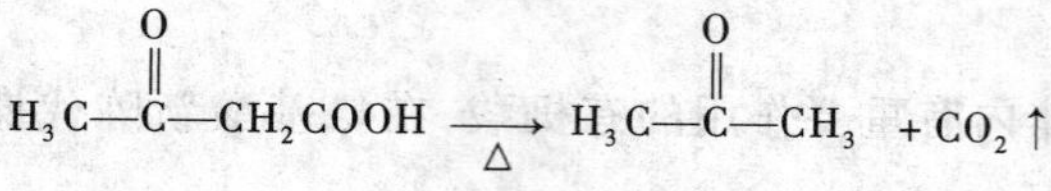

13.2.3　与医学相关的羟基酸和酮酸

1. 乳酸（$CH_3CH(OH)COOH$）

乳酸即 2 - 羟基丙酸，因最初是在酸牛奶中发现的，所以称为乳酸。它是无色黏稠液体，熔点为 18 ℃，有强的吸湿性，溶于水、乙醇、乙醚，不溶于三氯甲烷。它也是肌肉中糖原的代谢产物，人在剧烈运动时，肌肉产生大量的乳酸，因此会感到酸胀。休息后肌肉中的乳酸就转化为水、二氧化碳和糖类，酸胀感消失。乳酸广泛用于食品、饮料、医药及皮革工业。乳酸用作食

品、饮料中的酸味剂。医药上，乳酸可作为消毒剂和外用防腐剂，用于治疗阴道滴虫；乳酸钙用作补钙剂，乳酸亚铁用于补铁剂，乳酸钠用于酸中毒的解毒剂。

2. 苹果酸（$HOOCCH(OH)CH_2COOH$）

苹果酸又名 2 - 羟基丁二酸，因最初从苹果中取得而得名。在未成熟的果实内，如山楂、杨梅、葡萄、番茄中都含有苹果酸。苹果酸为无色针状结晶，熔点为 100 ℃，易溶于水和乙醇，微溶于乙醚。苹果酸是体内糖代谢过程的中间产物，在酶的催化下脱氢生成草酰乙酸。苹果酸常用于制药和食品工业。苹果酸的钠盐可作为禁盐患者的食盐代用品。

3. 柠檬酸（$HOOCCH_2(OH)C(COOH)CH_2COOH$）

柠檬酸即 3 - 羟基 - 3 - 羧基戊二酸，又称为枸橼酸，存在于多种植物中，尤以柠檬中含量最多。它是无色晶体，不含结晶水的柠檬酸熔点为 153 ℃，易溶于水、乙醇和乙醚，酸味较强，在食品工业中用作糖果和饮料的调味剂，在医药上，其钠盐有防止血液凝固和利尿的作用，其铁铵盐可用于防治儿童缺铁性贫血。

4. 酒石酸（$HOOCCH(OH)CH(OH)COOH$）

酒石酸即 2,3 - 二羟基丁二酸，存在于多种水果中，葡萄中含量最丰富，在葡萄中以酸式盐的形式存在。从自然界得到的酒石酸是无色晶体，熔点为 170 ℃，易溶于水。其盐酒石酸锑钾又称吐酒石，医药上用作催吐剂，也用于治疗血吸虫病；酒石酸钾钠可用作泻药，也可用来配制费林试剂。

5. 水杨酸（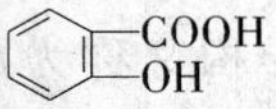

）

水杨酸即邻羟基苯甲酸，又称柳酸，存在于柳树及水杨树的树皮中。它是一种白色针状结晶，熔点为 159 ℃，微溶于水，易溶于乙醇。

水杨酸在医药上可用作防腐剂和杀菌剂，常用于治疗某些皮肤病，水杨酸的钠盐有抑制结核菌的作用。水杨酸的衍生物乙酰水杨酸（阿司匹林）具有解热、镇痛和抗风湿的作用，刺激性较水杨酸的刺激性小，是常用的解热镇痛药；阿司匹林也有扩张血管的作用，近年来被用于心脑血管疾病的防治，是典型的老药新用的例子。由阿司匹林、非那西丁与咖啡因三者配伍的制剂为复方阿司匹林，常称为 APC。

6. β - 丁酮酸（CH_3COCH_2COOH）

β - 丁酮酸又称为乙酰乙酸，为无色黏稠液体，是脂肪在动物体内氧化时的中间产物。β - 丁酮酸不稳定，容易脱羧生成丙酮；在体内还原酶的作用下，被还原生成 β - 羟基丁酸。β - 丁酮酸、β - 羟基丁酸和丙酮合称为**酮体**，是脂肪酸在人体内不完全氧化的中间产物。正常情况下，人体血液中酮体的含量很少，当饥饿或代谢发生障碍时，如患糖尿病时，血液中酮体含量就会增加，导致血液的 pH 下降乃至引起酸中毒。临床上对糖尿病的确定可通过检查患者血液、尿液中的葡萄糖含量及是否存在酮体来判断。

正常人尿液中不含酮体。临床检验尿液中酮体的具体方法是在一支试管中加入尿液 10 mL，然后加入 10% 的 HAc 10 滴、新配制的 0.05 $mol \cdot L^{-1}$ 亚硝酰铁氰化钠 10 滴，充分混合后，用移液管沿管壁慢慢地加入 1 mL 氨水溶液流至液面静置 5 分钟。若试管中颜色无变化，则无酮体；若尿液上面出现紫色环，则有酮体存在。

知识链接

水杨酸的应用

水杨酸又称邻羟基苯甲酸，是一种白色的结晶粉状物，无臭，味先微苦后转辛辣，存在于自然界的柳树皮、白珠树叶及甜桦树中。

在医药工业中，水杨酸本身就是一种用途极广的消毒防腐剂。作为医药中间体，它可用于制备阿斯匹林（乙酰水杨酸）、水杨酸钠、水杨酰胺、止痛灵、水杨酸苯酯、血防－67 等药物，最常用的是乙酰水杨酸。乙酰水杨酸水解后以水杨酸盐的形式迅速分布至全身组织，也可进入关节腔及脑脊液，并可通过胎盘。水杨酸经肝药本酶代谢，大部分代谢物与甘氨酸结合，少部分与葡萄糖醛酸结合后，自肾排泄。

水杨酸可以溶解角质间的构成形物质，使角质层产生脱落，所以能去除积聚过厚的角质层，促进新陈代谢；水杨酸还可以淡化色素斑、收缩毛孔、清除黑头粉刺，有效淡化细纹及改善日晒引起的老化等效果，且对皮肤的刺激效果较果酸更低，因而成为保养品新宠儿。

13.3 旋光异构

同分异构现象在有机化合物中十分普遍，可以分为构造异构和立体异构两大类。构造异构是由于分子中原子的连接顺序和结合方式不同产生的异构，如碳链异构、位置异构和官能团异构等。**立体异构**是指分子的构造相同，分子中各原子或原子团在空间的排布不同而引起的异构，构象异构、顺反异构、对映异构等均属于立体异构。立体异构又称为**旋光异构**或**光学异构**，它与化合物的旋光性有关。

13.3.1 偏振光和旋光性

1. 偏振光

光是一种电磁波，其振动的方向与其前进的方向垂直。普通光中含有各种波长的光线，可以在垂直于它前进方向的任意平面振动。当普通光通过一个尼科尔（Nicol）棱镜时，由于尼科尔棱镜只能使与其晶轴相平行的平面内振动的光线通过，因而通过尼科尔棱镜的光线，就只在一个平面上振动，这种只在一个平面上振动的光称为**平面偏振光**，简称**偏振光**，偏振光振动的平面称为偏振面，如图 2－13－1 所示。

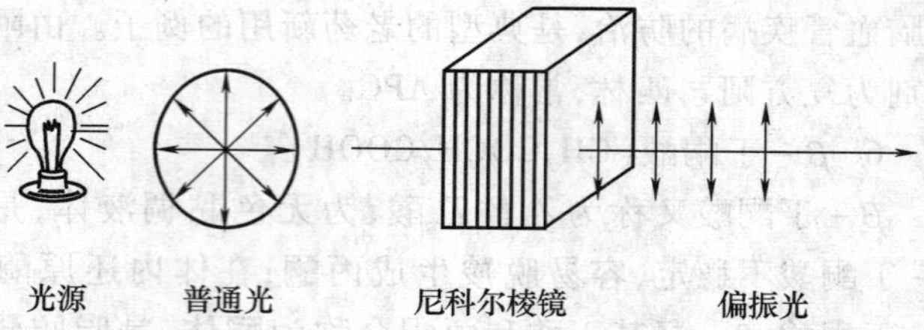

图 2－13－1　普通光和偏振光

2. 旋光性

如果将偏振光通过一些物质（液体或溶液），有些物质（如水、酒精等）对偏振光不产生影响，即偏振光仍维持原来的振动方向。而另外一些物质（如葡萄糖、乳酸等）能使偏振光的偏振面发生旋转，如图 2－13－2 所示。物质使偏振光的振动方向发生旋转的性质称为物质的**旋光性**（或光学活性）。具有旋光性的物质称为**旋光性物质**（或光学活性物质）。

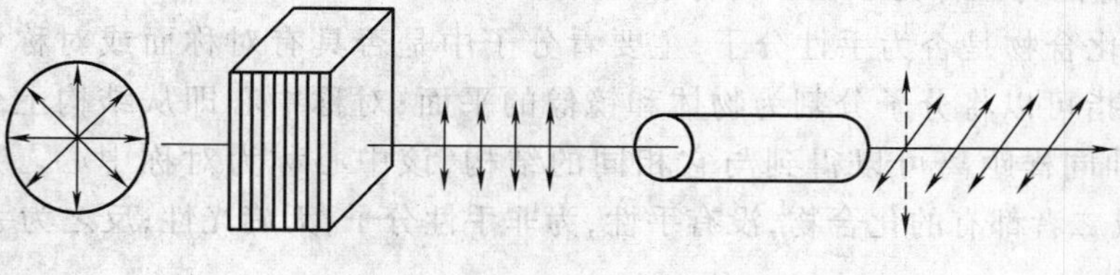

图 2-13-2　偏振光通过旋光性物质

13.3.2　旋光度和比旋光度

1. 旋光度

旋光性物质使偏振光偏振面旋转的角度称为该物质的旋光度，以“α”表示。使平面偏振光向右旋转（顺时针）的物质称为右旋体，以“+”表示；使平面偏振光向左旋转（逆时针）的物质称为左旋体，以“-”表示。例如，从肌肉中取得的乳酸为右旋乳酸，表示为（+）-乳酸，而从糖发酵得到的乳酸为左旋乳酸，表示为（-）-乳酸。

2. 比旋光度

旋光度的大小和旋光方向不仅与旋光性物质的分子结构有关，还与测定时溶液的浓度（或纯液体的密度）、测定管的长度、溶剂的性质、温度、光的波长等有关。一定温度、一定波长的入射光，通过一个 1 dm 长、盛满浓度为 1 $g \cdot mL^{-1}$ 旋光性物质的测定管时所测得的旋光度称为**比旋光度**，用 $[\alpha]_\lambda^t$ 表示。比旋光度可通过实验，由下式求得：

$$[\alpha]_\lambda^t = \frac{\alpha}{l \times \rho}$$

式中：α 是测定的旋光度；t 是测定时的温度，通常为 20 ℃或 25 ℃；λ 为入射光的波长；ρ 是旋光性物质溶液的质量浓度（$g \cdot mL^{-1}$）；l 是为测定管长度（dm）。

一般测定旋光度时，多用钠灯作为光源，波长为 588 nm，通常以 D 表示。如肌乳酸的比旋光度 $[\alpha]_D^{20} = +3.8° \cdot cm^2 \cdot g^{-1}$，表示在 20 ℃时，以钠灯作为光源，乳酸的比旋光度为右旋 3.8°。

13.3.3　旋光性与分子结构的关系

1. 手性碳原子和手性分子

多数旋光性物质的分子中至少有 1 个碳原子连有 4 个不同的原子或原子团，这种碳原子称为**手性碳原子**（也称为不对称碳原子），常以“*”标示。手性碳原子所连的 4 个原子或原子团可以有两种不同的排列方式，即有两种不同的空间构型。例如，乳酸分子的构型如下：

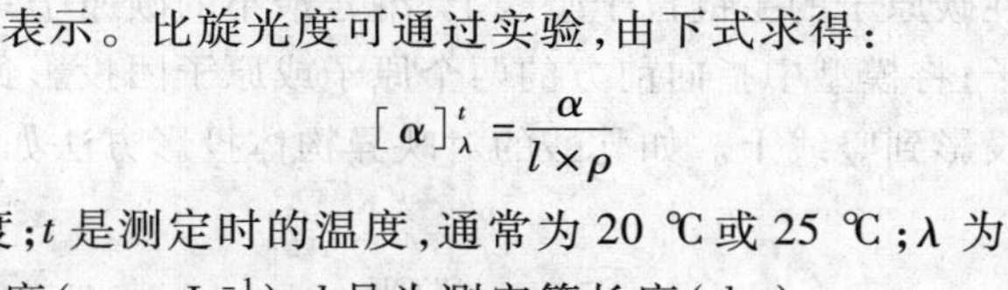

乳酸的这两种构型互为实物和镜像的对应关系。这种像人的左手和右手一样，互为镜像，

但不能完全重叠的特性称为**手性**。具有手性的分子称为**手性分子**。

判断一个化合物是否为手性分子,主要看分子中是否具有对称面或对称中心等对称因素。对称面是指可以将分子分割为物体和镜像的平面;对称中心即从结构上任意一点通过中心,然后延伸同样距离可以得到与它相同的结构,该中心称为对称中心。凡具有对称面或对称中心,或二者都有的化合物,没有手性,为非手性分子,无旋光性;反之为手性分子,可能有旋光性。

2. 旋光异构体

像乳酸这样具有相同的分子构造,但构成分子的原子或原子团在空间的排列互为实物和镜像关系的两种异构体,互称为**对映异构体**,简称**对映体**。因为对映体的旋光性不同,也可称为**旋光异构体**(或光学异构体)。两种互为旋光异构体的物质,旋光度相同而旋光方向相反,除有些生理活性有差异外,其他的物理性质和化学性质一般都相同。

3. 外消旋体

将一对对映体等物质的量混合后,得到没有旋光性的混合体系,称为**外消旋体**,用"(±)"表示。例如,将(+)-乳酸和(-)-乳酸等物质的量混合,旋光性互相抵消,成为外消旋乳酸,用"(±)-乳酸"表示。

13.3.4 费歇尔投影式

在立体化学中,对映异构体的构型常用费歇尔(E. Fischer)投影式表示。投影的具体方法是将立体模型中含手性碳原子的主链位于竖线上,编号最小的碳原子写在竖线的上端;用十字交叉点代表手性碳原子;将模型中指向前方的两个原子或原子团投影到横线上,指向平面后方的两个原子或原子团投影到竖线上。如乳酸的对映异构体投影方法如图 2-13-3 所示:

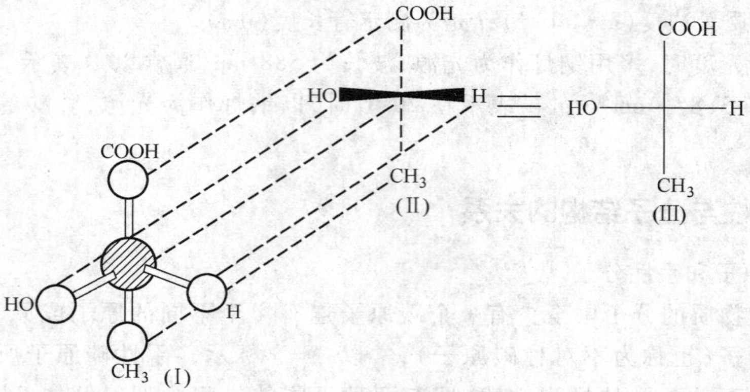

图 2-13-3　乳酸的对映异构体的投影式

必须注意,投影式是用平面式代表的立体结构,在使用和判断几种不同写法的费歇尔投影式是否相同时,投影式可以在纸平面上平移或旋转 180°或 90°的偶数倍。但不能离开纸平面翻转,也不能旋转 90°的奇数倍,否则就改变了基团的前后关系,或横线变竖线、竖线变横线得到的将是其对映体的投影式。

13.3.5 D/L 构型标记法

1951 年以前,人们只知道旋光性不同的一对对映体分别属于两种不同的构型,但还无法确定化合物的绝对构型。为了避免对映体命名上的混淆,费歇尔提出以(+)-甘油醛为标准物,人为地规定在费歇尔投影式中手性碳原子上所连羟基在右侧的为 D 型;所连羟基在左侧的为 L 型。

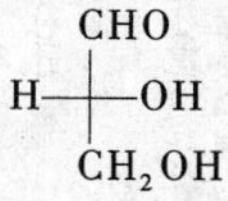

D-(+)-甘油醛

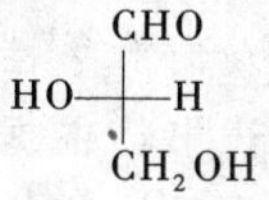

L-(-)-甘油醛

这种由人为规定的标准物,并不是实际测得的,因此称为相对构型标记法。直到 1951 年才有人证明 D-(+)-甘油醛的真正构型与费歇尔的假定的是一致的,这样各种旋光性物质的相对构型也都是绝对构型了。

由于 D/L 构型标记法只适用于表示含有 1 个手性碳原子的化合物,目前主要用于糖类及氨基酸等构型的标记。对于含有多个手性碳原子的化合物,D/L 表示方法具有局限性,使用不便,常用 R/S 构型表示法。例如,乳酸的 R、S 构型为:

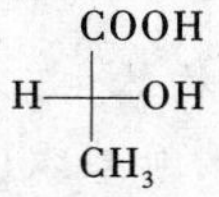

R-乳酸

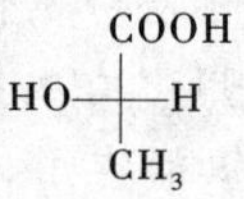

S-乳酸

需要注意,物质的构型与旋光性之间没有必然的联系,构型是人为指定的,而物质的旋光性是物质固有的,必须通过实验才能确定。因此,不能根据旋光方向判断构型,反之亦然。

13.3.6 光学活性物质在医学上的意义

在生物体中具有重要生理意义的有机化合物绝大多数都是手性的。例如,在生物体中普遍存在的 α-氨基酸主要是 L 型,从天然产物中得到的单糖多为 D 型,蛋白质和 DNA 的螺旋构象大多为右旋体。生物催化剂——酶和大多数底物也都是手性化合物。

由于生物体对某一物质的要求常严格地限定为某一单一构型,使得与生物物质有关的合成化合物,如果是旋光性的异构体,也往往只有其中之一具有较强的生理效应,其对映体或无活性或活性很小,有些甚至产生相反的生理作用。例如,微生物在生长过程中,只能利用右旋丙氨酸。在药物中往往只有某一种旋光异构体具有明显的疗效,如作为血浆代用品的葡萄糖酐一定要用右旋糖苷,因为其左旋体会给患者带来较大的危害;右旋的维生素 C 具有抗坏血病作用,而其对映体无效;左旋氯霉素是抗生素,而右旋氯霉素几乎无抗生作用。在增加血压方面,左旋肾上腺素的升高血压作用是右旋体升高血压作用的 20 倍,等等。因此,临床上只有认识旋光异构体在生物活性上的差异,才能正确合理地使用它们。

知识扩充

手性药物

手性药物是指含单一对映体的药物。大量研究结果表明,含有手性因素的药物,其药理功能与分子的立体构型有着密切关系。许多药物的对映体常表现出不同的药理作用，往往一种构型有这样的药效，而另一种构型却有那样的药效。甚至在一对对映体中，有一种具有治病功能，而另一种却有致毒作用。例如在1961年，曾因人们对对映体的药理作用认识不足，造成孕妇服用外消旋体的镇静剂"反应停"后，出现了畸胎事件。后经研究发现，"反应停"的S－构型体具有镇静作用，能缓解孕期妇女恶心、呕吐等妊娠反应；而R－构型体非但没有镇静作用，反而能导致胎儿畸形。由此，人们对手性药物引起高度重视，并相继开发研制出大量的手性药物。目前，手性药物在合成新药中已占据主导地位。

根据药理作用的不同，可将手性药物分为三种类型。

(1) 对映体的药理作用不同　有些药物的对映异构体具有完全不同的药理作用。例如，曲托喹酚(速喘宁)的S－构型体是支气管扩张剂，而R－构型体则有血小板凝聚的作用。"反应停"也属这类药物。生产这类药物时，应严格分离并清除有毒性的构型体，以确保用药安全。

(2) 对映体的药理作用相似　有些药物的对映异构体具有类似的药理作用。例如，异丙嗪的两个异构体都具有抗组织胺活性，均具有镇吐、抗晕以及镇静催眠等作用，其毒副作用也相似。这类药物的对映异构体不必分离便可直接使用。

(3) 单一对映体有药理作用　有些药物的对映异构体中，只有一个具有药理活性。例如，萘普生的S－构型体具有抗炎镇痛作用，而R－构型体则基本上没有疗效，但也无毒副作用。生产该类药物时，要尽量提高有药理活性的异构体的产量。

手性药物的制备方法主要有两种：手性合成法和手性拆分法。

手性合成法包括化学合成和生物合成两种途径。

(1) 化学合成　化学合成主要是以糖类化合物作起始原料，经不对称反应，在分子的适当部位，引进新的活性官能团，合成各种有生物活性的手性化合物。因为糖是自然界存在最广的手性物质之一，而且各种糖的立体异构都研究的比较清楚。例如，一个六碳糖，可同时提供四个已知构型的不对称碳原子，用它作原料，经适当的化学改造，可以合成多种有用的手性药物。

(2) 生物合成　生物合成包括发酵法和生物酶法。发酵法就是利用细胞发酵法合成手性化合物。例如，生物化学工业利用细胞发酵法生产L－氨基酸。生物酶法是通过酶促反应将具有潜手性化合物转化为单一的对映体。可以利用氧化还原酶、裂解酶、水解酶、环氧化酶等，直接从前体合成各种复杂的手性化合物。这种方法具有收率高，副反应少，反应条件温和，无环境污染等特点，有利于工业化生产。

手性拆分法相对较简单，就是将外消旋体拆分成对映体的两个部分，是制取手性药物最省事的方法。主要有结晶拆分、动力学拆分、包结拆分、酶拆分和色谱拆分等方法。其中色谱拆分可用电脑自动控制，在手性色谱柱的一端注入外消旋体和溶剂，在另一端便可接收到已拆分开的对映体的两个组分。包结拆分是化学拆分中较新的一种方法。它是使消旋体与手性拆分剂发生包结作用，并在分子－分子层次上进行手性匹配和选择，然后再通过结晶方法将两种对映体分离开来。例如，治疗消化道溃疡的药物奥美拉唑的S－构型和R－构型体就是利用这种方法拆分开的。

随着医药学的发展，手性药物的产量也在快速增加，21世纪将成为手性药物和手性技术有突破性进展的新世纪。

情境小结

1. 知识系统网络

- 有机酸
  - 羧酸
    - 分类和命名
      - 分类：按烃基分类；按羧基数目分类
      - 命名：系统命名、俗名
    - 性质
      - 酸性：具有酸的通性；连吸电子基酸性增大
      - 羧基上羟基的取代反应：生成酰卤、酯、酸酐、酰胺
      - 脱羧反应：羧酸分子脱去羧基放出二氧化碳的反应
      - α-H 的取代反应：红磷作催化剂，生成 α-卤代酸
    - 重要的羧酸：甲酸、乙酸、苯甲酸、乙二酸
  - 羟基酸和酮酸
    - 羟基酸
      - 分类和命名 — 分醇酸和酚酸；命名以羧酸为母体，羟基为取代基
      - 性质
        - 醇酸：酸性，羟基酸氧化，醇酸的脱水反应
        - 酚酸：酰化反应、脱羧反应
    - 酮酸
      - 结构：酮基和羧基都是酮酸的官能团
      - 命名：以羧酸作为母体，酮基作为取代基命名
      - 性质：酸性，加氢还原反应、脱羧反应
    - 重要的羟基酸和酮酸 — 乳酸、柠檬酸、酒石酸、水杨酸、丙酮酸、β-丁酮酸等
  - 对映异构
    - 偏振光和旋光性
      - 偏振光：只在一个平面上振动的光称为偏振光
      - 旋光性：物质使偏振光振动平面旋转的性质
    - 旋光度和比旋光度
      - 旋光度：物质使偏振光振动平面旋转的角度
      - 比旋光度：浓度为 1 $g\cdot mL^{-1}$、液层厚度 1 dm 时的旋光度
    - 旋光性与分子结构的关系
      - 手性碳原子：连有四个不相同的原子或基团的碳原子
      - 手性：物质与其镜像不能完全重叠的特性
      - 手性分子：具有手性的分子称为手性分子
      - 旋光异构体：凡是手性分子都有旋光性，实物与镜像互为对映异构体
    - 费歇尔投影式 — 横向键朝向观察者，竖直键向外，基团位置不能随意调换
    - D/L 构型标记法 — 以甘油醛为标准，羟基在右侧为 D 型，在左侧为 L 型
    - 在医学上的意义 — 生物体中具有重要生理意义的有机化合物绝大多数都是手性的

2．学习方法概要

在掌握结构、分类及命名的基础上学习羧酸的性质、应用等知识。羧酸的分类、命名要与醛、酮对比进行，通过知识的迁移获得新知识。学习性质时，应首先分析羧酸及其取代酸中官能团的结构特点，然后分析官能团之间的相互影响，这样才能理解羧酸及取代酸的性质。学习旋光异构时，要建立四面体的立体模型，建立分子结构与其旋光性的联系，知道为什么要讨论物质的旋光性。

目标检测

一、选择题

1．下列化合物中酸性最强的是 （　　）

A．乙酸　　B．甲酸　　C．乙二酸　　D．苯甲酸

2．将等量的左旋乳酸和右旋乳酸混合，其混合物为 （　　）

A．内消旋体　　B．外消旋体　　C．对映异构体　　D．非对映异构体

3．酸和醇间脱去一分子水的反应属于 （　　）

A．脱水反应　　B．酯化反应　　C．缩合反应　　D．氧化反应

4．下列哪种物质不是属于酮体的 （　　）

A．丙酮　　B．乳酸　　C．β－羟基丁酸　　D．β－丁酮酸

5．下列物质：① 乙酸 ② 苯酚 ③ 碳酸 ④ 乙醇的酸性由强到弱的排列顺序为 （　　）

A．③＞④＞①＞②　　B．①＞③＞②＞④

C．④＞②＞③＞①　　D．①＞④＞③＞②

二、用系统命名法命名或写出结构简式

(1) $CH_3CH_2\underset{\mid\atop CH_3}{C}HCH_2COOH$

(2) 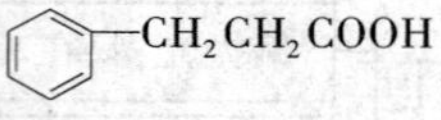

(3) $CH_2{=}CHCH_2COOH$

(4) $CH_3\underset{\mid\atop HOOC}{C}HCH_2\underset{\mid\atop COOH}{C}HCH_3$

(5) $CH_3COCH_2CH_3$

(6) $HOOC\underset{\mid\atop OH}{C}H\underset{\mid\atop CH_3}{C}HCOOH$

(7) 2,3－二甲基－3－乙基己酸　(8) 乙酰水杨酸　(9) β－己酮酸　(10) 对甲基苯甲酸

三、完成下列反应方程式

1．$CH_3COOH + CH_3CH_2OH \xrightarrow{\triangle}$

2．$CH_3—\underset{\mid\atop OH}{CH}—COOH \xrightarrow{[O]}$

3．$CH_3\overset{O\atop \|}{C}CH_2COOH \xrightarrow{\triangle}$

4．$HOOC—COOH \xrightarrow{\triangle}$

四、用化学方法鉴别下列各组化合物

1．甲酸、乙酸、水杨酸

2．苯甲醇、苯甲醛、苯甲酸

3. 丙醛、丙酮、乙酸甲酯

五、推断题

分子式为 $C_9H_8O_3$ 的一种有机化合物，能溶于氢氧化钠和碳酸钠溶液，与三氯化铁溶液有显色反应，能使溴的四氯化碳溶液退色，用高锰酸钾氧化得对羟基苯甲酸。试推断它的结构。

情境 14　脂类和甾族化合物

情境描述：

以教材及网上学习资源为载体，完成脂类（油脂、磷脂）和甾族化合物的学习。要求了解脂类化合物的概念和分类；掌握油脂的组成、结构和命名；熟悉油脂的化学性质及甾族化合物的生物功能；初步了解脂类和甾族化合物在生产、生活中的应用。

脂类是油脂和类脂的总称，广泛存在于动、植物体内。脂类是生物体内能量的重要来源，同时，又是脂溶性维生素 A、D、E 和 K 的良好溶剂，对维生素等脂溶性物质的吸收有积极意义，分布在脏器周围的脂肪还具有保护内脏的作用。

甾族化合物是一类重要的天然物质，广泛地存在于动、植物组织中，对机体代谢、生长和发育有重要的调节作用。

14.1　油脂

油脂是油和脂肪的总称，习惯上把常温下为液态的称为油，固态或半固态的称为脂肪。油大多来源于植物，如豆油、花生油、菜油、蓖麻油等，脂肪大多来源于动物，如猪油、牛油、羊油等。

14.1.1　油脂的组成和结构

油脂是一分子甘油和三分子高级脂肪酸形成的酯，称为**三脂酰甘油**，医学上也称为**甘油三酯**，其结构通式如下：

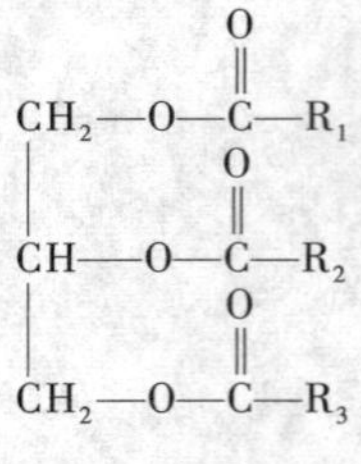

其中 R_1、R_2、R_3 相同的称为**单甘油酯**，不同的则称为**混甘油酯**。天然油脂大多为混甘油酯，并含有少量游离脂肪酸、维生素和色素等物质，所以天然油脂是以混甘油酯为主的复杂混合物。

组成油脂的脂肪酸绝大多数是含碳原子数较多，且为偶数碳原子的直链羧酸，约有 20 多种，其中以十六碳原子和十八碳原子的高级脂肪酸含量最高。脂肪酸包括饱和脂肪酸和不饱和脂肪酸。一般情况下，饱和脂肪酸含量较高的油脂熔点较高，常温下呈固态；不饱和脂肪酸含量较高的油脂熔点较低，常温下呈液态。油脂中常见的脂肪酸见表 2－14－1。

表 2－14－1　油脂中常见的脂肪酸

类别	名　　称	结构简式	熔点/℃
饱和脂肪酸	月桂酸(十二碳酸)	$CH_3(CH_2)_{10}COOH$	43.6
	豆蔻酸(十四碳酸)	$CH_3(CH_2)_{12}COOH$	58.0
	软脂酸(十六碳酸)	$CH_3(CH_2)_{14}COOH$	62.9
	硬脂酸(十八碳酸)	$CH_3(CH_2)_{16}COOH$	69.9
	花生酸(二十酸)	$CH_3(CH_2)_{18}COOH$	75.2
不饱和脂肪酸	油酸(9－十八碳烯酸)	$CH_3(CH_2)_7CH{=}CH(CH_2)_7COOH$	16.3
	亚油酸(9,12－十八碳二烯酸)	$CH_3(CH_2)_4(CH{=}CHCH_2)_2(CH_2)_6COOH$	－5
	亚麻酸(9,12,15－十八碳三烯酸)	$CH_3(CH_2CH{=}CH)_3(CH_2)_7COOH$	－11.3
	花生四烯酸(5,8,11,14－二十碳四烯酸)	$CH_3(CH_2)_4(CH{=}CHCH_2)_4(CH_2)_2COOH$	－49.5
	桐油酸(9,11,13－十八碳三烯酸)	$CH_3(CH_2)_3(CH{=}CH)_3(CH_2)_7COOH$	49

组成油脂的大多数脂肪酸在人体内可通过代谢合成，而亚油酸、亚麻酸、花生四烯酸等多双键不饱和脂肪酸在体内不能合成，而营养上又不可缺少，故称其为**必需脂肪酸**。

油脂命名时，通常将脂肪酸名称放在前面，甘油的名称放在后面，称为“某酸甘油酯”（或“某脂酰甘油”），如三硬脂酰甘油。如果是混甘油酯，则需用 α、α'和 β 等分别表明脂肪酸的位次，如 α－亚油酸－β－油酸－α'－硬脂酰甘油。

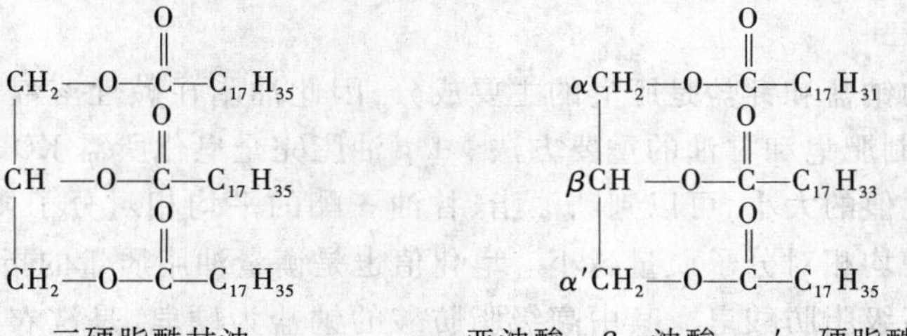

三硬脂酰甘油　　　　α－亚油酸－β－油酸－α'－硬脂酰甘油

（甘油三硬脂酸酯）　　（甘油－α－亚油酸－β－油酸－α'－硬脂酸酯）

14.1.2　油脂的性质

1. 物理性质

纯净的油脂无色、无臭、无味。天然油脂常因含有维生素和色素而呈现一定的颜色或具有某种气味。如植物油脂一般呈黄色或黄绿色，菜子油带有辛辣味，芝麻油带有香味。

油脂的密度小于 1 g·cm^{-3}，难溶于水，易溶于乙醚、石油醚、三氯甲烷、四氯化碳、苯及热乙醇等有机溶剂，可利用这些溶剂提取动、植物组织中的油脂。天然油脂是各种混三酰甘油的混合物，所以没有恒定的熔点和沸点。

2. 化学性质

油脂的主要成分是高级脂肪酸甘油三酯，它具有酯的典型性质。此外，由于构成各种油脂的脂肪酸具有不同程度的不饱和性，所以油脂可以发生水解、加成、氧化等反应。

(1) 油脂的水解　油脂在酸、碱或酶的作用下可发生水解反应。在酸催化下水解生成一分子甘油和三分子高级脂肪酸，其反应过程是可逆的。

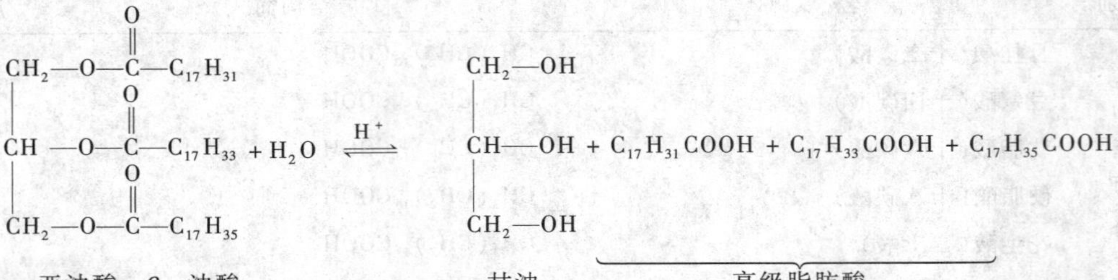

甘油-α-亚油酸-β-油酸-α′-硬脂酸酯　　甘油　　高级脂肪酸

油脂在碱性条件下水解则生成甘油和高级脂肪酸盐，例如，

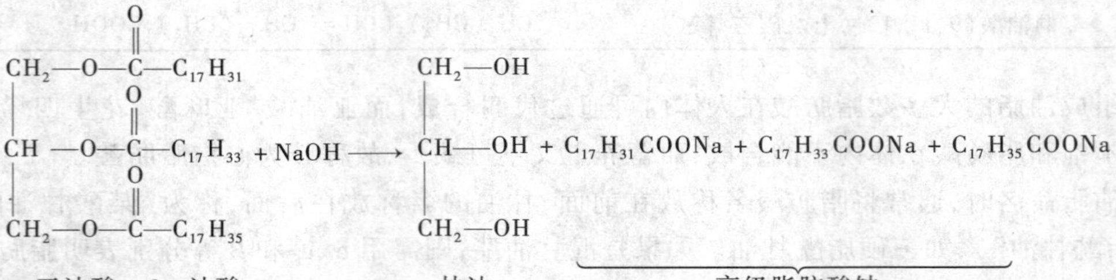

甘油-α-亚油酸-β-油酸-α′-硬脂酸酯　　甘油　　高级脂肪酸钠

高级脂肪酸的钠盐和钾盐是肥皂的主要成分，因此油脂在碱性溶液中的水解又称为**皂化反应**，它是工业上制肥皂和甘油的重要方法。1 g 油脂完全皂化所需 KOH 的质量数(mg)称为**皂化值**。根据皂化值的大小，可以判断油脂、甘油三酯的平均相对分子质量。皂化值越大，油脂中甘油三酯的平均相对分子质量越小。皂化值也是衡量油脂质量的指标之一。

肥皂又称为高级脂肪酸皂。其中高级脂肪酸的钠盐为**硬皂**，是洗衣皂、香皂、药皂等的主要成分；高级脂肪酸的钾盐为**软皂**，是液体皂的主要成分，"来苏水"就是煤酚与软皂按比例混合配成的消毒溶液。

人体摄入的油脂主要在小肠内进行催化水解，水解产物透过肠壁吸收，进一步合成人体自身的脂肪。

(2) 油脂的加成　油脂中不饱和脂肪酸的碳碳双键可以与氢、卤素等发生加成反应。

在催化剂(Pd、Pt)的作用下，油脂中不饱和脂肪酸的碳碳双键与氢加成，生成饱和油脂的过程称为油脂的**氢化**。例如，

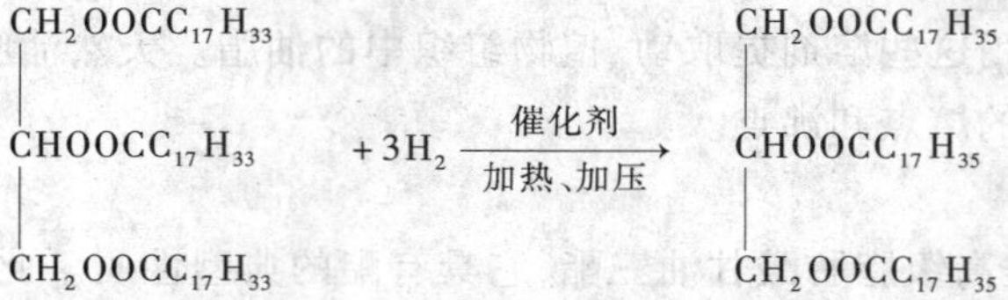

油脂加氢后可以提高油脂的饱和度，原来液态的油将变为固态或半固态的脂肪，故油脂的催化加氢又称为油脂的硬化，氢化后得到的油脂称为**氢化油**，也称为**硬化油**。硬化油的熔点升

高,不易被氧化,便于储存和运输,还能扩大油脂的应用范围。例如,经脱色、脱臭后精制植物油加氢制得硬化油,可用于制造人造奶油和人造黄油。

利用油脂与碘的加成,可以判断油脂的不饱和程度。工业上把 100 g 油脂所能吸收的碘的质量(g)称为**碘值**。碘值越大,表示油脂的不饱和程度越大。

医学上使用的一些油脂,对其皂化值和碘值都有一定的标准,例如:

蓖麻油　碘值 82~90　　皂化值　176~186

花生油　碘值 84~100　　皂化值　185~195

医学研究表明,长期食用低碘值的油脂或可致动脉硬化和心脏病。所以,不饱和脂肪酸含量高的豆类油、花生油,正越来越受到人们的欢迎。

(3) 油脂的酸败　油脂储存不当或在空气中放置过久,逐渐发生变质,产生难闻的气味,这种变化称为油脂的**酸败**。油脂的酸败主要是受空气中的氧气、水和微生物的作用,油脂中不饱和脂肪酸的双键被氧化成过氧化物,并进一步氧化或分解,生成有臭味的低级醛、酮或羧酸。光、热及真菌等对酸败有催化作用。

油脂的酸败降低了油脂的食用价值,酸败的油脂不仅口感差,而且有微毒,不宜食用,更不能药用。为防止或减少油脂酸败,应将其储存在干燥、避光的密闭容器中,并置于阴凉处,也可添加适量的抗氧剂,如维生素 E、芝麻酚等。

14.1.3　磷脂

磷脂是分子中含有磷酸二酯键结构的高级脂肪酸酯,是构成细胞膜的主要成分,广泛存在于动、植物的肝、脑、脊髓、神经组织及肾等器官中。蛋黄、植物种子、胚芽及大豆中都含有丰富的磷脂。根据磷脂的组成和结构,可将它分为甘油磷脂和神经磷脂两类。

1. 磷脂酸

甘油磷脂可以看成是磷脂酸的衍生物。磷脂酸是由一分子甘油、两分子高级脂肪酸和一分子磷酸通过酯键结合而成的化合物,即 3-磷酸-1,2-甘油二酯,磷脂酸的结构可用通式表示为

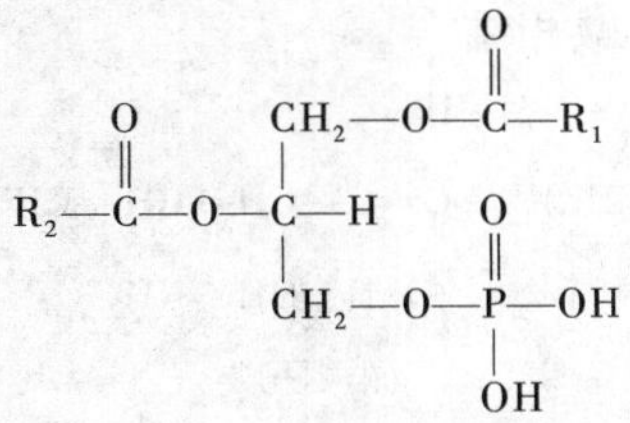

磷脂酸结构中的脂肪酸最常见的是软脂酸、硬脂酸、油酸、亚油酸和花生四烯酸等。磷脂酸在磷脂酸磷酸酶作用下,水解释放出磷酸,转变为甘油二酯,甘油二酯酯化即可生成甘油三酯。

2. 甘油磷脂

甘油磷脂又称为磷酸甘油酯。当磷酸基与胆碱、胆胺等分子中的醇羟基以磷酸酯键相结合时,则生成各种甘油磷脂,其中最常见的是卵磷脂和脑磷脂。

(1) 卵磷脂　卵磷脂又称为磷脂酰胆碱,存在于脑、神经组织及植物的种子中,尤以蛋黄中含量最为丰富。许多种植物如大豆、向日葵的种子中也含有卵磷脂。其结构简式如下:

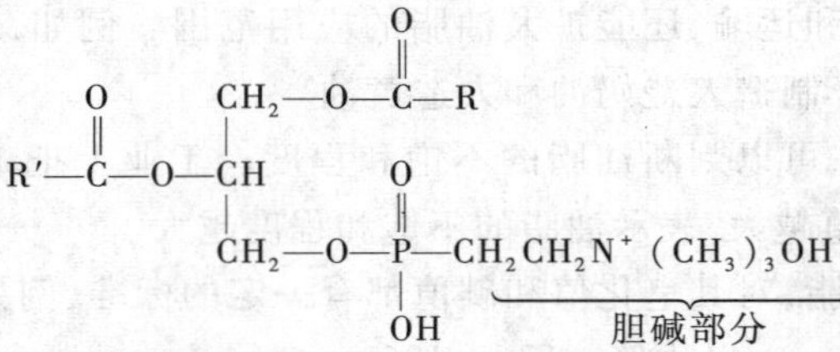

卵磷脂是白色蜡状固体，不溶于水及丙酮，易溶于乙醇、乙醚及三氯甲烷，在空气中卵磷脂中的不饱和脂肪酸易被氧化而变为黄色或棕色。自然界的卵磷脂是几种磷脂酰胆碱的混合物，水解后得到脂肪酸、胆碱、甘油和磷酸等物质。

卵磷脂是细胞膜的重要组成物质，由于分子中含有较大的极性基团和非极性基团，因此具有乳化作用，能促进脂肪的运输，防止脂肪在肝内大量蓄积，常用作抗脂肪肝的药物。

（2）脑磷脂　脑磷脂又称为磷脂酰乙醇胺，是由磷脂酸分子中的磷酸与乙醇胺（胆胺）中的羟基酯化而成的化合物。其结构简式（内盐形式）如下：

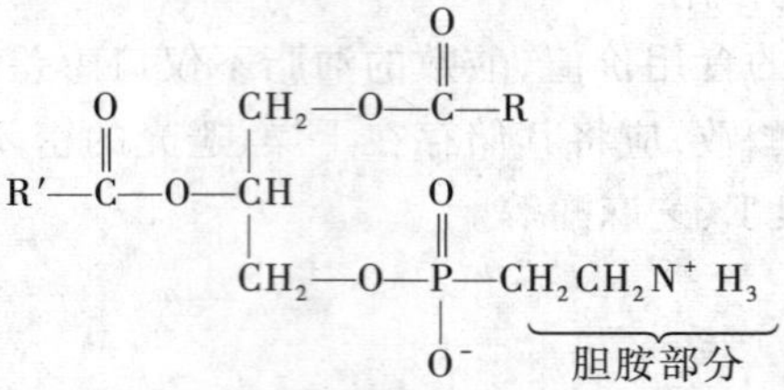

脑磷脂的结构和理化性质与卵磷脂非常相似，在空气中放置易变棕黄色。脑磷脂易溶于乙醚，难溶于丙酮，与卵磷脂不同的脑磷脂是难溶于冷乙醚，由此可分离卵磷脂和脑磷脂。脑磷脂通常与卵磷脂共存于脑、神经组织和许多组织器官中。存在于血小板内能促进血液凝固的凝血激酶，就是由脑磷脂和蛋白质组成的，所以脑磷脂与血液的凝固有关。

3. 神经磷脂

神经磷脂简称鞘磷脂，是鞘脂类的典型代表。鞘磷脂不含甘油部分，它是由磷酸、胆碱、高级脂肪酸和鞘氨醇各一分子结合而成的化合物。鞘磷脂分子中的脂肪酸连接在鞘氨醇的氨基上，磷酸以酯的形式与鞘氨醇及胆碱相结合。

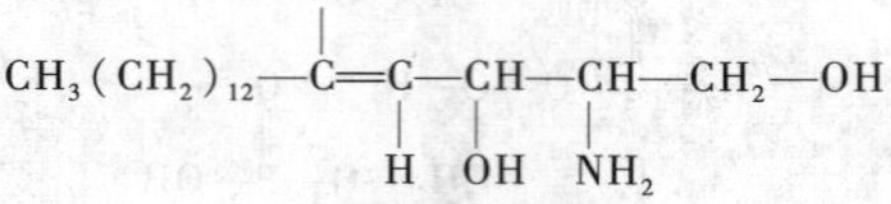

鞘氨醇

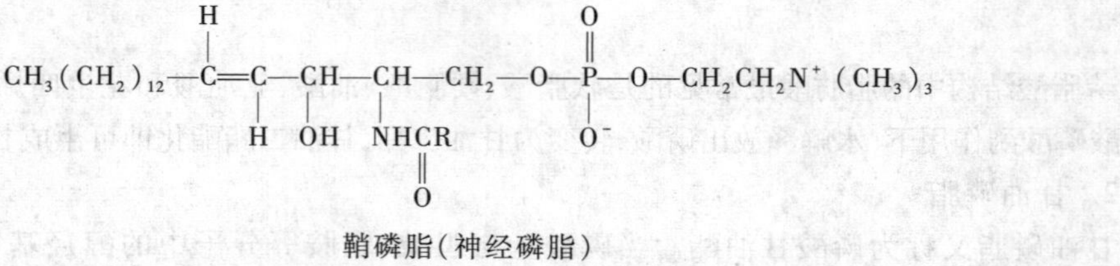

鞘磷脂（神经磷脂）

鞘磷脂是白色晶体，在光的作用下或在空气中不易氧化，不溶于丙酮及乙醚，而溶于热乙醇。它大量存在于脑、神经组织和红细胞膜中，脾、肝及其他组织中含量较少。鞘磷脂分子的两性离子部分表现出亲水性，鞘氨醇残基和脂肪酸长链部分表现出疏水性，因此，它是表面活性物质,具有乳化作用。

14.2 甾族化合物

甾族化合物也称为类固醇化合物,是一类广泛存在于动、植物体内的天然有机化合物,与医药有着密切关系。许多甾族化合物具有重要的生理作用,在临床上被广泛使用,如胆甾醇、胆汁酸、维生素 D、肾上腺皮质激素及性激素等。

14.2.1 甾族化合物的基本结构及分类

甾族化合物的分子中都含有一个由四个环组成的环戊烷并多氢菲的基本骨架,该结构是甾族化合物的母核。四个环分别用字母 A、B、C 和 D 表示,环上碳原子有特定的编号。环中 C_{10}、C_{13} 和 C_{17} 上一般都有侧链,在 C_{10} 和 C_{13} 上常连有甲基,称为角甲基;C_{17} 上则连接不同的烃基、含氧基团或其他基团。中文"甾"字形象地表达了这类化合物的基本结构特征。甾族化合物的基本骨架及 C 原子的编号如下:

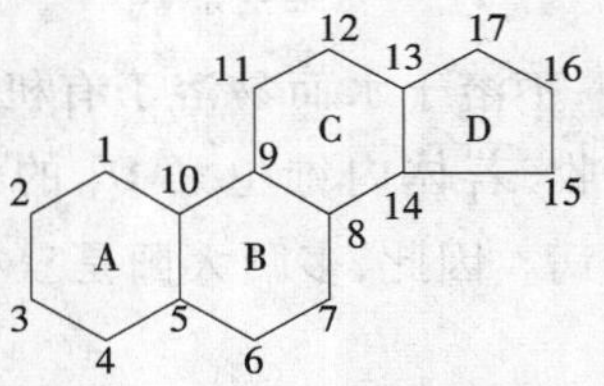

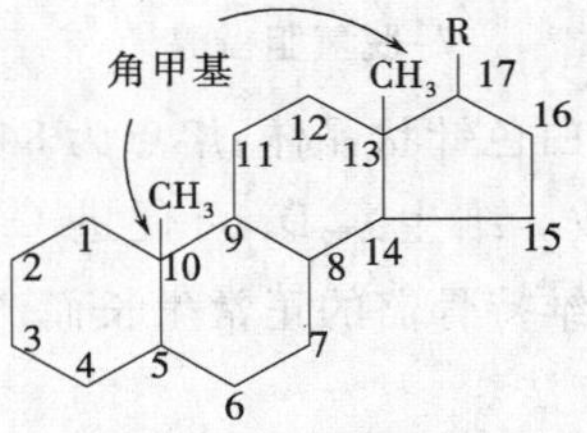

甾族化合物结构类型及数目繁多,根据甾族化合物的存在和化学结构可分为甾醇、胆汁酸、甾族激素、甾族生物碱等,它们各有其生理活性,在临床上被用于治疗相关疾病。

14.2.2 重要的甾族化合物

1. 甾醇

甾醇是甾环上连有醇羟基的固态物质,故又称为固醇。根据来源不同,可分为动物甾醇和植物甾醇两类。其中,胆甾醇、7-脱氢胆甾醇属于动物甾醇,麦角甾醇属于植物甾醇。天然甾醇在 C_3 上连有一个羟基。

(1) 胆甾醇　胆甾醇又称为胆固醇,是最早发现的甾族化合物,因最初从胆石中得到而得名。其结构特点是 C_3 上有一个羟基,C_5 与 C_6 之间有一个双键,C_{17}上有一个八碳原子的烃基,结构简式如下:

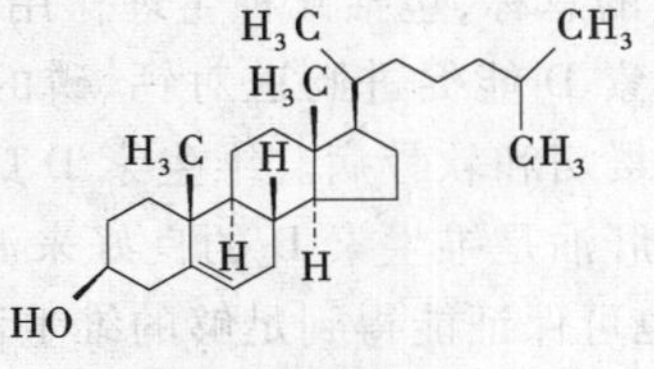

胆固醇

胆固醇为无色或略带黄色的结晶,熔点为 148 ℃,难溶于水,易溶于热乙醇、乙醚、三氯甲烷等有机溶剂。胆固醇存在于动物的脊髓、脑、神经组织及血液中，蛋黄中含量最多，中药牛黄、蟾蜍中也含有胆固醇。胆固醇是细胞质的重要组分，同时还是合成甾酸、甾体激素的前体，也是合成维生素 D_3 的原料。正常人血液中胆固醇的含量为 2.82 ~ 5.95 $mmol \cdot L^{-1}$，当摄入过多或代谢异常时，它可以从血液中沉淀出来，引起结石和动脉粥样硬化。也有学者认为，体内长期胆固醇偏低会诱发癌症。所以，既要给机体提供足够的胆固醇以维持正常的生理需要，又要防止过量摄入造成的危害。

(2) 7－脱氢胆甾醇　7－脱氢胆甾醇也是一种动物甾醇，与胆甾醇的不同之处是 C_7 和 C_8 之间为双键，它存在于皮肤组织中。在日光照射下，它的 B 环打开转变为维生素 D_3。

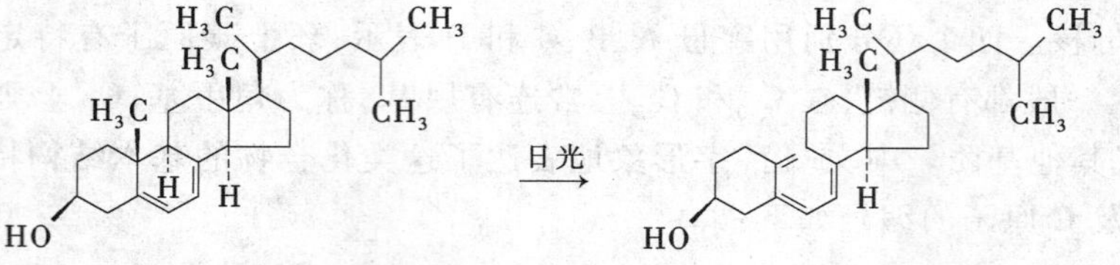

7－脱氢胆甾醇　　维生素 D_3

维生素 D_3 为白色针状晶体，熔点为 84 ~ 85 ℃，不溶于水而易溶于有机溶剂，在潮湿空气中易被氧化而失效。维生素 D_3 可促进 Ca^{2+} 的吸收，若体内维生素 D_3 的浓度太低，会引起 Ca^{2+} 缺乏，不足以维持骨骼的正常生长而产生软骨病。因此，多晒太阳是获得维生素 D_3、防止钙缺乏的最简单方法。

(3) 麦角甾醇　麦角甾醇属于植物甾醇，最初从麦角中获得，存在于麦角和酵母中。其结构与 7－脱氢胆甾醇的区别在于 C_{17} 所连的烃基上多了一个双键和一个甲基。麦角甾醇经紫外线照射后，B 环开环而成前钙化醇，前钙化醇加热后形成维生素 D_2（即钙化醇）。

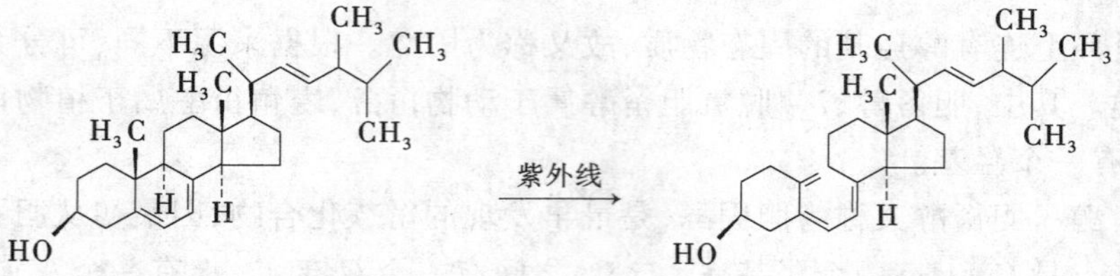

麦角甾醇　　维生素 D_2

维生素 D 是抗佝偻病维生素的总称，包括几种生理作用相同的物质，其中以维生素 D_2 和维生素 D_3 的作用最强，由于维生素 D 能促进肠道对钙、磷的吸收，使血液中钙、磷浓度增加，有利于钙、磷沉着，所以能防治佝偻病和软骨病。维生素 D 广泛存在于动物体中，含量最多的是脂肪丰富的鱼类肝脏，因此，鱼肝油是维生素 D 的良好来源。另外，若将麦角甾醇用紫外光照射后加入牛奶和其他食品中，也可保证能得到足够的维生素 D。

知识链接

维生素

维生素又称为维他命,通俗来讲,即维持生命的元素,是维持人体生命活动必需的一类有机物质,也是保持人体健康的重要活性物质。现在发现的有几十种,如维生素A、维生素B、维生素C等。维生素在体内的含量很少,但对机体的新陈代谢、生长、发育、健康有极重要的作用。如果长期缺乏某种维生素,就会引起生理机能障碍而发生某种疾病。各种维生素的化学结构以及性质虽然不同,但它们却有着以下共同点:① 维生素均以维生素原(维生素前体)的形式存在于食物中;② 维生素不是构成机体组织和细胞的组成成分,它也不会产生能量,它的作用主要是参与机体代谢的调节;③ 大多数的维生素,机体不能合成或合成量不足,不能满足机体的需要,必须经常通过食物获得;④ 人体对维生素的需要量很小,日需要量常以毫克(mg)或微克(μg)计算,但一旦缺乏就会引发相应的维生素缺乏症,对人体健康造成损害。维生素与糖类、脂肪和蛋白质三大类物质不同,在天然食物中仅占极少比例,但又为人体所必需。有些维生素如维生素B_6、维生素K等能由动物肠道内的细菌合成,合成量可满足动物的需要。动物细胞可将色氨酸转变成烟酸(一种B族维生素),但生成量不敷需要;维生素C除灵长类(包括人类)及豚鼠以外,其他动物都可以自身合成。植物和多数微生物都能自己合成维生素,不必由体外供给。许多维生素是辅基或辅酶的组成部分。

2. 胆甾酸

胆甾酸包括胆酸、脱氧胆酸、鹅胆酸和石胆酸等,在人体内可以由胆固醇为原料直接合成。它们存在于人和动物的胆汁中,其中人体内最重要的是胆酸,结构简式如下:

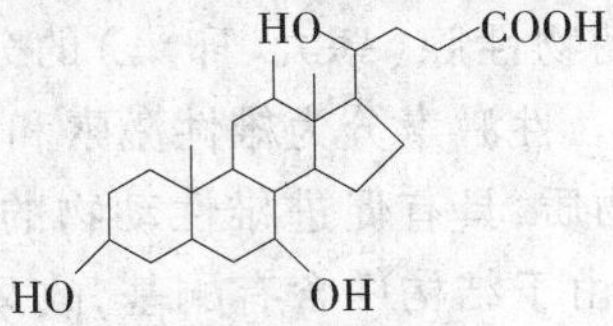

胆酸

胆酸在胆汁中与甘氨酸($H_2N—CH_2—COOH$)或牛磺酸($H_2N—CH_2—CH_2—SO_3H$)通过酰胺键结合,分别生成甘氨胆酸和牛磺胆酸,总称为胆汁酸。

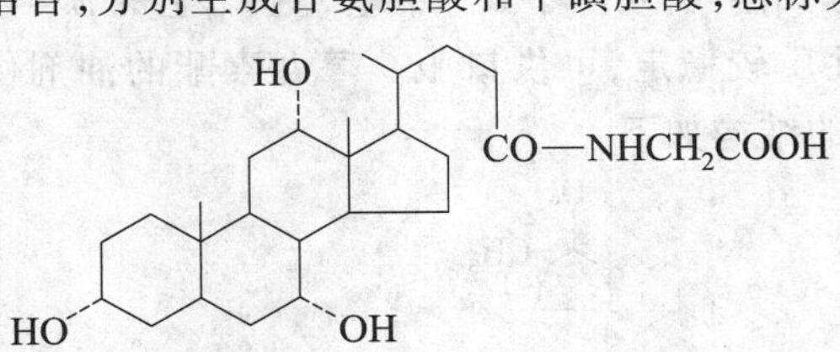

甘氨胆酸

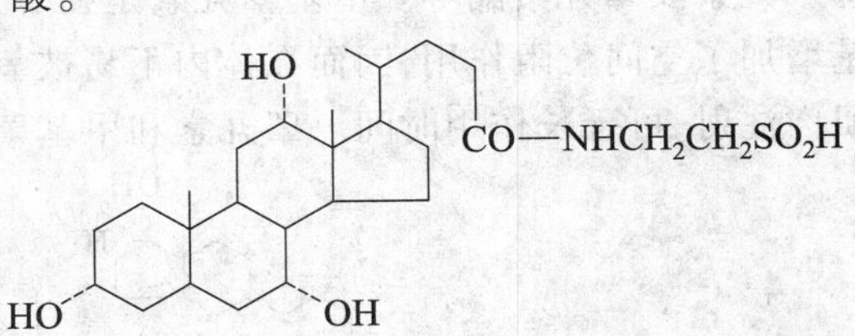

牛磺胆酸

在碱性胆汁中,胆汁酸以钠盐或钾盐形式存在,称为胆盐。分泌到肠中的胆盐是一种乳化剂,能使脂肪乳化为微粒并稳定地分散于消化液中,增加了脂肪与脂肪酶的接触机会,从而加速脂肪的水解,以利于脂肪的消化吸收。乳化的脂肪不仅容易消化,而且一部分高度乳化的脂肪微粒,可不经消化而直接由肠黏膜吸收。临床所用的利胆药——胆酸钠,就是甘氨胆酸钠和牛磺胆酸钠的混合物。

3. 甾族激素

激素是由各种内分泌腺分泌的具有调节机体代谢或生理功能的活性物质。激素在体内含量虽少,却具有控制生长、发育、代谢和生殖等作用。激素分泌不足或过剩都会引起器官代谢及机能发生障碍。具有甾核结构的激素称为甾族激素。根据来源和生理功能的不同,甾族激素分为肾上腺皮质激素和性激素两类。

(1) 肾上腺皮质激素　肾上腺皮质激素是哺乳动物肾上腺皮质的分泌物,具有很强的生理作用,对体内水、盐、糖类、蛋白质和脂肪的代谢具有重要作用,并具有抗炎症、抗过敏和抗休克等药理作用。

从肾上腺皮质分离提取的物质有 40 多种,其中有 7 种活性较大的激素:可的松、氢化可的松、皮质酮、11 - 脱氢皮质酮、17α - 羟基 - 11 - 脱皮质酮、11 - 去氧皮质酮和甲醛皮质酮。它们的结构特征是 C_3 处为酮基,C_4 与 C_5 之间为双键,C_{17} 上连有—$COCH_2OH$,它们的区别仅在于 C_{11}、C_{17}、C_{18} 上的氧化程度不同。

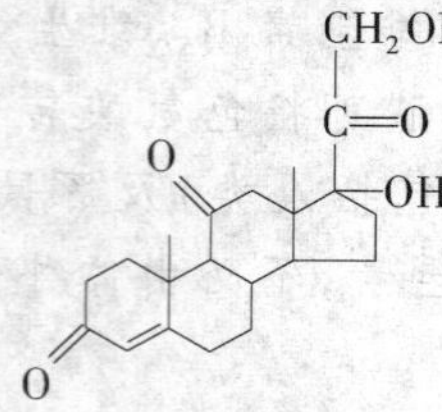

可的松

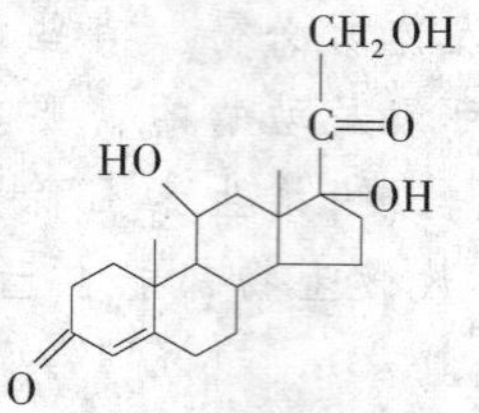

氢化可的松

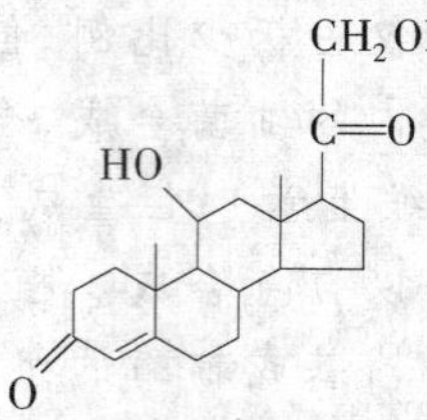

皮质酮

可的松和氢化可的松具有抗炎症、抗过敏、抗病毒等药理作用,临床上多用于控制严重中毒性感染和风湿病等的治疗。

(2) 性激素　性激素是高等动物性腺(睾丸、卵巢)的分泌物,对生育功能及第二性征如声音、体型的改变都有决定性作用。性激素分为雄性激素和雌性激素两类。

雄性激素是性腺睾丸分泌的物质,具有促进雄性动物的发育、生长及维持性特征的作用。雄性激素中活性最强的是睾丸素,由于结构中含有酮基,故又称为睾酮或睾丸酮素。睾丸素主要功能是促进男性器官的形成及副性器官的发育。在临床上由于它在消化道中容易被破坏,故口服无效,因此多制成油剂供肌肉注射,但作用也不能持久。临床上多用它的衍生物,如甲基睾丸素及睾丸素酯等。甲基睾丸素是在睾丸素的 C_{17} 上引入一个 α - 甲基,使 C_{17} 上的 β - 羟基增加了空间位阻作用,因而在体内不易被氧化,性质较稳定,可供口服。睾丸素酯的油剂供肌肉注射,可延长作用时间。睾丸素和甲基睾丸素的结构如下:

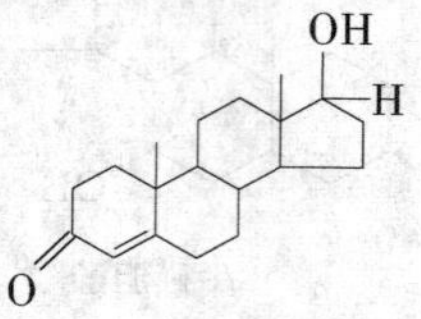

睾丸素

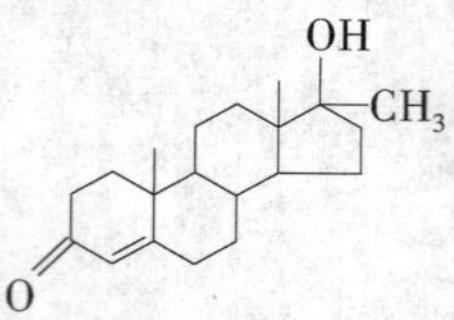

甲基睾丸素

雌性激素是由性腺卵巢分泌的物质。可分为两类:一类是由成熟的卵泡产生,称为卵泡激素或雌激素,具有促进雌性第二性征的发育和性器官最后形成的作用。如雌酮、雌二醇、雌三醇等。其结构特征是 A 环为苯环,C_3 上连有酚羟基,C_{10} 上无角甲基,C_{17} 上连有羟基。另一类由卵泡排卵后的破裂卵泡组织形成的黄体所分泌，称为黄体激素或孕激素，其生理作用是保证受精着床，维持妊娠，如黄体酮等。其结构特征是 C_3 为酮基，C_4 与 C_5 间有双键，C_{17}上连有 β－乙酰基。

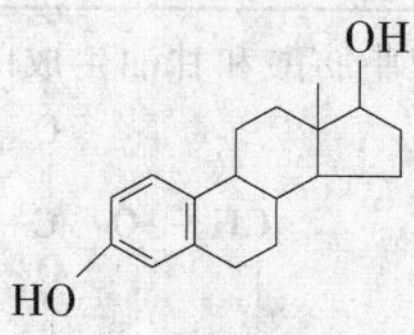

β－雌二醇

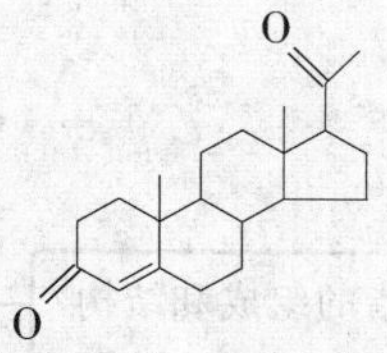

黄体酮

黄体酮又称为孕酮，是由卵巢黄体分泌的一种天然孕激素，在体内对雌激素激发过的子宫内膜有显著的形态学影响，为维持妊娠所必需。临床上黄体酮用于治疗习惯性流产、子宫功能性出血、痛经等。黄体酮也能抑制脑垂体促性腺素的分泌，使卵巢得不到促性腺素的作用，阻止了排卵，因而可用于避孕。

知识链接
油脂与健康

油脂不仅使食物香美可口，促进食欲，更是人体正常生命活动所需要的营养物质，油脂除了供给人体能量外，还能维持体温，保护内脏，并且提供人体必需的脂肪酸，促进脂溶性维生素 A、D、E 和 K 的吸收，对人体生理功能的维持起着重要的作用。

随着人们生活水平的不断提高，过多的油脂消费常给人们的健康带来诸多问题，高血压、糖尿病、冠心病、癌症等慢性疾病已成为主要的公共卫生问题，膳食脂肪与健康的关系已成为目前研究的热点问题。

健康体质必须从健康饮食入手，控制膳食油脂的合理摄入量，选择合理的膳食用油，将有效预防心血管疾病、肥胖症等现代疾病，促进人们身体健康。

(1) 定量用油　烹调时少用荤油，如猪油，尤其是未经改良的、饱和脂肪酸高的猪油。按照营养学家建议，日常生活中用油量先减一半，血脂高的人减 2/3。

(2) 搭配用油　植物油和动物油要搭配食用才更科学，平时用油还应搭配一些高端用油，如红花籽油、橄榄油、山茶籽油、核桃油等。红花籽油含有丰富的必需脂肪酸和维生素 E，是国际心脏协会极力推荐的食品油之一；核桃油其不饱和脂肪酸含量高达 90%，含有丰富的微量营养成分维生素 E 和磷脂等，用它烹调出来的菜肴更细腻滑爽，是孕妇、儿童和脑力工作人士的最佳选择；山茶籽油被誉为“东方橄榄油”，具有高达 90% 以上的不饱和脂肪酸含量，是心血管疾病的天然防御者。

(3) 低温食用　高温油不但会破坏食物的营养成分，还会产生一些过氧化物和致癌物质，过氧化物会影响人体心血管功能。

情境小结

1．知识系统网络

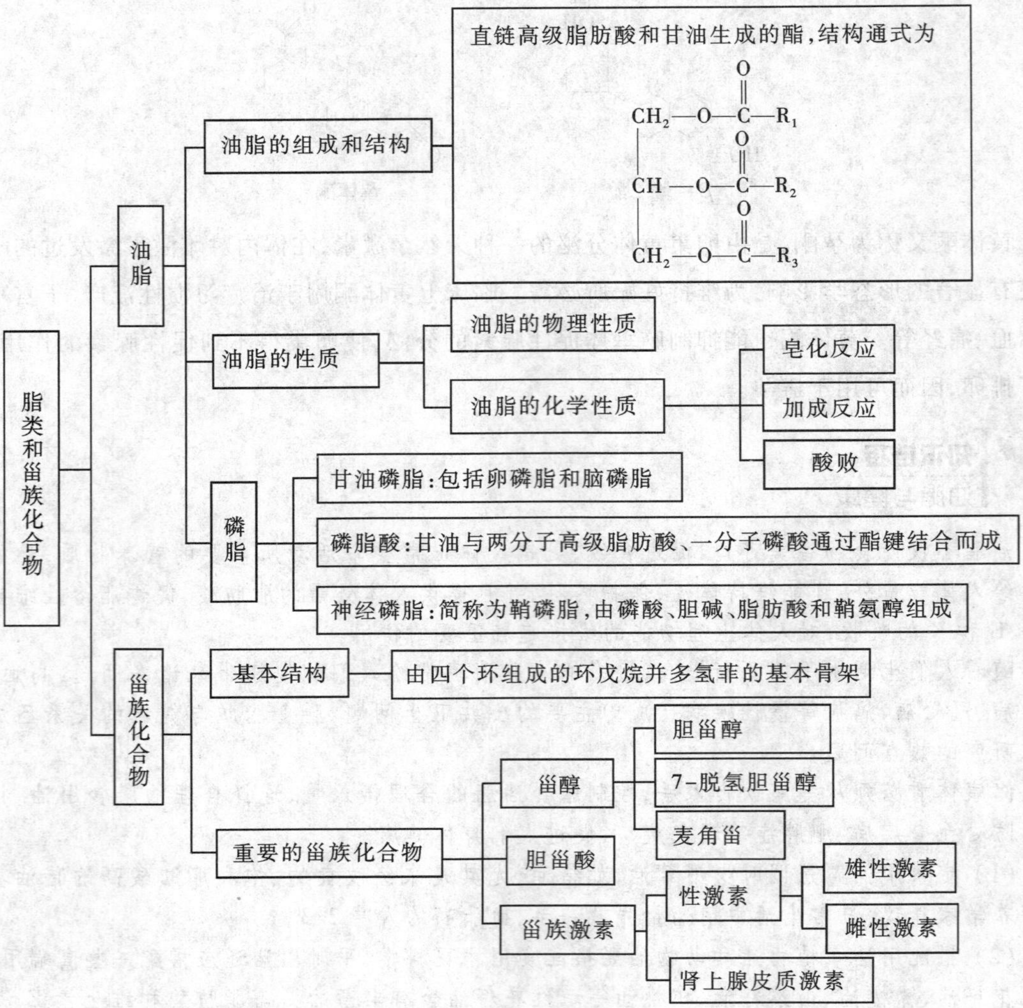

2．学习方法概要

学习本情境知识，首先，要明确脂类和甾族化合物的组成和结构特征，在此基础上理解脂类和甾族化合物的分类、命名；其次，理解组成，强化性质的学习，学会运用结构决定性质、性质决定用途的辩证观点，在分析脂类的组成和结构基础上，推断出脂类可能具有的化学性质。第三，明白甾族化合物的侧链差异是其具有不同生理活性的根本。

目标检测

一、判断题

1．天然油脂的主要成分是混合甘油酯。（　　）

2．油脂具有一定的熔点、沸点。　　（　　）

3．蛇胆中的胆汁酸多以与牛磺酸结合成胆甾酸形式存在。　　（　　）

4．睾丸素是哺乳动物肾上腺皮质的分泌物。　　（　　）

5．虫蜡和蜂蜡都是高级脂肪酸和高级饱和一元醇形成的酯。　　（　　）

二、写出下列化合物的结构式

1．7－脱氢胆甾醇　2．胆酸　3．皮质酮　4．黄体酮

三、完成下列反应方程式

1．

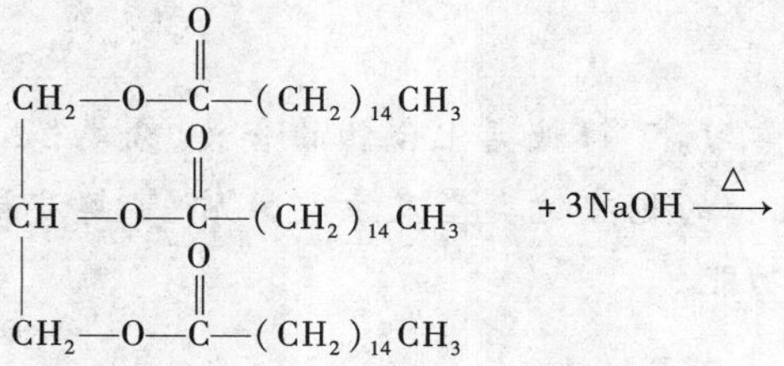

2．

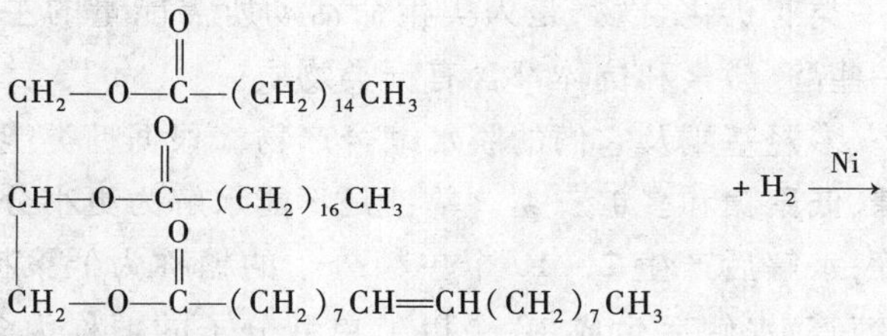

四、简要回答下列问题

1．脂类包括哪些物质？其共同的结构特点是什么？

2．什么是营养必需脂肪酸？常见的有哪几种？

3．甾族化合物的结构有何特点？写出其基本结构式。

情境15 糖类化合物

情境描述：

以教材、课件及网上学习资源为载体，通过学习，了解糖类化合物的含义、分类；熟悉葡萄糖和果糖的结构，掌握单糖及蔗糖、麦芽糖和乳糖的糖苷键类型及主要性质；了解淀粉、纤维素、糖原和右旋糖苷的组成、结构特征及其生理功能。

糖类化合物是自然界分布最广的一类有机化合物，是人类生命活动所需能量的主要来源之一，在生命活动中发挥重要作用。一些酶、激素和抗体都含有糖类物质。

从化学结构上看，糖类是多羟基醛、多羟基酮及它们的脱水缩合产物。根据糖类能否水解以及水解产物的多少，可将其分为**单糖**、**低聚糖**和**多糖**三类。单糖是不能水解为更小分子的多羟基醛或多羟基酮，如葡萄糖和果糖等；水解后产生2～10个单糖分子的糖称为低聚糖，其中最重要的是二糖，如麦芽糖、蔗糖和乳糖等；水解后生成10个以上单糖分子的糖称为多糖，如淀粉、纤维素和糖原等。

15.1 单糖

单糖按其结构中含有醛基或酮基可分为**醛糖**和**酮糖**两类，最简单的醛糖是甘油醛，最简单的酮糖是1,3－二羟基丙酮；也可根据分子中所含碳原子的数目，分为丙糖、丁糖、戊糖、己糖等。自然界中存在最广泛的单糖是戊糖中的核糖和脱氧核糖，以及己糖中的葡萄糖和果糖。

15.1.1 单糖的结构

单糖很多，其中葡萄糖、果糖等最具代表意义，结构可有多种表示方式。

1. 葡萄糖的结构

(1) 开链式　葡萄糖的分子式为$C_6H_{12}O_6$，是一个五羟基己醛糖，分子中含4个手性碳原子（C_2、C_3、C_4和C_5），故应有16个（$2^4=16$）对映异构体。

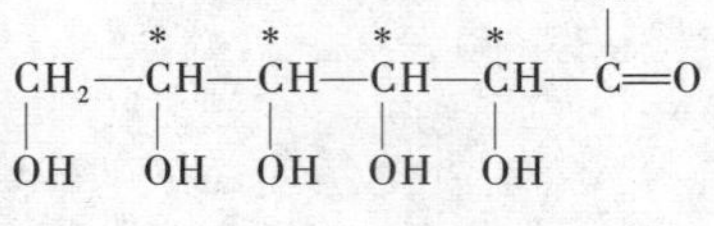

其中的一个异构体是具有生物活性的D型葡萄糖，写为D－(＋)－葡萄糖，它的开链式结构的费歇尔投影式为

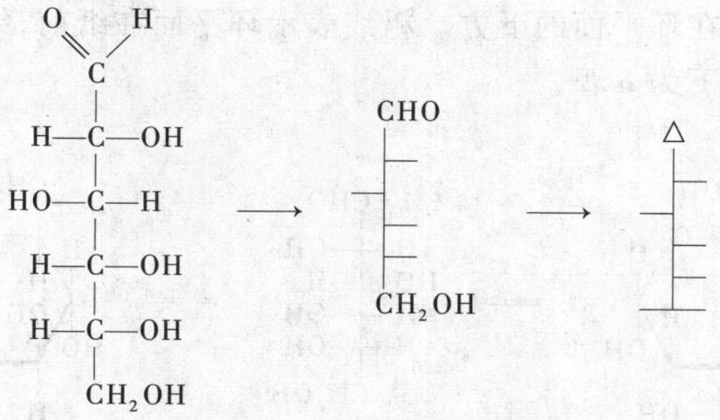

D－(＋)－葡萄糖

书写费歇尔投影式时，把碳链垂直放置，醛基写在上方，碳原子的编号从醛基开始，用横线和竖线的交叉点表示手性碳原子。手性碳原子上的羟基可以用短横线表示，而氢原子可省略；还可以用"△"代表醛基，用短横线代表羟基，长横线代表羟甲基。

(2) 葡萄糖的环状结构和变旋光现象　在研究单糖的性质时，发现某些性质用开链式结构无法解释。如在乙醇中结晶出来的葡萄糖，熔点为 146 ℃，比旋光度为 $+112°\cdot cm^2\cdot g^{-1}$；而在吡啶中结晶出来的另一种葡萄糖异构体，熔点为 150 ℃，比旋光度为 $+18.7°\cdot cm^2\cdot g^{-1}$。将两种晶体溶液放置一段时间后，比旋光度会随时间的延长而改变，前者逐渐下降，后者不断上升，最终两者均达到 $+52.7°\cdot cm^2\cdot g^{-1}$ 不再变化。这种比旋光度随时间而自行发生变化的现象称为**变旋光现象**。

经物理及化学方法证明，结晶状态的葡萄糖是以环状结构存在的，这是由于葡萄糖分子中既含有醛基，又含有醇羟基，两者可以发生分子内的加成反应，生成环状半缩醛结构所致。新生成的半缩醛羟基(苷羟基)在空间上有两种取向，产生两种光学异构体。通常把半缩醛羟基与决定构型的 C_5 上的羟基在同侧者称为 α－D－(＋)－葡萄糖；反之则称为 β－D－(＋)－葡萄糖。两种异构体在溶液中可以通过开链式结构相互转化，平衡时 α 型约占 36%，β 型约占 64%，开链式结构很少。

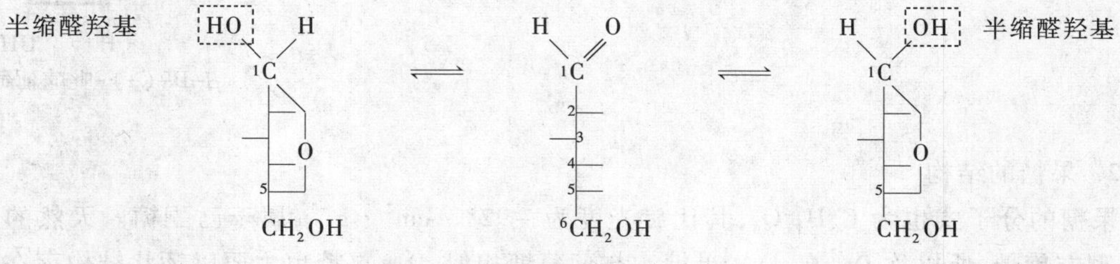

β－D－葡萄糖　　D－葡萄糖(开链式)　　α－D－葡萄糖

葡萄糖在溶液中发生结构转变是其产生变旋光现象的原因。研究表明，凡是分子结构中具有半缩醛或半缩酮的糖类均会产生变旋光现象。

(3) 葡萄糖环状结构的哈沃斯式　为了能够更清楚和合理地反映环状结构，常用哈沃斯(Haworth)式表示葡萄糖的环状结构。把六元环看成是吡喃环的衍生物称为**吡喃糖**。五元环看成是呋喃环的衍生物称为**呋喃糖**。

哈沃斯式成环原子在同一平面上，在费歇尔投影式中位于碳链左侧的基团写在环平面的上方,位于右侧的基团写在环平面的下方。粗线表示环平面在纸前,细线表示在纸后。半缩醛羟基在环上为 β 型,在环下为 α 型。

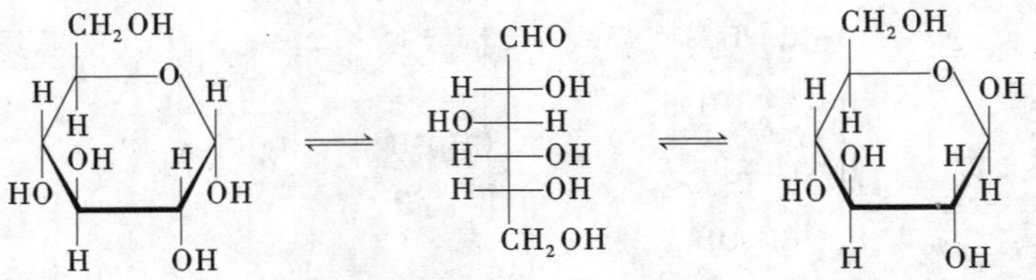

α-D-(+)-吡喃葡萄糖　　开链 D-(+)-葡萄糖　　β-D-(+)-吡喃葡萄糖

α 型异构体和 β 型异构体之间的差别,仅在于第一个手性碳原子的构型不同,其他手性碳原子的构型完全相同,彼此互为端基异构体(差向异构体)。

将费歇尔投影式改写成哈沃斯式的过程如下:

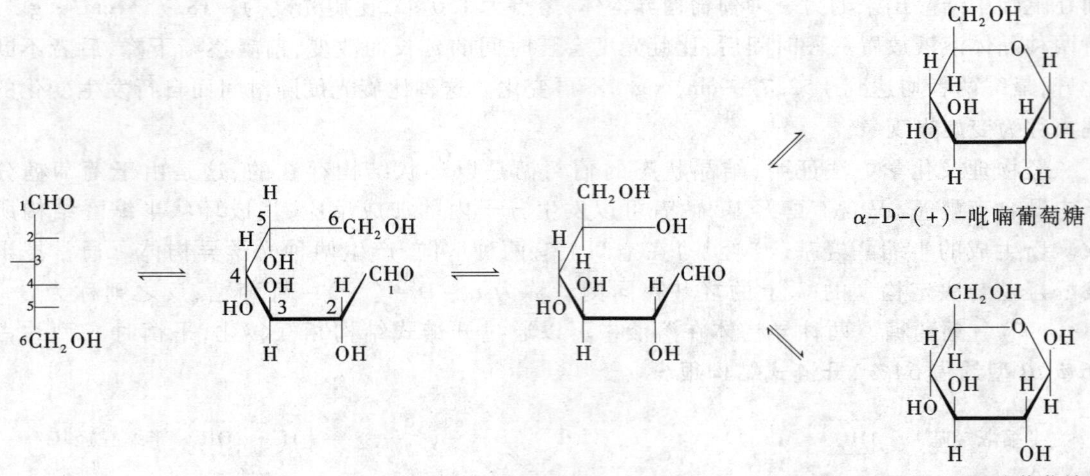

2. 果糖的结构

果糖的分子式也为 $C_6H_{12}O_6$,其比旋光度为 $-92° \cdot cm^2 \cdot g^{-1}$,属于己酮糖。天然的果糖是 D 型左旋糖,所以称 D-(-)-果糖。与葡萄糖相似,D-果糖也主要以环状结构存在。当 C_5 上的羟基与 C_2 上的酮基加成时,形成五元环的半缩酮结构;当 C_6 上的羟基与 C_2 上的酮基加成时,形成六元环的半缩酮结构。由于成环后,酮基碳原子变成手性碳原子,与其相连的半缩酮羟基(苷羟基)也有两种空间构型,所以果糖的两种环状结构都拥有各自的 α 型和 β 型两种异构体。游离状态的果糖主要以六元环的形式存在称为**吡喃果糖**;结合状态的果糖(如蔗糖)主要以五元环的形式存在称为**呋喃果糖**。

与葡萄糖相似,果糖的两种异构体也可以通过开链式结构相互转化,并通过开链式结构,形成互变平衡体系。因此,果糖也存在变旋光现象。典型构型及相互转化可表示如下:

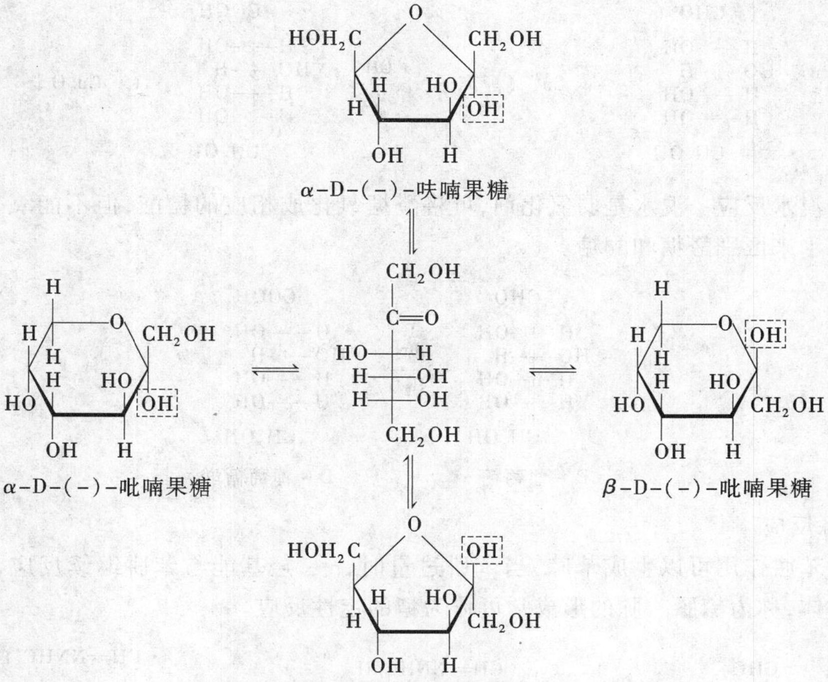

α-D-(-)-呋喃果糖

α-D-(-)-吡喃果糖

β-D-(-)-吡喃果糖

β-D-(-)-呋喃果糖

15.1.2 单糖的性质

单糖通常是无色结晶，有甜味，具有吸湿性，易溶于水，但难溶于乙醇。多个羟基的存在使分子中氢键缔合很强，因而单糖有很高的沸点。

单糖是含有羟基和羰基的多官能团化合物，故具有醇、醛、酮的典型化学性质。此外，由于单糖在溶液中存在开链式结构和环状结构的互变平衡，所以单糖的反应既可按环状，又可按开链式结构进行。

1. 氧化反应

单糖无论是醛糖还有酮糖，分子中均含有醛基（或酮基）和羟基，在碱性条件下，都能被弱氧化剂托伦试剂、费林试剂等氧化，有还原性。凡是具有还原性的糖称为**还原糖**，反之称为**非还原糖**。单糖都是还原性糖。

（1）与托伦试剂、费林试剂反应　葡萄糖可将托伦试剂中的 Ag^+ 还原为银，附着在玻璃器皿壁上形成光亮的银镜，亦称银镜反应。

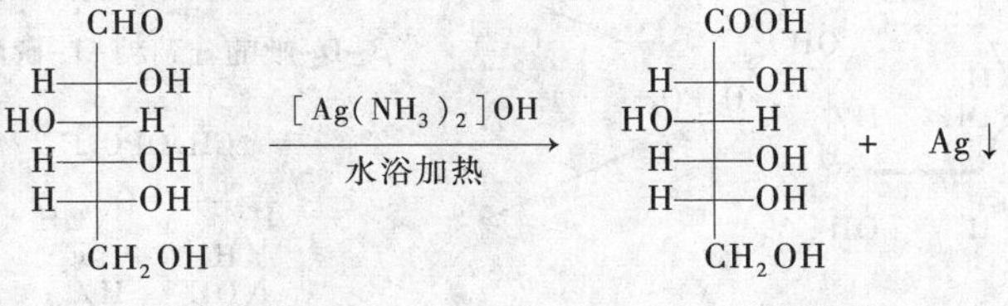

D-葡萄糖　　D-葡萄糖酸

葡萄糖与费林试剂作用，可将铜配离子还原为砖红色的 Cu_2O 沉淀。在临床检查中，常用这一反应检验尿液中的葡萄糖。

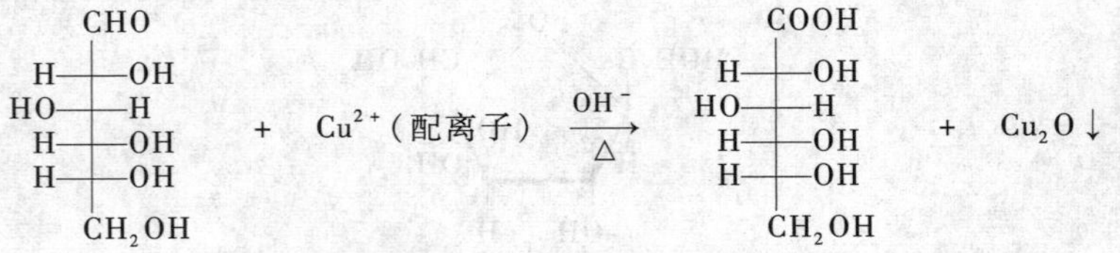

（2）与溴水反应　溴水是弱氧化剂，可将醛糖氧化成相应的糖酸，但不能氧化酮糖，因此可以利用溴水来区别醛糖和酮糖。

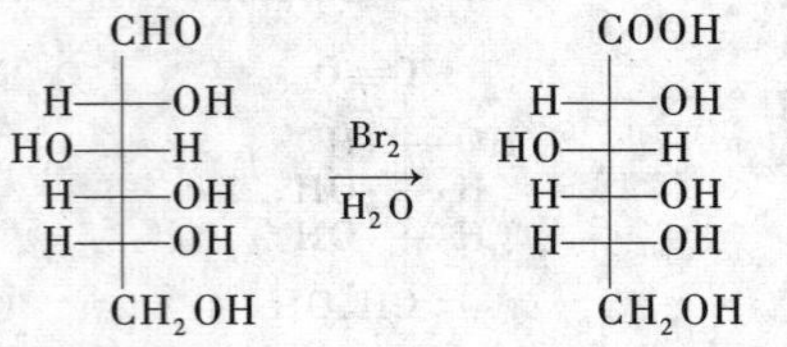

D－葡萄糖　　D－葡萄糖酸

2．成脎反应

单糖与苯肼作用可以生成苯腙，当苯肼过量时，α－羟基能与苯肼继续反应，生成不溶于水的黄色晶体，称为**糖脎**。脎的形成常可作为糖的定性反应。

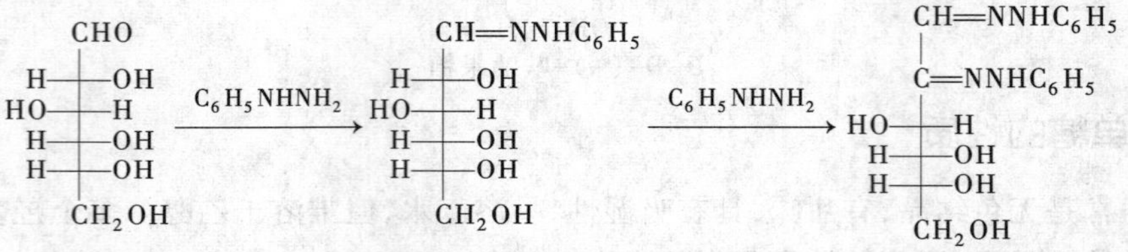

D－葡萄糖　　D－葡萄糖苯腙　　D－葡萄糖脎

3．成酯反应

单糖分子中的羟基能与酸反应生成酯。如D－葡萄糖在一定条件下（如人体代谢过程），可与磷酸作用生成β－D－吡喃葡萄糖－1－磷酸酯、β－D－吡喃葡萄糖－6－磷酸酯及β－D－吡喃葡萄糖－1,6－二磷酸酯。

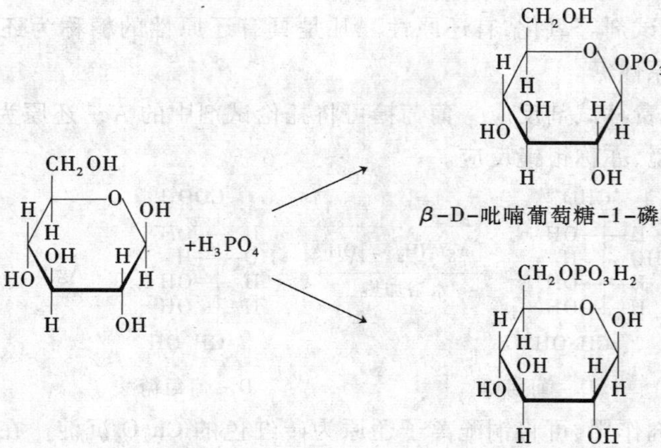

β-D-吡喃葡萄糖-1-磷酸酯

β-D-吡喃葡萄糖-6-磷酸酯

4. 成苷反应

单糖分子中的半缩醛羟基比较活泼,可与羟基化合物(如醇或酚)中的羟基脱水而生成缩醛或缩酮,常把这类反应称为成苷反应。这种化合物称为**糖苷**,简称为"**苷**"。其中,糖的部分称为**糖苷基**,非糖部分称为**配糖基**。例如,在干燥 HCl 存在下,D-吡喃葡萄糖与甲醇作用脱水生成 D-吡喃葡萄糖甲苷。

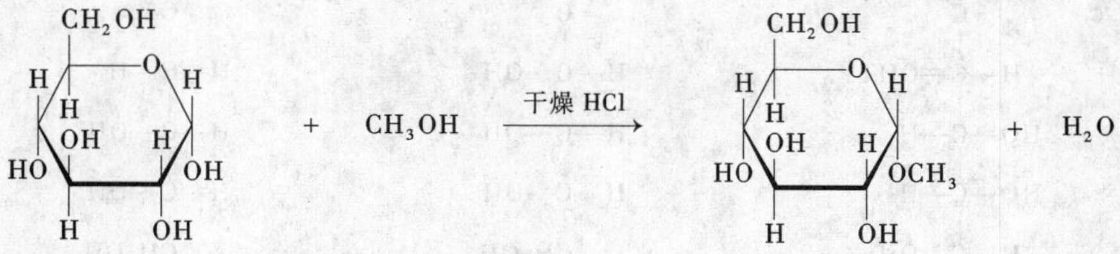

α-D-吡喃葡萄糖　　　　α-D-吡喃葡萄糖甲苷

糖苷广泛分布于植物体中,且大多具有生物活性。例如,苦杏仁中的苦杏仁苷有止咳作用,甘草中的甘草皂苷是甘草解毒的有效成分,洋地黄中的洋地黄毒苷有强心作用等。

15.1.3 重要的单糖

1. 葡萄糖

葡萄糖是植物光合作用的产物,也是自然界中分布最广的单糖,因最初从葡萄汁中分离结晶得到而得名。葡萄糖为无色晶体或白色结晶性粉末,熔点为 146 ℃,易溶于水,难溶于乙醇,有甜味。天然的葡萄糖具有右旋性,所以也称为右旋糖。

人体血液中的葡萄糖称为血糖,正常人血糖浓度为 $3.9 \sim 6.1\ mmol \cdot L^{-1}$。低于正常浓度时,可导致低血糖症,过高可导致糖尿病。葡萄糖是人体新陈代谢不可缺少的重要营养物质,因为不需要经过消化就可直接被吸收利用,所以体弱病人和血糖过低的患者可利用静脉注射葡萄糖溶液的方式来补充营养。$50\ g \cdot L^{-1}$ 葡萄糖注射液是临床上常用的等渗溶液,有利尿、解毒作用,用于治疗水肿、低血糖症和心肌炎等。

2. 果糖

果糖以游离状态存在于水果和蜂蜜中,它的甜度是蔗糖的 170%,是最甜的一种天然糖。果糖为无色结晶物质,熔点为 103 ℃,易溶于水,可溶于乙醇和乙醚,其水溶液的旋光性为左旋,因此又称为左旋糖。

人体内的果糖能与磷酸发生酯化反应生成 6-磷酸果糖酯和 1,6-二磷酸果糖酯,它们都是人体内糖代谢的中间产物,在糖代谢过程中占重要地位。

3. 半乳糖

半乳糖、葡萄糖及果糖等属于同分异构体,分子式均为 $C_6H_{12}O_6$。半乳糖可与葡萄糖结合成乳糖,存在于哺乳动物的乳汁中。它也是脑苷和神经节苷的组分,这两种苷存在于大脑和神经组织中。半乳糖为无色晶体,熔点为 165 ~ 166 ℃。半乳糖有还原性,也有变旋光现象,平衡时的比旋光度为 $+83.3° \cdot cm^2 \cdot g^{-1}$。人体内的半乳糖是摄入食物中乳糖的水解产物。在酶的催化下半乳糖能转变为葡萄糖。

4. 核糖和脱氧核糖

核糖和脱氧核糖以糖苷形式存在于核酸中。含核糖的核苷酸统称为核糖核苷酸，是 RNA 的基本组成单位；含脱氧核糖的核苷酸统称为脱氧核糖核苷酸，是 DNA 的基本组成单位。核糖也是人体内供能物质三磷腺苷（ATP）的主要成分。

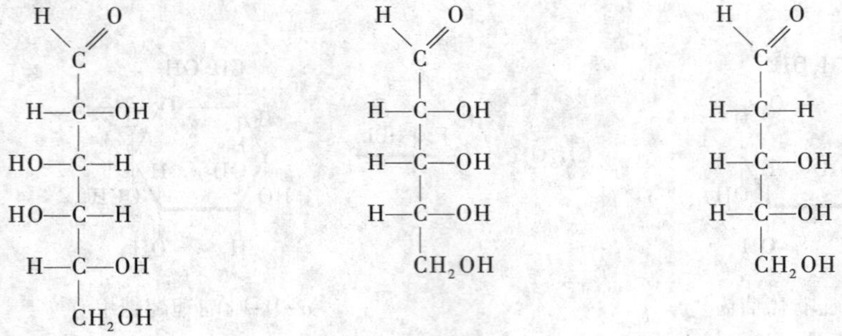

D－（＋）－半乳糖　　D－（－）－核糖　　D－（－）－2－脱氧核糖

15.2　二糖

二糖是最重要的低聚糖。常见的二糖有蔗糖、麦芽糖、乳糖等，分子式为 $C_{12}H_{22}O_{11}$，互为同分异构体。根据还原性可将其分为还原性二糖和非还原性二糖。

15.2.1　还原性二糖

还原性二糖是由一分子单糖的半缩醛羟基与另一分子单糖的醇羟基脱水形成的缩合产物，分子中仍保留一个半缩醛羟基（苷羟基），具有还原性和变旋光现象。

1. 麦芽糖

麦芽糖存在于发芽的种子中，特别是在麦芽中含量最多。麦芽糖是淀粉的基本结构单元。

（1）麦芽糖的结构　麦芽糖是由 1 分子 α－D－吡喃葡萄糖 C_1上的半缩醛羟基与另 1 分子 D－吡喃葡萄糖 C_4上的醇羟基脱去 1 分子水缩合而成的糖苷。两个葡萄糖分子之间通过 α－1,4－苷键相结合，分子中还保留一个半缩醛羟基。

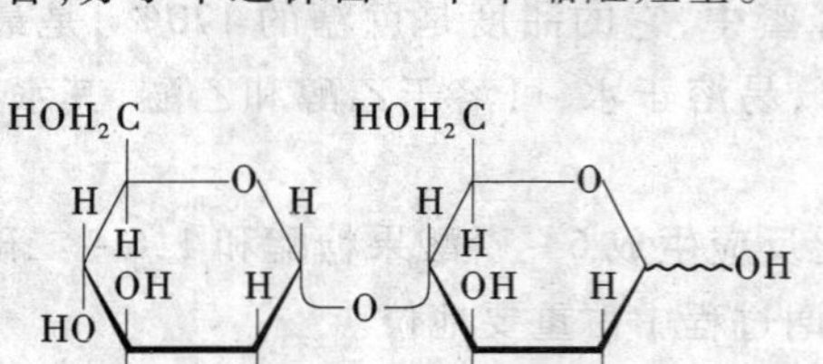

α－D－吡喃葡萄糖部分　D－吡喃葡萄糖部分

（2）麦芽糖的性质　纯净的麦芽糖为白色晶体。熔点为 102～103 ℃，易溶于水，甜度约为蔗糖的 70%，是饴糖的主要成分，可用作糖果及细菌的培养基。麦芽糖能与托伦试剂、费林试剂作用,也能发生成苷反应和成酯反应。在酸或酶的作用下,1 分子麦芽糖可水解生成 2 分子葡萄糖。

2. 乳糖

乳糖主要存在于哺乳动物的乳汁中,人乳中含 6% ~7%,牛乳中含 4% ~5%。乳糖是奶酪工业的副产品。

(1) 乳糖的结构　乳糖是由 1 分子 β – D – 吡喃半乳糖 C_1 上的半缩醛羟基与 1 分子 D – 吡喃葡萄糖 C_4 上的醇羟基脱水而成的糖苷。半乳糖和葡萄糖之间通过 β – 1,4 – 苷键相结合,分子中还保留一个半缩醛羟基。其结构简式如下:

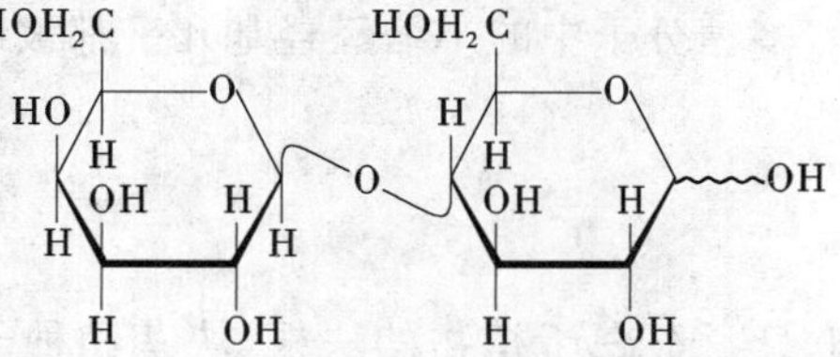

β – D – 吡喃半乳糖部分　D – 吡喃葡萄糖部分

(2) 乳糖的性质　纯净的乳糖是白色粉末,在水中的溶解度小,味不甚甜;因吸湿性小,在医药上用作片剂、散剂的矫味剂和填充剂。化学性质与麦芽糖的化学性质相似,每 1 分子乳糖能水解生成 1 分子 β – 半乳糖和 1 分子葡萄糖。

15.2.2 非还原性二糖

非还原性二糖是由两分子单糖的半缩醛羟基脱水缩合而成的,生成的二糖结构中无半缩醛羟基(或游离的苷羟基),因而无还原性和变旋光现象。

蔗糖是自然界分布最广、最重要的二糖,以甘蔗和甜菜中含量最高,故称为蔗糖或甜菜糖。食用糖中的红糖、白糖、冰糖都是蔗糖。

(1) 蔗糖的结构　蔗糖是由 1 分子 α – D – 吡喃葡萄糖 C_1 上的半缩醛羟基与 1 分子 β – D – 呋喃果糖 C_2 上的半缩醛羟基脱水而成的糖苷。葡萄糖与果糖之间通过 α – 1,2 – 苷键相结合,分子中已无半缩醛羟基,因而无还原性和变旋光现象。其结构简式如下:

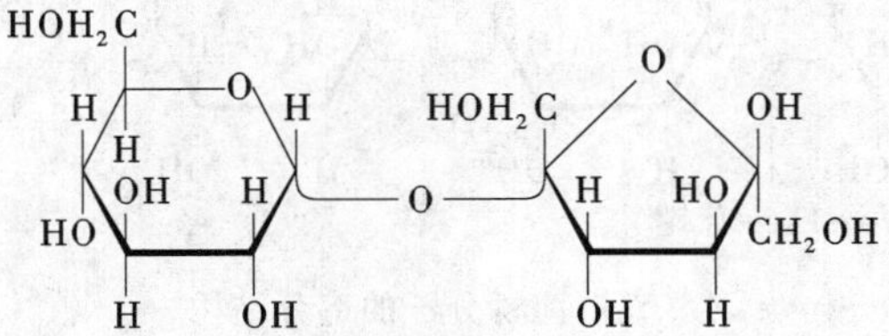

α-D-吡喃葡萄糖部分　　β-D-呋喃果糖部分

(2) 蔗糖的性质　纯净的蔗糖为白色晶体,熔点为 186 ℃,易溶于水而难溶于乙醇,溶液的比旋光度为 +66.7°·cm²·g⁻¹,甜度仅次于果糖。蔗糖可以水解生成葡萄糖和果糖。蔗糖在医药上用作矫味剂。蔗糖高浓度时能抑制细菌生长,因此又可用作防腐剂和抗氧剂。

15.3 多糖

多糖广泛存在于自然界中，是生物体的组分或养料，如淀粉、纤维素等。多糖是许多个单糖分子间脱水缩合而成的化合物，可用$(C_6H_{10}O_5)_n$表示。相对分子质量很大，是一类天然高分子化合物。根据组成单元的不同，多糖可分为**匀多糖**和**杂多糖**。由同一种单糖组成的多糖称为匀多糖，如淀粉、纤维素和糖原等；由不同的单糖及其衍生物组成的多糖称为杂多糖，如透明质酸、肝素、α－球蛋白等。

多糖在结构和性质上与单糖和低聚糖有较大的差别。多糖没有甜味，无固定熔点，多数难溶于水，少数能溶于水形成胶体溶液。多糖分子中的半缩醛羟基几乎都被结合成氧苷键，所以多糖无还原性和变旋光现象。

15.3.1 淀粉

淀粉是绿色植物光合作用的产物，广泛存在于植物的块根、块茎和种子中，在稻米、小麦、玉米及马铃薯中含量十分丰富。淀粉为白色无定形粉末，不溶于一般的有机溶剂。在酸或酶的作用下，淀粉可逐步水解，首先生成相对分子质量较低的糊精，继续水解得到麦芽糖和异麦芽糖，完全水解为D－葡萄糖。

$$\underset{\text{淀粉}}{(C_6H_{10}O_5)_n} \xrightarrow[H_2O]{H^+\text{或酶}} \underset{m<n\quad\text{糊精}}{(C_6H_{10}O_5)_m} \xrightarrow[H_2O]{H^+\text{或酶}} \underset{\text{麦芽糖或异麦芽糖}}{C_{12}H_{12}O_{11}} \xrightarrow[H_2O]{H^+\text{或酶}} \underset{\text{D－葡萄糖}}{C_6H_{12}O_6}$$

淀粉用水处理后，可溶解的部分为直链淀粉，不溶解而膨胀的部分为支链淀粉，直链淀粉与支链淀粉的比例随作物品种的不同而变化。

1. 直链淀粉

直链淀粉又称为可溶性淀粉，是由许多α－D－葡萄糖通过α－1,4－苷键连接而成的链状化合物，是直链多糖，相对分子质量在$1.5\times10^5 \sim 6.0\times10^5$。直链淀粉的结构如下：

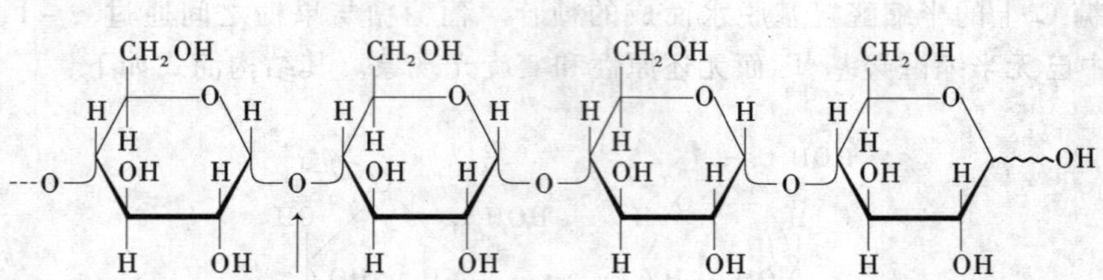

直链淀粉分子的部分结构

直链淀粉并不是直线形分子，而是借助分子内氢键的作用盘旋成螺旋状，每一螺圈约含6个α－D－葡萄糖单元（见图2－15－1）。直链淀粉遇碘显蓝色，是由于碘分子进入淀粉的螺旋状空隙中，借助范德华力，碘与淀粉溶液作用形成一种蓝色配合物的缘故。这个现象很明显，常用于淀粉和碘的定性鉴别。

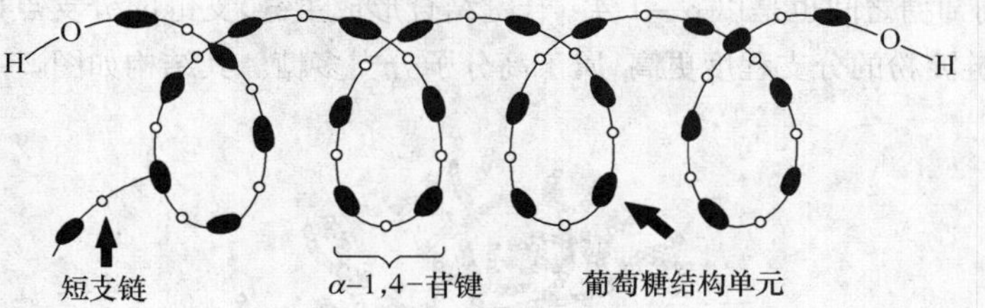

图 2－15－1　直链淀粉的螺旋状结构示意图

2. 支链淀粉

支链淀粉的相对分子质量比直链淀粉的相对分子质量更大，主链部分的葡萄糖之间以 α－1，4－苷键相连接，支链的分支点则以 α－1，6－苷键连接。支链淀粉平均每隔 20～25 个 α－D－葡萄糖单元就有一个以 α－1，6－苷键连接的分支，较直链淀粉复杂得多，支链淀粉的结构如下：

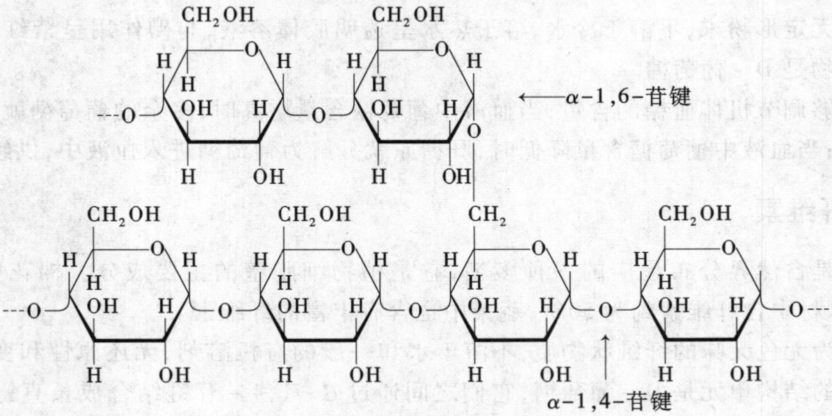

支链淀粉分子的部分结构

支链淀粉含有几百条短支链，每条短支链含有 20～25 个 D－葡萄糖单元，其相对分子质量可达 6.0×10^6 左右，支链淀粉的分支状链如图 2－15－2 所示。

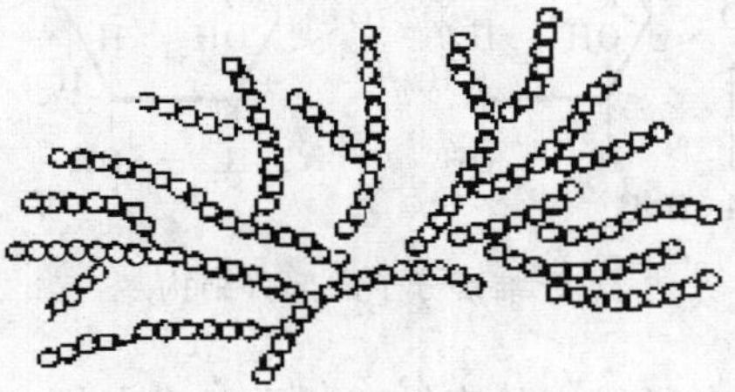

图 2－15－2　支链淀粉结构示意图

支链淀粉不溶于水，与热水作用则成糊状。支链淀粉遇碘呈紫红色。

15.3.2　糖原

糖原是人和动物体内储存的多糖，又称为动物淀粉，主要存在于肝和肌肉中。糖原的结构与支链淀粉相似,D－葡萄糖之间也是以 α－1,4－苷键结合形成主链,支链的分支点以 α－1,6－苷键连接,分支程度比支链淀粉的分支程度更高,属于高分子分支多糖。其结构如图 2－15－3所示。

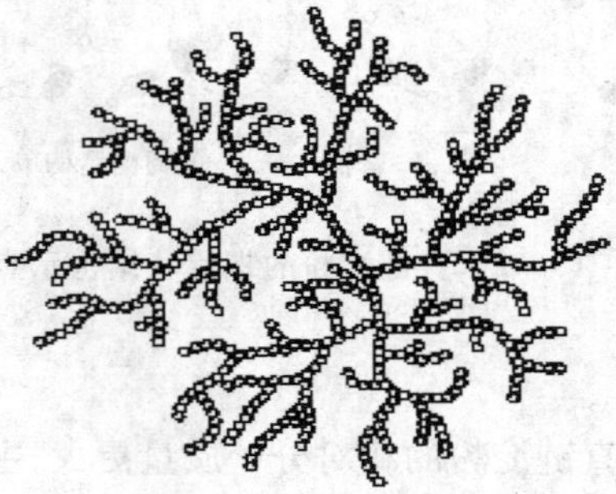

图 2－15－3 糖原的结构示意图

糖原为无定形粉末,不溶于冷水,溶于热水呈透明胶体溶液,与碘作用呈紫红色。糖原水解的最终产物是 D－葡萄糖。

糖原能够调节机体血糖的含量,当血液中葡萄糖含量增高时,多余的葡萄糖就转变成糖原储存于肝中;当血液中葡萄糖含量降低时,肝糖原就分解为葡萄糖进入血液中,供给机体能量。

15.3.3 纤维素

纤维素是自然界分布最广的一种多糖,它是植物细胞壁的主要成分。棉花中含纤维素 90% 以上,木材中含纤维素约为 50%,蔬菜中也含有丰富的纤维素。

纤维素为无色无味的纤维状物质,不溶于水和一般的有机溶剂,无还原性和变旋光现象。组成纤维素的结构单元是 D－葡萄糖,它们之间通过 β－1,4－苷键结合成长直链,结构与直链淀粉相似。纤维素的结构如下:

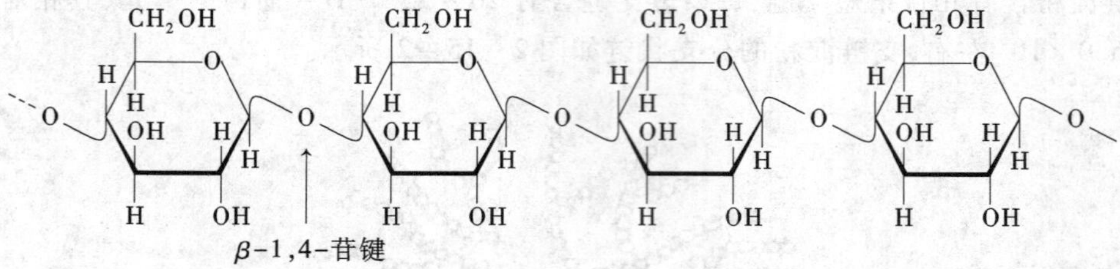

纤维素分子的部分结构

借助分子间氢键的作用,各纤维素的直链互相平行成束状,进一步绞扭成绳索状。其结构如图 2－15－4 所示。

纤维素水解比淀粉的水解困难,一般需要高温、高压、无机酸的作用下,才能水解成葡萄糖。将纤维素用纤维素酶(β－糖苷酶)水解,可生成 D－葡萄糖。食草动物的肠道中具有纤维素酶,因此能以纤维素为食。人体消化道内只有水解 α－1,4－苷键的酶,没有水解 β－1,4－苷键的酶,所以人不能消化纤维素。但膳食中的纤维素虽不能被人体消化吸收但

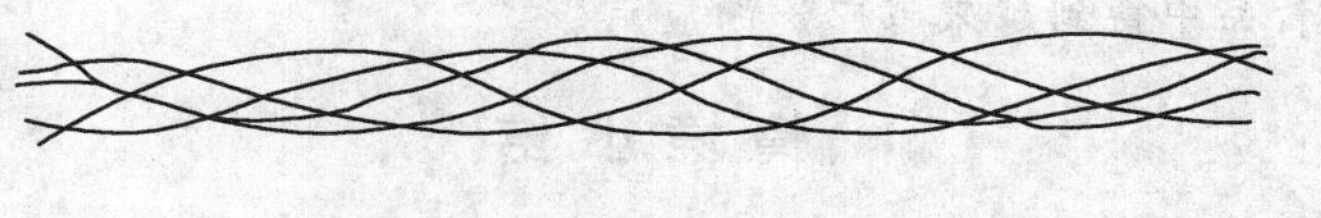

图 2－15－4　绳索状纤维素链示意图

能刺激胃肠蠕动，防止便秘、排除有害物质，减少胆酸和中性胆固醇的肝肠循环，降低血清胆固醇，预防直肠癌等。所以纤维素在人类的食物中也是不可缺少的。多吃蔬菜、水果对人体健康是有益的。

15.3.4　右旋糖苷

右旋糖苷是由多个葡萄糖缩合而成的聚合物，亦称为葡聚糖，分子式可用$(C_6H_{10}O_5)_n$表示。D－葡萄糖单元主要以$\alpha-1,6$－苷键相连，同时还杂有$\alpha-1,3$－苷键、$\alpha-1,4$－苷键连接的分支，其结构如下：

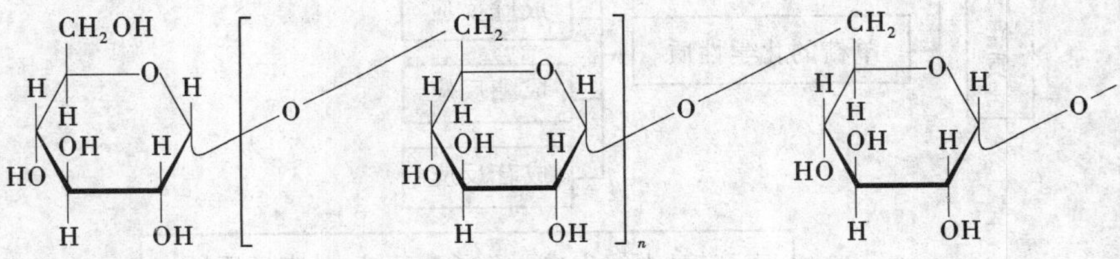

右旋糖苷是酵母菌及某些细菌中储存的多糖。平均相对分子质量为40×10^3和70×10^3的产品，分别称为右旋糖苷 40 和右旋糖苷 70。右旋糖苷 40 有降低血液黏稠度、改善微循环和抗血栓的作用。右旋糖苷 70 为血浆的代用品，临床上用于外伤性出血、损伤等，可以补充血容量，提高血浆的胶体渗透压。

知识链接

聚葡萄糖

聚葡萄糖（polydextrose）又称为聚糊精，俗名为水溶性膳食纤维，是由美国辉瑞（PFizer）中心实验室的瑞恩哈德（H. H. Reunhard）博士于 1965 年发明的。它是在山梨醇、柠檬酸的存在下，由天然葡萄糖经高温、低压聚合而成的，是随机交联的葡萄糖组成的多糖，为白色或类白色固体颗粒，易溶于水，无特殊气味。

聚葡萄糖具有独特的营养保健功能，近年来得到快速发展，在 50 多个国家被批准使用。它可以添加在各种食品中以取代脂肪和糖分，并增加食品的纤维素含量，改善食品的质构和口感。其进入人体消化系统后，产生特殊的生理代谢功能：① 促进人体肠胃蠕动，消除便秘；② 调节血脂，减少脂肪堆积，预防肥胖；③ 降低血胆固醇水平，减少动脉粥样硬化，也可使胆汁中胆固醇含量降低，减少胆石病的发生；④ 降低血糖，预防糖尿病。

目前，国内除了将聚葡萄糖作为添加剂使用外，还有部分以聚葡萄糖为主的胶囊、冲剂以及片剂之类的产品。随着研究的深入和人们认识的加强，作为膳食纤维补充剂，聚葡萄糖在众多食品、饮料、保健食品中得到越来越广泛的应用。

情境小结

1. 知识系统网络

- 糖类化合物
  - 单糖
    - 单糖的结构
      - 葡萄糖的结构
        - 开链式结构
        - 环状结构
      - 果糖的结构
        - 开链式结构
        - 环状结构
    - 单糖的性质
      - 单糖的物理性质
      - 单糖的化学性质
        - 氧化反应
        - 成脎反应
        - 成酯反应
        - 成苷反应
  - 二糖
    - 还原性二糖
      - 麦芽糖:水解生成两分子葡萄糖,具有还原性
      - 乳糖:水解生成一分子半乳糖和一分子葡萄糖,具有还原性
    - 非还原性二糖
      - 蔗糖:水解生成一分子葡萄糖和一分子果糖,无还原性
  - 多糖
    - 淀粉
      - 直链淀粉:葡萄糖通过α-1,4-苷键结合的高分子化合物
      - 支链淀粉:葡萄糖通过α-1,4-苷键和α-1,6-苷键结合的高分子化合物
    - 糖原:葡萄糖通过α-1,4-苷键和α-1,6-苷键结合的高分子化合物,分支程度比支链淀粉更高
    - 纤维素:葡萄糖通过β-1,4-苷键结合的高分子化合物
    - 右旋糖苷:葡萄糖主要通过α-1,6-苷键结合的高分子化合物

2. 学习方法概要

学习中要在糖类化合物的含义和分类的基础上,理解单糖的构型;通过开链式结构推导出环状结构,继而转换成更真实的哈沃斯式结构;通过单糖、二糖和多糖的结构及相互联系理解、掌握糖类的典型化学性质,并用化学方法进行不同糖类鉴别;以应用为目的熟悉多糖的组成、

结构特征和性质，理解多糖的应用价值。

目标检测

一、选择题

1. 不能被人体消化的糖是 （ ）

A. 葡萄糖　B. 蔗糖　C. 麦芽糖　D. 纤维素

2. 淀粉水解可得到 （ ）

A. 蔗糖　B. 麦芽糖　C. 果糖　D. 甘露糖

3. 青色苹果对碘有反应，而熟苹果则能发生银镜反应，这是因为青苹果中含有 （ ）

A. 葡萄糖　B. 果糖　C. 麦芽糖　D. 淀粉

4. 下列糖中属于非还原性糖的是 （ ）

A. 葡萄糖　B. 蔗糖　C. 麦芽糖　D. 果糖

5. 能与碘作用显蓝色的物质是 （ ）

A. 直链淀粉　B. 支链淀粉　C. 糖原　D. 纤维素

6. 能说明葡萄糖是一种还原性糖，依据是 （ ）

A. 与 H_2 加成生成六元醇　B. 能发生银镜反应

C. 能发生酯化反应　D. 能与新制 $Cu(OH)_2$ 悬浊液共热生成红色沉淀

7. 水解前和水解后都能发生银镜反应的物质是 （ ）

A. 麦芽糖　B. 蔗糖　C. 甲酸乙酯　D. 乙酸甲酯

二、命名或写出下列化合物的结构（用哈沃斯式表示）

1.

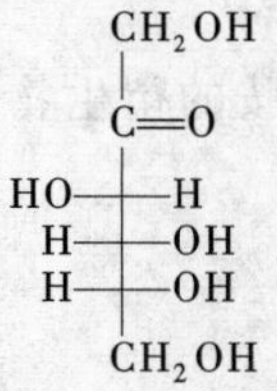

2.

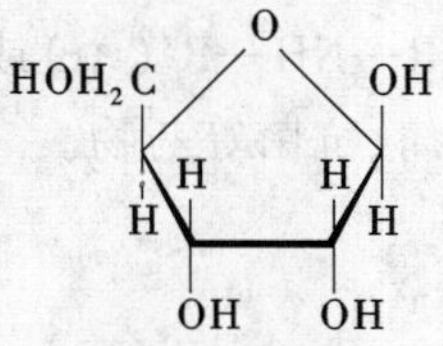

3.

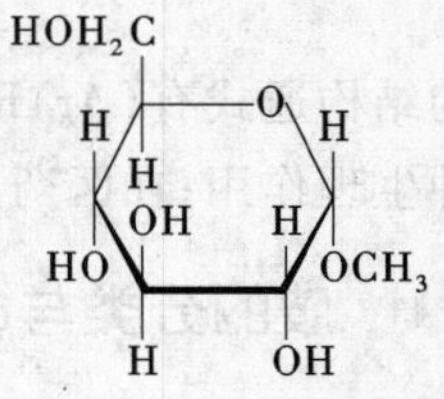

4. β－D－吡喃葡萄糖　5. D－半乳糖　6. β－D－2－脱氧核糖

三、用化学方法鉴别下列各组物质

1. 葡萄糖、果糖　2. 麦芽糖、蔗糖、果糖　3. 葡萄糖、蔗糖、淀粉

四、简答题

化合物 A（$C_9H_{18}O_6$）无还原性，经水解生成化合物 B 和 C，B（$C_6H_{12}O_6$）有还原性，可被溴水氧化，与葡萄糖生成相同的脎，C（C_3H_8O）可发生碘仿反应。请写出 A、B、C 的结构式及相关反应方程式。

情境 16　含氮有机化合物

情境描述：

以教材、课件及相关资料为载体，完成含氮有机化合物中的胺、杂环化合物及生物碱基础知识的学习，要求了解胺、酰胺、氨基酸与含氮杂环化合物的命名；熟悉含氮有机化合物的主要化学性质；了解重要的胺、酰胺、含氮杂环化合物及其衍生物、生物碱等在医学上的应用。

含氮有机化合物一般是指分子中的碳原子与氮原子直接相连的化合物，如胺、酰胺、氨基酸、杂环化合物、生物碱、蛋白质等。它们广泛存在于自然界，其中很多与人的生命活动密切相关，如体内的含氮激素、神经递质等。临床上的许多药物如普鲁卡因、巴比妥类、磺胺类药物也都是含氮有机化合物。

16.1　胺

胺是氨的烃基衍生物，即氨(NH_3)分子中的一个或几个氢原子被烃基取代后的产物。因此胺的结构通式有(Ar)R—NH_2 或(Ar)R—NH—R′(Ar)或 $\begin{array}{c} R'' \\ | \\ R—N—R' \end{array}$ 等。胺的衍生物常具有多种生理作用；在医药上用作退热、镇痛、抗菌等药物。

16.1.1　胺的分类与命名

1. 胺的分类

(1) 根据氮原子所连烃基的数目不同，可将胺分为伯胺、仲胺、叔胺。例如，

$$\underset{\text{伯胺}}{R—NH_2} \qquad \underset{\text{仲胺}}{R—NH—R'} \qquad \underset{\text{叔胺}}{\begin{array}{c} R'' \\ | \\ R—N—R' \end{array}}$$

伯胺、仲胺、叔胺与伯醇、仲醇、叔醇的概念不同，胺是根据氮原子上连接的烃基的数目进行分类，而醇是根据羟基所连的碳原子的种类来分类的。例如，

$$\underset{\text{伯胺}}{\begin{array}{c} CH_3—CH—CH_3 \\ | \\ NH_2 \end{array}} \qquad \underset{\text{仲醇}}{\begin{array}{c} CH_3—CH—CH_3 \\ | \\ OH \end{array}}$$

(2) 根据氮原子所连烃基的种类不同，胺可分为脂肪胺(R—NH_2)和**芳香胺**(Ar—NH_2)。氨基与脂肪烃基相连的是脂肪胺，与芳香环直接相连的是芳香胺。例如，

$CH_3—NH_2$ 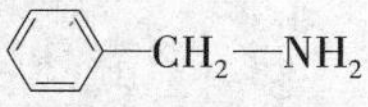 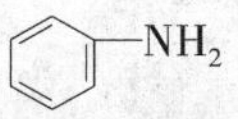

脂肪胺　　脂肪胺　　芳香胺

（3）根据分子中氨基的数目，胺又可分为一元胺、二元胺和多元胺。例如，

$CH_3—CH_2—NH_2$　　$H_2N—CH_2—CH_2—NH_2$

一元胺　　二元胺

2. 胺的命名

（1）伯胺的命名　在胺字前加烃基的名称称为“某胺”。例如，

$CH_3—NH_2$　　$CH_3—CH_2—NH_2$　　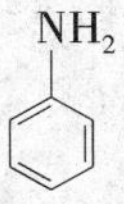　　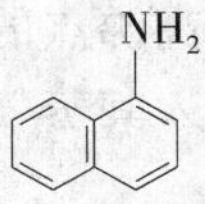

甲胺　　乙胺　　苯胺　　α-萘胺

（2）仲胺和叔胺的命名　氮原子上连的烃基相同时，用二或三标明烃基的数目，称为“几某胺”；烃基不相同时，由小到大依次写出烃基的名称，称为“某某胺”。例如，

$CH_3—NH—CH_3$　　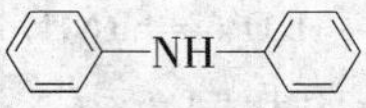　　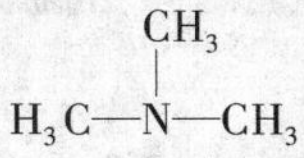

二甲胺　　二苯胺　　三甲胺

$CH_3—NH—CH_2—CH_3$　　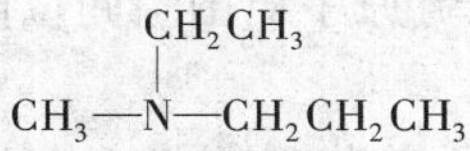

甲乙胺　　甲乙丙胺

（3）结构复杂的胺命名　以烃基为母体，氨基作为取代基命名。例如，

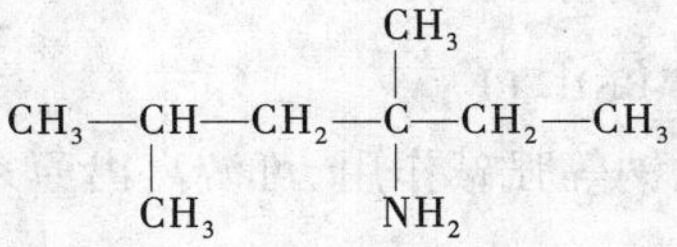　　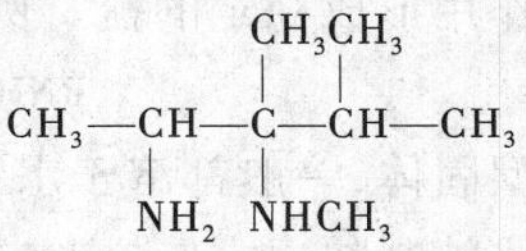

2,4-二甲基-4-氨基己烷　　2,3-二甲基-4-氨基-3-甲氨基戊烷

（4）芳香仲胺和芳香叔胺的命名　以芳香胺为母体，在脂肪烃基前面冠以“*N*-”，表示脂肪烃基是连在氮原子上。例如，

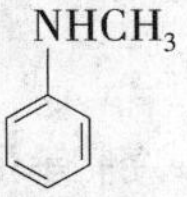　　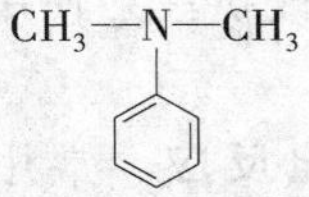　　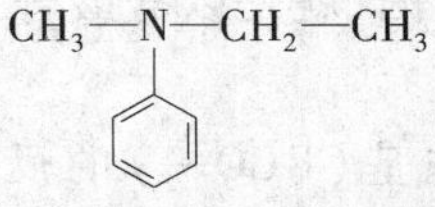

N-甲基苯胺　　*N*,*N*-二甲基苯胺　　*N*-甲基-*N*-乙基苯胺

（5）多元胺的命名　与多元醇的命名相似。例如，

$H_2N—CH_2—CH_2—NH_2$　　$H_2N—CH_2—CH_2—CH_2—CH_2—NH_2$

乙二胺　　1,4-丁二胺

（6）季铵盐和季铵碱的命名　与铵盐和氢氧化铵的命名类似。例如，

$(CH_3)_4N^+OH^-$　　$(CH_3CH_2)_4N^+Br^-$

氢氧化四甲铵　　溴化四乙铵

应注意，在有机化学中，“氨”“胺”“铵”三字的用法。表示取代基时称为“**氨基**”，如$—NH_2$称为氨基，$CH_3NH—$称为甲氨基；表示 NH_3 的烃基衍生物时称为“**胺**”，如 $CH_3CH_2NH_2$ 称为乙胺；氮上带有正电荷时称为“**铵**”，如 $CH_3NH_3^+Cl^-$ 称为氯化甲铵。

16.1.2 胺的性质

一、物理性质

甲胺、二甲胺、三甲胺等低级脂肪胺在常温下是气体,丙胺以上是液体。低级胺的气味与氨相似,三甲胺具有鱼腥味,丁二胺和戊二胺等二元胺有动物尸体腐败后的特殊气味。低级的伯胺、仲胺、叔胺都有较好的水溶性,但随着相对分子质量的增加,其水溶性迅速减小。

芳香胺是无色高沸点的液体或低熔点的固体,有难闻的气味,而且毒性很大,使用时应避免与皮肤接触或吸入其蒸气。

二、化学性质

1. 碱性

胺和氨相似,氮原子上的孤电子对能接受质子(H^+)而呈碱性。

$$RNH_2 + H_2O \rightleftharpoons R\overset{+}{N}H_3 + OH^-$$

胺的碱性强弱由电子效应与空间效应共同决定。氮原子上电子云密度大,接受质子能力强,相应胺的碱性就强。氮原子周围空间位阻大,结合质子就困难,胺的碱性就弱。不同的胺碱性强弱不同。

胺与氨的碱性强弱顺序为:脂肪胺 > 氨 > 芳香胺。

伯胺、仲胺、叔胺的碱性强弱顺序为:二甲胺 > 甲胺 > 三甲胺。

胺能与强酸作用形成稳定的盐。例如,

$$RNH_2 + HCl \longrightarrow RNH_3^+ Cl^-$$

铵盐是结晶型固体,一般都溶于水,与氢氧化钠等强碱作用,可游离出原来的胺。因此,利用此性质可分离或精制胺。

$$RNH_3^+ Cl^- + NaOH \longrightarrow RNH_2 + NaCl + H_2O$$

医学上为了增大胺的水溶性,常把含氨基的胺类药物制成铵盐。例如,临床上使用的局部麻醉剂——普鲁卡因,就是以盐酸普鲁卡因的形式供注射使用的。

2. 酰化反应

分子中引入酰基(RCO—)的反应称为**酰化反应**。常用的酰化试剂有酰卤和酸酐等。例如,

$$RNH_2 + CH_3COCl \longrightarrow RNHCOCH_3 + HCl$$

$$R_1NHR_2 + CH_3COCl \longrightarrow R_1R_2NCOCH_3 + HCl$$

叔胺的氮原子上没有氢原子,不能发生酰化反应。

胺的酰基衍生物多数为结晶型固体,具有一定的熔点,呈中性,不与酸成盐。因此在醚溶液中,伯胺、仲胺、叔胺的混合物经乙酸酐酰化后,再加稀盐酸,则只有叔胺仍能与盐酸成盐,而伯胺、仲胺的酰化产物经水解后又得到原来的胺。反应式如下:

$$RNHCOCH_3 + H_2O \xrightarrow{H^+} RNH_2 + CH_3COOH$$

$$R_1R_2NCOCH_3 + H_2O \xrightarrow{H^+} R_1R_2NH + CH_3COOH$$

因此,这些性质常用于胺类的分离、提纯和鉴定。另外,在有机合成上还用此反应保护芳香环上活泼的氨基。例如苯胺的消化:

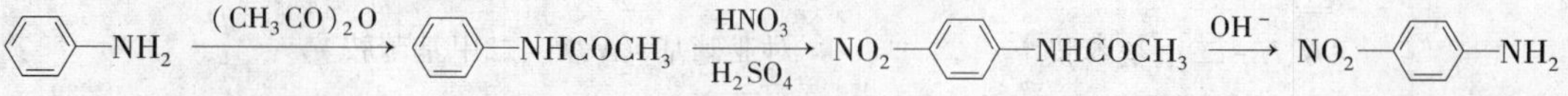

医学上使用的抗结核药物对氨基水杨酸不稳定,易被氧化。药用时总是将其氨基苯甲酰化,形成对苯甲酰氨基水杨酸,提高稳定性。服用后在体内水解,又释放出对氨基水杨酸,发挥应有的药效。

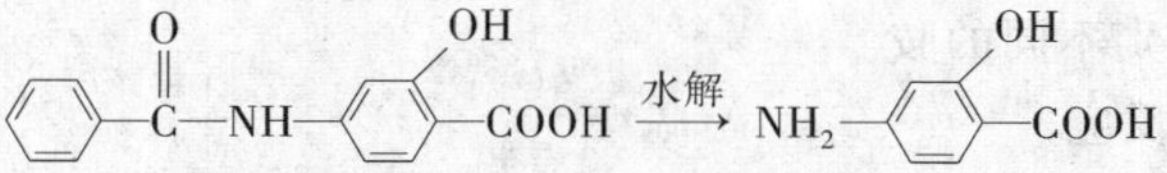

对苯甲酰氨基水杨酸　　　　对氨基水杨酸

3. 与亚硝酸反应

不同类型的胺与亚硝酸反应可以得到不同的产物。亚硝酸不稳定,一般在反应中用亚硝酸钠与盐酸或硫酸反应制得。

(1) 伯胺与亚硝酸反应　脂肪伯胺与亚硝酸作用先生成极不稳定的重氮盐($R-\overset{+}{N}\equiv N\overset{-}{X}$),在低温(0~5 ℃)下也能立即分解,定量地放出氮气。

$$RNH_2 + NaNO_2 + HCl \xrightarrow{H_2O} R-OH(\text{烯烃等混合物}) + H_2O + N_2\uparrow + NaCl$$

芳香伯胺与亚硝酸反应,生成较稳定的重氮盐,在 0~5 ℃下不分解,但在室温下分解而放出氮气。例如,

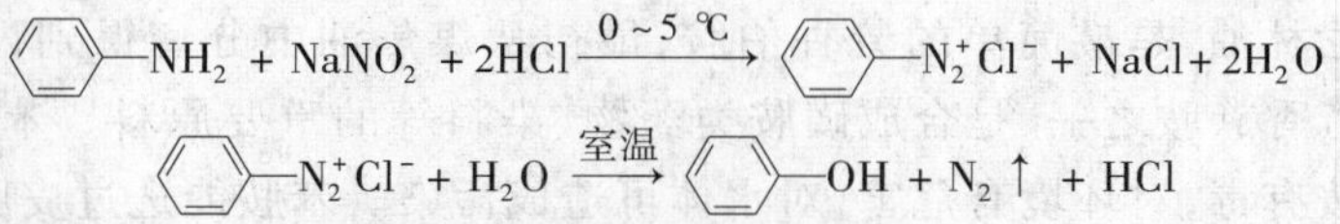

因此,伯胺与亚硝酸的反应,可用于伯胺的定量测定。

(2) 仲胺与亚硝酸反应　脂肪仲胺或芳香仲胺与亚硝酸反应都生成 *N*-亚硝基胺,仲胺氮原子上氢原子被亚硝基(—NO)取代。例如,

$$(CH_3CH_2)_2NH + NaNO_2 + HCl \longrightarrow (CH_3CH_2)_2N-NO + NaCl + H_2O$$

二乙胺　　　　*N*-亚硝基二乙胺

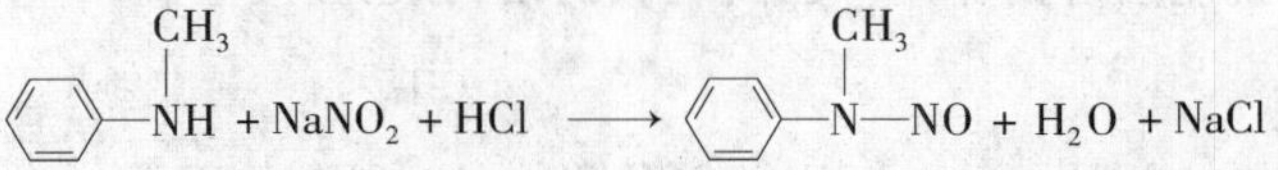

N-甲基苯胺　　　　*N*-亚硝基-*N*-甲基苯胺

N-亚硝基胺通常为难溶于水的黄色油状液体或固体,与酸共热可分解为原来的仲胺,利用此性质可分离或提纯仲胺。*N*-亚硝基胺的毒性很强,具有强致癌作用。食品添加剂亚硝酸钠在体内可转化为亚硝酸胺。因此,国家标准对亚硝酸钠进行了严格的限量规定,以保障人们的身体健康。

(3) 叔胺与亚硝酸反应　脂肪叔胺与亚硝酸反应,生成不稳定的水溶性亚硝酸盐。例如,

$$(CH_3CH_2)_3N + NaNO_2 + HCl \longrightarrow (CH_3CH_2)_3NH^+NO_2^-$$

三乙胺　　　　亚硝酸三乙铵

芳香叔胺与亚硝酸作用,不生成盐,而是在芳香环上引入亚硝基,生成对亚硝基芳叔胺。例如,

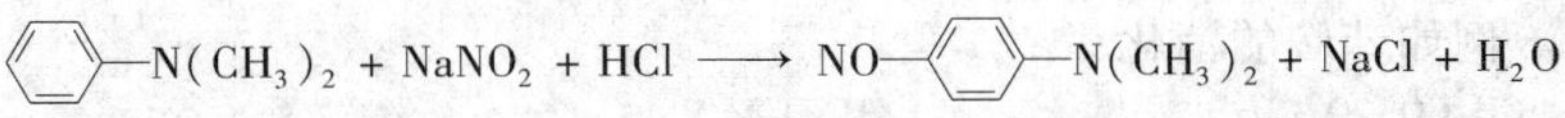

N,*N*－二甲基苯胺　　　　　　对亚硝基－*N*,*N*－二甲基苯胺

如对位被其他基团占据,则亚硝基在邻位上取代。亚硝基芳叔胺在碱性溶液中呈翠绿色,在酸性溶液中呈橘红色。

根据亚硝酸与脂肪族和芳香族伯、仲、叔胺反应时的难易程度、产物的稳定性及状态、颜色等现象的不同,可以鉴别不同的胺。

4. 芳环上的取代反应

苯环上的氨基使苯环活化,所以芳胺易发生卤代、硝化、磺化等亲电取代反应。例如,在苯胺的水溶液中滴加溴水,会立即生成2,4,6－三溴苯胺的白色沉淀,此反应可用于苯胺的定性鉴别和定量分析。

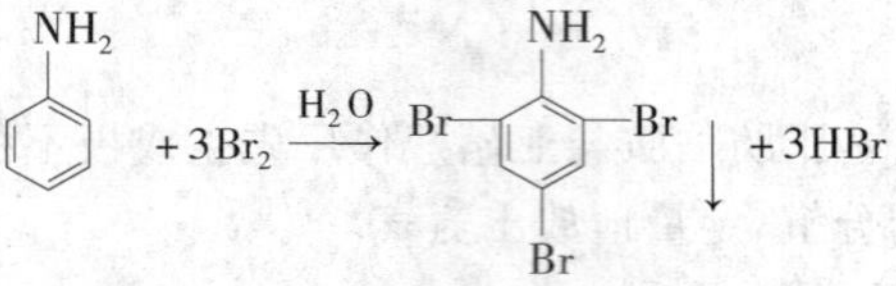

16.1.3 重要的胺及应用

1. 苯胺

苯胺又称阿尼林油,是最简单的芳香伯胺,最初从煤焦油中分离得到,为无色油状液体。苯胺是最重要的芳香族胺之一,是合成磺胺类药物、染料等的重要原料。苯胺微溶于水,易溶于有机溶剂。苯胺有毒,对环境有危害,对水体可造成污染。苯胺能透过皮肤或吸入蒸气使人中毒,主要引起高铁血红蛋白症、溶血性贫血和肝、肾损害等。因此,接触苯胺时应特别注意。

2. 胆碱

胆碱是广泛分布于生物体内的一种季铵碱,因最初在胆汁中发现而得名。胆碱为白色结晶,吸湿性强,易溶于水和乙醇。在脑组织和蛋黄中含量较多,是卵磷脂的组成部分,在体内参与脂肪代谢,有抗脂肪肝的作用。乙酰胆碱的结构式为

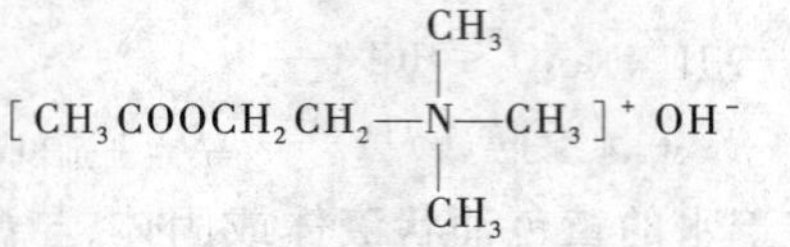

乙酰胆碱

乙酰胆碱存在于相邻的神经细胞之间,是一种具有显著生理作用的神经传导物质。

3. 新洁尔灭

新洁尔灭的化学名称为溴化二甲基十二烷基苄基铵,结构式为

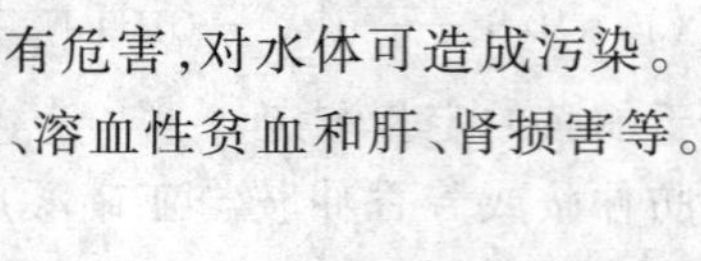

在常温下,新洁尔灭为微黄色的黏稠液体,属于阳离子型表面活性剂,也是消毒剂,临床上用于皮肤、器皿及手术前的消毒。

4. 肾上腺素和去甲肾上腺素

肾上腺素和去甲肾上腺素是肾上腺髓质所分泌的两种激素,具有酚和胺的一般性质,日光、空气都会使其氧化呈红色,直至棕色。因此,宜避光、密闭保存于阴凉处。

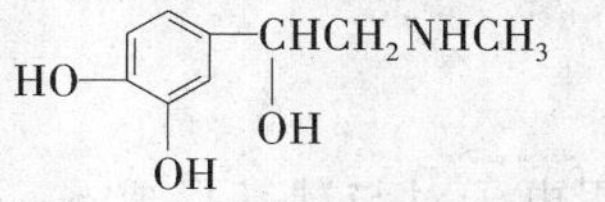
肾上腺素

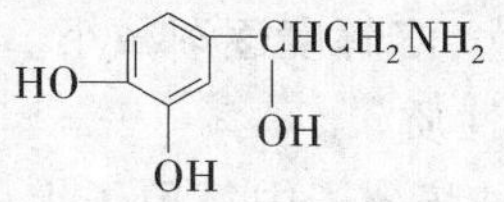
去甲肾上腺素

它们具有收缩血管,升高血压,舒张支气管,加速心率,加强心肌收缩力等作用,临床上用作升压药、平喘药、抗心律失常药。

16.2 酰胺

酰胺广泛存在于自然界,如蛋白质是以酰胺键相连的天然高分子化合物,许多生物碱,如秋水仙碱、常山碱、麦角碱等分子结构中也都含有酰胺键。

16.2.1 酰胺的结构和命名

1. 酰胺的结构

酰胺可看作羧酸分子中的羟基被氨基或烃氨基(—NHR 或—NR_2)取代后的化合物,也可看作氨或胺分子中氮原子上的氢原子被酰基取代后的化合物。其结构为

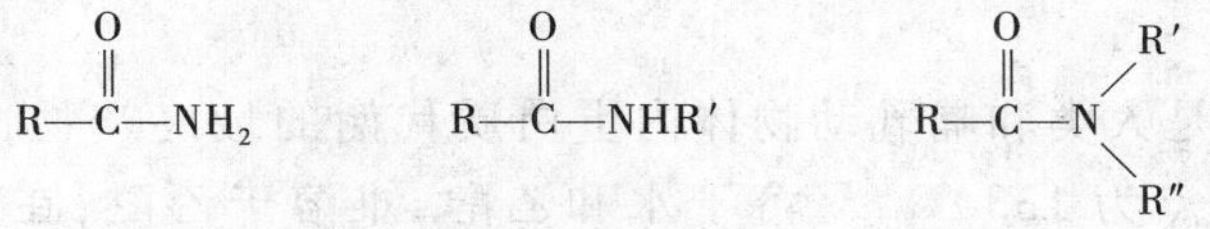
酰胺 N-烃基取代酰胺

2. 酰胺的命名

(1) 简单的酰胺可根据氨基所连的酰基命名,称为“某酰胺”。例如,

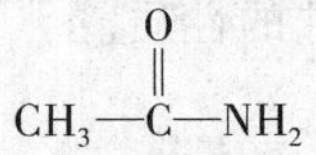
乙酰胺

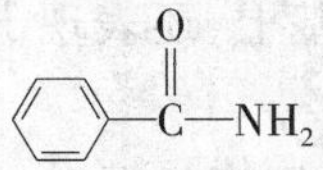
苯甲酰胺

(2) 氮原子上连有取代基的酰胺,命名时将取代基的名称写在“某酰胺”之前,并以 N-或 N,N-表示该取代基是与氮原子相连;亦可称为“某酰某胺”。例如,

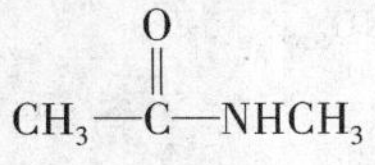
N-甲基乙酰胺

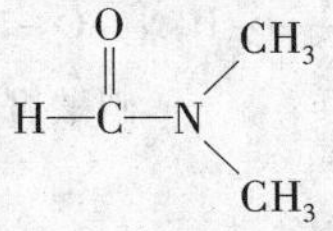
N,N-二甲基甲酰胺

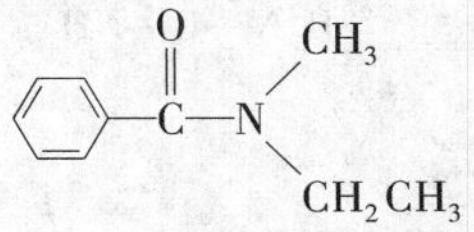
N-甲基-N-乙基苯甲酰胺

16.2.2 酰胺的性质

1. 物理性质

甲酰胺是液体,其他酰胺均为白色结晶。由于酰胺分子之间可以通过氮原子上的氢原子形成氢键,所以酰胺的熔点和沸点均比相应的羧酸的熔点和沸点高。低级酰胺易溶于水,随着相对分子质量的增大,溶解度逐渐减小。

2. 酰胺的化学性质

(1) 酸碱性　酰胺分子中氮原子上的未共用电子对与羰基形成 p-π 共轭体系,使氮原子上的电子云密度降低,减弱了它接受质子的能力,因而碱性减弱,其水溶液近中性。

(2) 水解反应　酰胺在酸或碱的作用下,可发生水解反应,生成羧酸(盐)及铵、胺(氨)等。但酰胺的水解比羧酸酯的水解慢得多。

$$R—C(=O)—NH_2 + H_2O \xrightarrow[\triangle]{HCl} R—C(=O)—OH + NH_4Cl$$

$$R—C(=O)—NH_2 + H_2O \xrightarrow[\triangle]{NaOH} R—C(=O)—ONa + NH_3\uparrow$$

(3) 脱水反应　酰胺和强脱水剂(如 P_2O_5、$POCl_3$、$SOCl_2$ 等)一起加热,发生分子内脱水生成腈。例如,

$$R—C(=O)—NH_2 \xrightarrow[\triangle]{SOCl_2} R—CN + SO_2 + 2HCl$$

16.2.3 尿素

尿素也称为脲,是人类和哺乳动物体内蛋白质代谢的最终产物,存在于动物的尿中。尿素为无色晶体,熔点为 133 ℃,易溶于水和乙醇,难溶于乙醚,在临床中应用广泛,例如,尿素注射液对降低颅内压有显著疗效,可用于治疗急性青光眼和脑外伤引起的脑水肿等疾病。

尿素的结构可看成是碳酸的二酰胺(H_2NCONH_2),具有一般酰胺的化学性质。由于分子中的两个氨基连在同一个羰基上,还表现出一些特殊的性质。

1. 弱碱性

由于含有两个氨基,所以尿素显弱碱性,其碱性略强于一般酰胺,但其水溶液不能使石蕊试剂变色,只能与某些强酸作用生成盐。

$$H_2N—C(=O)—NH_2 + HNO_3 \longrightarrow \underset{\text{硝酸脲}}{H_2N—C(=O)—NH_2 \cdot HNO_3}\downarrow$$

2. 水解反应

尿素在酸、碱或尿素酶的作用下,很容易水解,生成氨和二氧化碳。

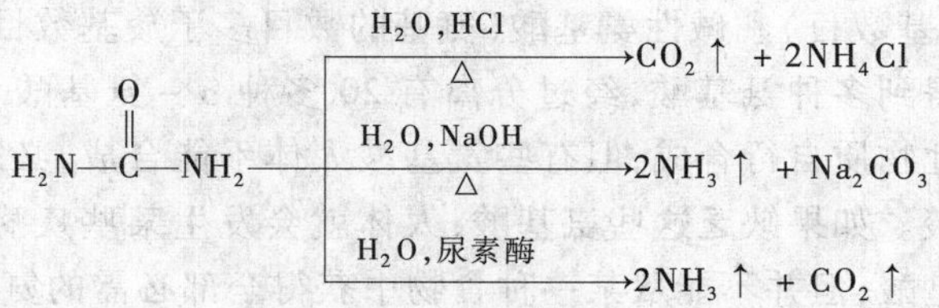

3. 缩二脲反应

将固体尿素、慢慢加热至 150 ~ 160 ℃,两分子尿素之间脱去一分子氨,生成缩二脲。

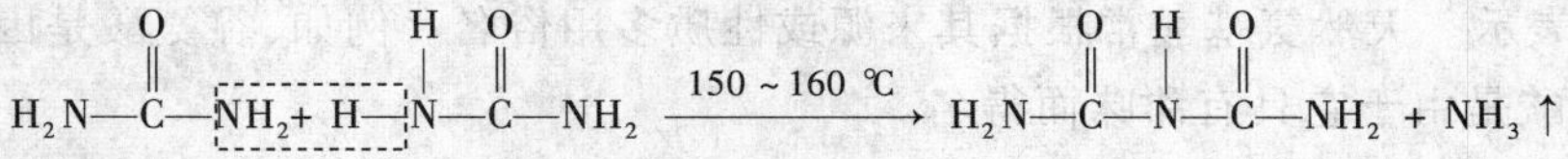

缩二脲

缩二脲为无色结晶,熔点为 190 ℃,难溶于水,易溶于碱性溶液中。可用作医药中间体、生长激素等。

在缩二脲的碱性溶液中加入少量硫酸铜溶液,可呈现紫色,这个颜色反应称为**缩二脲反应**。凡分子中含有两个或两个以上酰胺键(肽键)($-\overset{O}{\overset{\|}{C}}-\overset{H}{\overset{|}{N}}-$)结构的化合物(如多肽、蛋白质等)都可发生缩二脲反应,该性质常用于有机分析鉴定。

16.3 氨基酸和蛋白质

蛋白质是一类存在于所有动植物细胞中的生物高分子,也是构成动物组织的基本材料。例如,毛发、皮肤、肌肉、骨骼、角、鳞片、羽毛、神经、血液中的血红素、体内的激素、抗体以及酶,甚至病毒等都是蛋白质。它们在生命现象中起着极为重要的作用。绝大多数蛋白质在酸、碱或酶的作用下,都能水解成 α - 氨基酸的混合物。

16.3.1 氨基酸

分子中既含有氨基($-NH_2$)又含有羧基($-COOH$)的化合物,称为氨基酸。在自然界中发现的氨基酸多达 200 多种,其中 α - 氨基酸占绝大多数,它们主要以多肽或蛋白质等聚合物的形式存在于动植物体内。

一、氨基酸的结构、分类和命名

根据烃基的不同,氨基酸分为脂肪族氨基酸、芳香族氨基酸和杂环氨基酸;根据氨基和羧基的相对位置,氨基酸又可分为 α - 氨基酸、β - 氨基酸、γ - 氨基酸等。例如,

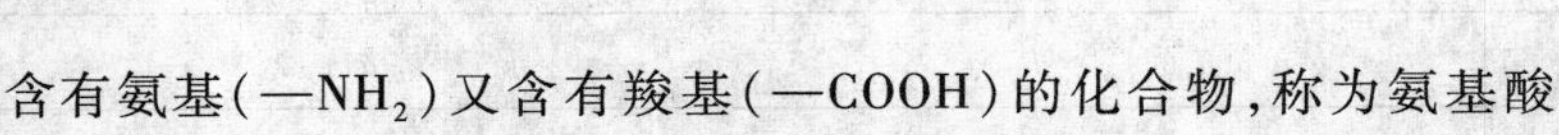

α - 氨基酸　　β - 氨基酸　　γ - 氨基酸

其中,α - 氨基酸在自然界中存在最多,它们是构成蛋白质分子的基础。

根据分子中氨基和羧基的数目,又可分为中性氨基酸(羧基和氨基的数目相等)、酸性氨

基酸(羧基数目多于氨基数目)和碱性氨基酸(氨基的数目多于羧基数目)。

蛋白质水解可以得到多种氨基酸,经过分离有 20 多种 α - 氨基酸。人体所必需氨基酸,有些可以在体内由其他物质自行合成,但有些氨基酸人体不能合成,必须通过食物摄取,这些氨基酸称为必需氨基酸。如果缺乏这些氨基酸,人体就会发生某些疾病。人们可以从不同的食物中得到必需的氨基酸,但并不能从某一种食物中获得全部必需的氨基酸,因此要注意饮食的多样化。表 2 - 16 - 1 中有 * 号的 8 种氨基酸就是必需氨基酸。

氨基酸的系统命名方法与羟基酸等相似,是以羧酸为母体,氨基为取代基,氨基的位置,常用 α、β、γ 等表示。天然氨基酸常根据其来源或性质多用俗名。例如,谷氨酸是因它最先来自于谷物,甘氨酸是由于它具有甜味而得名。

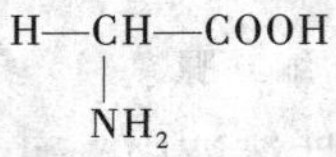

α - 氨基乙酸

甘氨酸

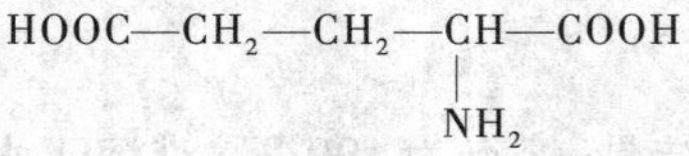

α - 氨基戊二酸

谷氨酸

除最简单的甘氨基酸外,其他 α - 氨基酸都含有一个手性碳原子,而且其构型都属于 L - 型。若用 R/S 标记法,绝大多数氨基酸的 α - 碳原子的构型都是 S - 型。

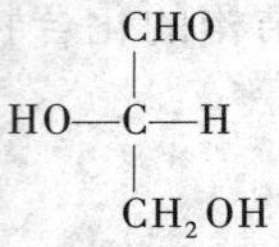

L - 甘油醛

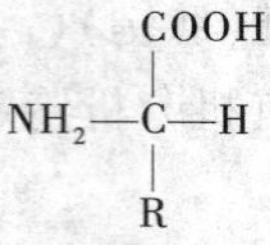

L - 氨基酸

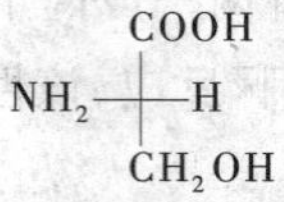

L - 丝氨酸

另外,为表示蛋白质结构的需要,氨基酸的名称常使用英文三字母缩写符号,有时也使用单字母符号。表 2 - 16 - 1 列出了蛋白质水解得到的 20 种 α - 氨基酸的分类、结构、名称、三字母的缩写符号等内容。

表 2 - 16 - 1 组成蛋白质的 α - 氨基酸

中英文名称	结构式	中英文缩写符号		等电点
中性氨基酸				
甘氨酸 glycine (氨基乙酸)	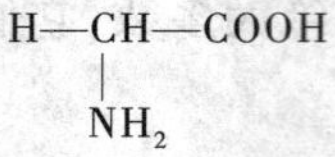	甘	Gly	5.97
丙氨酸 alanine (α - 氨基丙酸)	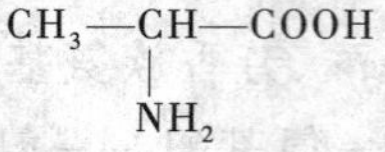	丙	Ala	6.02
缬氨酸* valine (α - 氨基 - β - 甲基丁酸)	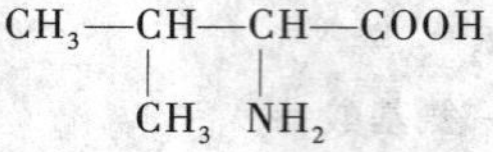	缬	Val	5.96

续表

中英文名称	结构式	中英文缩写符号		等电点
中性氨基酸				
异亮氨酸* isoleucine (α-氨基-β-甲基戊酸)	$CH_3—CH_2—CH(CH_3)—CH(NH_2)—COOH$	异亮	Ile	6.02
亮氨酸* leucine (α-氨基-γ-甲基戊酸)	$CH_3—CH(CH_3)—CH_2—CH(NH_2)—COOH$	亮	Leu	5.98
丝氨酸 serine (α-氨基-β-羟基丙酸)	$HO—CH_2—CH(NH_2)—COOH$	丝	Ser	5.68
半胱氨酸 cysteine (α-氨基-β-巯基丙酸)	$HS—CH_2—CH(NH_2)—COOH$	半胱	Cys	5.05
苯丙氨酸* phenylalanine (α-氨基-β-苯基丙酸)	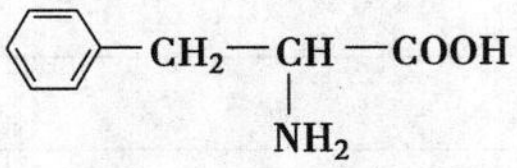	苯	Phe	5.46
蛋氨酸* methionine (α-氨基-γ-甲硫基丁酸)	$CH_3—S—CH_2—CH_2—CH(NH_2)—COOH$	蛋	Met	5.74
苏氨酸* threonine (α-氨基-β-羟基丁酸)	$CH_3—CH(OH)—CH(NH_2)—COOH$	苏	Thr	5.60
脯氨酸 proline (α-羧基四氢吡咯)	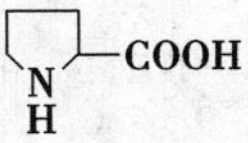	脯	Pro	6.30
酪氨酸 tyrosine (α-氨基-β-对羟苯基丙酸)	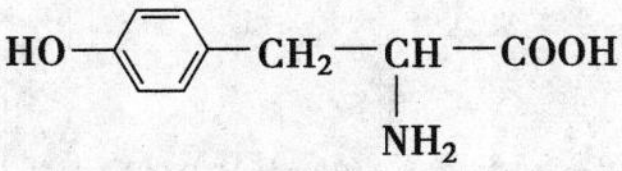	酪	Tyr	5.68
天冬酰胺 asparagine (α-氨基丁酰氨酸)	$H_2N—C(=O)—CH_2—CH(NH_2)—COOH$	天酰或 天-NH_2	Asn 或 Asp-NH_2	5.41

续表

中英文名称	结构式	中英文缩写符号		等电点
中性氨基酸				
谷氨酰胺 glutamine （α－氨基戊酰氨酸）	$H_2N-C(=O)-CH_2-CH_2-CH(NH_2)-COOH$	谷酰或 谷－NH_2	Gln	5.63
色氨酸* tryptophan [α－氨基－β－(3－吲哚基)丙酸]	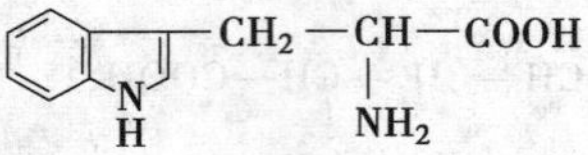	色	Try (Trp)	5.89
酸性氨基酸				
天门冬氨酸 aspartic acid （α－氨基丁二酸）	$H_2N-CH(CH_2-COOH)-COOH$	天	Asp	2.77
谷氨酸 glutamic acid （α－氨基戊二酸）	$HOOC-CH_2-CH_2-CH(NH_2)-COOH$	谷	Glu	3.22
碱性氨基酸				
精氨酸 arginine （α－氨基－δ－胍基戊酸）	$H_2N-C(=NH)-NH-CH_2-CH_2-CH_2-CH(NH_2)-COOH$	精	Arg	10.76
组氨酸 histidine [α－氨基－β－(5－咪唑基)丙酸]	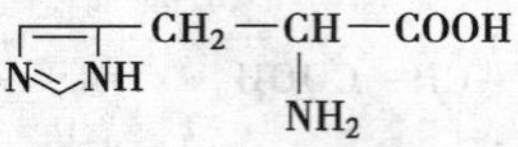	组	His	7.59
赖氨酸* lysine （α，ε－二氨基己酸）	$CH_2(NH_2)-CH_2-CH_2-CH_2-CH(NH_2)-COOH$	赖	Lys	9.74

二、氨基酸的性质

α－氨基酸为形状各异的无色晶体，熔点一般在200℃以上。大多数氨基酸易溶于水，而难溶于苯、乙醚等有机溶剂。有些氨基酸在熔化时发生分解。除最简单的甘氨基酸外，α－氨基酸都有旋光性。

氨基酸分子中既含有氨基又含有羧基，因此具有羧基和氨基的典型性质。同时，由于氨基与羧基之间的相互影响及分子中 R－基团的某些特殊结构，又显示出一些特殊的性质。

1．两性和等电点

氨基酸分子既含有碱性的氨基（—NH_2），可以和酸反应生成铵盐；又含有酸性的羧基（—COOH），可以和碱生成羧酸盐。所以，氨基酸是两性化合物。例如，

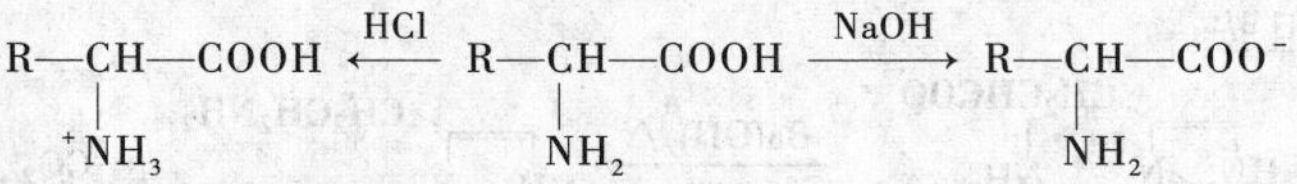

氨基酸分子中的羧基和氨基也能相互作用生成内盐。

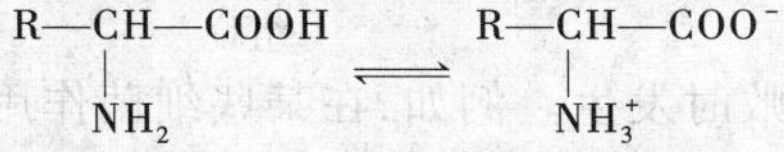

这种内盐又称偶极离子。氨基酸在固态时主要以内盐或偶极离子的形式存在，因而具有盐的性质。例如，熔点较高，难溶于有机溶剂等。在水溶液中，氨基酸的偶极离子既可作为酸与 OH^- 结合成为负离子，又可以作为碱与 H^+ 结合成为正离子，从而形成一个平衡体系。

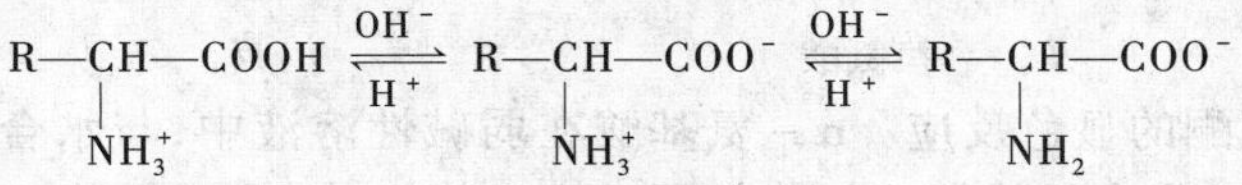

由于氨基酸中羧基的离解能力与氨基接受质子的能力并不相等，因此在上述平衡体系中正、负离子和偶极离子的存在量是不相等的。究竟哪一种离子占优势，取决于溶液的 pH 和氨基酸的类型或结构。

所有的氨基酸在强酸性溶液中，主要以正离子的形式存在，在电场中向阴极移动；在强碱性溶液中，主要以负离子的形式存在，在电场中向阳极移动。当溶液的酸碱性达到某一 pH 时，氨基酸主要以偶极离子存在，所带的正电荷数量与负电荷数量正好相等，在电场中，既不向阴极移动也不向阳极移动。此时溶液的 pH，称为该氨基酸的等电点，用 pI 表示。

由于结构的不同，各氨基酸的等电点也不相同，一般中性氨基酸的等电点在 5.0～6.5 之间，酸性氨基酸的等电点在 2.8～3.2，碱性氨基酸的等电点在 7.6～10.8。常见的 20 种氨基酸的等电点见表 2－16－1。

氨基酸的等电点并不是中性点。例如，中性氨基酸的氨基和羧基尽管数目相等，但由于羧基解离出质子的能力大于氨基接受质子的能力，因此在纯水溶液中，中性氨基酸呈微酸性。在等电点时，偶极离子的浓度最大，而溶解度最小，最容易从溶液中析出。因此，可以通过调节溶液 pH 的方法，将等电点不同的氨基酸从其混合液中分离出来。

2．主要化学反应

氨基酸的化学性质都是氨基、羧基和侧链中其他官能团的体现。主要有以下几类。

（1）与亚硝酸反应　氨基酸的氨基和亚硝酸的反应与伯胺相似，这个反应可用于氨基酸的分析，根据放出氮气的量，可以算出样品中氨基的含量。

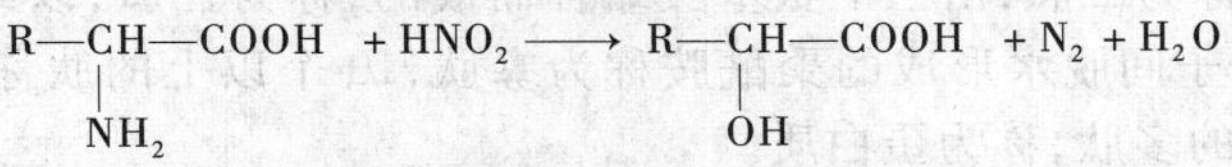

（2）酰化反应　氨基酸能和酰氯、酸酐等作用（氨解），生成酰胺。例如，

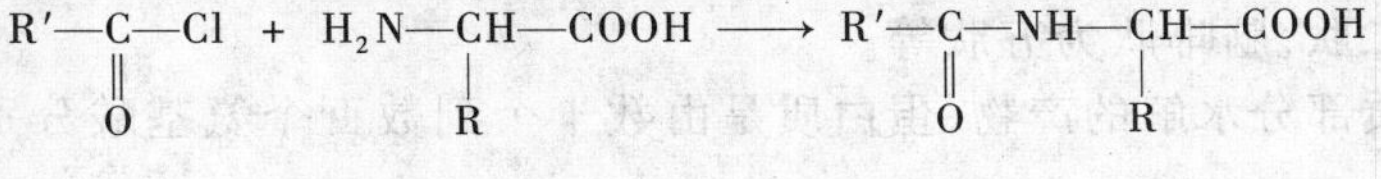

反应需在碱性溶液中进行，因为只有在碱性溶液中，氨基酸的氨基以游离状态存在。该反应可在人工合成蛋白质时，用于保护氨基。

(3) 脱羧反应　某些氨基酸在体外 $Ba(OH)_2$、加热或体内酶的作用下，均可发生脱去羧基反应，生成相应的胺。脱羧反应是人体内氨基酸代谢的形式之一，例如在肠道细菌作用下，组氨酸可脱羧生成组胺。

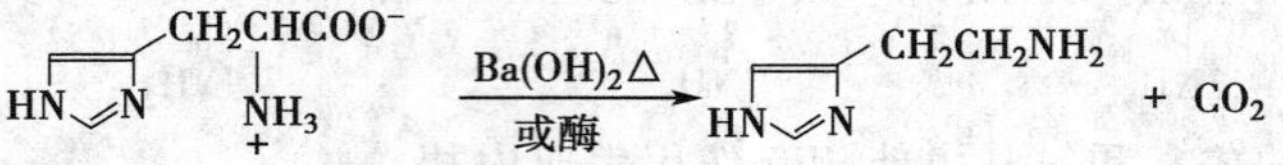

组氨酸　　　　　　　　　　组胺

脱羧反应也可在蛋白质腐败时发生。例如，在某些细菌作用下，蛋白质中的赖氨酸可变成毒性很强，且有强烈气味的尸胺（戊二胺）。

$$H_2N(CH_2)_4\underset{\displaystyle NH_2}{\underset{|}{C}H}—COOH \xrightarrow{-CO_2} H_2N(CH_2)_5NH_2$$

赖氨酸　　　　　　　　　　尸胺

(4) 与水合茚三酮的显色反应　α－氨基酸在弱碱性溶液中，与水合茚三酮共热，生成一种蓝紫色化合物（脯氨酸或羟脯氨酸与茚三酮反应产物呈黄色）。例如，

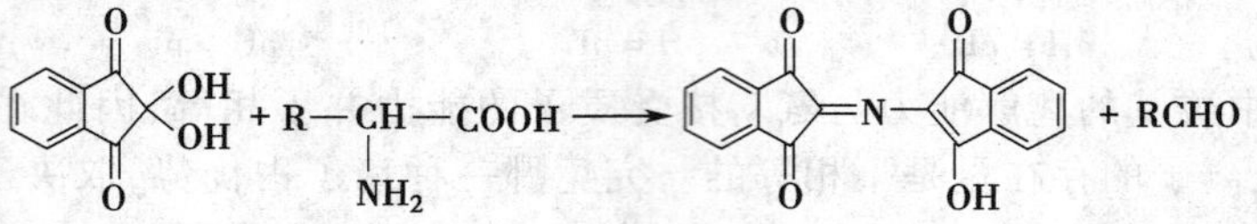

水合茚三酮（无色）　　　　　　　　蓝紫色化合物

由于生成蓝紫色物质，反应非常灵敏，常用于 α－氨基酸的鉴别。此法还可以用于氨基酸的比色测定、纸上层析的显色，以及刑侦中的指纹显示。

16.3.2 多肽和蛋白质

一、肽与肽键

α－氨基酸分子中的氨基和另一个 α－氨基酸分子中的羧基，发生分子间脱水产生的以酰胺键（$—CONH_2—$）相连接的缩合化合物，称为肽。肽分子中的酰胺键，称为肽键。例如，

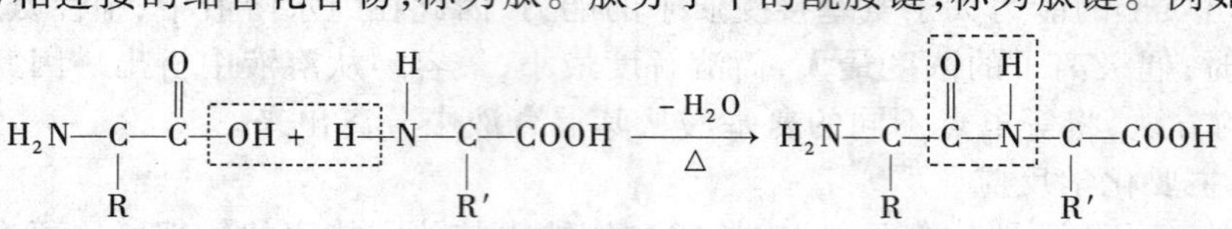

酰胺键

缩合成肽是氨基酸的重要性质之一，氨基酸的种类越多，相互缩合的产物越复杂。由两个氨基酸缩合而成的，称为二肽；由三个氨基酸缩合而成的，称为三肽；以此类推。一般将10个以下的 α－氨基酸分子间脱水形成的聚酰胺称为寡肽，10个以上的肽称为多肽，50个以上的 α－氨基酸分子形成的多肽，称为蛋白质。

自然界中的多肽都是由多种氨基酸组成的，是生物化学中一类重要的化合物。例如，青霉素结构中有一个二肽，脑啡肽为五肽等。

多肽是蛋白质部分水解的产物，蛋白质是由数十个到数百个氨基酸分别借助肽键相互连

接起来的多肽链。有些蛋白质分子只由一条多肽链组成,多数蛋白质分子中都含有几条多肽链,肽链之间通过二硫键、氢键等结合在一起。因此,多肽的合成又是蛋白质合成的基础。

二、蛋白质的组成和分类

蛋白质是一类很重要的生物高分子化合物,是生物体内一切组织的基础物质,相对分子质量一般都在 10 000 以上,有的高达数百万。蛋白质种类繁多,其组成因来源不同而异。经元素分析,它们除了含碳、氢、氧、氮外,还会有硫,有些蛋白质含少量磷和铁。一般蛋白质组成元素质量百分数如下:

C	O	H	N	S
50%~55%	20%~23%	6%~7%	15%~17%	0.3%~2.5%

蛋白质有多种分类方法,一般常根据溶解性及化学组成进行分类,也可按水解产物的不同来分类。

按溶解性的不同,蛋白质一般分两类:

(1) 不溶于水的纤维蛋白　其结构为线状的多肽长链分子缠绕在一起,或呈纤维状平行排列,它们是动物组织的主要构造材料。

(2) 能溶于水、酸、碱或盐溶液的球蛋白　其分子形状呈球形,它们的多肽链通过分子内某些基团间的氢键、二硫键或分子间力相互作用自身折叠、缠绕成特有的球形。分子中的憎水基(如烃基)分布在球形的内部,而亲水基(如—OH、—NH_2、—SH、—COOH 等)分布在球的表面。酶和血红蛋白都是球蛋白。球蛋白的水溶性较大,并形成胶体溶液。

三、蛋白质的结构

蛋白质的结构极其复杂,各种蛋白质的特殊功能和生理活性,不仅取决于多肽链中氨基酸的组成、数目和连接顺序,而且与其特定的空间构象关系密切。蛋白质的结构通常分为一级结构、二级结构、三级结构和四级结构等。

1. 一级结构

蛋白质肽链中氨基酸的排列顺序,称为蛋白质的一级结构。一级结构可由一条或多条肽链组成,是蛋白质的骨架。一级结构肽链中每个氨基酸单位,称为氨基酸残基;由多条肽链组成的蛋白质,每条肽链称为亚基。如我国科学家首先合成的具有生理活性的结晶牛胰岛素有两条亚基,共 51 个氨基酸残基构成。

蛋白质的一级结构决定了蛋白质的高级结构,并可有一级结构获得高级结构的信息。

2. 二级结构

蛋白质的二级结构是指分子中多肽链的折叠和盘绕的方式。二级结构的形成几乎全是碳链骨架中羰基上的氧原子和亚酰基上的氢原子之间的氢键维系。某一或某些肽段之间的氢键越多,它们形成的二级结构越稳定。二级结构主要有 α-螺旋、β-折叠、β-转角等形式。

(1) α-螺旋　肽链的某段局部盘曲成螺旋形结构,称为 α-螺旋。在 α-螺旋中,每隔 3.6 个氨基酸残基螺旋上升一圈,螺距 0.54 nm,每个残基跨距为 0.15 nm;螺旋体中所有氨基酸残基 R 侧链都伸向外侧。如图 2-16-1 所示。

(2) β-折叠　又称 β-片层,是两条肽链或一条肽链的两段平行排列,形成较为伸展的片状结构。β-折叠可分为平行式和反平行式两种类型,它们也是通过肽链间或肽段间的氢键维系。可以把它们想象为由折叠的条状纸片侧向并排而成,每条纸片可看成是一条肽链。

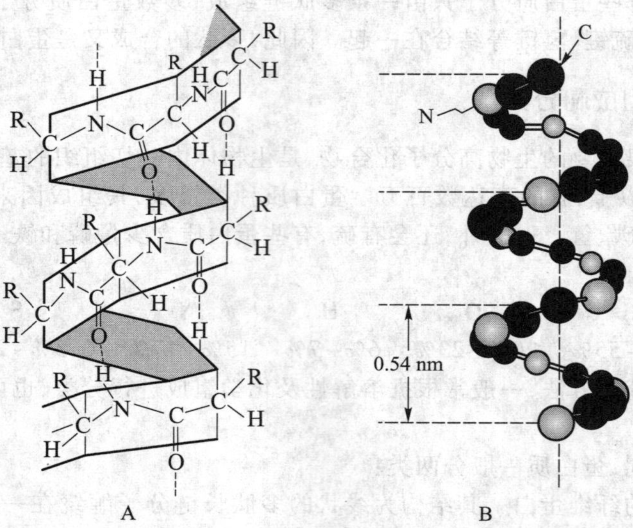

图 2－16－1 α－螺旋示意图

如图 2－16－2 所示。

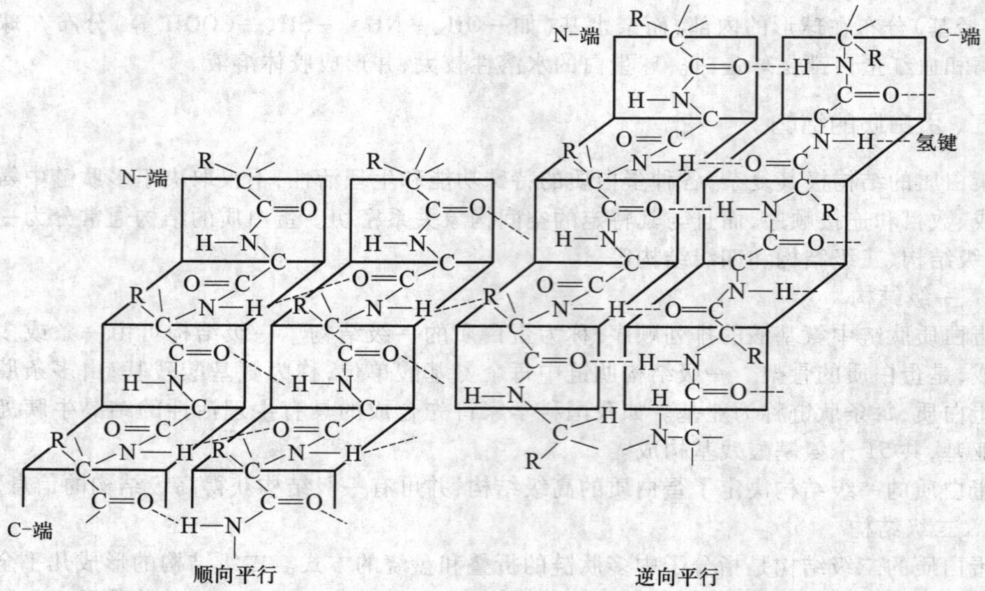

图 2－16－2 β－折叠片

3．三级结构

多肽链在二级结构的基础上，进一步的卷曲、折叠成具有一定规律性的三维空间结构，称为蛋白质的三级结构。三级结构是在二级结构基础上的再折叠或再盘绕，类似于弹簧的扭结（图 2－16－3）。维持蛋白质三级结构的因素主要是侧链基团的相互作用，包括二硫键、氢键、离子键、分子间作用力、疏水作用等。

4．四级结构

由两条或两条以上具有独立三级结构的多肽链通过非共价键结合，形成具有一定空间结构的聚合体,称为蛋白质的四级结构。其中每一条具有独立三级结构的多肽链称为亚基。单独的亚基不具有生物功能,只有完整的四级结构寡聚体才有生物功能。例如,血红蛋白(图 2－16－4)是由 2 个 α 亚基(141 个残基)和 2 个 β 亚基(146 个残基)组成,两个亚基的三级结构很相似,每个亚基都结合一个血红素,4 个亚基通过 8 个离子键相连,形成四聚体,具有运输 O_2 和 CO_2 的功能。

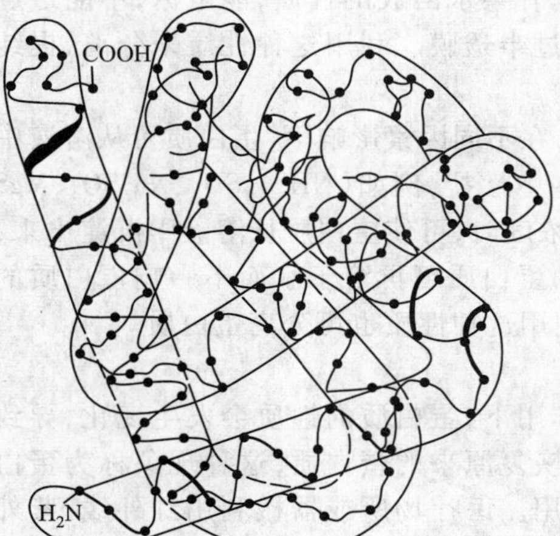

图 2－16－3　肌红蛋白的三级结构示意图

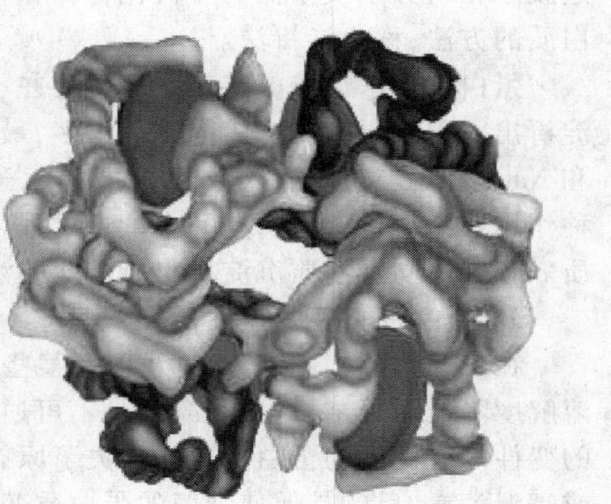

图 2－16－4　血红蛋白的四级结构示意图

四、蛋白质的性质

蛋白质是由氨基酸组成的,有许多理化性质与氨基酸相似,如两性解离、等电点及紫外吸收等。但是,蛋白质是高聚物,有些性质与氨基酸不同,如溶液的胶体性质、盐析和变性等。

1. 两性电离和等电点

蛋白质与氨基酸相似,也具有两性性质。在水溶液中,蛋白质分子可以正离子、负离子或偶极离子的形式存在。即蛋白质分子在溶液中存在下列解离平衡:

$$\mathrm{Pr}\begin{cases}NH_2\\COO^-\end{cases}\underset{OH^-}{\overset{H^+}{\rightleftharpoons}}\mathrm{Pr}\begin{cases}NH_3^+\\COO^-\end{cases}\underset{OH^-}{\overset{H^+}{\rightleftharpoons}}\mathrm{Pr}\begin{cases}\overset{+}{N}H_3\\COOH\end{cases}$$

阴离子	偶极离子	阳离子
pH > pI	等电点(pI)	pH < pI

Pr 表示不包括链端氨基和链端羧基在内的蛋白质大分子。

蛋白质在溶液存在的状态或形式,取决于蛋白质的结构及溶液的 pH。调节溶液的 pH 至一定数值时,蛋白质以偶极离子形式存在,在电场中既不向阴极移动,也不向阳极移动。此时溶液的 pH 就是该蛋白质的等电点(pI)。

不同的蛋白质有不同的等电点。例如,人和动物体内大多数蛋白质的等电点在 5 左右。由于人体液(如血液、组织液和细胞内液等)的 pH 约为 7.4,所以体内蛋白质分子大多以阴离子的形式存在,可与体液中的 K^+、Ca^{2+}、Na^+、Mg^{2+} 等阳离子结合成蛋白质盐,并与蛋白质分子组成缓冲对,在体内起重要的缓冲作用。

等电点时蛋白质在水中的溶解度最小,最容易沉淀。这个性质可作为分离和提纯蛋白质的依据。在同一 pH 的溶液中,各种蛋白质所带电荷的性质、数量不同,分子大小不同,因此在电场中移动的速率或方向也不同。利用这种性质可将不同蛋白质进行分离和分析，称为电泳分析法。电泳分析法在临床上常用于测定血清蛋白质的成分，借以诊断疾病。

2. 溶解性和盐析

多数蛋白质可溶于水或其他极性溶剂，但不溶于非极性溶剂。蛋白质为生物大分子，分子直径已达 1 ~ 100 nm 的范围，所以蛋白质的水溶液具有亲水溶胶的性质，能电泳，不能透过半透膜。相对分子质量低的有机化合物和无机盐能透过半透膜。利用这种性质来分离、提纯蛋白质的方法，称为渗析法。

蛋白质与水形成的亲水胶体溶液并不十分稳定，在不同因素影响下，蛋白质可从溶液中沉淀析出。引起蛋白质沉淀的试剂很多，最常用的某些中性盐，例如$(NH_4)_2SO_4$、Na_2SO_4、$MgSO_4$和 NaCl 等。当它们加入蛋白质溶液中，达到相当大浓度时，可使蛋白质从溶液中沉淀出来，这种作用称为盐析。盐析是一个可逆过程，盐析出来的蛋白质可再溶于水而不影响蛋白质的性质。各种不同蛋白质沉淀析出所需盐的浓度不同，利用这种性质也可分离蛋白质。

3. 蛋白质的变性

在热、紫外线、超声波、X 线以及某些化学试剂作用下，蛋白质的性质会发生变化，导致其溶解度降低而凝结，且这种凝结是不可逆的，不能再恢复原来的蛋白质，这种现象称为蛋白质的变性。变性后的蛋白质通常丧失了原有的生理作用。医疗场所或器械利用红外线、紫外线或高温消毒，目的是促使细菌的蛋白质变性；疫苗放在冰箱中冷藏，是为防止其高温变性。

4. 显色反应

蛋白质中含有不同的氨基酸，可与某些试剂发生特殊的颜色反应，称为蛋白质的显色反应。利用这些反应可以鉴别蛋白质。

(1) 缩二脲反应　在蛋白质的碱性溶液中加入稀硫酸铜溶液，立即呈现紫红色的反应，称为缩二脲反应。生成的颜色与蛋白质的种类有关。凡是分子中含有两个以上酰胺键的化合物，都能发生这种显色反应。

(2) 黄蛋白反应　某些蛋白质遇硝酸后会变成黄色，再加氨或碱处理又变成橙色，这类反应称为黄蛋白反应。含有苯环的蛋白质均能发生这个反应。当皮肤、指甲不慎沾上浓硝酸会出现黄色就是这个缘故。

(3) 茚三酮反应　与 α－氨基酸相似，蛋白质与茚三酮溶液共热，也生成蓝紫色的化合物。该反应在蛋白质鉴定上极为重要，色层分析时都有这个试剂。

5. 水解

用酸、碱或酶水解单纯蛋白质时，最后所得产物是各种 α－氨基酸的混合物。用酸、碱水解时，有一些氨基酸在水解过程中会被破坏或发生外消旋化。但用各种酶（如胃蛋白酶、胰蛋白酶等）水解则比较温和，可把蛋白质逐步水解并能得到各种中间产物。即

$$蛋白质 \rightarrow 多肽 \rightarrow 二肽 \rightarrow \alpha－氨基酸$$

研究蛋白质水解的中间产物的结构和性质，可以为蛋白质的研究提供很有价值的资料。蛋白质水解生成各种 α－氨基酸的混合物，是工业上生产氨基酸的主要途径。

知识扩充

生物酶

生物酶是一种具有生物活性的蛋白质，是生物体内许多复杂化学反应的催化剂。

人类从发明酒、造醋制酱和面粉发酵时起，就对生物催化作用有了初步的了解，但当时并

不知道起催化作用的物质就是生物酶。进入 19 世纪后期,人们开始对酶有了认识,并了解到酶来自生物细胞。到了 20 世纪,人们已经发现了许多种酶,也对酶进行了大量研究。例如,1926 年第一次成功地从刀豆中提取了脲酶的结晶,并证明这种结晶具有蛋白质的化学性质,它能催化尿素分解为 NH_3 和 CO_2。此后,又相继分离出许多酶的结晶,如胃蛋白酶,胰蛋白酶等。现在,人们鉴定出的酶已达 2 000 多种。

研究表明,酶的成分与蛋白质一样,也是由氨基酸长链组成。其中一部分链呈螺旋状,一部分呈折叠的薄片结构,这两部分由不折叠的氨基酸链连接起来,而使整个酶分子成为特定的三维结构。生物酶是从生物体中产生的,它具有特殊的催化功能。生物催化具有以下特点。

(1) 易变性失活　生物酶具有蛋白质的一般特性,当受到高温、强酸、强碱、重金属离子、配位体或紫外线照射等因素影响时,非常容易失去催化活性。

(2) 催化反应条件温和　酶催化不像一般催化剂需要高温、高压、强酸、强碱等剧烈条件,可在较温和的条件下进行。例如,在人体内的各种酶促反应,一般都是在体温(37℃)和血液的 pH(约为 7.4)条件下进行。

(3) 高度专一性　一种酶只能催化一类物质的化学反应,即酶是仅能促进特定化合物、特定化学键、特定化学变化的催化剂。例如,脲酶只能催化尿素分解,而对尿素衍生物和其他物质的水解不具有催化作用,也不能使尿素发生其他反应。麦芽糖酶只能催化麦芽糖水解成葡萄糖,蔗糖酶只能催化蔗糖水解成葡萄糖和果糖。

(4) 催化高效性　酶的催化效率是一般无机催化剂的 $10^7 \sim 10^{13}$ 倍。酶能提高化学反应的速率,主要是显著降低了反应的活化能,使反应更易进行。而且酶在反应前后理论上是不被消耗的,还可回收利用。

人类对于生物酶的研究已经形成了一个独立的科学体系——生物酶工程,它是以酶学和 DNA 重组技术为主的现代分子生物学技术相结合的产物。其研究内容包括三个方面:一是利用 DNA 重组技术大量地生产酶;二是对酶基因进行修饰,产生遗传修饰酶;三是设计新的酶基因,合成催化效率更高的酶。

16.4 含氮杂环化合物

杂环化合物是指构成环的原子除碳原子外还含有其他原子的环状有机化合物。组成环的非碳原子称为杂原子,常见的杂原子有 O、S、N 等。

杂环化合物的种类多、数量大,存在于许多生物体中。其中含氮原子的杂环化合物还具有一定的生理活性。如抗溃疡药甲腈咪胍和镇静剂苯巴比妥都是含氮原子的杂环化合物,许多合成药物中的维生素、抗生素、抗肿瘤药物也多属于含氮杂环化合物。

16.4.1 杂环化合物的分类和命名

1. 杂环化合物的分类

杂环化合物种类较多,通常以杂环母环的结构为基础进行分类。根据杂环的数目分为单杂环和稠杂环。单杂环又根据成环的原子数目分为五元杂环和六元杂环。稠杂环又分为苯稠杂环和杂稠杂环。此外,还可按杂原子的种类和数目进行分类。表 2 – 16 – 2 列出了常见的杂环化合物的母环结构和名称。

表 2-16-2 常见的杂环化合物的母环结构和名称

类别		常见的杂环母环的结构和名称					
单杂环	五元杂环	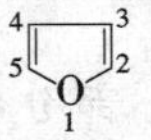 呋喃 furan	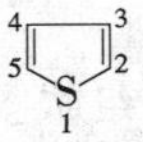 噻吩 thiophone	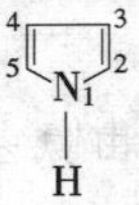 吡咯 pyrrole	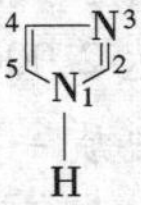 咪唑 imidazole	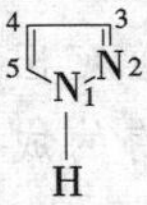 吡唑 pyrazole	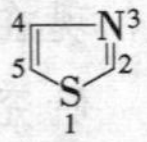 噻唑 thiazole
	六元杂环	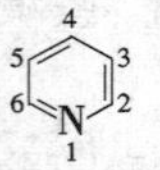 吡啶 pyridine	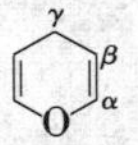 γ-吡喃 γ-pyran	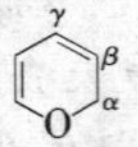 α-吡喃 α-pyran	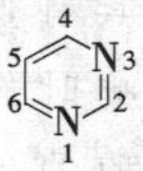 嘧啶 pyrimidine	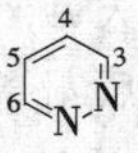 哒嗪 pyridazine	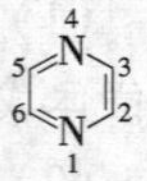 吡嗪 pyrazine
稠杂环	苯稠杂环	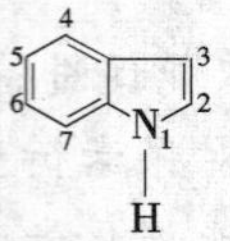 吲哚 indole	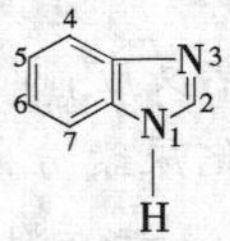 苯并咪唑 benzimidazole	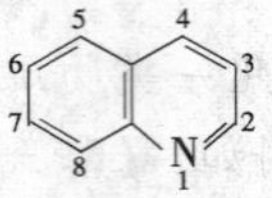 喹啉 quinoline	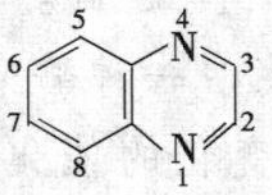 苯并吡嗪 quinoxaline	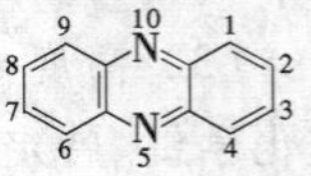 吩嗪 phenazine	
	杂稠杂环		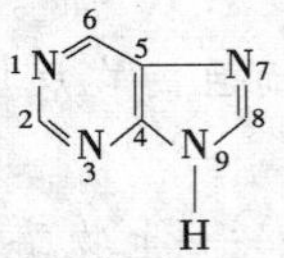 嘌呤 purine		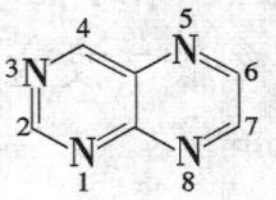 蝶啶 pteridine		

2. 杂环化合物的命名

(1) 杂环母环的命名　杂环母环的名称通常采用音译法命名,即按外文名称的译音来命名,并用带"口"旁的同音汉字来表示环状化合物的名称。比如,furan 译为呋喃,pyrrole 译为吡咯等。

(2) 连有取代基的杂环化合物的命名　当杂环上有取代基时,以杂环为母体,按一定规则给杂环进行编号,然后将取代基的位次、数目及名称写在杂环母环的名称前面。

① 当杂环上只有一个杂原子时,从杂原子开始顺着环用阿拉伯数字编号,并使取代基的位次之和最小,也可从靠近杂原子的碳原子开始用希腊字母 α、β、γ 等编号。

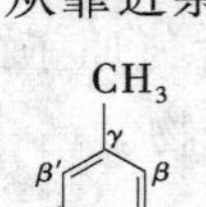

4-甲基吡啶

(γ-甲基吡啶)

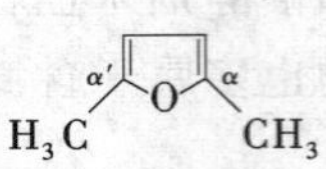

2,5-二甲基呋喃

(α,α'-二甲基呋喃)

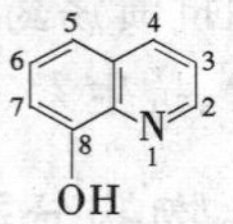

8-羟基喹啉

② 当杂环上含有两个或两个以上相同的杂原子时,从连有取代基(或氢原子)的那个杂原子开始编号,顺次定位;若杂环上有不同杂原子时,则按 O、S、N 的次序编号,尽可能使杂原子的编号最小。

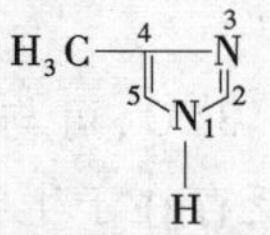
4－甲基咪唑

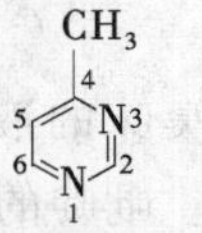
4－甲基嘧啶

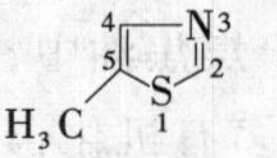
5－甲基噻唑

③ 连有取代基的杂环化合物命名时，也可将杂环作为取代基，以侧链为母体来命名。

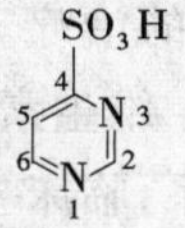
4－嘧啶磺酸

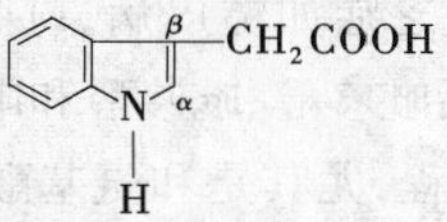
β－吲哚乙酸（3－吲哚乙酸）

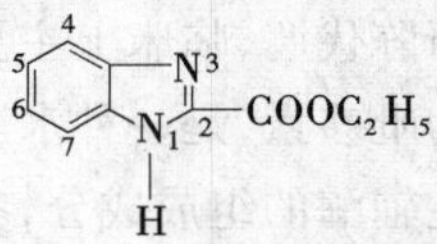
2－苯并咪唑甲酸乙酯

16.4.2 重要的含氮杂环化合物及其衍生物

1．吡咯及其衍生物

吡咯存在于煤焦油和骨焦油中，为无色油状液体，沸点为 131 ℃，不溶于水和有机溶剂。少量吡咯蒸气或其醇溶液遇蘸有盐酸的松木片显红色，利用这个反应可以鉴别吡咯和某些结构比较简单的吡咯衍生物。吡咯衍生物在自然界分布较广，植物中的叶绿素和动物中的血红素都是吡咯衍生物。

卟吩是血红素和叶绿素分子结构的基本骨架，它是由4个吡咯环的α－碳原子通过次甲基（—CH ═）相连而成的复杂大共轭体系。卟吩环的4个氮原子通过配位键和共价键与金属离子结合，当吡咯环的β位连有取代基时，该环称为卟啉环。血红素是卟啉环与Fe^{2+}形成的配合物；叶绿素是卟啉环与Mg^{2+}形成的配合物。

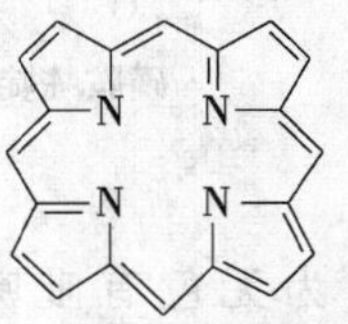
卟吩环

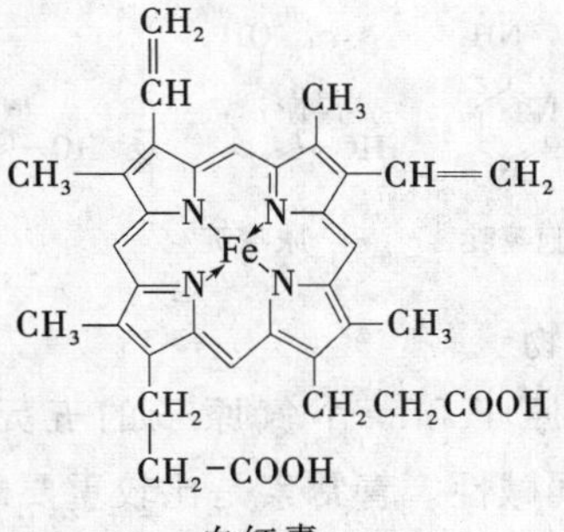
血红素

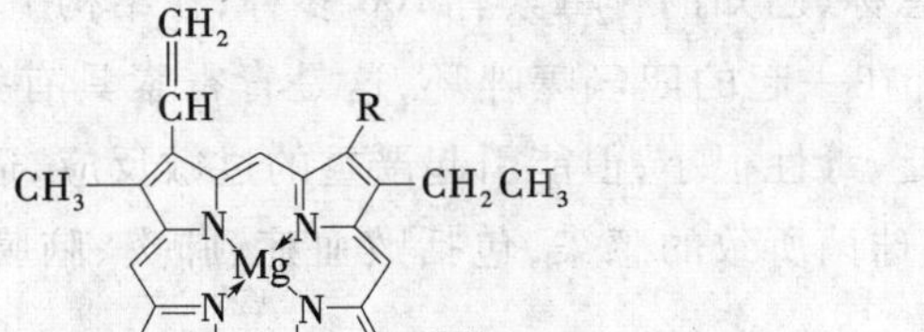
叶绿素

2. 吡啶及其衍生物

吡啶存在于煤焦油中，为无色有强烈臭味的液体，沸点为 115.3 ℃，可与水、乙醇、乙醚等任意混合，是许多有机化合物的良好溶剂。吡啶的各种衍生物广泛存在于生物体中，并且大都具有较强的生物活性。

烟酸和维生素 B_6 是比较重要的吡啶衍生物。烟酸是 B 族维生素的一种，能扩张血管，促进细胞的新陈代谢，临床上主要用于维生素缺乏症如糙皮病、口腔炎及血管硬化的治疗。维生素 B_6 又称为吡哆素，是一种水溶性维生素，包括吡哆醇、吡哆醛和吡哆胺三种物质。维生素 B_6 为人体内某些辅酶的组成成分，参与多种代谢过程，尤其是和氨基酸代谢有密切关系，临床上常用于治疗各种原因引起的呕吐。它们的构造式如下：

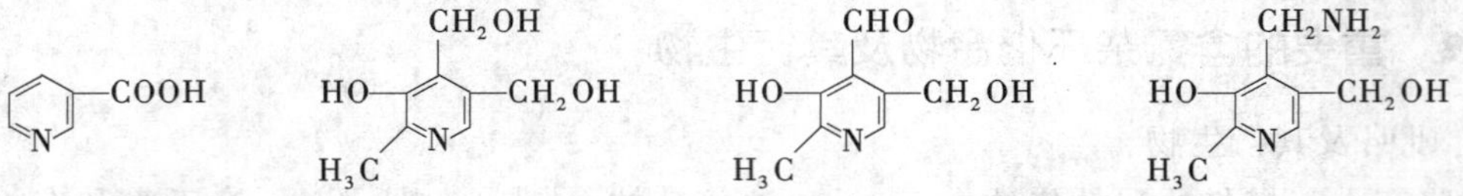

烟酸 吡哆醇 吡哆醛 吡哆胺

3. 嘧啶及其衍生物

嘧啶为无色晶体，熔点为 22 ℃，易溶于水，呈碱性。嘧啶本身在自然界中并不存在，但其衍生物广泛存在于生物体内，在生理和药理上具有重要的作用。如尿嘧啶、胞嘧啶、胸腺嘧啶是核酸的重要组成部分，嘧啶环也是维生素 B_1、维生素 B_2 的重要结构部分。

磺胺嘧啶具有广谱及较强抗菌活性，对革兰阳性及阴性菌均有抑制作用，可用于脑膜炎双球菌、肺炎球菌、淋球菌、溶加链球菌感染的治疗。

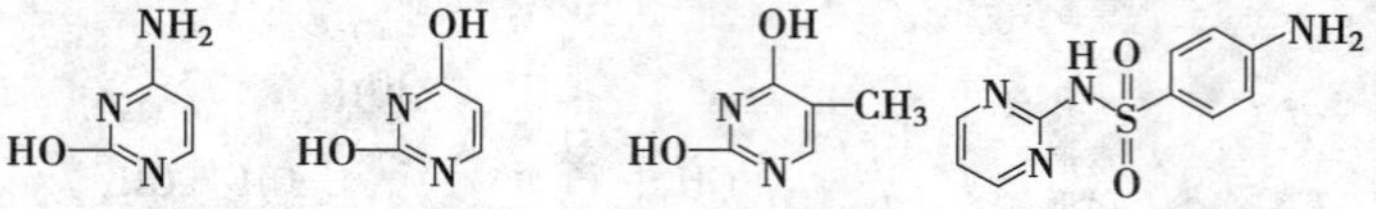

胞嘧啶 尿嘧啶 胸腺嘧啶 磺胺嘧啶

4. 噻唑及其衍生物

噻唑是含一个硫原子和一个氮原子的五元杂环，为无色有吡啶臭味的液体，沸点为 117 ℃，与水互溶，有弱碱性。青霉素是比较重要的噻唑衍生物。

青霉素是一类抗生素的总称，已知的青霉素有 100 多种，在结构上均具有一个活泼的四元环 β－内酰胺结构及与之稠合在一起的四氢噻唑环，这是青霉素具有抗菌作用的关键有效结构。青霉素类抗生素应用广泛、毒性很小，但能引起严重的过敏反应，适用于溶血性链球菌、肺炎链球菌、金葡菌等革兰阳性球菌所致的感染，包括败血症、肺炎、脑膜炎、咽炎、扁桃体炎、中耳炎、猩红热、丹毒等的治疗。

5. 嘌呤及其衍生物

嘌呤是由嘧啶环和咪唑环稠合而成的，为无色晶体，熔点为 216～217 ℃，易溶于水，其水溶液呈中性，与酸、碱反应均能成盐。嘌呤在自然界中不存在，其衍生物如腺嘌呤、鸟嘌呤、黄嘌呤、尿酸、茶碱、咖啡因等，广泛存在于生物体内，腺嘌呤和鸟嘌呤是遗传物质 DNA 中的两种

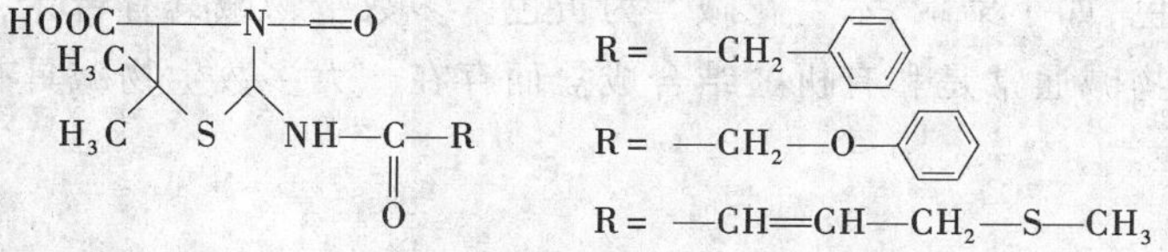

青霉素 G

青霉素 V

青霉素 O

重要碱基，咖啡因和茶碱存在于咖啡和茶叶中，黄嘌呤和尿酸存在于哺乳动物的尿和血液中。健康人每天尿酸排泄量为 0.5 ~ 1 g，若代谢紊乱而致尿酸含量过高时，可能沉积形成尿结石等。

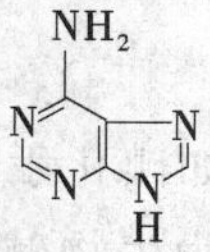

腺嘌呤(A)

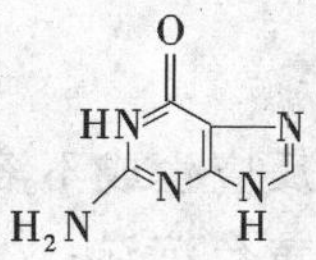

鸟嘌呤(G)

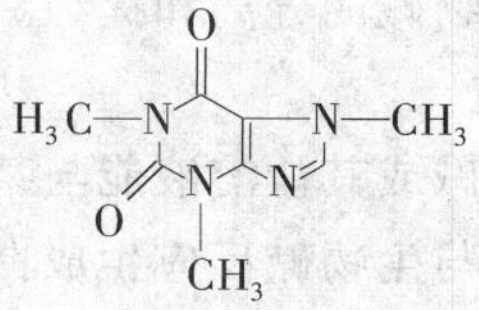

咖啡因

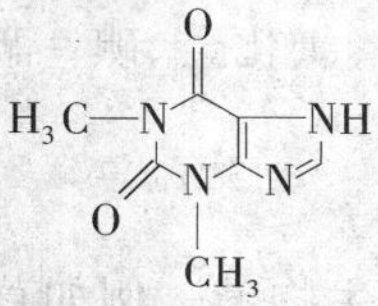

茶碱

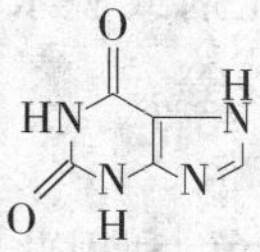

黄嘌呤

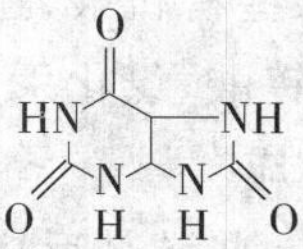

尿酸

临床上黄嘌呤包括咖啡因、茶碱等，是一组通常用作温和的兴奋剂和支气管扩张剂，具有利尿、兴奋中枢神经、松弛平滑肌的作用；腺嘌呤主要用于放射治疗、苯中毒和抗肿瘤等引起的白细胞减少，以及急性细胞减少等病症的治疗。

16.5 生物碱简介

16.5.1 生物碱概述

生物碱是指生物体内具有碱性的含氮有机化合物。因最初从植物中得到，曾称为“植物碱”，又因其水溶液呈碱性，现称为生物碱。生物碱的分子构造多数属于仲胺、叔胺或季胺类，少数为伯胺类。它们的构造中常含有杂环结构。生物碱常常是很多中草药的有效成分。目前，应用于临床的生物碱有 100 多种，如麻黄中的麻黄碱可用于发汗解表，平喘止咳；罂粟中的吗啡碱可用于镇痛；黄连中的小檗碱可用于消炎、镇痛、清热去火等。生物碱的研究促进了有机合成药物的发展。例如，研究阿片中生物碱吗啡的结构、人工合成许多镇痛药如哌替啶和芬太尼等。

生物碱的结构比较复杂，没有系统的命名。大多根据其来源的植物命名，例如，麻黄碱是由麻黄中提取得到而得名，烟碱是由烟草中提取得到而得名。生物碱的名称又可采用国际通用名称的译音，例如烟碱又称为尼古丁(nicotine)。

16.5.2 生物碱的一般性质

游离的生物碱多为结晶型或非结晶型固体，少数是挥发性液体(如烟碱等)。生物碱一般为无色，只有少数带有颜色，如小檗碱、木兰花碱等为黄色。多数生物碱具有苦味，有些味极苦而辛辣。在植物体内，生物碱通常是和有机酸结合成盐而存在。大多数生物碱具有旋光性，左旋体常有很强的生理活性。

1．碱性

生物碱由于含有氮原子而多呈碱性，能使红色石蕊试纸变蓝色，大多能与有机酸或无机酸结合生成盐。生物碱难溶于水，而生物碱盐一般易溶于水，临床上常利用此特性将生物碱类药物制成盐类使用，如硫酸阿托品、盐酸吗啡等。生物碱盐遇到强碱能使生物碱游离出来，利用此办法可进行生物碱的分离和提纯。

2．沉淀反应

大多数生物碱或其盐溶液能与某些试剂反应生成不溶性沉淀，如碘化汞钾（$HgI_2 \cdot KI$）试剂在酸性溶液中与生物碱反应生成白色或淡黄色沉淀；这类试剂称为生物碱沉淀剂。利用这些沉淀反应，不但可以预测生物碱是否存在，也可用于生物碱的精制。生物碱沉淀剂多是复盐、杂多酸和某些有机酸，还有一些是氧化剂或脱水剂等。例如，氯化金、碘－碘化钾、碘化汞钾、磷钼酸、硅钨酸、氯化汞、苦味酸和鞣酸等。

3．颜色反应

生物碱与一些试剂反应，呈现各种颜色，利用此性质可鉴别生物碱。例如莨菪碱遇1%钒酸铵的浓硫酸溶液显红色，可待因遇甲醛－浓硫酸试剂显紫红色等。此外，钼酸铵的浓硫酸溶液、浓硝酸中加入少量甲醛溶液以及浓硫酸等都能使各种生物碱呈现不同的颜色；Frohde 试剂（1%钼酸铵的浓硫酸溶液）遇乌头碱呈黄棕色，遇小檗碱呈棕绿色等。

16.5.3 对医学重要的生物碱

1．烟碱

烟草中含10多种生物碱，其中最重要的是烟碱（尼古丁），占2%~8%，纸烟中约占1.5%。其结构如下：

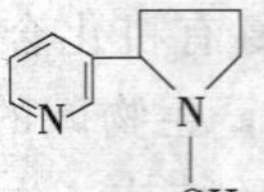

烟碱

烟碱为无色油状液体，沸点为246.1 ℃，具有弱碱性，可与强酸作用成盐，与鞣酸、苦味酸等反应生成沉淀。烟碱有剧毒，少量有兴奋中枢神经、增高血压的作用，大量能抑制中枢神经系统，使心脏停搏致死，几毫克的烟碱就能引起头痛、呕吐、意识模糊等中毒症状，吸烟过多的人会逐渐引起慢性中毒。

2．麻黄碱

麻黄碱是中药麻黄中的一种主要生物碱，又称为麻黄素。它是无色似蜡状固体，无臭，熔点为40 ℃，易溶于水，可溶于乙醇、三氯甲烷、乙醚等有机溶剂。麻黄碱有扩张血管，兴奋交感神经，增高血压等作用，临床上常用盐酸麻黄碱（即盐酸麻黄素）治疗气喘等症。

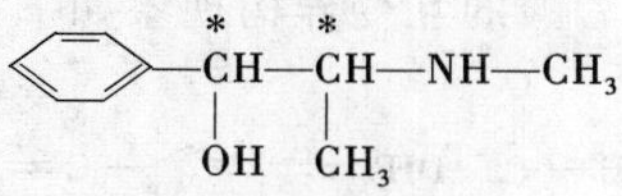

麻黄碱

3. 吗啡

罂粟科植物鸦片中含有 20 多种生物碱,其中最重要的是吗啡、可待因、海洛因等。吗啡存在于鸦片中,是最早(1805 年)取得的一种生物碱,于 1952 年确定了它的结构式,并由全合成所证实。

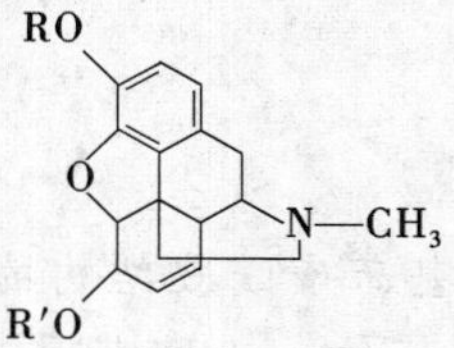

吗啡:R = R′ = H

可待因:R = CH_3 R′ = H

蒂巴因:R = R′ = CH_3

海洛因:R = R′ = $-\overset{O}{\overset{\|}{C}}CH_3$

吗啡是强烈的镇痛药物,但容易成瘾,一般只为解除晚期癌症病人的痛苦而使用。吗啡族中其他两个重要成员为可待因及蒂巴因。可待因成瘾倾向小,被广泛用作局部麻醉剂。

海洛因是吗啡的二乙酰基衍生物,俗称“白粉”。海洛因镇痛作用较大,并产生欣快和幸福的虚假感觉,但毒性和成瘾性极大,过量能致死。海洛因被列为禁止制造和出售的毒品。

4. 咖啡碱

咖啡碱是黄嘌呤的 *N* - 甲基衍生物,主要存在于咖啡和茶叶中。咖啡碱有兴奋中枢神经系统的作用,并能止痛和利尿。适度地食用咖啡碱有祛除疲劳、兴奋神经的作用。因此,咖啡及茶叶一直被人们当饮料。

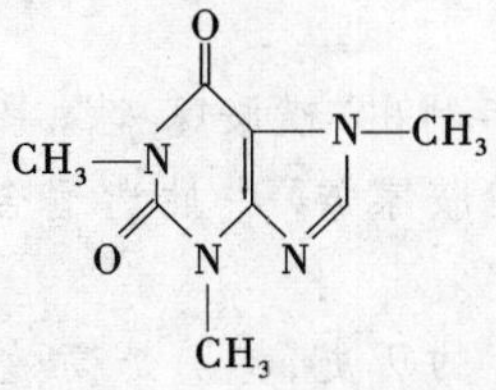

咖啡碱(1,3,7 - 三甲基黄嘌呤)

咖啡碱在临床上用于治疗神经衰弱和昏迷复苏,但大剂量或长期使用会对人体造成损害,特别是它有成瘾性,一旦停用会出现精神萎顿、浑身困乏疲软等各种戒断症状。

5. 莨菪碱和阿托品

莨菪碱是左旋体,由于莨菪酸构造中的手性碳原子上的氢与羰基相邻,是 α 活泼氢,容易发生酮式-烯醇式互变异构而外消旋。当莨菪碱在碱性条件下或受热时均可发生消旋作用，变成消旋的莨菪碱，即阿托品。莨菪酸的互变异构现象如下：

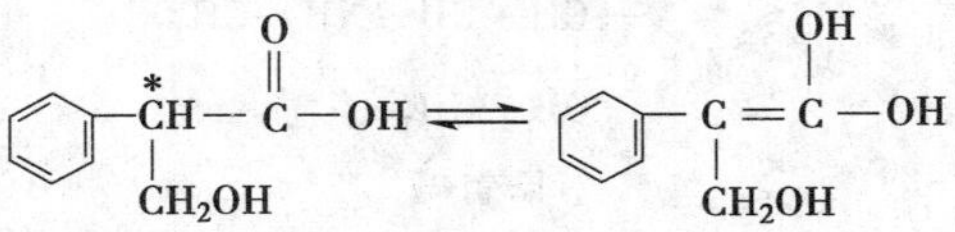

临床上常用硫酸阿托品作抗胆碱药，能抑制唾液、汗腺等多种腺体的分泌，并能扩散瞳孔；还用于平滑肌痉挛、胃和十二指肠溃疡病；也可用作有机磷、锑剂中毒的解毒剂。

除莨菪碱外，我国学者又从茄科植物中分离出两种新的莨菪烷系生物碱，即山莨菪碱和樟柳碱。两者均有明显的抗胆碱作用，并有扩张微动脉，改善血液循环的作用。用于散瞳、慢性气管炎的平喘等；也能解除有机磷中毒。其毒性比硫酸阿托品小。

知识链接

磺胺类药物

磺胺类药物（sulfonamides，SAs）是指具有对氨基苯磺酰胺结构的一类药物的总称，是一类用于预防和治疗细菌感染性疾病的化学治疗药物。磺胺药是现代医学中常用的一类抗菌消炎药，其品种繁多，已成为一个庞大的家族。可是，最早的磺胺却是染料中的一员。

1932年，德国化学家合成了一种名为“百浪多息”的红色染料，因其中包含一些具有消毒作用的成分，所以曾被零星用于治疗丹毒等疾患。然而在实验中，它在试管内却无明显的杀菌作用，因此没有引起医学界的重视。同年，德国生物化学家杜马克（Gerhard Domagk）在试验过程中发现，“百浪多息”对于感染溶血性链球菌的小白鼠具有很高的疗效。后来，他又用兔、狗进行试验，都获得成功。这时，他的女儿得了链球菌败血病，奄奄一息，他在焦急不安中，决定使用“百浪多息”，结果女儿得救。

令人奇怪的是“百浪多息”只有在体内才能杀死链球菌，而在试管内则不能。巴黎巴斯德研究所的特雷富埃尔和他的同事断定，“百浪多息”一定是在体内变成了对细菌有效的另一种东西。于是他们着手对“百浪多息”的有效成分进行分析，分解出“氨苯磺胺”。磺胺的名字很快在医疗界广泛传播开来。

1937年制出“磺胺吡啶”，1939年制出“磺胺噻唑”，1941年制出了“磺胺嘧啶”……这样，医生就可以在一个“人丁兴旺”的“磺胺家族”中挑选适合于治疗各种感染的药了。1939年，杜马克被授予诺贝尔医学与生理学奖。

磺胺类药物临床应用已有几十年的历史，特别是高效、长效、广谱的新型磺胺和抗菌增效剂合成以后，使磺胺类药物的临床应用有了新的广阔前景。临床上常用的磺胺类药物有磺胺嘧啶（SD）、磺胺甲基异噁唑（SMZ）、磺胺脒（SG）、肽磺噻唑（PST）、柳氮磺吡啶、磺胺醋酰钠（SC）、磺胺嘧啶银（SD-Ag）、复方新诺明（SMZ+TMP）等。

磺胺类药物能抑制革兰氏阳性菌及一些阴性菌。对其高度敏感的细菌有链球菌、肺炎球菌、沙门氏菌、化脓棒状杆菌、大肠杆菌。对葡萄球菌、肺炎杆菌、巴氏杆菌、炭疽杆菌、志贺氏杆菌、亚利桑那菌等有抑制作用。

情境小结

1. 知识系统网络

- 含氮有机化合物
  - 胺
    - 分类与命名
      - 分类
        - 根据所连烃基的种类：脂肪胺与芳香胺
        - 根据所连烃基的数目：伯胺、仲胺、叔胺
        - 根据氨基的数目：一元胺、二元胺……
      - 命名
        - 简单胺的命名 —— 以胺为母体
        - 复杂胺的命名 —— 以氨基为取代基
    - 主要化学性质
      - 碱　性
      - 酰化反应
      - 与 HNO_2 反应
      - （碱性、酰化反应、与 HNO_2 反应）—— 用于不同胺的分离、鉴别、提纯，制药
    - 重要的胺
      - 种类：苯胺、乙二胺、胆碱、新洁尔灭、肾上腺素等
      - 应用：药物，具有生理功能
  - 酰胺
    - 结构和命名
      - 结构：可看作羧酸分子中羟基被氨基或烃氨基取代的产物
      - 命名：根据相应酰基的名称称为“某酰胺”或“某酰某胺”
    - 主要化学性质
      - 酸碱性：p-π 共轭减弱其接受质子的能力，水溶液近中性
      - 水解：在酸或碱的存在下加热水解，但比羧酸酯的水解慢
      - 脱水反应：酰胺和强脱水剂一起加热，分子内脱水生成腈
    - 尿素
      - 弱碱性：由于含两个氨基，脲显弱碱性，略强于一般酰胺
      - 水解：在酸、碱或酶的作用下水解，生成铵盐或放出氨气
      - 缩二脲反应：两分子尿素加热脱去一分子氨，生成缩二脲
  - 氨基酸蛋白质
    - 氨基酸
      - 既含氨基($—NH_2$)又含羧基(—COOH)的化合物
      - 性质：两性、受热脱羧、显色反应
    - 蛋白质
      - 是由α-氨基酸缩合而成、含有肽键的食物高分子化合物
      - 性质：两性、亲水溶胶、变性、水解、显色反应
  - 含氮杂环化合物
    - 分类与命名
      - 分类
        - 单杂环：五元杂环、六元杂环等
        - 稠杂环：苯环与单杂环或两个单杂环
      - 命名 —— 母体音译法，编号从杂原子开始
    - 重要杂环化合物 —— 吡咯、吡啶、噻唑、嘧啶、嘌呤及其衍生物
  - 生物碱
    - 生物碱概述 —— 生物体内具有碱性的含氮有机化合物
    - 生物碱的一般性质 —— 碱性、沉淀反应、颜色反应
    - 医学中重要的生物碱 —— 烟碱（尼古丁）、麻黄碱、吗啡、咖啡碱、莨菪碱

2. 学习方法概要

本情境中是按照“结构—分类—命名—性质—应用”的顺序学习几类在医学上比较重要、具有特殊性质的含氮有机化合物。首先,要熟悉几类含氮化合物的结构和分类;第二,要理解、掌握它们的主要化学性质,特别是药理性质;第三,知道对生活及医学具有重要意义的胺类化合物、氨基酸、蛋白质、含氮杂环化合物和生物碱等。

目标检测

一、选择题

1. 以下化合物中属于叔胺的是 ( )

A. $CH_3CH_2—NH_2$ B. $(CH_3)_2CH—NH_2$ C. $(CH_3)_3C—NH_2$ D. $(CH_3)_3N$

2. 下列各胺的碱性强弱顺序错误的是 ( )

A. $CH_3NH_2 > NH_3$ B. $(CH_3)_2NH > CH_3NH_2$

C. $(CH_3)_3N > (CH_3)_2NH$ D. $C_6H_5NH_2 > (C_6H_5)_2NH$

3. 下列哪些胺在 0 ℃时,能与盐酸和亚硝酸钠溶液作用生成重氮盐 ( )

A. 甲胺 B. 二甲胺 C. 三甲胺 D. 苯胺

4. 下列化合物中不属于五元杂环化合物的是 ( )

A. 呋喃 B. 吡咯 C. 噻吩 D. 吡啶

5. 吗啡属于下列哪种杂环化合物的衍生物 ( )

A. 吡咯 B. 吡啶 C. 喹啉 D. 异喹啉

6. 中性氨基酸的等电点接近 ( )

A. 5 B. 6 C. 7 D. 8

7. 谷氨酸(pI = 3.22)在 pH = 2.00 的溶液中,主要的结构形式是 ( )

A. 阳离子 B. 阴离子 C. 两性离子 D. 内盐

二、填空题

1. 胺可以看成是氨分子中的氢原子被________取代的衍生物。

2. 存在于生物体内,对人和动物有强烈生理效应的碱性含氮化合物称为________。

3. 生物碱的一般性质包括:________、沉淀反应和________。

4. 血红素是________的衍生物,化合物的基本骨架都是________,血红素中的金属离子是________。

5. 在使用“氨”“胺”“铵”三字时,如表示取代基时称为“________基”;表示 NH_3 的烃基衍生物时称为“________”;氮上带有正电荷时称为“________”。

6. 根据氨基酸分子中,氨基与羧基的相对数目,可将氨基酸分成________、________和________三类。

7. 在氨基酸分子中,既含酸性的________基,又含碱性的________基,所以氨基酸是________________化合物。

三、判断题

1. 叔丁胺是叔胺 ( )

2. 叔胺的氮原子上没有氢原子,因此不发生酰化反应 ( )

3. 吡咯的碱性比苯胺弱 ( )

4. 亚硝基胺具有致癌作用 ( )

5. 胺的碱性强弱是诱导效应、空间效应和溶剂化效应综合影响的结果 ( )

6. 胺的酰基化可以用来保护氨基 ( )

7. 在变性或盐析的蛋白质沉淀中,加水后均不能重新溶解。 ( )

8. 组成蛋白质的氨基酸都是 α - 氨基酸。 ( )

四、问答题

1. 伯胺、仲胺、叔胺与伯醇、仲醇、叔醇的分类有何不同？举例说明。

2. 什么叫杂环化合物？杂环化合物可分为哪几类？

3. 什么是蛋白质的变性？什么是蛋白质的沉淀？

4. 引起蛋白质的变性和沉淀的因素分别有哪些？

五、综合题

1. 命名下列各化合物

(1) $CH_3CH_2CH_2—NH_2$

(2) 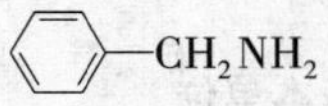

(3) 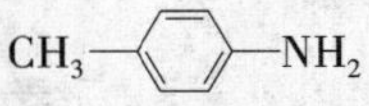

(4) 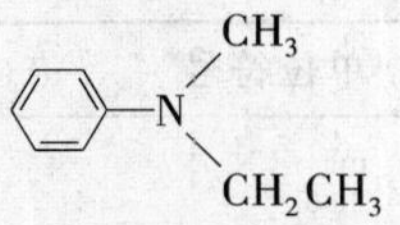

(5) 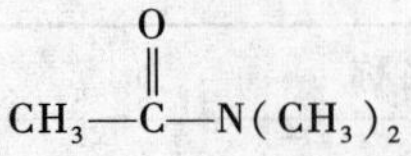

(6) 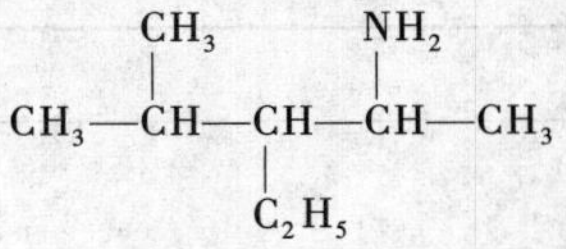

2. 写出下列反应的主要产物

(1) $CH_3NH_2 + CH_3COCl \longrightarrow$

(2) 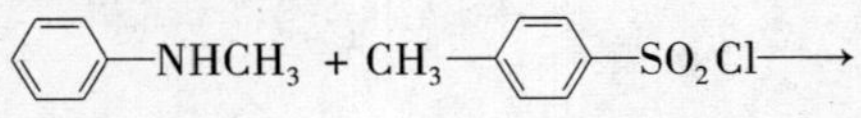

附　录

I　我国的法定计量单位

表 1　SI 基本单位

量的名称	单位名称	单位符号
长度(L,l)	米	m
质量(m)	千克(公斤)	kg
时间(t)	秒	s
电流(I)	安[培]	A
热力学温度(T)	开[尔文]	K
物质的量(n)	摩[尔]	mol
发光强度(I_v)	坎[德拉]	cd

表 2　包括 SI 辅助单位在内的具有专门名称的 SI 导出单位

量的名称	名称	符号	SI 导出单位（用 SI 基本单位和 SI 导出单位表示）
[平面]角	弧度	rad	1 rad = 1 m/m = 1
立体角	球面度	sr	1 sr = 1 m^2/m^2 = 1
频率	赫[兹]	Hz	1 Hz = 1 s^{-1}
力,重力	牛[顿]	N	1 N = 1 kg · m/s^2
压力,压强,应力	帕[斯卡]	Pa	1 Pa = 1 N/m^2
能[量],功,热量	焦[耳]	J	1 J = 1 N · m
功率,辐[射能]通量	瓦[特]	W	1 W = 1 J/s
电荷[量]	库[仑]	C	1 C = 1 A · s
电压,电动势,电位	伏[特]	V	1 V = 1 W/A
电容	法[拉]	F	1 F = 1 C/V
电阻	欧[姆]	Ω	1 Ω = 1 V/A
电导	西[门子]	S	1 S = 1 Ω^{-1}
磁通[量]	韦[伯]	Wb	1 Wb = 1 V · s
磁通[量]密度	特[斯拉]	T	1 T = 1 Wb/m^2
电感	亨[利]	H	1 H = 1 Wb/A

续表

量的名称	名称	符号	SI 导出单位（用 SI 基本单位和 SI 导出单位表示）
摄氏温度	摄氏度	℃	1 ℃ = 1 K
光通量	流[明]	lm	1 lm = 1 cd · sr
光[照度]	勒[克斯]	lx	1 lx = 1 lm/m^2
[放射性]活度	贝可[勒尔]	Bq	1 Bq = 1s^{-1}
吸收剂量 比授[予]能 比释功能	戈[瑞]	Gy	1 Gy = 1 J/kg
剂量当量	希[沃特]	Sv	1 Sv = 1 J/kg

表 3　SI 词头

倍数	中文名称（符号）	分数	中文名称（符号）
10^1	十（da）	10^{-1}	分（d）
10^2	百（h）	10^{-2}	厘（c）
10^3	千（k）	10^{-3}	毫（m）
10^6	兆（M）	10^{-6}	微（μ）
10^9	吉[咖]（G）	10^{-9}	纳[诺]（n）
10^{12}	太[拉]（T）	10^{-12}	皮[可]（p）
10^{15}	拍[它]（P）	10^{-15}	飞[姆托]（f）
10^{18}	艾[克萨]（E）	10^{-18}	阿[托]（a）
10^{21}	泽[它]（Z）	10^{-21}	仄[普托]（z）
10^{24}	尧[它]（Y）	10^{-24}	[科托]（y）

表 4　可与国际单位制单位并用的我国法定计量单位

量的名称	单位名称	单位符号	与 SI 单位的关系
时间	分	min	1 min = 60 s
	[小]时	h	1 h = 60 min = 3 600 s
	日,（天）	d	1 d = 24 h = 86 400 s
[平面]角	度	°	$1° = (\pi/180)$ rad
	[角]分	′	$1' = (1/60)° = (\pi/10\,800)$ rad
	[角]秒	″	$1'' = (1/60)' = (\pi/648\,000)$ rad

续表

量的名称	单位名称	单位符号	与SI单位的关系
体积	升	L,(l)	1 L = 1 dm^3
质量	吨	t	1 t = 10^3 kg
	原子质量单位	u	1 u ≈ 1.660 540 × 10^{-27} kg
旋转速度	转每分	r/min	1 r/min = (1/60) s
长度	海里	n mile	1 n mile = 1 852 m(只用于航程)
速度	节	kn	1 kn = 1 n mile/h = (1 852/3 600) m/s(只用于航行)
能	电子伏	eV	1 eV ≈ 1.602 177 × 10^{-19} J
级差	分贝	dB	
线密度	特[克斯]	tex	1 tex = 10^6 kg/m
面积	公顷	hm^2	1 hm^2 = 10^4 m^2

根据国际标准和国家标准规定,法定计量单位符号和词头一律用正体字母,不附省略点,且无复数形式。单位符号一般为小写体,若单位名称源于人名,则单位符号第一个字母为大写体,如长度单位“米”的符号为 m,压力、压强单位“帕斯卡”的符号是 Pa,升的符号“L”。词头符号的字母当表示因数小于 10^6 时用小写体,如 k(千)、m(毫),大于或等于 10^6 时用大写体,如 M(兆)。词头是单位的组成部分,必须加在单位之前,不能单独使用,词头与单位之间不能留间隔、不加表示相乘的符号,符号两端不加括号,如立方厘米为 cm^3,不能写成 c · m^3、c × m^3 或 $(cm)^3$。

Ⅱ 基本常数表

表 1 酸、碱的解离常数

(1) 弱酸的解离常数(298.15 K)

弱酸	解离常数 K_a
H_3AlO_4	$K_1 = 6.3 \times 10^{-12}$
H_3AsO_4	$K_1 = 6.0 \times 10^{-3}$; $K_2 = 1.0 \times 10^{-7}$; $K_3 = 3.2 \times 10^{-12}$
H_3AsO_3	$K_1 = 6.6 \times 10^{-10}$
H_3BO_3	$K_1 = 5.8 \times 10^{-10}$
$H_2B_4O_7$	$K_1 = 1.0 \times 10^{-4}$; $K_2 = 1.0 \times 10^{-9}$
HBrO	$K_1 = 2.0 \times 10^{-9}$
H_2CO_3	$K_1 = 4.4 \times 10^{-7}$; $K_2 = 4.7 \times 10^{-11}$
HCN	$K_1 = 6.2 \times 10^{-10}$

续表

弱酸	解离常数 K_a
H_2CrO_4	$K_1=4.1$；　$K_2=1.3\times10^{-4}$
HClO	$K_1=2.8\times10^{-8}$
HF	$K_1=6.6\times10^{-4}$
HIO	$K_1=2.3\times10^{-11}$
HIO_3	$K_1=0.16$
H_5IO_6	$K_1=2.8\times10^{-2}$；$K_2=5.0\times10^{-9}$
H_2MnO_4	$K_2=7.1\times10^{-11}$
HNO_2	$K_1=7.2\times10^{-4}$
H_2O_2	$K_1=2.2\times10^{-12}$
H_2O	$K_1=1.8\times10^{-16}$
H_3PO_4	$K_1=7.1\times10^{-3}$；$K_2=6.3\times10^{-8}$；$K_3=4.2\times10^{-13}$
H_3PO_3	$K_1=6.3\times10^{-2}$；$K_2=2.0\times10^{-7}$
H_2SO_4	$K_2=1.0\times10^{-2}$
H_2SO_3	$K_1=1.3\times10^{-2}$；$K_2=6.1\times10^{-3}$
$H_2S_2O_3$	$K_1=0.25$；　$K_2=3.2\times10^{-2}\sim2.0\times10^{-2}$
$H_2S_2O_4$	$K_1=0.45$；$K_2=3.5\times10^{-3}$
H_2Se	$K_1=1.3\times10^{-4}$；$K_2=1.0\times10^{-11}$
H_2S	$K_1=1.32\times10^{-7}$；$K_2=7.10\times10^{-15}$
H_2SeO_3	$K_1=2.3\times10^{-2}$；$K_2=5.0\times10^{-9}$
HSCN	$K_1=1.41\times10^{-1}$
H_2SiO_3	$K_1=1.7\times10^{-10}$；$K_2=1.6\times10^{-12}$
H_2Te	$K_1=2.3\times10^{-3}$；$K_2=1.0\times10^{-11}\sim10^{-12}$
H_2WO_4	$K_1=3.2\times10^{-4}$；$K_2=2.5\times10^{-5}$
NH_4^+	$K_1=5.8\times10^{-5}$
$H_2C_2O_4$(草酸)	$K_1=5.4\times10^{-2}$；$K_2=5.4\times10^{-5}$
HCOOH(甲酸)	$K_1=1.77\times10^{-4}$

续表

弱酸	解离常数 K_a
CH_3COOH(乙酸)	$K_1=1.8\times10^{-5}$
$ClCH_2COOH$(氯代乙酸)	$K_1=1.4\times10^{-3}$
CH_2CHCO_2H(丙烯酸)	$K_1=5.5\times10^{-5}$
$CH_3COCH_2CO_2H$(乙酰乙酸)	$K_1=2.6\times10^{-4}$(316.15 K)
$H_3C_6H_5O_7$(柠檬酸)	$K_1=7.4\times10^{-4}$;$K_2=1.73\times10^{-5}$;$K_3=4\times10^{-7}$
H_4Y(乙二胺四乙酸)	$K_1=10^{-2}$;$K_2=2.1\times10^{-3}$;$K_3=6.9\times10^{-7}$;$K_4=5.9\times10^{-11}$

(2) 弱碱的解离常数(298.15 K)

弱碱	解离常数 K_b
$NH_3\cdot H_2O$	1.8×10^{-5}
$NH_2—NH_2$[联氨(肼)]	9.8×10^{-7}
NH_2OH(羟氨)	9.1×10^{-9}
$C_6H_5NH_2$(苯胺)	4×10^{-9}
C_5H_5N(吡啶)	1.5×10^{-9}
$(CH_2)_6N_4$(六亚甲基四胺)	1.4×10^{-9}

注:本表及后面附表 B 的数据主要来自 Lange's Handbook of Chemistry,13 th ed.1985。

表 2　酸性溶液中的标准电极电位(298 K)

元素	电极反应	$\varphi^{\ominus}$/V
Ag	$AgBr+e^-═Ag+Br^-$	+0.071
	$AgCl+e^-═Ag+Cl^-$	+0.222 3
	$Ag_2CrO_4+2e^-═2Ag+CrO_4^{2-}$	+0.447
	$Ag^++e^-═Ag$	+0.799
Al	$Al^{3+}+3e^-═Al$	-1.662
As	$HAsO_2+3H^++3e^-═As+2H_2O$	+0.248
	$H_3AsO_4+2H^++2e^-═HAsO_2+2H_2O$	+0.560
Bi	$BiOCl+2H^++3e^-═Bi+H_2O+Cl^-$	+0.158
	$BiO^++2H^++3e^-═Bi+H_2O$	+0.320
Br	$Br_2+2e^-═2Br^-$	+1.066
	$BrO_3^-+6H^++5e^-═\frac{1}{2}Br_2+3H_2O$	+1.482

续表

元素	电极反应	$\varphi^{\ominus}/V$
Ca	$Ca^{2+}+2e^{-}=Ca$	-2.868
Co	$Co^{3+}+e^{-}=Co^{2+}$	+1.83
Cr	$Cr_2O_7^{2-}+14H^{+}+6e^{-}=2Cr^{3+}+7H_2O$	+1.232
K	$K^{+}+e^{-}=K$	-2.931
Cl	$ClO_4^{-}+2H^{+}+2e^{-}=ClO_3^{-}+H_2O$	+1.189
	$Cl_2+2e^{-}=2Cl^{-}$	+1.358
	$ClO_3^{-}+6H^{+}+6e^{-}=Cl^{-}+3H_2O$	+1.451
	$ClO_3^{-}+6H^{+}+5e^{-}=\frac{1}{2}Cl_2+3H_2O$	+1.47
	$HClO+H^{+}+e^{-}=\frac{1}{2}Cl_2+H_2O$	+1.611
	$ClO_3^{-}+3H^{+}+2e^{-}=HClO_2+H_2O$	+1.214
	$ClO_2+H^{+}+e^{-}=HClO_2$	+1.277
	$HClO_2+2H^{+}+2e^{-}=HClO+H_2O$	+1.645
Cu	$Cu^{2+}+e^{-}=Cu^{+}$	+0.153
	$Cu^{2+}+2e^{-}=Cu$	+0.342
	$Cu^{+}+e^{-}=Cu$	+0.522
Fe	$Fe^{2+}+2e^{-}=Fe$	-0.447
	$Fe(CN)_6^{3-}+e^{-}=Fe(CN)_6^{4-}$	+0.358
	$Fe^{3+}+e^{-}=Fe^{2+}$	+0.771
H	$2H^{+}+2e^{-}=H_2$	+0.000
Hg	$Hg_2Cl_2+2e^{-}=2Hg+2Cl^{-}$	+0.281
	$Hg^{2+}+2e^{-}=Hg$	+0.851
	$2Hg^{2+}+2e^{-}=Hg_2^{2+}$	+0.920
I	$I_2+2e^{-}=2I^{-}$	+0.535 5
	$I_3^{-}+2e^{-}=3I^{-}$	+0.536
	$IO_3^{-}+6H^{+}+5e^{-}=\frac{1}{2}I_2+3H_2O$	+1.195
	$HIO+H^{+}+e^{-}=\frac{1}{2}I_2+H_2O$	+1.493
Mg	$Mg^{2+}+2e^{-}=Mg$	-2.372
Mn	$Mn^{2+}+2e^{-}=Mn$	-1.185
	$MnO_4^{-}+e^{-}=MnO_4^{2-}$	-0.558
	$MnO_2+4H^{+}+2e^{-}=Mn^{2+}+2H_2O$	+1.224
	$MnO_4^{-}+8H^{+}+5e^{-}=MnO^{2+}+4H_2O$	+1.507

续表

元素	电极反应	$\varphi^{\ominus}$/V
Mn	$MnO_4^- + 4H^+ + 3e^- = MnO_2 + 2H_2O$	+1.679
Na	$Na^+ + e^- = Na$	-2.71
N	$NO_3^- + 4H^+ + 3e^- = NO + 2H_2O$	+0.957
	$HNO_2 + H^+ + e^- = NO + H_2O$	+0.983
	$N_2O_4 + 4H^+ + 4e^- = 2NO + 2H_2O$	+1.035
	$NO_3^- + 3H^+ + 2e^- = HNO_2 + H_2O$	+0.934
O	$O_2 + 2H^+ + 2e^- = H_2O_2$	+0.695
	$H_2O_2 + 2H^+ + 2e^- = 2H_2O$	+1.776
	$O_2 + 4H^+ + 4e^- = H_2O$	+1.229
P	$H_3PO_4 + 2H^+ + 2e^- = H_3PO_3 + H_2O$	-0.276
Pb	$PbI_2 + 2e^- = Pb + 2I^-$	-0.365
	$Pb^{2+} + 2e^- = Pb$	-0.126 2
	$PbO_2 + 4H^+ + 2e^- = Pb^{2+} + 2H_2O$	+1.455
	$PbO_2 + SO_4^{2-} + 4H^+ + 2e^- = PbSO_4 + 2H_2O$	+1.691 3
S	$H_2SO_3 + 4H^+ + 4e^- = S + 3H_2O$	+0.449
	$S + 2H^+ + 2e^- = H_2S$	+0.142
	$SO_4^{2-} + 4H^+ + 2e^- = H_2SO_3 + H_2O$	+0.172
	$S_2O_8^{2-} + 2e^- = 2SO_4^{2-}$	+2.010
Sb	$Sb_2O_3 + 6H^+ + 6e^- = 2Sb + 3H_2O$	+0.152
	$Sb_2O_5 + 6H^+ + 4e^- = 2SbO^+ + 3H_2O$	+0.581
Sn	$Sn^{4+} + 2e^- = Sn^{2+}$	+0.151
V	$V(OH)_4^+ + 4H^+ + 5e^- = V + 4H_2O$	-0.254
	$VO^{2+} + 2H^+ + e^- = V^{3+} + H_2O$	+0.337
	$V(OH)_4^+ + 2H^+ + e^- = VO^{2+} + 3H_2O$	+1.00
Zn	$Zn^{2+} + 2e^- = Zn$	-0.763

表 3　碱性溶液中的标准电极电位(298 K)

元素	电极反应	$\varphi^{\ominus}$/V
Ag	$Ag_2O + H_2O + 2e^- = 2Ag + 2OH^-$	+0.342
Al	$H_2AlO_3^- + H_2O + 3e^- = Al + 4OH^-$	-2.33
As	$AsO_2^- + 2H_2O + 3e^- = As + 4OH^-$	-0.68
Br	$BrO_3^- + 3H_2O + 6e^- = Br^- + 6OH^-$	+0.61
	$BrO^- + H_2O + 2e^- = Br^- + 2OH^-$	+0.761
Cl	$ClO_3^- + H_2O + 2e^- = ClO_2^- + 2OH^-$	+0.33

续表

元素	电极反应	$\varphi^{\ominus}$/V
Cl	$ClO^- + H_2O + 2e^- \longrightarrow Cl^- + 2OH^-$	+0.81
Co	$Co(OH)_2 + 2e^- \longrightarrow Co + 2OH^-$	-0.73
	$Co(OH)_3 + e^- \longrightarrow Co(OH)_2 + OH^-$	+0.17
Cr	$Cr(OH)_3 + 3e^- \longrightarrow Cr + 3OH^-$	-1.48
	$CrO_4^{2-} + 4H_2O + 3e^- \longrightarrow Cr(OH)_3 + 5OH^-$	-0.13
Cu	$Cu_2O + H_2O + 2e^- \longrightarrow 2Cu + 2OH^-$	-0.360
Fe	$Fe(OH)_3 + e^- \longrightarrow Fe(OH)_2 + OH^-$	-0.56
H	$2H_2O + 2e^- \longrightarrow H_2 + 2OH^-$	-0.827 7
Hg	$HgO + H_2O + 2e^- \longrightarrow Hg + 2OH^-$	+0.097 7
Mg	$Mg(OH)_2 + 2e^- \longrightarrow Mg + 2OH^-$	-2.690
Mn	$Mn(OH)_2 + 2e^- \longrightarrow Mn + 2OH^-$	-1.56
	$MnO_4^- + 2H_2O + 3e^- \longrightarrow MnO_2 + 4OH^-$	+0.595
	$MnO_4^{2-} + 2H_2O + 2e^- \longrightarrow MnO_2 + 4OH^-$	+0.60
N	$NO_3^- + H_2O + 2e^- \longrightarrow NO_2^- + 2OH^-$	+0.01
O	$O_2 + 2H_2O + 4e^- \longrightarrow 4OH^-$	+0.501
Sb	$Sb_4O_6^- + 2e^- \longrightarrow 2Sb_2O_3^{2-}$	+0.08
	$SbO_2^- + 2H_2O + 3e^- \longrightarrow Sb + 4OH^-$	-0.66
Sn	$Sn(OH)_3^{2-} + 2e^- \longrightarrow HSnO_2^- + H_2O$	-0.93
	$HSnO_2^- + H_2O + 2e^- \longrightarrow Sn + 3OH^-$	-0.909

主要参考资料

[1] 魏祖期.基础化学.8版.北京:人民卫生出版社,2013.
[2] 高琳.基础化学.北京:高等教育出版社,2006.
[3] 黄刚.医用化学基础.北京:高等教育出版社,2005.
[4] 谢吉民.医学化学.5版.北京:人民卫生出版社,2007.
[5] 倪沛洲.有机化学.6版. 北京:人民卫生出版社,2010.
[6] 于敬海.医用化学.2版.北京:高等教育出版社,2009.
[7] 傅春华.医用化学.北京:高等教育出版社,2006.
[8] 李炳诗,张学红.基础化学.武汉:华中科技大学出版社,2010.
[9] 张法庆.有机化学.2版.北京:化学工业出版社,2008.
[10] 刘斌.有机化学.北京:人民卫生出版社,2003.
[11] 张欣荣.医用化学.北京:中国医药科技出版社,2004.
[12] 李炳诗,李峰.无机化学. 郑州:河南科学技术出版社,2013.